KB079936

토닥토닥
정신과
사용 설명서

개정판

토닥토닥 정신과 사용 설명서

개정 정신건강복지법을 반영한
전면 개정 증보판

박한선
최정원
이재병
지음

에이도스

『토닥토닥 정신과 사용설명서』가 출간된 지 벌써 2년이 지났습니다. 과분하게도 많은 분의 진심 어린 격려와 칭찬, 응원을 받았습니다. 정말 감사한 일입니다.

2년이면 사실 그리 길지 않은 시간인데, 그동안 정신의료계는 정말 많은 변화를 겪었습니다. 이 책이 출간되고 얼마 안 되어, 〈정신건강증진 및 정신질환자 복지서비스 지원에 관한 법률〉이 국회를 통과했습니다. 1995년 정신보건법 제정 이후, 가장 큰 폭의 전면 개정입니다. 이후 시행령과 시행규칙이 만들어지고, 2017년 5월 30일부터 새 법이 실제로 시행되었습니다. 아직은 법 시행 초기로 여러 혼란이 있습니다만, 빠르게 안착하고 있습니다.

정신장애에 대한 사회적 인식도 조금씩 바뀌고 있습니다. 긍정적인 면으로는 정신장애에 대한 편견이 조금씩 줄고 있고, 2016년에는 강제입원 규정에 대한 사회적 논란 끝에 해당 정신보건법 제24조가 헌법불합치 판정을 받기도 했습니다. 그러나 부정적인 면도 있는데, 특히 강남역 살인 사건 등으로 인해서 정신장애인에 대한 부정적 인식이 비등하고 있습니다. 자살에 대한 다양한 대책에도 불구하고, 자살률은 여전히 아주 높은 것도 우려되는 부분입니다.

『토닥토닥 정신과 사용설명서』 1판은 구 정신보건법에 의거하고 있어서, 개정 정신건강복지법에 맞춘 개정이 필요했습니다. 그러나 새 법의 규정과 절차가 계속 바뀌는 중이었고, 임상 현장에서도 혼란이 끊이지 않아 제대로 된 반영을 하기 어려웠습니다. 법 시행 1년이 지나도록 개정판 작업이 미뤄진 주된 이유입니다. 개인적인 게으름도 개정판이 늦어진 이유 중 하나입니다.

이제 시행 1년을 맞아 새 법이 어느 정도 안착하는 중입니다. 아직도 일부 조항은 시행이 유보되어 있고, 너무 복잡한 규정으로 인해 적용이 잘 안 되는 조항도 있습니다. 그러나 초기의 심한 혼란은 점차 잦아들고 있습니다. 『토닥토닥 정신과 사용설명서』 개정판은 개정 정신건강복지법에 의거하여 관련 내용을 모두 개편, 수정하였습니다. 입원과 퇴원의 절차, 정신질환자의 범위, 자의입원, 동의입원, 보호입원, 행정입원, 응급입원 등 새로운 규정을 자세하게 담았습니다. 그동안 바뀐 다른 법령이나 규정, 정책도 최대한 반영하려고 하였습니다. 그 외 재정과 법, 소아청소년, 노인과 치매 부분에서도 새롭게 바뀐 정책과 규정을 반영하였고, 더 필요한 내용을 추가하였습니다.

새로운 저자도 합류했습니다. 이재병 선생님은 입원 및 외래 환자에 대한 젊고 생생한 경험을 바탕으로 많은 부분을 직접 쓰고 또 고쳤습니다. 특히 외래 치료 부분을 따로 묶어 보강하는데 큰 기여를 했습니다. 또한 1판과 마찬가지로 소아청소년 파트는 최정원 선생님께서 지혜를 나누어 주었습니다. 여러 사람이 모여 여러 번 검토했지만, 여전히 부족한 부분이 많습니다. 부디 고치고 더할 부분을 지적해주시면 큰 도움이 되겠습니다.

무엇보다도 기쁜 일은 장애를 앓는 당사자와 보호자의 살아있는 조언을 얻은 것입니다. 스스로 정신장애를 앓았거나, 정신장애인 가족을 오랫동안 간병한 분의 살아있는 이야기입니다. 어려운 이야기를 나누어 준 이진순 선생님께 특별히 감사드립니다.

　본 개정판이 정신과를 찾는 환자 및 보호자께 조금이라도 도움이 되길 희망합니다.

2018년 겨울
정신건강의학과 전문의
박한선, 최정원, 이재병

정신장애는 평생 유병률이 30%에 달하는 아주 흔한 질환입니다. 전체 인구의 3분의 1이 일생 동안 한 번 이상 정신장애를 앓게 되고, 그 가족까지 포함하면 정신장애에서 자유로울 수 있는 가정은 없다고 해도 과언이 아닙니다. 물론 많은 경우는 경도의 불안장애나 우울장애입니다. 동네 정신과의원에서 간단한 면담과 처방으로 도움을 받을 수 있는 경우가 많습니다.

하지만 입원이 필요한 수준의 정신장애를 앓는 분들도 적지 않습니다. 2013년 한 해 동안 전국에서 정신과에 입원한 환자는 80,462명으로 이는 2000년 대비 36.3% 높은 수치이며, 매년 입원 환자 수는 지속적으로 증가하고 있습니다. 평균 재원 기간도 2013년 기준 262일에 달합니다. 인구의 약 1%를 중증 정신질환자로 봤을 때 입원이 필요한 중증 정신질환자는 국내에 약 50만 명 정도로 추정되며, 이 중 28만 명 정도가 정신의료기관의 입퇴원을 반복하는 것으로 집계되고 있습니다. 가족까지 포함하면 수십만 명의 국민들이 정신병원 입원과 직간접적으로 관련되어 있다고 하겠습니다. 더구나 입원이 필요하지 않은 경증 정신장애까지 합하면, 정신장애를 앓고 치료를 받는 사람의 수는 대략 277만 명, 그들의 가족까지 포함하면 약 500만 명 이상이 정신장애인 가족이라고 할 수 있습니다.

그러나 정신장애에 대한 사회적인 편견은 아직도 심각합니다. 정신장애인 가족들은 집안에 환자가 있다는 사실을 쉬쉬하며, 다른 사람에게 알리지 않으려고 합니다. 그러니 주변 사람들에게 정신장애와 관련한 정보를 얻을 방법도 없습니다. 바로 옆집에 비슷한 경험을 겪은 이웃이 산다고 하더라도, 그 사실을 알지 못하기 때문에 똑같은 시행착오를 반복할 수밖에 없습니다. 다급한 마음에 인터넷을 검색해보아도, 유용한 정보를 찾는 것이 쉽지 않습니다. 종종 정신장애에 대한 편견이나 정신병원에 대한 공포심만 가중시키는 잘못된 정보로 인해 치료를 거부하게 되기도 합니다. 정말 안타까운 일입니다.

성안드레아병원에서 2013년부터 1년간 총 13개의 주제를 가지고 가족을 위한 강의를 한 바 있습니다. 이후 토닥토닥 가족교실이라는 이름으로 2014년부터 매주 프로그램을 진행하고 있습니다. 물론 가족 간의 갈등과 역동을 해결하는 가족 치료나 정신장애에 대해서 공부하는 질병 교육은 이미 많은 병원에서 시행되고 있습니다. 더 나아가 정신장애인에게 가족이 어떻게 대처하는지에 대한 교육도 일부 시행하고 있는 병원도 있습니다. 그러나 토닥토닥 가족교실은 이런 내용뿐 아니라, 가장 피부에 와 닿는 현실적인 정보와 상호 공감에 초점을 두고 진행되고 있습니다.

토닥토닥 가족교실은 '병원비가 얼마나 드는지?', '어떤 병원이 가장 적합할지?', '병원에서는 무슨 검사를 하는지?', '심지어는 연말정산을 받을 때 어떤 서류를 떼어야 하는지?' 등 의사나 병원 직원에게 묻기도 어렵고, 다른 곳에서 잘 찾을 수도 없는 유용하고 실질적인 정보를 제공하려고 하였습니다. 정신장애인 환자의 가족들이 가장 궁금해 하는 내용이라면, 의학적인 내용이든 혹은 그렇지 않은 내용이든 가리지 않고 가능한 모두 포괄하려고 하였습니다.

토닥토닥 가족교실의 강의 내용은 원래 2014년에 책자로 발간하려고 계획하고 있었습니다. 그런데 형식과 내용에 대해 고민하게 되고, 또 더 다양한 내용을 담으려고 하다 보니 시간이 많이 지연되었습니다. 저자의 게으름도 출간 지연에 한 몫 하였습니다. 그동안 여러 가족 분들께서 책이 언제 출간되는지 물으시면서 격려해주셨는데, 늦어진 것에 대해서 진심으로 죄송하다는 말씀을 올립니다. 아직도 부족하고 미비한 내용이 많아서 책으로 엮는 것이 옳은 일이지 고민하게 됩니다. 강의나 가족교실에 오신 분들께 '정신병원 사용설명서'로 출간된다고 여러번 말씀드린 바 있는데, 아무래도 '정신병원'이 주는 어감이 아직 딱딱하다는 의견이 있어 '정신과 사용설명서'라는 제목을 달고 책을 펴내게 되었습니다(정확하게는 정신건강의학과가 옳은 표현이지만, 제목이 너무 길어지는 문제가 있어서, 일반적으로 통용되는 '정신과'라는 명칭을 사용했습니다). 부족한 것이 너무 많다는 것을 알고 있습니다만, 가족 여러분의 애정 어린 따끔한 평가와 부족한 부분에 대한 조언을 받는다면, 향후 더 좋은 개정판을 약속할 수 있을 것이라고 생각합니다.

이 책은 정신장애의 발병과 입원, 치료기관의 선택, 정신병원에서 만나는 사람들, 정신병원에서 하는 검사와 치료, 재정적 고려, 여성환자의 임신과 출산, 정신장애와 법 등의 순서로 구성되어 있습니다. 실제 강의에서 진행되었던, 소아청소년 환자, 노인과 치매, 도박중독과 알코올중독 및 기타 치료기관에 대한 내용은 다른 책자에서도 많이 다루고 있으므로 한 장으로 묶어서 꼭 필요한 내용 위주로 요약하여 담았습니다.

책의 내용은 주로 보건복지부나 대한신경정신의학회 등 공신력 있는 기관에서 제공하는 자료에 근거하고 있습니다. 또한 그 외 다른 책에서 인용한 경우 가능한 보편적이고 인정받는 저자나 기관의 책을 인용하려고 하였습니다. 그러나 토닥토닥 가족교실에서 다루고 있는 내용의 특성상, 상당 부분은 지은이의 개인적인 경험에 근거한 것입니다. 따라서 이 책의 내용이 반드시 옳은 것이 아니며, 경우에 따라 잘 맞지 않을 수도 있습니다. 또한 정책이나 법, 규정은 늘 바뀌므로 예전의 내용을 담고 있을 수도 있습니다.

이 책은 어디까지나 참고자료이며, 정신장애인을 위한 모든 의사결정은 주치의와의 깊은 상담을 통해서 정하는 것이 바람직합니다. 정신장애인, 그리고 가족의 여러 사정을 가장 잘 알고, 최선의 해결책을 제시해 줄 수 있는 사람은 여러분의 정신건강의학과 주치의입니다. 모든 것은 주치의와 상의하고, 늘 같이 고민하시는 것이 필요합니다.

이 책이 정신병원 입원을 생각하는, 혹은 이미 입원하고 있는 환자의 가족 분들께 조금이라도 도움이 되기를 희망합니다.

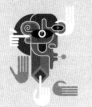

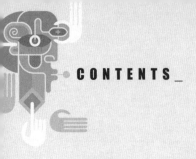

CONTENTS_

2. 치료기관의 선택   127

5. 정신병원에서 하는 검사와 치료   243

Q 특수치료(ECT, TMS, 광치료, EMDR)에 대해서 알려주세요.

Q 식품요법, 한방요법이나 민간요법을 알려주세요.

Q 뇌수술을 하면 정신장애가 나을 수 있나요?

Q 특수 약물 클로자핀에 대해서 알려주세요.

Q 장기지속형주사제에 대해서 알려주세요.

Q 규칙적인 약 복용을 위한 효과적인 방법을 알려주세요.

Q 약물 부작용이 있으면 어떻게 해야 하나요?

Q 약 봉지에 여러 가지 약이 같이 있습니다. 이 약들은 무엇인가요?

Q 다른 병원에서 진료를 받고 있습니다. 정신과 약 먹는다는 사실을 말해야 하나요?

Q 약을 끊으면 재발은 언제 나타나나요?

Q 약을 끊을 수 있나요?

Q 한약과 같이 먹어도 되나요?

Q 약을 한번 빼먹었습니다. 어떻게 하나요?

Q 정신과 약을 먹으면 치매에 걸리거나 머리가 나빠진다는데 정말인가요?

Q 정신과 약을 먹으면 생기는 영구적인 부작용은 없나요

Q 정신과 약을 언제까지 먹어야 하나요?

Q 약을 감량하기 위한 팁이 있을까요?

Q 약 먹고 좋아지고 있었는데, 왜 다시 나빠지는 것일까요?

Q 제 병이 뭔지 정확히 알고 싶어요. 언제쯤 확진을 받을 수 있나요?

Q 성격을 바꿀 수 있나요?

Q 자주 화를 내고 감정조절을 못합니다. 제가 분노조절장애인가요?

Q 정신과 약을 먹을 때 술과 함께 먹으면 안 좋은가요?

Q 빨리 낫고 싶은데 묘수가 없을까요?

Q 담당 의사가 저와 안 맞는 것 같은데 어떻게 하죠?

Q 정신과 약은 왜 한 달 이상 처방해주는 경우가 별로 없나요?

Q 약국에서 파는 수면제를 먹어도 잠을 못 잡니다. 왜 그런가요?

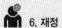 6. 재정　351

Q 돌봐줄 사람은 부모밖에 없습니다. 부모 사후에 어떻게 해야 할지 막막합니다.

Q 부모 사후를 위한 평생 재정계획을 알려주세요.

Q 대학병원의 입원비는 얼마나 되나요?

Q 일반 종합병원이나 사립정신병원의 입원비는 얼마나 되나요?

Q 국공립정신병원의 입원비는 얼마나 되나요?

Q 의료비는 어떻게 나뉘나요?

Q 본인부담액상한제가 무엇인가요?

Q 병원에 따라서 본인부담금이 다르다는데요?

Q 입원비 외에도 간식비라는 것이 있나요?

Q 의료급여란 무엇인가요?

Q 의료급여 시 본인부담금은 얼마인가요?

Q 의료급여 수급권은 어떤 사람에게 주어지나요?

Q 의료급여 수급권자의 병원 이용 방법을 알려주세요.

Q 의료급여일수 및 연장신청에 대해서 알려주세요.

Q 건강생활유지비란 무엇인가요?

Q 선택병의원 제도란 무엇인가요?

Q 의료급여 본인부담 보상제와 본인부담 상한제가 무엇인가요?

Q 의료급여 대불금 제도란 무엇인가요?

Q 중증환자등록제도가 무엇인가요?

Q 기초생활수급자 등록 기준을 알려주세요.

Q 기초생활수급자로 결정되면 어떤 도움을 받을 수 있나요?

Q 근로능력평가용 진단서는 어떻게 받을 수 있나요?

Q 의료비를 할인받을 수 있는 카드가 있나요?

Q 연말정산에 도움이 되는 진단서가 있나요?

Q 중증환자 요건으로 세금공제를 받기 위한 방법을 알려주세요.

Q 간단한 상담만 일단 받고 싶습니다. 유의사항을 알려주세요.

Q 의료비를 지원받을 수 있는 방법을 알려주세요.

Q 산정특례가 무엇인가요?

Q 장애인 건강 주치의제도, 장애인 건강검진기관 지정제도가 무엇인가요?

 7. 여성환자의 임신과 출산   423

Q 임신 전에는 어떤 관리를 해야 하나요?

Q 임신 중에는 약을 모두 끊어야 하나요?

Q 임신 중 정신과 약물을 유지해야 하는 경우가 있나요?

Q 임신 중 정신과 약물을 사용하면 태아에게 어떤 영향을 미칠 수 있나요?

Q 기형유발 약물에 대해서 알려주세요.

Q 임신 기간 중에 정신장애는 어떤 경과를 보이나요?

Q 엽산을 꼭 먹어야 하나요?

Q 임신 중 약물에 대해서 보다 자세한 정보를 알고 싶어요.

Q 출산 후 관리 방법(수유)에 대해서 알려주세요.

Q 정신장애는 유전되는 것이 아닌가요?

Q 정신장애는 너무 천재라서 걸리는 것인가요?

Q 부모의 양육이 정신장애의 원인인가요?

Q 난초론과 잡초론이 무엇인가요?

Q 정신장애를 가진 부모입니다. 자녀에게 무엇을 해주어야 할까요?

Q 퇴원 및 처우개선 심사청구하는 방법을 알려주세요.

Q 퇴원을 시켜주지 않는데, 그냥 병원을 나와서 집에 와버리면 안되나요?

Q 정신건강의학과 전문의가 아니어도 입원 결정을 내릴 수 있나요?

Q 정신병원에서 부당한 처우를 받을까 걱정입니다.

Q 정신장애로 인해서 폭행을 저질렀습니다. 어떻게 해야 하나요?

Q 성년후견제도에 대해서 알려주세요.

Q 후견 신청하는 방법을 알려주세요.

Q 후견의 종류에 대해서 알려주세요.

Q 정신과 환자 및 가족들에게 후견제도가 어떤 도움이 될 수 있을까요?

Q 정신장애로 인해서 이혼을 당할 수 있나요?

Q 의료사고를 당한 것 같습니다. 어떻게 해야 하나요?

Q 의료분쟁조정법에 대해서 알려주세요.

Q 가정폭력이 심합니다. 법적 도움을 받고 싶습니다.

Q 중독정신질환으로 인한 가족의 어려움에 대해서 알려주세요.

Q 가족병, 공동의존이 무엇인가요?

Q 도박중독 환자의 가족을 위한 모임이 있나요?

Q 알코올중독 환자의 가족을 위한 모임 있나요?

Q 도박중독 지원기관에 대해서 알려주세요.

Q 알코올중독 지원기관에 대해서 알려주세요.

Q 중독치료 전문병원에 대해서 알려주세요.

Q 중독치료를 위한 병원 선택 기준이 있나요?

Q 인터넷중독에 대한 도움을 받고 싶습니다.

Q 마약중독 환자를 위한 치료기관을 알려주세요.

10. 소아청소년 환자　511

Q 소아청소년 시기에 흔한 정신장애는 무엇인가요?

Q 소아청소년 정신과를 찾고 있습니다. 어떻게 해야 하나요?

Q 소아청소년도 정신건강복지센터를 이용할 수 있나요?

Q 소아청소년을 위한 사회복귀시설을 알려주세요.

Q 지적장애의 기준을 알려주세요.

Q 전반적 발달장애(자폐장애)의 기준에 대해서 알려주세요.

Q 발달장애의 경우 어떤 서비스를 받을 수 있나요?

Q 발달장애환자의 가족을 위한 서비스를 알려주세요.

Q 청소년상담복지센터가 무엇인가요?

Q 위(WEE)센터에 대해서 알려주세요.

Q 학교폭력을 당하면 어떻게 해야 하나요?

Q 아이가 하루 종일 인터넷만 합니다.

Q 병원 학교에 대해서 알려주세요.

Q 대안학교에 대해서 알려주세요.

Q 아이존, 푸른존이 무엇인가요?

11. 노인과 치매　541

Q 노인 정신건강 문제가 왜 심각한가요?

Q 치매의 경과에 대해서 알려주세요.

Q 노인장기요양보험에 대해서 알려주세요.

Q 노인장기요양보험에서는 어떤 종류의 급여를 받을 수 있나요?

Q 치매국가책임제가 무엇인가요?

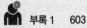

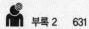 부록 2   631

정신장애를 앓는 환자 및 가족에게 도움이 되는 책
정신장애를 앓는 환자 및 가족에게 도움이 되는 웹사이트

 부록 3   643

자의 및 동의입원신청서
보호입원신청서
진단결과서
진단 및 보호신청서
응급입원의뢰서
신상정보 조회요청서
퇴원 사실 통보서
퇴원 또는 처우개선 심사청구서
재심사청구서
외래치료명령청구서
요양급여의뢰서
의료급여의뢰서
장애인증명서
건강보험 산정특례등록신청서
의료급여 산정특례등록신청서
장기요양인정서
표준장기요양이용계획서

당사자의 이야기, 보호자의 이야기

정신장애 치료를 시작하는 보호자 분에게 무엇보다도 필요한 것은, 비슷한 경험을 한 환자 당사자 및 보호자의 이야기입니다. 그러나 정신장애를 앓고 있다는 것을 쉬쉬하는 분위기 때문에, 바로 앞집에 비슷한 경험을 한 분이 있더라도 그 사실을 모르고 다들 똑같은 시행착오를 반복하는 것이 현실입니다.

개정판에서는 직접 당사자와 보호자의 인터뷰를 정리해서 실었습니다. 직접 병을 앓고 입원치료까지 받은 당사자, 그리고 수십 년간 간병해 온 보호자의 이야기입니다.

당사자의 이야기

Q 가족 분의 증상과 병력 등에 대해서 간단하게 소개해 주실 수 있을지요?

A 저는 사춘기 때부터 감정의 업다운을 많이 겪었어요. 20대 무렵에 증상이 가장 심했는데, 저는 증상을 부인하면서 방황하며 지냈어요. 그러던 중 약 5년 전 좋은 주치의를 만나서, 이제 증상을 잘 관리하며 저의 병과 사이좋게 살고 있습니다.

Q 좋은 병원, 좋은 의사를 선택하는 방법에 대해 조언을 부탁드립니다.

A 좋은 의사는 남들에게 유명한 의사가 아니라 나에게 맞는 의사 선생님이라고 생각해요. 가까운 지역사회에 그런 분이 있다면 더 좋겠습니다. 좋은 정신과 의사 멘토를 곁에 둔다는 것은 당사자에게 있어서 평생의 큰 자산이라고 생각합니다. 각자 생각이 다르겠지만, 저 개인적으로는 병원 시스템이 복잡한 것보다는 단순하고 편안하게

대화 나눌 수 있는 병원이 더 바람직하다고 생각해요. 교육프로그램이 잘 갖춰진 곳이면 더 좋은데, 치료는 진료실에서만 이루어지는 게 아니기 때문입니다.

Q 병원의 의료진을 상대할 때, 실질적으로 도움이 될 만한 유익한 조언이 있다면 부탁드립니다.

A 처음 패밀리링크에서 교육받을 때, 의료진은 의료진이 입장이 있고 환자는 환자의 입장이 있다는 걸 배웠어요. 유익한 안내였습니다. 특히 회복에 대해서는 의견이 달라요. 의사는 보통 증상이 가라앉으면 회복이라고 보지만, 환자나 가족은 이전 상태로 돌아가야 회복이라고 생각한다는 것이지요. 물론 이외에도 의견 차이를 보이는 경우는 허다합니다.
의료진과 환자, 가족의 입장은 다를 수밖에 없어요. 이렇듯 같은 상황을 보고도 다르게 느낄 수 있기 때문에, 늘 의사와 환자 가족이 '함께 하는 의사결정'으로 나아가야 합니다.

Q 정신장애인의 투약 순응도, 즉 처방대로 약물을 복용하는 비율은 절반에 불과합니다. 혹시 약물 복용에 대해 주실 수 있는 조언이나 현실적인 팁이 있을지요?

A 저도 정신건강의학과 약물에 대한 거부감이 얼마나 심했는지 몰라요. 아무리 노력해도, 5번이나 삼키려고 해도 도무지 약이 목으로 넘어가지가 않더라고요. 그래서 병원 간호사님께 전화를 해서 이 약을 도대체 어떻게 삼키는 건지 물어봤어요. 약을 처음 먹는 아이처럼

말이죠. 그랬더니 간호사님이 약을 혀에 넣고 물을 머금은 채, 목을 뒤로 젖히면서 삼키래요. 그래서 그렇게 했어요. 지금 생각하면 추억이지만, 그때는 약 먹는 것도 쉽지 않았어요. 대단한 환자에 대단한 간호사였죠.

이렇듯 약 자체보다 약에 대한 태도가 더 문제입니다. 사실 약을 꺼리는 것은 심리적인 영향을 많이 받아요. 의사 선생님도 가능하면 심리적인 부분까지 고려해서 약을 처방해 주셨으면 좋겠어요. 약의 필요성을 직접 느끼고, 약물 치료의 고마움을 느끼기까지는 오랜 시간이 걸려요. 그러면서 시행착오도 많이 겪죠.

따라서 교육, 환대 등 다양한 작업이 필요하다고 생각합니다. 동료자원가들의 역할도 매우 중요하다고 생각해요. 직접 겪어본 사람이니 더 생생하고 진솔하게 조언해 줄 수 있어요.

꼭 드리고 싶은 이야기는 '약은 그냥 약'일 뿐, 그 이상도 이하도 아니라는 것입니다. 심지어 여러분의 진단명도, 여러분의 진실한 정체성과는 아무 관련이 없어요. 그저 치료를 위해 편의상 붙인 진단명이죠. 약을 먹는다고, 진단을 받는다고 해서 달라지는 것은 아무것도 없어요. 여러분은 여전히 여러분입니다.

가족, 특히 아이들에게 화 내지 않고, 좋은 부모가 될 수 있도록 도와주는 약, 타고난 잠재력을 충분히 발휘하여 일자리에서 인정받을 수 있도록 도와주는 약, 갑자기 몰려오는 자살의 충동에서 벗어날 수 있도록 해주는 약…

정신과 약은 단지 증상을 줄여주는 약이 아니라, 여러분의 삶을 더 잘 살아갈 수 있도록 해주는 약이라는 말이지요.

Q 정신장애는 일반적으로 만성화되는 경향이 있습니다. 앞으로 장기

전을 준비해야 하는 환자 혹은 보호자가 가져야 할 마음가짐은 어떤 것일까요?

A 어떻게 말씀드리면 좋을까요? 비싸고 화려한 명품 구두보다는, 마라톤을 뛸 수 있는 튼튼한 운동화 여러 개가 더 필요하다고 하면 이해할 수 있을까요? 그리고 긴 마라톤을 함께 뛰어줄 수 있는 페이스메이커가 있다면 더 좋겠죠. 끝까지 포기하지 않고 완주할 수 있도록 해야 해요. 겉은 예쁘지만 속은 병든 그런 삶보다는, 나의 진짜 삶을 진득하게 살아가는 거예요. 끝까지 완주할 수 있도록 도와주는 작은 동반자나 치료를 위한 공동체와 함께할 수 있다면 참 좋다고 생각합니다.

Q 난치성 증상을 가진 환자 혹은 보호자 분께 도움이 될 만한 조언이 있다면 부탁드립니다.

A 무엇보다 회복의 개념을 다시 생각해보아야 해요. 주치의와 환자 당사자, 그리고 가족이 함께 모여서 방향을 정하고 합심해 나가는 것입니다. 정신질환의 회복은 절대 발병 이전 상태로 되돌아가는 것이 아닙니다. 되돌아갈 수도 없고, 그럴 필요도 없습니다.
우리가 이루어야 할 회복은 완치가 아니라, 관리입니다. 평생 관리하며 "조절"해 나가는 것이죠. 이 조절에 대한 개념을 잘 이해하고, 마음에 두셨으면 좋겠어요. 빨리 병이 나아서 얼른 약을 끊어야겠다는 생각은 피해야 해요.

Q 정신장애는 사회적 편견이 상당합니다. 본인뿐 아니라 가족도 점점

사회활동을 피하게 되고, 스스로 고립되는 경향이 있습니다. 사회의 편견과 냉대를 겪는 당사자 혹은 가족에게 해주실 수 있는 조언이 있을지요?

A 저를 참 힘들게 하는 질문이네요. 마치 편견과 선입견에 걸려 넘어진 사람을 일으켜주는 것이라기보다는, 너 스스로 이 편견을 깨기 위해 무엇을 하고 있냐고 다그치는 것 같아요. 네. 저야말로 사회적 편견과 냉대의 희생자입니다.

하지만 인정해야 해요. 슬프고 힘들지만, 우리 사회의 현실입니다. 냉정하게 현실을 받아들여야 해요. 하지만 거기에서 멈추지 말고, 스스로 목소리를 낼 수 있어야 합니다. 이렇게 소리쳐야 합니다.

'나는 정말 아프다고! 의지가 약한 것도 아니고, 생각이 틀린 것도 아니야! 내가 아프다는 사실은 상상이 아니라, 현실이야. 다만 너희들 눈에 잘 보이지 않을 뿐이야!'

사실 정신과 질환 외에도, 만성적인 질환과 싸우는 분들은 주변에 얼마든지 있어요. 그들도 모두 비슷한 처지죠. 우리와 같은 편에 서 줄 사람은 아주 많아요. 가족도 가족 내 아이의 회복을 믿어야 해요. 정신보건전문가도 환자에 대한 선입견을 깨야 해요.

하지만 가장 중요한 것은, 일단 우리 스스로 자신에 대한 편견을 깨야 한다는 거예요. 결국 진정한 변화는 나부터, 우리부터 시작하는 것입니다.

골목길에 늘어선 집집마다 모두 두 마리의 고약한 쌍둥이 개와 한 마리 충직한 개를 키우고 산다고 합니다. 개의 이름은 각각 '편견'과 '선입견'이에요. 하지만 이 두 마리 맹견을 양순하게 만드는 멋진 개의 이름은 바로 '백문이불여일견'이라고 합니다.

회복된 당사자나 동료지원가가 많이 나와서, 실제로 잘 살아가는 모습을 주변 이웃에게 보여줄 수 있기 바랍니다. 그리고 괜한 불안과 두려움으로 당사자를 피하던 이웃도 조금씩 마음을 열어, 그들을 격려해주면 곧 편견이 사라지리라 믿습니다.

Q 환자에게 특별히 상처가 되는 말이나 행동이 있다면 무엇일까요? 또한 상처를 주는 이야기나 행동에 대응하는 요령도 부탁드립니다.

A 병보다 병의 결과가 더 무섭다는 말이 있지요. 당사자는 증상만으로도 괴롭습니다. 그런데 거기에다 편견으로 인해 2차적인 피해를 또 입습니다. 정신과 환자를 백안시하기보다 이해하려는 노력이 필요합니다. 이런 경험을 하곤 해요. 평소보다 웃음소리가 크거나 목소리가 커지면, 가족들이 갑자기 '오늘 약 먹었니?'라고 물어보는 거예요. 큰 상처가 된답니다. 저의 사소한 기분 변화나 일상의 변주마저 모두 증상으로 치부될 때, 깊은 수치심을 느껴요. 물론 상처를 주는 의도로 하는 말은 아니라는 것을 알아요. 하지만 당사자는 마음이 아파요. 혹시 병이 재발하지 않을까 가장 두려워하는 사람은 바로 당사자입니다. 부디 가족 혹은 친구분들은 환자를 편안하게 환대해 줄 수 있으면 좋겠어요.

Q 그 외에 질병을 앓는 당사자 혹은 보호자에게 해주실 수 있는 조언이나 격려가 있다면 부탁드립니다.

A 인터뷰를 하면서 저도 많은 것을 생각하게 되었네요. 좋은 질문이었습니다. 개정판 작업이 잘 마무리되길 기도합니다.

이진순

(패밀리링크 가족 강사, 작가.
『그는 사랑의 씨앗을 남기고 갔습니다』 등 지음)

Q 가족 분의 증상과 병력 등에 대해서 간단하게 소개해 주실 수 있을지요?

A 제 남편은 17세에 조현병 진단을 받았습니다. 청량리 병원부터 시작해서, 명동 성모병원, 여의도 성모병원, 계요병원, 적십자 병원, 서울아산병원 등 수없이 많은 병원에 입원했습니다. 개인의원에 입원한 적도 있으니, 저처럼 여러 병원을 경험한 보호자도 드물 것입니다. 초창기 약물인 클로르프로마진부터 할로페리돌, 리스페리돈 등 다양한 약물을 썼고, 전기경련치료(ECT)를 한 적도 있답니다.

하지만 퇴원 후에 제대로 사회생활을 해본 적은 없습니다. 이른바 난치성 조현병이었죠.

저는 그이가 조현병을 앓는다는 사실을 알고 결혼했습니다. 물론 이정도로 힘들 것이라고 생각하지는 못했지요. 서른여섯 살에 열 살 많은 남편과 결혼했는데, 이십칠 년을 같이 살았습니다. 정말 쉽지 않은 시간이었죠.

Q 좋은 병원, 좋은 의사를 선택하는 방법에 대해 조언을 부탁드립니다.

A 처음 발병하면 다들 유명한 병원의 유명한 의사를 찾습니다. 하지만 유명한 의사는 늘 환자가 많죠. 우리 같은 환자를 포함해서 각 환자는 수많은 환자 중 하나일 뿐입니다. 워낙 대단한 집안의 사람들이 오기 때문에 푸대접을 받기 딱 좋습니다. 환자가 많으니 면담도 짧아지고, 깊은 이야기를 하기도 어렵습니다.

일단 가까운 지역에서 여러 병원을 찾아보세요. 정신건강복지센터에 가서 상담을 받고, 가까운 종합병원이랑 개인병원을 몇 번 가보세요. 가족들이 먼저 가보는 것도 좋습니다. 그러면 좋은 병원, 좋은 의사에 대한 감이 오실 겁니다.

함께 하는 마음을 가진 의사, 이야기를 충분히 들어줄 수 있는 의사가 좋습니다. 환자를 귀하게 여겨줄 수 있는 시간과 여건이 되는 의사를 찾아야 합니다. 선생님과 깊은 관계를 맺으면, 응급상황에 전화하는 것이 편리해집니다. 문자로 연락을 할 수도 있죠. 하지만 유명한 의사는 이럴 때 도움을 받을 수가 없습니다. 119를 불러야 하는데, 그럼 불필요한 입원도 많아지게 됩니다.

Q 병원의 의료진을 상대할 때, 실질적으로 도움이 될 만한 유익한 조언이 있다면 부탁드립니다.

A 가장 중요한 것은 두려워하지 말라는 것입니다. 보통 의사를 처음 만나면, 괜히 높은 사람 만난 것처럼 어쩔 줄 모르는 경우가 많아요. 물론 의사를 무시하고 아무렇게나 대해서는 곤란하죠. 하지만 의사는 일단 편해야 합니다. 보호자 마음부터 편안해야, 의사 선생님에게

이것저것 묻고 이야기하기가 편해집니다.

Q 정신장애인의 투약 순응도, 즉 처방대로 약물을 복용하는 비율은 절반에 불과합니다. 혹시 약물 복용에 대해 주실 수 있는 조언이나 현실적인 팁이 있을지요?

A 우리 남편도 약을 잘 먹지 않았습니다. 그래서 옳지 않은 일이지만, 몰래 준 적도 있습니다. 사이다에 타서 주었는데, 또 금세 그 맛을 알고 안 먹습니다. 정말 어려웠죠. 그런데 결혼 10년 만에 리스페리돈이 나와서, 약을 바꾸었더니 잘 먹는 것입니다. 색깔도 부드러워졌지만, 무엇보다도 부작용이 없었습니다.

저는 처음에 남편 약을 실수로 먹은 적이 있었습니다. 정말 온종일 힘들어서 아무것도 할 수 없었습니다. 정신과 약이 얼마나 센지 알게 되었습니다. 실수를 통해서, 더 깊은 이해를 하게 되었죠.

가장 중요한 것은 부작용이 없는 약을 고르는 것입니다. 부작용이 있는데, 매일 하루에 두세 번씩 약을 먹으라면, 누가 선뜻 먹겠습니까? 약으로 힘들어하면, 신약을 잘 찾는 것이 필요합니다. 그리고 가족과의 신뢰가 중요합니다. 일단 믿을 수 있으면, 설령 약간 부작용이 있더라도 약을 잘 먹게 됩니다.

Q 정신장애는 일반적으로 만성화되는 경향이 있습니다. 앞으로 장기전을 준비해야 하는 환자 혹은 보호자가 가져야 할 마음가짐은 어떤 것일까요?

A 네. 절대 쉽게 치료되는 병이 아닙니다. 그래서 가족도 지쳐요. 심지어 가족이 먼저 약을 끊으라고 하는 경우도 있습니다. 잘못된 정보

를 듣고, 약을 중단하는 것이죠. 절망적인 기분에 그러는 것이지만, 절대 그래서는 안 됩니다. 길게 보아야 합니다.

Q 난치성 증상을 가진 환자 혹은 보호자 분께 도움이 될 만한 조언이 있다면 부탁드립니다.

A 보통 부모가 보호자 역할을 하는 경우가 많습니다. 그런데 연세가 많은 보호자는 자꾸 돈을 아끼려고 합니다. 병원도 싼 병원만 찾아 다닙니다. 좋은 치료를 받을 수 없어요.

제 남편은 할로페리돌을 사용할 때, 몸도 뻣뻣하고 혈색도 안 좋고, 누가 봐도 환자처럼 보였습니다. 그러다가 리스페리돈으로 약을 바꾸니까 금세 좋아지는 거예요. 신약이 무조건 좋은 것은 아니죠. 하지만 계속 노력하는 것이 필요합니다. 약도 바꾸어 보고, 새로운 시도를 해보는 거죠.

비록 병이 완전히 낫지 않더라도, 하루하루가 더 편안해집니다. 더 잘 지낼 수 있어요. 가족이니까 그래도 가족이니까, 최대한 힘을 내어서 좋은 치료를 받을 수 있게 해주세요. 시한부 암환자를 생각해 보십시오. 사실 나을 가망이 없는데도, 얼마나 병원비를 많이 씁니까? 그런 마음으로 잘 안 낫는 환자도 최대한 좋은 치료를 받을 수 있게 해주세요.

Q 재정적인 어려움은 환자와 가족의 고통을 배가시킵니다. 장기간 치료를 앞둔 환자 혹은 보호자를 위한 경제적 대책에 대해 조언해 주실 수 있을지요?

A 장애 판정을 받을 수 있다면 받으십시오. 훨씬 부담이 적어집니다. 희귀난치성 환자 산정 특례도 신청하세요. 받을 수 있는 혜택은 다 받는 것이 필요해요.

혹시 기초생활수급자 요건에 맞는다면, 수급 신청도 하십시오. 그리고 수급비를 받으면, 오로지 환자를 위해 써주었으면 해요. 가끔 수급비를 생활비로 쓰거나, 저축을 하는 경우가 있습니다. 가능하면 수급비는 환자를 위해 모두 쓴다고 생각하였으면 좋겠어요.

정부도 좀 더 많은 지원을 해주면 좋겠습니다. 처음부터 효과가 좋은 약도 쓰고, 좋은 치료를 받을 수 있도록 해주길 기대합니다.

Q 정신장애는 사회적 편견이 상당합니다. 본인뿐 아니라 가족도 점점 사회활동을 피하게 되고, 스스로 고립되는 경향이 있습니다. 사회의 편견과 냉대를 겪는 당사자 혹은 가족에게 해주실 수 있는 조언이 있을지요?

A 일단 보호자부터 편견을 버려야 합니다. 사실 당사자나 보호자가 오히려 더 심한 편견을 가진 경우도 많습니다. 심지어 정신장애인이나 그 보호자가, 발달장애인을 무시하는 것도 보았어요. 정신장애인 사이에서도 증상의 경중에 따라 편견이 있는 것입니다. 그래서는 안 돼요. 우리부터 바뀌어야 합니다.

사회 탓부터 하지 말고, 있는 그대로 보여주어야 합니다. 숨기지도 말아야 합니다. 저는 제 남편과 전국에 안 가본 곳이 없습니다. 그렇게 떳떳하게 드러내면, 주변에서는 처음에 좀 꺼리다가 점점 말도 걸고 인사도 합니다. 조금씩 인식이 바뀌는 거죠.

기독교에서는 종종 한 집만 전도하라는 이야기를 합니다. 이와 비슷하게 정신장애인 가족들이 각자 이웃의 단 한 집만 맡아, 그들의 편견만 없앨 수 있다면 수십만 가정의 편견이 사라질 것입니다. 그렇게 조금씩 바꾸다 보면, 곧 전체 사회의 편견이 사라질지도 몰라요.

Q 장기간 간병을 하면 지치고 힘들어집니다. 기쁜 마음으로 질병을 치료하고, 또 간병할 수 있는 요령이 있을지요?

A 너무 먼 미래를 보는 것은 좋지 않습니다. 완치를 목표로 하는 것도 바람직하지 않아요. 당장 오늘 하루 즐거운 삶을 산다는 태도가 필요합니다. 오늘이 즐거워야 합니다. 저는 남편과 같이한 27년을 마치 하루처럼 살았습니다. 그렇게 해야 견딜 수 있고, 그래야 행복할 수 있습니다.

Q 가족 내에서 종종 분란이 일어나고, 갈등이 지속되면 점점 가족애가 사라지곤 합니다. 아예 가족구성원이 서로 등을 돌리는 안타까운 일도 일어납니다. 가족이 합심할 수 있는 방법이 있다면 조언을 부탁드립니다.

A 교육 외에는 방법이 없습니다. 저는 개인적으로 정신건강복지법 38조를 개정해야 한다고 생각합니다(참고: 제38조는 '국가와 지방자치단체는 정신질환자의 가족이 정신질환자의 적절한 회복과 자립을 지원하는 데 필요한 정보를 제공하거나 관련 교육을 실시할 수 있다'고 명시하고 있음). '실시할 수 있다'가 아니라, '실시해야 한다'로 바꾸어야 한다는 것입니다.
서로 배우고 교육받아야 해요. 부부가 같이 받고, 형제자매도 같이 받아야 합니다. 그냥 외면하고 피하면 안 됩니다. 물론 형제자매에게 책임을 지라는 것이 아니에요. 그럴 수는 없어요. 하지만 내 동기가 어떤 병을 앓고 있는지, 어떻게 해야 하는지를 공부하고 배워야 해요. 많이 알고 이해하게 되면, 가족 간의 불필요한 갈등도 줄어들 수 있습니다.

Q 환자에게 특별히 상처가 되는 말이나 행동이 있다면 무엇일까요? 또한 상처를 주는 이야기나 행동에 대응하는 요령도 부탁드립니다.

A 반드시 피해야 할 말은 '네 병은 네가 알아서 해'입니다. 정신장애는 같이 치료하는 병입니다. 안 그래도 병으로 힘든데, 이런 말을 들으면 환자의 마음에는 큰 상처가 남습니다.

또 이런 일이 있었어요. 종종 팔짱을 끼고 종종걸음을 걷는 증상이 있습니다. 계속 집에서 그러고 있으면 신경 쓰이죠. 그런데 평소에는 그냥 넘어가다가, 어느 날은 보호자가 힘들고 짜증이 난 거예요. 그래서 '어지러우니까 그만 돌아다녀!'라고 다그친 거죠. 그러니까 환자는 마음이 너무 아픈 거예요. '나는 늘 이렇게 종종걸음으로 배회했는데, 왜 오늘만 이렇게 화를 내느냐', '보호자가 화나면 혼나고, 기분 좋으면 안 혼나고… 집 안에만 있다고 해서 눈치보고 살아야 하느냐'고 항변한 거죠.

보호자의 마음도 같이 치료해야 합니다. 휴식할 수 있는 시간과 여건을 만들어야 해요. 자꾸 발병하기 전을 생각하면 화가 날 뿐입니다. 포기할 것은 포기하고, 받아들여야 합니다. 그러면 서로 상처가 되는 말을 하는 일도 점점 줄어듭니다.

Q 그 외에 질병을 앓는 당사자 혹은 보호자에게 해주실 수 있는 조언이나 격려가 있다면 부탁드립니다.

A 종종 예전에 잘해주지 못해서 혹은 어린 시절에 힘들게 해서 병이 났다고 후회하는 분이 많습니다. 그렇지 않아요. 과거의 일을 후회하지 말고, 현재를 지혜롭게 살 수 있도록 해야 합니다.

좋은 의사는 가족이 결정하는 거예요. 유명한 병원, 유명한 의사가 아니라, 가까운 곳에서 이야기를 경청해주는 좋은 의사를 찾아야 합니다. 발품을 아끼면 안 돼요. 그리고 의사에게 당당하게 요구하세요. 병원비를 내고 있으니, 그럴 자격이 있습니다. 의사 눈치를 보는 것이 아니라, 필요한 것을 얻고 치료받는 것이 더 중요하지 않겠어요?

한 번에 하나씩 해야 합니다. 모든 것을 한꺼번에 해결하려고 하면, 절대 되지 않아요. 흡연이면 흡연, 투약이면 투약, 위생이면 위생… 이렇게 하나씩 풀어가도록 하는 것이 좋아요. 보통 강제로 입원하는 것이 가장 중요하다고 하죠. 하지만 그렇지 않아요. 당장 직면한 작은 문제를 해결하는 것이 가장 중요해요.

신체 건강에도 신경을 써야 해요. 제 남편은 당뇨를 앓았는데, 제대로 관리를 못해서 결국 발을 잘랐어요. 정말 슬픈 일입니다. 정신장애인은 당뇨도 많이 걸리고, 고지혈증도 많아요. 치아 상태도 안 좋아요. 미리미리 관리를 할 수 있어야 해요.

가족이 잘 협력해야 합니다. 보통 정신장애 진단을 받으면, 엄마는 울고, 아빠는 원망하고 화내요. 그래서는 안 됩니다. 서로 대화하고 이겨내야 해요. 그런 말이 있어요. 병이 나으려고 하면, 가족이 다시 환자 마음에 불을 지른다고. 가족부터 교육받고 공부해야 합니다.

끝으로 하고 싶은 말은 정신건강복지법 77조에 대한 것입니다(참고:

국가 또는 지방자치단체는 정신질환으로부터 회복된 사람이 그 능력에 따라 적당한 직업훈련을 받을 수 있도록 노력하고, 이들에게 적절한 직종을 개발, 보급하기 위하여 노력하여야 한다). '적절한 직종을 개발 보급하기 위하여 노력하여야 한다'가 아니라. '적절한 직종을 개발, 보급한다'로 바꾸어야 합니다. 저는 환자, 즉 당사자야말로 가장 훌륭한 동료지원가로서 활동할 수 있다고 믿어요. 잘 치료받은 환자, 그리고 잘 간병한 가족이, 동료지원가이자 가족교육가라는 직업을 가지고 사회인으로 역할을 할 수 있다면 좋겠습니다.

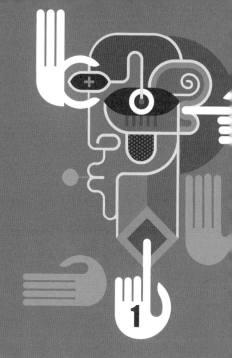

1

정신장애의 발병과
입원

신체질환의 경우 병원을 찾아 치료를 받아들이는 데 주저하는 경우는 별로 없습니다. 물론 병원에 방문한다는 것은 언제나 약간의 불안감을 줍니다만, 그러한 불안 때문에 오랫동안 병을 키우는 경우는 그리 흔하지 않습니다. 우리들은 조금만 몸이 이상하거나 아파도 얼른 병원을 찾아 문제가 있는 것 아닌지 진찰을 받으려고 합니다. 증상에 대한 자세한 검사를 적극적으로 요구하기도 하고, 의사의 진단과 처방을 꼼꼼하게 따져보고 최선의 결과를 얻기 위해서 노력하지요.

심각한 신체질환이라면 더욱 열심히 정보를 찾고, 최선의 진료를 받기 위해 노력합니다. 어느 병원이 유명한지, 어떤 의사가 권위자인지 수소문합니다. 가족들은 가족 일원의 신체적 질병에 대해 서로의 의견을 나누고, 최선의 결과를 얻기 위해 협력합니다. 심지어 생명을 위협하는 심각한 암이나 심장 질환의 경우에도, 대개는 자신의 질병을 순순히 받아들이고 병원과 주치의에게 자신의 몸, 그리고 생명을 맡기게 됩니다. 한 사람의 질병이 가족 전체의 관심사가 되기도 하고, 환자는 전에는 느끼지 못했던 가족애를 경험하기도 합니다.

그러나 가족에게 정신질환이 있다는 사실은 아주 받아들이기 어렵습니다. 심각한 정신증상에 시달리면서도 장기간 치료받지 않는 경우가 상당히 흔하며, 정신병원에 환자를 데리고 갈 엄두를 내지 못하다가 병을 키우는 경우가 많습니다. 환자 본인이 자신의 정신질환을 인정하지 않는 경우뿐만 아니라, 가족들마저도 정신장애가 있다는 사실을 부정하거나 혹은 대수로운 병이 아니라고 애써 눈감으려 하는 경우가 적지 않습니다.

이러한 태도는 종종 가정불화로 이어집니다. 가족 일원의 질병의 원인에 대해서 서로에게 탓을 돌리고, 그 책임을 전가하려고 하는 경우도 생깁니다. 가족 내에 정신질환자가 있다는 사실이 자신의 체면을 더럽혔다고 여기면서 분노하고, 동시에 죄책감을 느끼면서 혼란스러워 하기도 합니다. 환자가 보이는 이상한 정신증상과 더불어, 가족구성원 간의 갈등과 불안, 분노, 죄책감 등이 어지럽게 얽히면서 온 집안이 만신창이가 되는 경우도 있습니다.

하지만 받아들이기 어려운 문제일수록, 현실을 냉정하게 평가하고 수용하여야 합니다. 정신장애는 다른 신체적 질병과 마찬가지로, 치료하지 않으면 점점 더 나빠집니다. 여러 가지로 복잡한 생각이 들겠지만, 가능한 빨리 가까운 정신의료기관에 방문하여 상담을 받는 것이 좋습니다. 전문가에게 이야기를 털어놓고 나면, 오히려 마음이 편안해지고 의외로 빨리 해결책을 찾을 수도 있습니다.

1장에서는 입원이 필요한 수준의 정신장애를 빨리 발견하여, 조기에 입원을 진행하는 방법에 대해서 알아보겠습니다.

Q

가족의 정신장애를 받아들이기
어려운 이유가 무엇인가요?

A 가족 내에 정신장애인이 있다는 사실은 다른 가족구성원에게 대단히 복잡한 감정을 유발합니다. 진단명 자체의 충격, 요행을 바라는 마음, 정신병원에 대한 편견, 병원비 등에 대한 고민, 정보가 부족한 경우 등 다양한 원인이 있습니다. 이로 인해 치료는 늦어지고, 병은 점점 깊어집니다.

환자의 가족들에게 정신질환은 쉽게 받아들이기 어려운 질병 중 하나임이 분명합니다. 많은 환자들의 병이 심각하게 진행하고 나서야 비로소 병원 문을 두드리는 경우가 흔합니다. 여기에는 여러 가지 이유가 있을 것입니다.

첫째, 자신의 가족 중 한 명이 정신질환으로 확진 받는다는 것 자체가 큰 충격입니다. 자신의 가족 내에 정신질환자가 있다는 사실은 쉽게 받아들이기가 어려우며, 이를 인정하는 데는 많은 시간과 노력이 필요한 경우가 많습니다. 다양한 사회적 낙인이나 부담감, 주변에서 알면 창피할 것 같다는 걱정 등이 주된 원인입니다.

둘째, 일시적인 스트레스나 잠깐의 착란 정도로 생각하고, 대충 덮고 넘어가면 스스로 좋아지겠지 하는 막연한 기대를 하는 경우가 많습니다. 가만히 있더라도 좋아지지 않을까 하는 헛된 바람이 정신질환에 대한 무지와 만나서 병원을 멀리하게 되는 원인이 됩니다. 심각한 정신장애가 치료 없이 스스로 나아지는 경우는 없습니다.

셋째, 정신병원에 대한 편견입니다. 쇠사슬로 환자를 묶어 두거나 독한 약으로 오히려 환자가 더 큰 고통을 받게 되지 않을까 하는 불안감이 병원 방문을 꺼리게 만들고는 합니다. 인터넷을 검색해보면, 정신병원이나 정신과 약물에 대한 잘못된 정보가 너무나도 많습니다. 현대화된 표준 정신의료기관을 7~80년대 열악한 사설 기도원이나 요양소의 상황과 비슷할 것이라고 단정하는 경우도 적지 않습니다.

넷째, 병원비 등에 대한 현실적인 걱정입니다. 형편이 어려운 가족들은 많은 병원비를 장기간 지불해야 하는 상황에서 현실적인 고민이 있을 수밖에 없습니다. 정신장애는 수주에서 수개월씩 입원해야 하는 경우도 적지 않습니다. 초기 진단과 평가를 위해서는 다양한 검사가 진행되기 때문에, 고민은 더욱 커져갑니다.

다섯째, 환자를 입원시키는 현실적인 방법을 알지 못하는 경우입니다. 많은 정신질환자들은 병원에 방문하거나 입원하는 것을 거부합니다. 가족들은 이런 경우에 사랑하는 가족을 완력을 써서 강제로 입원시켜야 한다는 죄책감, 혹은 나중에 강제 입원에 대해 앙심을 품고 해코지하지 않을까 하는 걱정으로 정신과 치료를 차일피일 미루게 됩니다.

여섯째, 가족들은 환자가 원하지 않는 정신과 치료를 받을 경우 더 스트레스를 받아 증상이 악화될 것으로 오해합니다. 따라서 가족은 환자를 섣부르게 정신과 외래로 데려오지 않거나, 외래는 방문하더라도 입원에는 주저하게 됩니다. 그러나 위에 언급한대로 환자의 의사를 존중하려는 가족의 선한 의도는 결과적으로 환자의 치료를 지연시켜 환자의 증상과 질병을 악화시킵니다.

일곱째, 환자의 장애에 대하여 가족은 큰 죄책감을 느낍니다. 특히 부모는 자신의 양육이 문제였다면서 자책하는 경우가 많고, 환자도 자신의 증상이나 갈등의 원인을 부모나 가족 탓으로 돌리는 경우도 많습니다. 그 결과, 가족들은 환자의 발병이 자신들 때문이라 생각하여 적극적 치료나 개입을 주저하게 됩니다.

정신장애를 앓는 가족에 대해
어떤 태도를 가지는 것이 좋을까요?

A 사실 가족의 불안과 걱정이 아무리 크다고 해도, 환자 자신의 어려움에 비견할 수는 없습니다. 같은 입장에 서서, 희망적이면서도 중립적인 태도로 편안하게 공감해주는 것이 좋습니다.

첫째, 일단 동등한 입장에서 환자의 말을 경청합니다. 또한 환자의 행동을 그대로 지켜보고, 어떤 입장인지 이해하려고 노력해야 합니다. 어떤 환자는 늘 불안해서 몇 번이고 문단속을 하며, 온 집안의 창문을 다 잠그는 증상이 있었습니다. 환자는 이런 이상행동의 반복으로 인해 가족들과 충돌이 잦았습니다. 그러던 어느 날, 가족들은 자포자기의 심정으로 환자의 행동을 그냥 바라보았다고 합니다. 물론 환자의 행동은 바뀌지 않았지만, 가족들은 그런 행동의 이면에 존재하는 환자의 깊은 불안과 두려움을 볼 수 있었다고 합니다. 환자의 이상한 행동을 무조건 용인해주라는 것은 아닙니다. 다만 무시하거나 싸우지 않고, 가만히 들어주거나 혹은 지켜봐주는 것만으로도 환자는 편안함을 느낄 수 있습니다.

둘째, 희망을 가지는 것입니다. 가족들 스스로 병이 나을 것을 믿지 않으면 안 됩니다. 많은 환자들을 만나보고, 여러 보호자 모임에도 가보는 것이 좋습니다. 가족들이 정신과 병동에 가면 중증 환자나 반복하여 입원한 환자들을 주로 보게 되어 정신질환이 평생 낫지 않을 것 같은 병처럼 여겨지지만, 실제로 좋아져서 결혼도 하고, 직장생활도 하는 환자들이 더 많습니다. 중요한 것은 낫는 경우가 있다는 것을 분명히 믿고, 희망을 가지는 것입니다.

셋째, 환자의 심적 고통을 이해해주어야 합니다. 편안하게 느낄 수 있도록 공감해주는 것입니다. 겉으로는 둔감해 보이는 환자도, 사실은 불안이 심합니다. 특히 자신이 의지하고 있는 가족에게는 아주 예민합니다. 따라서 안심할 수 있도록 해주어야 합니다. 그러나 보호자 입장에서는 병이 안 낫는 것은 아닐까? 혹은 왜 하필 우리 가족인가? 하는 생각이 들어서 불안이 가중되기도 합니다. 하지만 환자의 기분을 이해하도록 노력하는 것이 중요합니다. '왜 혼자 중얼거리느냐?'는 식의 질문은 본인 스스로도 알지 못하는 것이므로 불안을 더 심하게 만듭니다.

넷째, 중립적인 태도를 가져야 합니다. 과대망상이 심한 환자가 있었습니다. 항상 자신이 곧 국회의원에 당선될 것이라고 떠들고 다녔는데, 이런 허무맹랑한 망상을 부추겨서는 곤란합니다. 환자의 이야기를 공감해주는 것과 맞장구를 쳐주는 것은 아주 다릅니다. 신중하게 이야기를 경청하되, 내용 자체에 대해서는 중립적인 입장을 가져야 합니다. 말도 안 되는 환자의 이야기를 듣고 있는 것은 아주 어려운 일이지만, 망상에 동의하는 듯한 태도를 보이거나 혹은 성급하게 부정하는 것은 좋지 않습니다.◉

다시 말해 환자의 주장을 부인하거나 동의하는 표현 대신 충분히 경청을 하는 자세를 보여줘야 합니다. 비록 동의하지는 않더라도, 환자의 이야기를 들어주는 모습은 환자의 감정을 누그러뜨리고, 자신을 지지한다는 느낌을 줄 수 있습니다. 경청이 환자에 대한 일종의 유화적 제스처이기도 합니다. 이후 환자에게 '너의 생각은 그렇구나, 하지만 다르게 생각할 수 있지 않을까?' 혹은 '다른 사람들이 너의 이야기를 들을 때 비판하고 주의 깊게 경청하지 않는 것이 불쾌한 것처럼 다른 사람들 또한 환자가 자신의 뜻만 일방적으로 주장한다면 불쾌해하지 않을까?'라는 질문을 통해 환자에게 다른 사람들의 이야기를 듣게 유도하는 것도 필요합니다. 환자가 타인의 이야기를 듣기 시작하면, 환자의 이야기에 대한 의문점 제기를 조심스럽게 진행하여 환자가 합리적 의심을 할 수 있도록 유도해야 합니다.

◉ 참고: 『마음의 병 상담실』(전국정신장애자가족연합회편 지음, 예전사, 1990)

Q

정신건강복지법이 무엇인가요?

A 2017년 5월 30일, 〈정신건강증진 및 정신질환자 복지서비스 지원에 관한 법률〉이 시행되었습니다. 과거 정신보건법에 비해서 정신질환자 인권보호 강화를 위한 입원 및 퇴원 제도 개선에 방점을 둔 새 법입니다.

안타깝게도 과거에는 정신보건을 다룬 법이 없었습니다. 1968년 대한신경정신의학회와 대한의사협회가 이른바 〈정신위생법안〉을 건의하지만, 정부는 입법을 보류하고 있었습니다. 그러던 것이 80년대 초반 기도원의 인권 침해 실태가 보도되면서 사회적 관심이 고조되기 시작했습니다. 비슷한 시기에 여의도 광장 차량 질주사건이나 거성관 나이트 방화사건 등 불미스러운 사고가 일어나면서, 정신장애인에 대한 체계적인 관리와 치료의 필요성에 대한 인식이 높아졌습니다.

1984년 정부는 이른바 '정신질환관리종합대책'을 수립합니다. 이 대책에 의거하여 정신과 의원과 보건소, 상담소를 1차 기관으로, 정신병원, 일반병원 정신과, 정신요양원을 2차 병원으로 지정했습니다만, 별로 효과적이지 못했습니다. 1985년 정부는 정신보건법 제정을 추진하였으나, 잘 되지 않았습니다. 이는 사회적 여건의 부족과 재정적 열악 등의 원인도 있었지만, 인신 구속 제도가 악용될지 모른다는 사회단체와 정신의학계, 법조계의 반발도 이유였습니다. 약 10년을 표류하던 법은 결국 1995년에 이르러서야 드디어 법률 제5133호로 제정되었습니다. 1996년과 1997년에는 관련한 시행령과 시행규칙이 공포됩니다.

구 정신보건법은 그동안 기도원이나 무허가 수련원 등에서 음성적으로 이루어지던 정신장애인에 대한 치료를 금지하고, 체계적인 의료의 영역으로 편입시켰다는 점에서 큰 의의가 있습니다. 그러나 이후 20년간 수차례의 개정에도 불구하고, 높아진 인권의식, 예방 및 재활 위주의 치료 패러다임 변화 등에 걸맞지 않다는 목소리가 높아졌습니다.

2016년 정신보건법 제24조의 동의입원 규정, 즉 정신과 전문의 1인의 진단과 가족 2인의 동의로 비자발적 입원이 가능한 조항에 대한 위헌법률심판제청이 진행되는 등 사회적 분위기가 많이 달라집니다. 같은 해 9월에는 헌법불합치 결정이 내려집니다. 이런 상황에서 국회는 서둘러 정신보건법 전부 개정안을 통과시킵니다. 바로 2016년 5월 19일에 국회를 통과한 〈정신건강증진 및 정신질환자 복지서비스 지원에 관한 법률〉입니다. 흔히 정신건강복지법으로 줄여 부릅니다. 이 책에서는 구법과의 혼란을 피하기 위해, 개정 정신건강복지법으로 통칭하겠습니다. 해당 법은 1년 후인 2017년 5월 30일부터 시행되었고, 일부 규정은 2018년 5월 30일 이후 적용되었습니다.

개정 정신건강복지법의 핵심은 정신질환자의 개념을 축소하여 사회적 불이익을 줄이고, 입원과 퇴원 절차를 보다 정비하며, 정신장애인에 대한 국가의 복지서비스 제공의 법적 근거를 마련한 것입니다.

Q

입원이 필요한 수준의, 심각한 정신증상에 대한 기준이 있나요?

A 경우에 따라서 다릅니다. 하지만 자해나 타해의 위험이 있는 경우, 혹은 현실 판단력이 심각하게 손상된 경우라면 입원이 필요하지 않은지 심각하게 고민해보아야 합니다.

어떤 정신증상이 발생하면 심각하다고 할 수 있을까요? 이에 대해서는 의학적으로 언제나 통용되는 절대적인 기준은 없습니다. 다만 개정 정신건강복지법(시행규칙 제34조 제2항)에서는 다음과 같은 경우에 본인의 의사에 반해서 입원을 할 수 있도록 하고 있습니다.[●]

- 본인 또는 타인의 건강 또는 안전에 중대하거나 직접적인 위해를 가하는 경우
- 본인 또는 타인의 건강 또는 안전에 중대하거나 직접적인 위해를 가할 개연성이 높다고 인정되는 경우
- 본인 또는 타인의 건강 또는 안전에 상습적인 위해를 가하는 경우
- 본인의 건강이나 안전에 중대하거나 급박한 위험이 있는 경우
- 본인의 건강이나 안전에 중대하거나 급박한 위험의 개연성이 높다고 인정되는 경우

물론 이러한 기준은 다소 애매한 면이 있습니다. 정신장애인의 질병과

증세, 기왕력, 행위의 성격 또는 건강이나 안전에 미치는 영향 등을 종합적으로 고려하여야 하는 것은 물론입니다. 예를 들면 임박하거나 잠재적인 자살이나 자해 위험, 증상의 악화나 중독성 약물의 남용으로 인한 건강의 중대하거나 급작한 위험 및 그 개연성이 높은 경우, 타인에 대한 신체적 가해 행위나 그 위협 행위, 성적 문제 행동, 방화, 기물파손, 공격적 언행 등을 포함합니다.

그러나 이러이러한 증상이면 입원이 필요하다고 미리 정하기는 어려운 일입니다. 설령 정신건강의학과 전문의라고 하더라도 환자가 미래에 자해를 할지 말지를 미리 알 수는 없는 일입니다. 따라서 이러한 경우는 일반적으로 전문가가 판단했을 때, 자해나 타해의 위험이 어느 수준 이상으로 있는 경우라고 다소 애매하게 정할 수밖에는 없습니다. 정신건강의학과 전문의의 전문적인 경험과 식견을 통한 판단이 중요한 이유입니다.

◉ 국가법령정보센터(http://www.law.go.kr/)

Q

정신건강의학과 입원을 하는 이유는 무엇인가요?

A 정신건강의학과적 입원은 단순히 환자를 격리하는 것이 아니라 외래에서 어려운 진단 및 치료 목적으로 이루어집니다.

몇 가지 이유가 있습니다.

첫째, 자살·자해·타살·타해 가능성이 있을 때 환자 스스로와 주변사람들을 보호하기 위한 입원입니다.

조울증에서 조증 상태, 심한 정신병적 양상이 동반된 우울증, 환청·망상 등 증상이 심한 조현병 등이 이와 같은 경우라 하겠습니다. 보호자가 환자를 보호하거나 반대로 환자로부터 보호자 자신을 보호하는 데 한계가 있기 때문에, 입원을 통하여 치료진의 보호를 받는 환경으로 전환하는 것이죠. 주로 보호병동에 입원합니다.

둘째, 집중적 투약을 위한 입원입니다.

외래에서는 의사를 오래 자주 만날 수 없습니다. 증상에 대한 실시간 관찰도 불가능합니다. 반면 입원 중에는 거의 매일 환자의 증상, 약에 대한 반응 및 부작용 등을 관찰할 수 있고 빠른 피드백을 줄 수 있습니다. 즉 신속한 약물 투약을 통해 빠른 증상 완화의 이익을 얻을 뿐 아니라, 부작용에 대한 즉각적 대처도 가능합니다.

셋째, 외부 스트레스 요인의 차단입니다.

증상에 뚜렷한 영향을 주는 외부 요소에서 차단하여, 숨 돌릴 틈을 주는 것입니다. 가족과의 갈등이 격심하면 가족으로부터 차단하고, 직장으로부터 스트레스가 심하면 직장에서 잠시 떠날 수 있게 해줍니다. 그러면서 치료적 환경을 만들어 나가는 것이죠.

넷째, 진단적 목적의 입원입니다.

환자가 겪는 정신질환의 심각도, 증상, 환자의 일상 능력에 미치는 영향 등을 면밀히 진단하기 위한 입원입니다. 전문의와의 면담 및 투약 반응에 대한 평가, 집중적인 증상 관찰, 임상심리사와의 면담 및 심리검사, 사회사업 프로그램의 참여 및 관찰 평가, 정신보건전문간호사 및 보호사의 일상생활 및 언행 관찰을 통해 다양한 정보를 종합적으로 얻습니다. 주로 후유 장애나 재판 등 법적으로 명확한 진단이 필요한 경우, 군 입대 관련 진단서, 증상이 애매하여 외래에서는 도저히 확진을 내리기 어려운 경우에 시행됩니다.

Q

자신 혹은 타인을 해할 위험의 기준을 알려주세요.

A 의식장애로 인해 의식적으로 행동을 조절할 수 없는 경우, 망상이나 환청에 의해 행동이 지배당하는 경우, 현실 판단능력이 심각하게 손상된 경우, 심각한 우울증, 극도의 흥분이나 난폭성 등을 보이는 경우에 자해 혹은 타해의 위험이 있다고 할 수 있습니다.

보건복지부 고시(1997.3.31)에 의하면 '자신 또는 타인을 해할 위험'의 인정기준에 대해서 다음과 같이 정하고 있습니다.●

"자신 또는 타인을 해할 위험"의 인정기준

가. 정신병으로 인하여 의식장애가 심한 상태: 의식의 혼탁과 지남력, 기억력, 충동조절능력 상실 등의 증상이 심하여 자신 또는 타인을 해할 위험이 높은 상태

나. 정신병으로 인한 망상에 의해 행동이 지배당하는 상태: 다음에 열거한 망상이 심하여 그 망상에 따라 행동하면 자신 또는 타인을 해할 가능성이 높은 상태

    1) 자신을 누가 해치려 한다는 피해적 내용의 망상이 심한 경우(피해망상, 추적망상, 음독망상, 조종망상 등)

    2) 자신은 살아야 할 가치가 없다는 비관적 내용을 포함하는 망상이 심한 경우(죄책망상, 빈곤망상, 허무망상, 자살사고 등)

3) 자신은 누구보다도 위대하기 때문에 무슨 일도 할 수 있다는 내
용의 망상이 심한 경우(과대망상)

4) 서로 연결이 되지 않는 각종 망상을 동시에 가지고 있어서 극도
의 정신혼란을 보이는 경우

다. 정신병으로 인한 환각에 의해 행동이 지배당하는 상태: 다음에 열
거한 내용의 환각이 있어서 그 환각에 따라 행동하면 자신 또는 타
인을 해할 가능성이 높은 상태

1) 환자에게 어떤 행동을 하라고 지시하는 내용의 환각

2) 환자를 비난하는 내용의 환각

3) 환자를 자극하여 흥분시키는 내용의 환각

라. 정신병으로 현실 판단능력이 심하게 손상되어 예측 불가능한 행동
을 할 가능성이 높은 상태

마. 심한 우울증으로 삶의 의욕을 상실하여 자해의 가능성이 높은 상태

바. 정신병의 증상으로 극도로 흥분하여 난폭한 행동을 하는 상태

다시 말해서 1. 의식장애, 2. 망상, 3. 환각, 4. 현실감 와해, 5. 심한 우울
감, 6. 난폭한 행동의 6가지 증상 중 하나를 명백하게 보인다면 정신과 입
원이 필요한 정도의 심각한 정신장애라고 할 수 있을 것입니다. 이외에도
임상적으로는 심각한 수준의 인격장애, 기질성 장애, 식이장애, 충동장애,
경련성 장애 및 소아청소년기의 여러 정신장애 등도 종종 자해나 타해로
이어지고는 합니다.

참고로 경찰에서는 다음과 같은 매뉴얼을 사용하고 있습니다. 경찰 매
뉴얼은 겉으로 드러나는 파괴적인 증상을 주된 기준으로 하고 있어서, 보
호자가 적용하기는 어렵습니다. 하지만 자해나 타해의 기준에 대한 행정
규정이라는 점에서 참고할 만합니다.

1. 정신질환 추정여부

(초조, 횡설수설, 혼잣말, 공격적인 언행, 말없음 등을 주로 확인)

(진료전력) 정신건강진료를 받고 있거나 받을 예정인지? 혹시 과거에 정신건강 진료를 받았는지?

(망상) 사람들은 이해하지 못하지만 최근에 무언가가 당신 생각을 방해하거나 조종한다는 느낌을 가지고 있는지?

(환각) 최근에 주변에 사람이 없는데 사람 목소리를 들은 적이 있는지?

(피해망상) 사람들이 나를 해치려는 생각이 들고 실제라고 확신하는지?

(현실검증력) 누구도 이런 상황을 도와주지도 막지도 못할 것이라 생각하는지?

2. 자해나 타해의 위험성

생명이나 신체의 위험

위험한 곳(강, 차도 등)으로 뛰어들려는 행위, 높은 건물 등에서 뛰어내리려는 행위, 자신의 머리를 바닥이나 벽 등에 반복적으로 찧는 행위, 칼이나 깨진 병 등 날카로운 물건으로 자해하는 행위, 주위 사람을 칼, 가위 등 위험한 물건으로 위협하는 행위, 집기 등을 창 밖이나 주위 사람에게 마구 내던지는 행위 등

재물의 파손

TV, 유리창 등 집안 물건을 마구 부수는 행위, 이웃집 문, 차량 등을 둔기 등 이용하여 파손하는 행위, 가로수, 울타리 등 공공기물을 파손하는 행위, 개, 고양이 등 동물을 해하려는 행위 등

언어적 위협

이유 없이 계속해서 고함을 지르고 욕설·협박하는 행위, 폭파시키겠다, 불을 지르겠다 등 과격한 표현, 낫으로 죽이고 감옥가겠다 등 과격한 언사로 협박하는 행위 등

중대성

이상의 행동이 지속적이고 회복이 불가능하며 중한 결과를 낳을 경우 중대하다고 판단

경찰은 이러한 정신질환 추정여부 및 자해나 타해의 위험성을 기준으로 상태를 파악한 후, 추가적으로 급박성 여부를 판단합니다. 즉 보호자를 찾기 어렵거나 아예 없는 경우에는 상황이 급박하다고 판단하여 응급입원이나 행정입원을 시도합니다. 이에 대해서는 경찰에 의한 응급입원에서 다시 자세히 다루겠습니다.

◉ 보건복지부 홈페이지(http://www.mw.go.kr/)

Q

'정신질환자'의 뜻을 알려주세요.

A 과거에는 조현병, 조증상태, 우울상태, 술이나 약물 남용으로 인한 정신장애, 기질성 정신장애, 기타 정신병적 상태 등 심각한 현실 판단력 손상을 보이는 상태를 정신병으로 정의하고, 이런 상태에 있는 환자를 정신질환자로 불렀습니다. 그러나 최근에는 '망상, 환각, 사고나 기분의 장애 등으로 인하여 독립적으로 일상생활을 영위하는 데 중대한 제약이 있는 사람'으로 축소하여 보고 있습니다.

요즘은 정신병이라는 말을 많이 쓰지는 않는 편입니다만, 정신장애 중에서도 특히 심각한 현실 판단력 손상을 보이는 몇 가지 상태를 통틀어서 정신병이라고 규정하고 있습니다. 조현병, 조증상태, 우울상태, 술이나 약물 남용으로 인한 정신장애, 기질성 정신장애, 기타 정신병적 상태 등이 포함됩니다.

일반인들이 생각하는 '정신병(Psychosis)'의 범위는 의학적인 면에서의 '정신병'보다 그 범위가 훨씬 넓은 편입니다. 일반적으로는 정신과에서 치료받는 모든 질병을 일컫는 경우가 많습니다. 그러나 의학적으로는 현실감이 와해되거나 심한 기분장애 등 몇 가지 심각한 장애만을 정신병이라고 하고, 그 외는 신경증 혹은 기타 다른 용어를 사용하여 정의하고 있습니다. 그리고 법적으로는 보다 좁은 기준으로 정신질환을 정의합니다. 특히 개정 정신건강복지법에서는 독립적 생활의 제약 여부를 중요하게 여기고 있습니다. 이는 정신질환이라는 낙인을 줄이고, 보다 현실적인 치료와 재활을 돕기 위함입니다.

정신질환의 범주를 보다 좁게 축소하면서, 법적으로는 정신질환자로 분류되지 않지만 정신의학적으로 입원치료가 필요한 경우가 생겼습니다. 그래서 개정 정신건강복지법에서는 입원의 대상자를 정신질환자와 정신건강상 문제가 있는 사람으로 나누어 정의했습니다. 그러면 도대체 '정신질환자'와 '정신건강상 문제가 있는 사람'의 본질적 차이가 무엇이냐는 질문을 할지 모릅니다. 몸이 아픈 사람을, 신체질환자와 신체건강상 문제가 있는 사람으로 나눈 것이나 마찬가지죠. 게다가 '정신건강상 문제가 있는 사람'이라는 용어를 들으면, 그럼 '정신건강상 문제가 전혀 없는 사람'이 과연 있는지에 대한 질문이 나오게 됩니다.

하지만 어쩔 수 없는 면이 있습니다. 정신질환자라는 낙인이 주는 사회적 편견이 없다면 굳이 이렇게 복잡하게 할 필요는 없을 것입니다. 정신질환자의 기준을 엄격하게 하여, 경한 증상을 가진 사람들이 소위 '정신질환자'로 취급될 것을 걱정하여 적절한 치료를 미루는 일을 막으려는 것입니다. 한마디로 말하면, '중한 정신질환자'와 '경한 정신건강상 문제가 있는 사람'으로 생각하면 편리합니다. 물론 지나치게 단순화한 표현이긴 합니다.

참고로 과거 보건복지부 고시(1997.3.31)에서는 다음과 같이 규정한 바 있습니다.●

정신병의 범주
여기에서 정신병이라 함은 다음과 같은 정신장애를 말한다.
가. 정신분열장애
나. 기분장애 중 조증상태 또는 우울상태
다. 술 또는 습관성 물질복용으로 인한 정신장애
라. 각종 기질성 정신장애
마. 기타 정신병적 상태

따라서 위의 5가지 장애에 속하거나, 앞에서 설명한 6가지 상태, 즉 의식 장애, 망상, 환각, 현실감 와해, 심한 우울감, 난폭한 행동에 속하는 경우라면 지체 없이 가까운 정신의료기관을 방문하는 것이 현명합니다.

　이러한 심각한 정신 증상이 가족에게 발견될 경우 어떻게 대처해야 할까요? 자신의 가족이 위에 말한 정신병의 6가지의 상태 중 하나를 보인다면 아마 당황해서 어찌할 바를 모를 것입니다. 그러나 침착하게 증상이 얼마나 위중한지, 그리고 얼마나 오랫동안 지속되었는지 판단해야 합니다. 정확하게 판단하기 어렵거나 혹은 심각하게 난폭한 행동을 보인다면, 직접 문제를 해결하려 하지 말고 구급요원이나 경찰의 도움을 받아야 합니다.

● 보건복지부 홈페이지(http://www.mw.go.kr/)

난폭한 행동을 보일 때는
어떻게 대처해야 하나요?

A 일단 본인의 안전을 가장 최우선적으로 생각합니다. 즉시 가까운 사람의 도움을 청하고, 필요하면 경찰에 신고합니다. 가능하면 부드럽고 편안하게 환자를 진정시킬 수 있도록 노력합니다.

환자가 가족에게 폭력성을 보일 경우, 폭력의 피해자가 되는 가족은 종종 심각한 수치심과 분노를 경험하게 됩니다. 가족들이 환자에게 반격하는 경우도 흔합니다. 정신장애에 의해 유발된 증상에 온 가족이 서로에게 폭력을 행사하는 비극이 발생하는 것입니다.

폭력을 폭력으로 제압(대응)하는 것은 추후 환자와 가족관계를 악화시키고 환자의 가족에 대한 신뢰도를 떨어뜨리게 됩니다. 또한, 폭력적 대응은 환자를 더욱 자극하여 위험한 행동을 유발할 수도 있습니다.

어떤 가족들은 끝까지 대화로 해결하겠다고 하면서 무의미하게 시간을 끌고 또 다른 위험에 노출되는 경우도 있습니다. 심각한 수준으로 폭력성이 고조된 경우, 대화로 이를 통제하겠다는 것은 대단히 위험한 결정입니다.

환자가 난폭한 행동을 하는 경우에는 다음과 같이 대처하도록 합니다.◉

가. 자신이 안전한지 먼저 고려합니다. 만약 안전하지 않은 상황이라면 무조건 자리를 피하여, 다른 사람이나 경찰의 도움을 구하도록

합니다.

나. 침착한 태도로 환자에게 통제된 상황이라는 것을 알려줍니다.

다. 고압적이지 않은 태도로, 부드럽고 판단하지 않는 자세를 취합니다.

라. 가능하면 환자와 같이 앉아서 이야기할 수 있도록 유도하는 것이
    좋습니다.

마. 환자를 내려다보거나 응시하는 것은 좋지 않습니다.

바. 환자가 이야기를 시작하면 경청해줍니다.

◉ 참고: 『사랑하는 사람이 정신질환을 앓고 있을 때』(리베카 올리스 저, 강병철 역, 여름언덕,
2009)

Q

난폭한 행동을 보입니다. 병원 방문 전에 어떤 정보를 확인해두는 것이 좋을까요?

A 심각한 정신증상을 보이면 너무 당황하여 아무것도 준비하지 못하는 경우가 많습니다. 그러나 다음과 같은 기본적인 내용을 응급실 의사 혹은 정신과의사에게 알려주면 초기 치료계획을 세우는 데 크게 도움이 됩니다.

난폭한 행동을 포함하여 앞에서 말한 6가지 상태는 대개 전문적인 치료가 없다면 저절로 좋아지지 않습니다. 일시적으로 환자가 안정된 것처럼 보이는 것을 상태가 호전된 것으로 착각해서는 안 됩니다. 다소 안정된 상태를 보이는 시기가 병원으로 이송할 좋은 타이밍이라고 할 수 있습니다. 어느 정도 안정된 경향을 보인다면 가족들이 모여 가까운 정신의료기관을 방문하여 전문적인 면담과 진단을 즉시 받을 수 있도록 해야 합니다.

응급상황 시에도 최소한 다음과 같은 것은 정리해두도록 합니다.◉

가. 망상적인 행동이나 언어는 어떤 내용인가?

나. 식사, 수면, 위생관리는 잘 되고 있는가?

다. 마지막으로 외출한 때가 언제인가?

라. 가족 외의 다른 사람을 만나는 것이 가능한가? 창문을 걸어 잠그거나 낮에도 커튼을 치지는 않는가?

마. 가족과 같이 살고 있는가? 혹 떨어져서 살고 있다면 마지막으로 만난 적은 언제인가?

바. 지금까지 크게 앓거나 혹은 심하게 머리를 다친 적은 없는가?

사. 술이나 약물을 함부로 사용하는가?

아. 폭력과 관련한 전과나 법적 조치를 당한 적이 있는가?

자. 자해나 타해를 했다면 부상을 당했는가? (음독의 경우) 무엇으로 음독시도를 했는가?

● 참고: 『사랑하는 사람이 정신질환을 앓고 있을 때』(리베카 올리스 저, 강병철 역, 여름언덕, 2009)

정신병원 방문 절차와
입원 절차는 어떻게 되나요?

A 정신병원도 일반 병원과 크게 다르지 않습니다. 원무과에 접수하고 외래 진료를 봅니다. 외래에서 입원이 결정되면 입원을 예약합니다. 바로 입원하기도 하고, 약속한 날짜에 입원을 진행하면 됩니다.

우선 병원에 도착하여 건강보험카드나 주민등록증을 원무과에 제출하면 접수가 이루어집니다. 자신의 진료시간을 기다려서 외래 진료를 받습니다. 재진환자가 많을 때는 대기시간이 길어지는 경우가 있습니다. 따라서 미리 원하는 정신과의사가 있다면 홈페이지나 전화문의 등을 통해서 해당 선생님의 진료시간을 확인하고 방문하는 것이 좋습니다. 대학병원은 예약을 미리 하지 않으면 원하는 선생님에게 진료를 받을 수 없는 경우가 많습니다. 평일과 주말, 야간이 약간 다를 수 있는데, 대략 아래와 같습니다.

그림 1_ 외래 및 입원진료 절차(예)

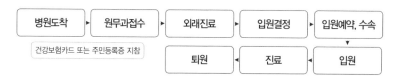

그림 2_ 야간 및 휴일 응급진료 절차(예)

병원도착 → 안내접수 → 당직의 진료 → 안내접수 → 약국투약 → 귀가

　　　　　　　　　　　　　　＼입원결정 → 안내수속 → 입원 → 진료 → 퇴원

Q

진료의뢰서를 꼭
가져가야 하나요?

A 　진료의뢰서에 대해서는 어느 병원에 가는지, 그리고 의료급여에 해당하는지 혹은 건강보험에 해당하는지에 따라서 조금 다릅니다. 정확한 것은 미리 병원에 전화하여 확인하는 것이 좋습니다만, 대개 규모가 있는 병원에서는 진료의뢰서가 필요합니다. 행정적으로 필요하지 않더라도 진료에 상당한 도움이 되는 경우가 많습니다. 진료의뢰서를 준비할 수 있다면, 꼭 준비해가도록 합니다. 진료의뢰서 발급 비용은 무료입니다.

　진료의뢰서는 의료급여환자와 건강보험환자의 경우가 조금 다릅니다. 의료급여와 의료보험의 차이는 다음에 다시 다루겠지만, 간단히 말해서 특별히 형편이 어렵거나 국가유공자의 가족이 아니라면 대부분은 건강보험에 속해 있다고 할 수 있습니다. 의료급여는 건강보험공단이 아니라 국가의 세금으로 진료비의 대부분 혹은 전부를 지원하는 경우를 말합니다. 하지만 정신장애인들은 의료급여 혜택을 받는 경우도 많으니 두 가지 모두를 알아보도록 하겠습니다.

　먼저 건강보험의 경우는 1차 병원과 2차 병원으로 나뉩니다. 이는 의료법상의 규정으로서 여러분이 흔히 알고 있는 1차, 2차, 3차 의료기관과는 다른 것입니다. 건강보험 상의 1차 병원은 의원, 병원, 종합병원을 모두 포함합니다. 이 경우 의뢰서가 필요하지 않습니다. 그러나 '국민건강보험 요양급여의 기준에 관한 규칙' 제2조에 의하면 1단계 요양급여와 2단계 요양급여로 구분되며, 2단계 요양급여에 해당하는 상급종합병원 진료의 경우 1차 기관의 요양급여의뢰서(부록 3 참조)가 있어야만 진료가 가능합니다. 어느 정도 이상의 규모가 되는 대학병원이 상급종합병원에 속하는데, 규모가 작은 대학병원의 경우 상급종합병원이 아닌 경우도 많습니다.

그리고 의료급여의 경우는 1차 병원(의원급), 2차 병원(병원, 종합병원), 3차 병원(지정된 상급종합병원) 3가지로 나뉩니다. 그리고 2차 병원에서 진료를 받으려면 1차 병원의 의뢰서가 필요하고, 3차 병원에서 진료를 받으려면 2차 병원의 의뢰서가 필요합니다. 바로 2차 병원이나 3차 병원에서 진료를 받는 것은 불가능합니다. 또한 1차 병원에서 3차 병원으로 바로 의뢰하는 것도 불가능합니다.

1차 의료급여기관은 의원, 보건소, 보건의료원 및 보건지소에 해당되며 2차 의료급여기관은 의료법에 따른 시·도지사의 개설허가 의료기관을 의미하며 3차 의료급여기관은 2차 의료급여기관 중 보건복지부장관이 지정한 의료기관을 의미합니다.

예를 들어 성안드레아 병원의 경우 의료급여 상에서는 2차 병원이므로 의료급여환자라면 의료급여의뢰서(진료의뢰서)를 지참하고 방문해야 합니다(의료급여의뢰서 양식은 부록 3 참조). 그러나 일반적인 건강보험을 가지고 있다면 진료의뢰서가 필요하지 않습니다. 병원에 방문하기 전에 미리 자신이 건강보험인지 혹은 의료급여인지 확인하고, 또한 병원이 어디에 속하는지 확인하면 헛걸음을 하지 않을 수 있습니다. 잘 모르겠다면 병원 원무과에 전화해서 주민등록번호를 알려주면 의료급여인지 건강보험인지 친절하게 알려줄 것입니다.

Q

의료법상의 상급종합병원은
의료급여 전달체계상 3차 의료기관인가요?

A 네. 그렇습니다. 과거에는 의료법상의 상급 종합병원과 의료급여법 상의 3차 의료급여기관이 다소 상이하여 혼란이 있었습니다. 그러나 2017년 4월 1일부터 두 의료기관의 목록이 일치되었습니다.

과거에는 40여 개의 상급종합병원과 25개의 제3차 의료급여기관이 서로 달랐습니다. 그러나 2017년 4월 1일부터 제3차의료급여기관은 상급종합병원으로 지정 변경되었습니다. 상급종합병원을 확인하는 방법은 건강보험심사평가원 홈페이지(www.hira.or.kr)에서 '병원, 약국찾기'에서 의료기관 종별 검색이 가능합니다. 2018년 현재 42개 기관이 상급의료기관인데, 2020년에는 새로 바뀔 수 있습니다. 정확한 정보는 위의 웹사이트에서 얻을 수 있습니다.

Q

현재 3차 의료급여기관으로
지정된 병원은 어디인가요?

A 2018년 현재 42개 상급의료기관(소위 3차 병원)이 모두 제3차의료급여기관입니다.

2017년 12월 26일 보건복지부는 제3기 상급종합병원으로 아래의 42개 기관을 지정 발표했습니다. 기존 목록과 대동소이하지만 칠곡경북대병원이 새로 지정되었고, 울산대병원이 탈락했습니다. 이대목동병원은 상급병원으로 선정되었다가 다시 지정이 보류되어 있는데, 일단 상급종합병원이 아닌 종합병원의 지위를 가지게 됩니다. 지정기관은 특별한 일이 없으면 2020년까지 지위를 유지합니다.

과거에 상급의료기관이 아니면서, 제3차의료급여기관으로 인정되었던 국립중앙의료원, 한국원자력의학원원자력병원, 가톨릭대학교여의도성모병원은 이번 지정변경을 통해서 2017년 7월 1일부터 제3차의료급여기관의 지위를 상실했습니다.

3차 의료급여기관 목록(2018년 기준):
서울권(13): 가톨릭대학교서울성모병원, 강북삼성병원, 건국대학교병원, 경희대학교병원, 고려대의과대학부속구로병원, 고려대의과대학부속병원, 삼성서울병원, 서울대학교병원, 서울아산병원, 연세대학교의과대학강남세브란스병원, 연세대학교의과대학세브란스병원, 이화여대부

속목동병원(보류), 중앙대학교병원, 한양대학교병원

경기 서북부권(4): 가톨릭대학교인천성모병원, 길의료재단길병원, 순천향대학교부속부천병원, 인하대학교의과대학부속병원

경기 남부권(4): 고려대의과대학부속안산병원, 분당서울대학교병원, 아주대학교병원, 한림대학교성심병원

강원권(1): 연세대학교원주세브란스기독병원

충북권(1): 충북대학교병원

충남권(3): 단국대의과대학부속병원, 충남대학교병원, 순천향대학교부속천안병원

전북권(2): 원광대학교의과대학병원, 전북대학교병원

전남권(3): 전남대학교병원, 조선대학교병원, 화순전남대학교병원

경북권(5): 경북대학교병원, 계명대학교동산병원, 대구가톨릭대학교병원, 영남대학교병원, 칠곡경북대병원

경남권(6): 경상대학교병원, 고신대학교복음병원, 동아대학교병원, 부산대학교병원, 양산부산대학교병원, 인제대학교부속부산백병원

Q

매번 의뢰서를
발급받아야 하나요?

A 그렇지 않습니다.

건강보험환자가 상급종합병원에 진료를 받거나 의료급여환자가 2차 혹은 3차 병원에서 진료를 받을 때, 해당 병원에서 초진을 보면서 담당의사가 계속 진료가 필요하다고 진단한 경우, 더 이상 같은 질환으로 인해 의뢰서를 발급받을 필요는 없습니다.

Q

외래 진료는
어떻게 진행되나요?

A 정신과 외래 진료도 일반적인 외래 진료와 크게 다르지 않습니다. 정신과 진료는 장기간 지속되는 경우가 많으므로, 처음부터 외래 진료를 어디서 할 것인지 신중하게 결정하는 것이 바람직합니다.

외래 진료를 받은 후에 필요한 검사를 처방받으면 검사실에서 검사를 시행합니다. 심리검사나 뇌파검사와 같이 당일 검사를 받지 못하는 경우에는 원하는 날짜와 시간에 검사를 예약하면 됩니다. 처방받은 약을 원내 약국에서 조제받아 약사에게 복약지도를 받고 귀가하여 다음 예약 날짜에 재진을 받습니다. 재진의 경우 더 이상 의뢰서가 필요하지 않습니다.

종합병원의 경우도 외래 진료만 받는 경우에는 크게 다르지 않습니다. 그러나 42개 상급종합병원에 방문하는 경우라면 건강보험환자라도 진료의뢰서를 지참해야 한다는 것을 명심해야 합니다. 진료의뢰서는 가까운 동네 병원에서 발급받을 수 있습니다. 단지 큰 병원에서 진료를 받기 위한 요식행위로서 의뢰서를 발급받지 말고, 동네 주치의에게 큰 병원진료가 정말 필요한 상황인지 자문을 받고, 만약 그렇다면 어떤 진료가 적합한지 문의하는 것이 좋습니다. 아울러 대학병원의 경우 예약을 하지 않으면 진료를 아예 받을 수 없거나 혹은 대기시간이 무한정 늘어나기도 합니다.

만약 환자의 상태가 위중하거나 추가적인 집중 관찰이 필요하다고 판단되어 의사가 입원을 권유한 경우에는 바로 원무과에서 입원 수속을 진행합니다. 종종 환자가 입원에 협조하지 않거나 난폭한 행동을 보이면, 병원 내 보호사나 직원들이 안전을 위해서 병실까지 동행합니다. 이러한 비자발적인 입원, 즉 보호입원의 경우에는 보호자의 동의가 필요합니다. 보호입원 절차에 대해서 설명을 듣고 동의서에 서명을 해야 하며, 자신이 보호자의 자격이 있다는 것을 증명하기 위해서 가족관계증명서를 지참하거나 건강보험증을 가지고 있어야 합니다. 자세한 보호입원 규정과 보호자의 자격에 대해서는 다음에 다시 이야기하기로 하겠습니다. 외래에서 자주 묻는 질문은 3장에서 따로 자세하게 정리하였습니다.

입원할 병실이 없거나 환자의 상태가 해당 병원의 시설이나 진료 능력을 벗어나는 경우 다른 병원으로 전원을 권유하기도 합니다. 대개는 응급환자 이송단을 통해서 다른 병원으로 이송되는데, 병실 수가 상대적으로 적은 대학병원급에서 정신병원으로 이송되는 사례가 흔합니다. 혹은 보다 장기적인 요양이 필요한 경우, 대학병원의 입원비보다 비용이 저렴하고 시설이 쾌적한 정신병원으로 이송을 권유하기도 합니다. 대학병원 정신병동과 정신병원의 차이에 대해서는 다시 이야기하기로 하겠습니다.

Q

정신과의원이나 병원에서는 약을 처방,
조제받을 수 있나요?

A 네. 원내 조제를 원하는 정신과의원 혹은 병원은 직접 원내 약국에서 약을 처방할 수 있습니다. 정신장애에 대해서는 의약분업 예외사항으로 정하고 있습니다.

1999년 12월 7일 약사법 개정안이 국회를 통과하면서 의사의 조제 행위와 약사의 처방 혹은 임의조제가 금지되었습니다. 그러나 20가지의 경우 여전히 의료기관에서 약을 조제받을 수 있는데, 정신장애의 경우도 원내 조제가 가능합니다. 다만 원내에 없는 약을 처방하거나, 혹은 그 외의 사유로 원외 조제를 원할 때에는 원외 조제가 가능합니다.

따라서 정신장애 관련 약물을 먹는 사실이 원외 약국에 알려지기 꺼리는 환자분들에게는, 원내 조제를 하는 병의원이 대안이 될 수 있습니다. 실제로 많은 분들이 원내에서 약을 타기 원하고, 약봉지에도 정신병원이나 의원의 이름, 그리고 약물의 이름이 노출되지 않게 해달라고 요청하고 있습니다.

Q

자의입원이
무엇인가요?

A 본인이 원해서 입원을 하는 경우가 자의입원에 해당합니다. 일반 병원에 입원하는 것과 거의 동일합니다. 퇴원도 본인이 원하면 언제든지 퇴원할 수 있습니다.

정신과를 제외한 모든 과는 원칙적으로 자의입원 외에는 방법이 없습니다. 심각한 암이나 심장질환에 걸린 경우에도 본인이 원하지 않으면 강제로 치료하게 하는 방법이 없습니다. 그러나 예외적으로 법정전염병, 후천성면역결핍증 등 공중보건에 큰 영향을 주는 일부 질환에 대해서는 법에 의거하여 그 치료나 예방, 신고를 강제하고 있습니다. 또한 대마나 향정신성의약품 관련해서는 처벌 및 강제 치료 조항을 두는 경우가 있으나, 이는 큰 의미에서 정신장애에 속한다고 할 수 있을 것입니다.

정신장애 환자들도 다른 환자와 마찬가지로 자의입원하는 것이 여러모로 좋습니다. 치료에 대한 의지나 병식 정도(자신의 병에 대해 인정하는 정도)도 강제로 입원된 경우에 비할 바가 아니라고 할 수 있습니다. 또한 자의입원 시에는 복잡한 규정이나 법령의 제한 없이 원하는 기간만큼 치료받을 수 있기 때문에 환자 본인이나 가족들의 부담도 훨씬 덜합니다.

정신보건법 23조에서는 다음과 같이 정하고 있습니다.

정신질환자나 그밖에 정신건강상 문제가 있는 사람은 보건복지부령으로 정하는 입원 등 신청서를 정신의료기관 등의 장에게 제출함으로써 그 정신의료기관 등에 자의입원 등을 할 수 있다. 정신의료기관 등의 장은 자의입원 등을 한 사람이 퇴원 등을 신청한 경우에는 지체 없이 퇴원 등을 시켜야 한다. 정신의료기관 등의 장은 자의입원 등을 한 사람에 대하여 입원 등을 한 날부터 2개월마다 퇴원 등을 할 의사가 있는지를 확인하여야 한다.

따라서 요양 및 재활 목적으로 장기 입원을 원하는 경우에는 자의입원이 훨씬 편리합니다. 또한 병원의 행정부서에서도 복잡한 서류를 준비할 필요가 없고 2개월마다 퇴원 의사를 확인하면 되기 때문에 자의입원을 권하는 편입니다. 정신과 의사들도 최근에는 비자발적 입원에 대해 부정적인 사회적 인식이나 인권 문제 등을 많이 신경 쓰는 편이고, 또한 자발적인 입원의 치료효과가 좋은 경우도 많기 때문에 가급적 비자발적 입원을 줄이려고 하는 경향입니다. 실제로 개정 정신건강복지법에서는 가급적 자신의 의지에 따른 입원 또는 입소를 권장하고 있습니다(제2조 제5항).

자의입원을 원하는 경우, 먼저 전문의의 대면 진료 후 입원 필요성이 인정되어야 하며, 개정 정신건강복지법 별지 1호의 서식에 따른 자의입원 신청서(부록 3 참조)와 정신건강의학과전문의의 진단서를 제출하여야 합니다. 그리고 자의입원을 한 환자가 퇴원을 원하는 경우, 퇴원신청서를 제출하거나 혹은 구두로 퇴원의사를 밝히는 것만으로도 바로 퇴원할 수 있습니다.

Q

입원 시 환자의 권리를 안내받을 수 있나요?

A 네. 그렇습니다. 개정 정신건강복지법은 다양한 환자의 권리를 입원 전에 미리 고지받을 수 있도록 하고 있습니다.

입원을 위해서 신청서를 작성할 때는, 병원은 환자의 권리를 미리 서면 고지해야 합니다. 개정 정신건강복지법에서 강화된 내용입니다. 자의입원의 경우에는 환자 본인 혹은 환자가 원하는 보호자에게만 제공합니다. 동의입원의 경우에는 환자 및 보호의무자에게 모두 안내하여야만 합니다. 내용은 대략 다음과 같습니다.

법 제46조 제1항에 따른 입원적합성심사에 관한 사항
법 제48조 제1항에 따른 대면조사의 신청에 관한 사항
법 제55조 제1항에 따른 심사 청구에 관한 사항
법 제60조 제1항에 따른 재심사 청구에 관한 사항
법 제69조에 따른 권익보호에 관한 사항
법 제72조에 따른 수용 및 가혹행위 등의 금지에 관한 사항
법 제73조에 따른 특수치료의 제한에 관한 사항
법 제74조에 따른 통신과 면회의 자유 제한의 금지에 관한 사항
법 제75조에 따른 격리 등 제한의 금지에 관한 사항

Q

자의입원 환자가 퇴원하는 경우, 보호자가 동의해야 하나요?

A 자의입원의 경우 보호자의 동의가 필요하지 않습니다.

미성년자가 아니라면 자의입원의 경우 보호자의 동의가 필요하지 않습니다. 병원에서 지체 없이 퇴원시켜야 합니다. 퇴원신청서가 있지만, 원하지 않으면 신청서 작성도 필요하지 않습니다. 퇴원신청서 양식은 부록 3에 실었습니다.

법적으로는 자의입원 환자의 퇴원을 거부할 수 있는 어떤 근거도 없습니다. 보호자의 동의도 전혀 필요하지 않습니다. 물론 원무과 등에서 입원비용의 정산을 요구하면서 보호자의 방문 및 수납을 요구하는 경우는 있습니다.

그러나 이는 단지 치료비 지불과 같은 진료 계약의 이행에 대해서 보호자의 보증을 요구하는 것으로, 정신보건법 상에서는 자의입원에서 퇴원을 원하는 경우 별다른 보호자의 확인이나 동의 없이 퇴원을 하도록 정하고 있습니다. 따라서 환자가 치료 중도에 갑작스럽게 퇴원을 요구할 것으로 예상되면, 처음부터 자의입원은 하지 않는 것이 좋습니다. 행동문제가 우려되는 환자가 야간이나 주말에 갑작스럽게 퇴원을 요구하는 경우가 있습니다. 의학적 위험성과 법적 규정 사이에서, 의사는 깊은 고민을 하게 됩니다.

퇴원을 할 때 퇴원 환자 본인의 동의(본인의 의사능력이 미흡하다고 판단하는 경우 보호의무자의 동의로 갈음할 수 있음)를 받아 관할 정신건강복지센터의 장 또는 보건소장에게 퇴원하는 사실을 '퇴원 등 사실 통보서'로 작성하여 송부하게 됩니다(부록 3 퇴원 사실 통보서 참조).

Q

동의입원이 무엇인가요?

A 구 정신보건법에서 말하는 동의입원과는 개념이 다릅니다. 정신질환자, 즉 의학적 정신질환자 중 정신질환으로 인해 독립적으로 일상생활을 영위하는 데 중대한 제약이 있는 사람을 대상으로 하는 규정입니다. 자의입원과 비슷하지만 환자가 퇴원 요구를 할 때 필요하다고 판단할 경우 72시간 동안 퇴원을 거부할 수 있는 입원 형태를 말합니다.

개정 정신건강복지법은 동의입원에 대한 규정을 새로 정비했습니다. 자의입원과 비슷하지만, 환자가 퇴원을 원할 때 지체 없이 퇴원을 진행하는 것이 아니라 잠시 지연시킬 수 있다는 점에서 차이가 있습니다. 따라서 넓은 의미의 정신장애, 즉 정신건강에 문제가 있는 경우에 대한 것이 아니라, 보다 좁은 의미의 정신장애, 정신건강복지법 상의 정신질환자에게 해당되는 규정입니다. 입원 신청서는 자의입원 때와 동일하지만, 동의입원에 체크를 합니다. 부록 3에 개정 정신건강복지법 서식 1호에 따른 신청서 양식을 실었습니다.

자의입원과 달리 동의입원 신청을 하려면 보호의무자 1명의 동의가 있어야 합니다. 보호의무자가 동의하지 않으면, 동의입원은 불가능합니다. 보호의무자는 한 명이면 충분합니다.

당연히 보호의무자임을 확인할 수 있는 서류가 첨부되어야 합니다. 주민등록표등본(입원 전 발급일로부터 3개월까지 주민등록표등본은 유효함), 가족관계증명서, 기본증명서, 혼인관계증명서, 입양관계증명서, 친양자

입양관계증명서 등 〈가족관계의 등록 등에 관한 법률〉 제15조에 따른 각종 증명서, 〈후견등기에 관한 법률〉 제15조에 따른 후견등기사항증명서, 후견심판서 등 후견인임을 증명할 수 있는 서류 등인데, 야간이나 주말에는 이런 서류를 떼기 어렵다는 현실적인 어려움이 있습니다. 따라서 입원이 잦거나 혹은 조만간 입원이 예상된다면, 미리 등본을 하나 떼어 두는 것이 좋겠습니다.

권리고지의 내용은 자의입원과 동일하지만, 보호의무자에게도 반드시 알려야 하는 점이 다릅니다. 자의입원의 경우에는 환자가 원하지 않으면 보호자에게 알리지 않습니다. 2개월마다 퇴원의사를 확인하는 것도 자의입원과 동일합니다.

원칙적으로는 본인이 원하면 지체 없이 퇴원할 수 있습니다. 퇴원신청서가 있지만, 역시 구두 신청만으로도 가능합니다. 본인 동의가 있다면, 퇴원 사실 통보서를 관할 정신건강복지센터장이나 보건소장에게 송부하는 것도 동일합니다.

다만 다음의 세 가지 요건이 충족될 경우, 병원은 72시간 동안 퇴원을 거부할 수 있습니다.

- 환자의 퇴원 신청
- 보호의무자의 퇴원 동의가 없음
- 정신건강의학과 전문의 진단 결과 환자 치료와 보호의 필요성이 있을 것

여기서 72시간이라는 기준은 구두 혹은 퇴원신청서를 제출한 시점부터입니다. 둘 다 했을 경우에는 신청서 제출 시점이 기준입니다. 그런데 주말이 있을 경우에는 72시간에 포함하지 않습니다. 예를 들어 금요일 오

전 11시에 구두로 퇴원하겠다고 밝히고, 12시에 신청서를 제출했다고 합시다. 그런데 보호의무자는 퇴원을 동의하지 않고, 정신과의사가 보아도 아직 퇴원은 무리라고 판단될 수 있습니다. 그러면 72시간에 토요일과 일요일을 제외한 시간, 즉 수요일 정오까지는 퇴원을 미룰 수 있다는 것입니다.

이렇게 복잡하게 한 이유가 무엇일까요?

정신질환자 중 일부는 차분히 판단을 하지 못하고, 순간적인 결정을 내리는 경우가 적지 않습니다. 예를 들어 같은 방의 환자와 말다툼을 하다가 홧김에 퇴원한다고 하거나 일시적인 환청을 듣고 퇴원 요구를 하는 경우 등이죠. 자의입원은 충동적으로 퇴원을 하겠다고 해도 지체 없이 퇴원하게 됩니다. 또한 환자가 성급한 퇴원 신청을 해도 정신과의사가 다른 일을 하고 있거나 휴가 중이라면 잘 설득할 수 있는 시간적 여유도 없습니다. 그래서 잠깐 브레이크를 걸 수 있도록 한 것입니다.

또한 충분한 기간 동안 입원이 필요하다면, 72시간 내에 다른 방식의 입원으로 변경할 수도 있습니다. 보호입원으로 바꾸어서 입원을 지속하며, 안정적으로 치료할 수 있도록 하는 것이죠. 자의입원과 보호입원의 중간적인 성격을 가진 입원 형태라고 생각하시면 얼추 비슷합니다.

Q

동의입원에서 보호입원으로 바뀔 수 있나요?

A 네. 그렇습니다. 처음에 동의입원으로 입원했더라도, 필요한 경우에는 보호입원으로 변경할 수 있습니다.

개정 정신건강복지법의 특징 중 하나입니다. 과거에는 자의입원을 하는 경우, 본인이 원하면 지체 없이 퇴원해야 했습니다. 아무리 위험한 상태라고 해도 어쩔 수 없었습니다. 그래서 심지어 병원 문 밖에 보호자들이 대기하고 있다가 막 퇴원한 환자를 바로 데리고 들어와서 동의입원으로 바꾸는 경우도 있었습니다. 보호자 연락이 안 되는 경우에는 '지체 없이'라는 조항 때문에, 상태가 나쁜 환자를 하는 수 없이 퇴원시켰다가 사고가 나는 일도 있었습니다.

그런데 이제는 동의입원으로 입원을 하면, 부득이한 경우 정해진 절차에 따라 입원을 지속할 수 있게 되어 이러한 위험과 불편이 많이 사라졌습니다. 물론 무조건 바꿀 수 있다는 것이 아니라, 보호입원이나 행정입원의 사유에 타당해야 합니다. 이렇게 보호입원이나 행정입원, 즉 비자의입원으로 입원 형태가 바뀌면 새로 입원한 것과 같은 효력을 가집니다. 권리고지도 다시 받습니다.

아울러 동의입원은 보호입원 외에도 행정입원으로 변경될 수도 있습니다. 이에 대해서는 책의 다른 부분에서 다시 자세히 다루겠습니다.

참고: 여기서 과거에 입원한 환자의 보호자라면 용어로 인해서 혼란스

러울 수 있습니다. 과거 정신보건법의 동의입원은 개정 정신건강복지법의 보호입원과 비슷합니다. 그리고 개정 정신건강보건법의 동의입원은, 과거 자의입원과 더 비슷합니다. 다만 필요할 경우 퇴원을 잠시 연기하고, 다른 입원 형태로 바꿀 수 있다는 점이 다릅니다. 구 법령과 신 법령이 같은 이름을 다른 의미로 사용하기 때문에 혼란이 좀 있습니다.

즉 과거에는 보호의무자의 '동의'에 의한 입원을 '동의'입원이라고 했는데, 이제는 '보호'의무자에 의한 입원이므로 '보호'입원이라고 줄여 부르는 것입니다. 개인적으로는 중요한 용어 선택을 이렇게 헷갈리게 해야 했는지 아쉬움이 있습니다만, 시간이 지나면 점점 자연스럽게 익숙해질 것으로 생각합니다.

Q

보호입원이 무엇인가요?

A 환자 본인이 입원을 거부하거나, 입원의 의미를 판단하지 못하는 상태일 때, 정신건강의학과 전문의의 진단과 가족 2인의 동의를 통해서 입원하는 절차를 말합니다. 정신증상이 심각하면 주변 사람에게 공격성을 보이거나 자신을 해하는 행동을 하기도 하는데, 이런 경우 생각할 수 있는 것이 보호자 동의에 의한 입원입니다.

정신장애인의 가족들 입장에서는 환자가 스스로 치료받기를 원하여 자의입원 한다면 더할 나위 없이 좋을 것입니다. 그러나 많은 정신장애인은 자신의 상태를 잘 알지 못하고, 치료에도 부정적일 때가 많습니다. 또한 종종 가족이나 주변 사람에게 공격성을 보이거나 심각한 자해나 자살 시도를 하기도 합니다. 이런 경우 우선 생각할 수 있는 것이 보호자 동의에 의한 입원, 즉 보호입원입니다.(과거에는 동의입원으로 불려서 혼동하는 경우가 많은데, 보호자에 의한 입원이므로 보호입원이라고 생각하면 편리합니다).

보호입원은 오직 정신질환자만을 대상으로 합니다. 의학적 정신질환자 중 정신질환으로 인해 독립적으로 일상생활을 영위하는 데 중대한 제약이 있는 사람을 말합니다.

보호입원도 물론 정신건강의학과전문의에 의한 대면 진료가 필수입니다. 입원이 필요하다는 정신과전문의의 진단이 없으면 보호입원은 불가능합니다.

정신건강의학과전문의가 입원 필요성을 판단할 때 사용하는 기준은 다음 두 가지입니다.

정신질환자가 정신의료기관에서 입원치료를 받을 만한 정도 또는 성질의 정신질환을 앓고 있는 경우
정신질환자 자신의 건강 또는 안전이나 다른 사람에게 해를 끼칠 위험이 있어 입원을 할 필요가 있는 경우

이 기준은 앞서 설명한 입원이 필요한 수준의 심각한 정신 증상에 대한 기준을 말합니다. 물론 전문의의 식견과 경험에 따른 전문적 판단입니다.

만약 입원이 필요하다고 하는 경우, 이러한 진단결과서는 국가입퇴원관리시스템에 등록됩니다(부록 3에 진단결과서 양식을 실었습니다). 환자 및 보호자에게 권리를 고지한 후에, 보호입원을 위한 신청서를 받습니다. 부록 3에 개정 정신건강복지법 서식 15호에 따른 보호입원 신청서 양식을 실었습니다.

보호자의 동의가 필요하지 않은 자의입원, 보호자 1인의 동의가 필요한 동의입원과 달리, 보호입원은 보호자 2인의 동의가 필요합니다. 이때 보호의무자는 민법상 후견인과 부양의무자를 말합니다. 따라서 이를 증명할 수 있는 서류가 필요합니다. 주민등록표등본(입원 전 발급일로부터 3개월까지 주민등록표등본은 유효함), 가족관계증명서, 기본증명서, 혼인관계증명서, 입양관계증명서, 친양자 입양관계증명서 등 〈가족관계의 등록 등에 관한 법률〉 제15조에 따른 각종 증명서, 〈후견등기에 관한 법률〉 제15조에 따른 후견등기사항증명서, 후견심판서 등 후견인임을 증명할 수 있는 서류를 말합니다.

보통 보호입원은 급박한 경우에 일어나는 경우가 많지만, 혹시라도 우

려가 된다면 미리 주민등록표등본을 준비해두는 것이 좋습니다. 주말이나 야간에는 필요한 서류를 받지 못하여 발을 동동 구르는 경우가 많습니다. 사실 야간이나 공휴일에 서류를 준비할 수 없다고 해서 응급 상황에서 보호입원이 안 된다는 것은 비합리적입니다. 그러나 처벌 규정이 5년 이하의 징역이나 5천만 원 이하의 벌금으로 아주 엄격하기 때문에, 병원에서 융통성을 발휘해주길 기대하기는 어렵습니다. 개인적으로는 입원 이후 3일 이내 등과 같이, 현실적인 추가 개정이 필요하다고 생각합니다.

Q

본인이 입원하기를 싫어하고,
가족들의 의견도 다 다릅니다.

A 아주 많은 가정에서 겪고 있는 어려움입니다. 정신장애에 대한 의견, 그리고 환자가 보이는 심각성에 대한 의견은 다 다릅니다. 또한 환자와 같이 살고 있는 가족구성원과 멀리 떨어져 있어서 상황을 잘 모르는 가족구성원의 의견도 다릅니다. 가장 중요한 것은 일단 가족회의를 통해서, 현재 상태를 공유하는 것입니다. 필요한 경우 전문가의 도움을 청하는 것이 좋습니다.

많은 정신장애인의 가족이 겪고 있는 문제입니다. 병원 방문을 거부하기 때문에 적절한 진단과 치료시기를 놓치고 병을 키우는 경우도 흔한 편입니다. 가족이 할 수 있는 것이 무엇인지 먼저 확인해보는 것이 좋습니다. 우선 다른 가족들의 의견을 모으는 것이 필요합니다. 어머니는 치료를 원하지만, 아버지는 의지의 문제라고 하면서 화를 내고, 다른 형제자매들은 자신의 일에 바빠 외면하는 등 가족 간의 의견이 일치하지 않는 사례가 많습니다. 이런 경우 서로의 의견을 나누고 역할을 바꾸어 보는 것이 좋습니다. 또한 가족 중 누군가가 정신질환을 비하하는 태도를 보여서는 안 됩니다. 정신장애의 치료에 대해서 가족들이 의견을 모으고 단호한 태도를 보이는 것이 중요합니다. 아울러 설득하면서 진지한 모습을 보이는 것도 필요합니다.

이러한 방법으로도 잘 설득이 되지 않는다면 잘 아는 정신과의사, 간호사, 사회사업가 등을 찾아가서 상담을 하는 것이 필요합니다. 요즘은 보건소마다 정신건강증진센터가 설치되어 있으므로 가족 상담을 신청하는 것이 도움이 됩니다.

　여전히 전혀 설득이 되지 않거나 혹은 당장 위급한 증상이 보일 때는 보호의무자에 의한 보호입원, 즉 이른바 비자발적 입원을 하는 수밖에 없습니다. 그러나 이는 다른 방도가 없을 때 어쩔 수 없이 마지막으로 선택하는 방법이 되어야 하겠습니다.

Q

가족이라면
모두 보호의무자 아닌가요?

A 사실 환자를 가장 걱정하고 아끼는 가족이 보호의무자 역할을 하는 것이 합당할 것입니다. 그러나 누가 정말 아끼며 보호하는지를, 다른 사람은 잘 알 수가 없습니다. 따라서 정신보건법에서는 보호의무자 역할을 할 수 있는 가족의 범위를 제한하고 있습니다. 부모나 자식, 배우자라면 대개 큰 문제는 없습니다. 그러나 그 외의 경우에는 조금 복잡합니다.

보호의무자에 의한 입원과 같은 경우에는 보호자 2인이 동의해야 합니다. 여기서 종종 문제가 되는 것이 누가 보호의무자의 자격이 있는지에 관한 것입니다. 보호자라고 하면 물론 가족이지만 가족의 범위를 어디까지 보아야 하는지, 그리고 가족 간의 의견이 다르다면 누구의 의견이 우선시 되는지에 대한 분쟁이 종종 있곤 합니다.

보호의무자의 범위 및 순위에 대해서 알아보도록 하겠습니다. 보호의무자는 민법상 후견인과 부양의무자이며, 부양의무자는 직계혈족 및 그 배우자 간, 생계를 같이 하는 친족입니다. 친족은 배우자, 8촌 이내의 혈족 및 4촌 이내의 인척이며, 혈족은 직계존속과 직계비속, 형제자매와 형제자매의 직계비속, 직계존속의 형제자매 및 그 형제자매의 직계비속입니다. 인척은 혈족의 배우자, 배우자의 혈족, 배우자의 혈족의 배우자를 말합니다.

그러나 피성년후견인 및 피한정후견인, 파산선고를 받고 복권되지 않

은 사람, 해당 정신질환자를 상대로 한 소송이 계속 중인 사람 또는 소송
한 사실이 있었던 사람과 그 배우자, 미성년자, 행방불명자, 〈형의 집행
및 수용자의 처우에 관한 법률〉및 〈치료감호 등에 관한 법률〉등에 따른
교정시설 또는 치료감호시설 등에 수용되어 있는 경우, 고령·질병·장애
등으로 보호의무자로서 의무를 이행할 의사능력이 현저히 부족하다는 의
사의 소견 또는 법원의 결정이 있는 경우, 정신질환자에 대한 부양의무
의 이행을 서면으로 거부 또는 포기한 경우, 그밖에 이에 준하는 사유로
보호의무자로 의무를 이행하기가 힘들다고 보건복지부장관이 정하여 고
시하는 경우는 보호의무자가 될 수 없다는 점을 알아두어야 합니다. 특히
정신질환자에 대한 부양의무의 이행을 서면으로 거부 또는 포기한 경우
는 다음 장에서 좀 더 자세히 알아보겠습니다. 정신질환자의 행동문제나
재산의 낭비 등으로 인해 가족 간의 소송이 벌어지고 나서야 비로소 정신
병원을 찾는 사례가 많습니다. 이런 경우 소송 당사자는 보호의무자가 될
수 없습니다. 환자의 행동문제를 보다 못한 가족이, 환자의 정신을 차리
게 해주겠다며 홧김에 소송을 제기하는 경우도 있습니다. 그러나 소송을
건 고소인은 보호의무자로서의 자격이 없어진다는 것을 유의하고 신중하
게 결정하는 것이 좋습니다.

Q

민법상에서 말하는
부양의무자는 어떤 사람인가요?

A 직계혈족 및 그 배우자 간, 그리고 생계를 같이 하는 친족의 경우 부양의무자로 규정하고 있습니다.

민법 제974조에서는 직계혈족 및 그 배우자 간, 그리고 생계를 같이 하는 친족의 경우 부양의무자로 규정하고 있습니다. 따라서 부인, 남편, 부모, 자식, 사위, 며느리는 모두 부양의무자입니다. 또한 할머니, 할아버지뿐만 아니라 외할아버지, 외할머니도 역시 해당됩니다. 그리고 같은 집에서 사는 형제, 자매도 부양의무자입니다. 사실 생계를 같이한다는 것과 같은 집에 산다는 것이 동일한 의미는 아닙니다. '생계를 같이 하는'의 의미는 뒤에서 다시 명확하게 설명하겠습니다.

그러나 같이 살지 않는 형제, 자매는 부양의무자가 아닙니다. 종종 사위나 며느리가 형제자매보다 앞서는지 여부를 두고 다투기도 하는데, 민법 제768조에서는 직계혈족을 직계존속과 직계비속으로 규정하고 있습니다. 직계존속은 부모, 조부모, 증조부모 및 외조부모, 외증조부모가 포함됩니다. 그러나 형제자매는 방계혈족으로 간주되기 때문에, 생계를 같이하는 경우만 보호의무자가 될 수 있습니다.

정리하면 이렇습니다.

가족: 남편, 아내, 부모, 조부모, 자식, 손주, 재혼한 부모의 배우자, 며느

리, 사위

친족: 친족은 생계를 같이 하는, 즉 같은 집에 사는 친족. 일반적으로는 형제자매.

그 외: 한 집에 살고 있는 8촌 이내의 혈족이나 4촌 이내의 인척. 일반적으로는 장인장모님과 시부모님. 드물지만 한집에 살고 있는 조카나 큰아버지, 이모, 고모, 외삼촌, 사촌형이나 사촌누나, 사촌동생

그렇다면 입양한 자녀도 직계존비속에 해당할까요? 민법 제908조의 3(친양자입양의 효력)에 의하면 제1항에 '친양자는 부부의 혼인 중 출생자로 본다'라는 규정이 있습니다. 따라서 입양자녀도 직계존비속에 해당합니다.

그러나 재혼을 통해서 배우자가 데려온 자식의 경우, 예를 들어 전 남편과의 사이에서 낳은 아들을 데려와서 새 남편과 같이 사는 경우나 그 반대의 경우는 계부나 계모가 되는데, 이러한 때는 직계가 아닌 인척으로 분류되기 때문에 보호의무자가 될 수 없습니다. 하지만 생계를 같이 한다면, 즉 같은 집에 산다면 보호의무자가 될 수 있습니다. 혹은 데려온 아들을 새 아빠가 입양했을 때는 보호의무자의 자격이 있습니다.

그런데 이런 규정에 따르면 실제 현장에서는 애매한 경우가 생깁니다.

우선 여러 보호의무자가 서로 자신이 더 책임 있는 보호의무자라고 주장하며 다툴 수 있습니다. 이럴 경우에는 법 제39조 제2항에 따른 선순위자인 후견인이 우선합니다. 후견인이 없이 입원을 놓고 부양의무자인 보호의무자 간 다툼이 있는 경우 판례를 참고하되, 부양을 할 자의 순위에 관하여 당사자 간에 협정한 바에 따르고, 협정이 없는 경우 민법에 따라 법원에 청구하여 정해오도록 해 선순위 부양의무자의 의견에 따릅니다. 참고로 이에 대한 민법 조항은, 민법 976조에 다음과 같이 제시되어 있습니다.

부양의 의무가 있는 자가 수인인 경우에 부양을 할 자의 순위에 관하여 당사자 간에 협정이 없는 때에는 법원은 당사자의 청구에 의하여 이를 정한다. 부양을 받을 권리자가 수인인 경우에 부양의무자의 자력이 그 전원을 부양할 수 없는 때에도 같다.

전항의 경우에 법원은 수인의 부양의무자 또는 권리자를 선정할 수 있다.

반대의 경우도 있습니다. 서로 부양을 하지 않겠다는 것인 데, 사실 이런 경우가 더 흔합니다. 이럴 경우 정신질환자에 대한 부양의무의 이행을 서면으로 거부 또는 포기할 수 있습니다. 부양의무자와 가족관계 해체상태로 정상적인 가족 기능을 상실하여 정서적, 경제적 부양을 할 수 없다고 보호의무자 본인이 서면으로 거부 또는 포기하고 이를 지자체장이 확인하는 경우입니다. 예를 들면, 이혼한 한 부모 가구로 부(또는 모)가 재혼 등 이후 전 배우자와의 자녀에 대하여 정신질환자의 부양을 거부 또는 포기하는 경우, 이혼, 폭력, 상해, 방임, 유기, 가출, 학대, 약물중독 등의 이유로 가족관계가 해체되어 부양의무자로부터 실질적인 부양을 받을 수 없는 경우, 기타 이에 준하는 가족관계 해체의 사유가 있는 경우 등입니다.

그러나 급박한 보호입원을 하는데, 한가하게 판례를 보며 법원의 의견을 물을 수는 없습니다. 가능하면 보호의무자 간의 의견을 조율하되 정 의견이 맞지 않으면, 일단 행정입원으로 진행하는 것이 방법입니다. 행정입원은 뒤에서 다시 설명하겠습니다.

현실적으로 부모나 조부모, 자식과 손주, 배우자, 배우자의 부모, 형제자매를 제외하면, 보호의무자의 역할을 기대하는 것은 상식적이지 않습니다. 현대 사회에서 이렇게 먼 친척과 한 집에 사는 경우는 드물 뿐 아니라, 실제로 보호의무자의 역할을 기대한다는 것도 비상식적입니다. 개정 정신건강복지법에서 아쉬운 점입니다. 추후 개정에서는 민법상의 부양의무자 규정을 그대로 준용할 것이 아니라, 별도로 보호의무자의 명확한 범위를 제시해주기를 기대합니다.

보호의무자, 즉 부양의무자와 관련된 내용은 상식에 맞지 않는 부분이 있고 복잡하기 때문에, 정신과의사도 잘 모르는 경우가 많습니다. 입원 업무를 담당하는 원무과에서도 예외적인 경우에는 책임 있는 답변을 해주기 어려울 수 있습니다. 가족 관계가 복잡하거나 가족 내 소송이 진행 중인 경우, 혹은 유산상속 등의 재산 문제가 복잡하게 얽혀 있다면 변호사의 자문을 구하는 것이 좋습니다.

이혼소송을 냈다가 취하하면,
다시 보호의무자가 될 수 있나요?

A 이혼이나 그 과정에 있다는 것이 중요한 것이 아니고, 소송 중이거나 혹은 소송을 한 전력이 있는지가 중요합니다.

보건복지부 유권해석에 의하면, 배우자가 있는 경우 보호의무자 2인에 반드시 배우자를 포함하도록 권고하고 있습니다. 그런데 종종 정신질환자는 증상으로 인해서 심한 부부갈등을 겪기도 합니다. 그래서 서로 이혼을 진행하거나 혹은 과거에 그런 절차를 밟았던 사례가 드물지 않게 있습니다. 따라서 동의입원을 시도하는 경우, 이러한 전력이 문제가 되기도 합니다.

원칙적으로는 이혼소송을 냈다가 취하했더라도 "소송이 계속 중인 자"가 아닌 것뿐이지 "소송한 사실이 있었던 자"에 해당되어 보호의무자가 될 수 없습니다. 그러나 협의이혼 절차가 진행 중인 때는 소송이 아니므로, 보호의무자가 될 수 없는 경우에 해당되지 않습니다. 즉 이혼이나 그 과정에 있다는 것이 중요한 사실이 아니고, 소송 중이거나 혹은 소송을 한 전력이 있는지가 중요합니다.

Q

'생계를 같이 하는 친족'의
의미가 무엇인가요?

A 환자와 주민등록상의 동일 세대를 구성하여 동거하는 경우(세대는 다르더라도 동일 주소에 거주하면 동거하는 것으로 판단할 수 있음)여야 합니다. 이는 이미 멀리 떨어져서 지내, 환자의 사정을 잘 알지 못하는 보호자임에도 불구하고 환자의 비자발적 입원에 큰 권한을 행사하는 것을 방지하는 목적이 있습니다. 그러나 현실적으로 부모님이 연로하거나 돌아가시면, 형제자매 외에는 돌봐줄 사람이 없는 경우도 많습니다. 그럼에도 단지 주소지가 다르다는 이유로, 제때에 입원을 진행하지 못하여 안타까울 때가 적지 않습니다.

정신보건법에서 말하는 보호의무자로 인정받을 수 있는 생계를 같이 하는 친족이란 8촌 이내의 혈족, 4촌 이내의 인척이어야 합니다. 또한 동시에 환자와 주민등록상의 동일 세대를 구성하여 동거하는 경우(세대는 다르더라도 동일 주소에 거주하면 동거하는 것으로 판단할 수 있음)여야 합니다. 즉 너무 먼 친척이거나 같은 주소지를 가지고 있지 않으면 보호의무자가 될 수 없습니다.

하지만 비동거자인 경우 공동의 가계에 속한 때는 개개의 구체적인 사정을 고려하여 판단해야 하고, 이때 환자에게 주거지를 제공하거나, 가계 지원, 학비, 용돈 등 경제적 지원에 의하여 환자가 생활을 하고 있다면 생계를 같이 한다고 볼 수 있으며, 반드시 구체적인 증빙자료를 첨부하여야 보호의무자로 인정하고 있습니다. 같이 살지 않더라도 돈을 주는 등 서로 밀접하게 관련이 있으면, 생계를 같이하는 자로 보는데, 최소 3개월 이상 생계를 같이한다는 증빙이 있어야 하고, 본인 또는 외부인의 단순한 진술이나 확인서는 인정되지 아니하며, 생계를 같이하는 내용은 입원 시에 이미 확인 가능해야 하고, 입원 후에 생계 지원을 약정하는 각서 등은 무효라는 유권해석이 있습니다.

현실적으로 이러한 증빙서류를 병원에서 확인하는 것이 거의 불가능하기 때문에 보호입원 시에는 보다 확실한 보호의무자 2인을 확보하여 입원하는 것이 좋겠습니다.

Q

외국 국적인 사람도
동의입원이 가능한가요?

A   외국인 근로자도 기본적으로는 내국법을 따릅니다. 그러나 보호입원의 경우
는 현실적으로 국내법을 그대로 적용하기에는 다소 무리가 있습니다.

외국인이라 하더라도 국내에 머무르는 이상 국내법의 적용을 받습니
다. 하지만 정신보건법상의 보호입원을 적용하는 것은 다소 논란이 있습
니다. 외국 국적자에 대해서 보호입원이 가능한지는 아직 법에서 명확히
정하지 않고 있으며, 정확한 유권해석도 없습니다. 관련된 판례도 별로
없기 때문에 어떻게 하는 것이 바람직한지 정하기 어렵습니다. 그래서 대
사관과 연락을 하거나, 혹은 대사관의 허락이 없으면 자신을 감금한 것이
라고 주장하기도 하는데, 사실 대사관은 정신보건법상의 보호의무자 역
할을 대신할 지위에 있지 않습니다.

보호자임을 증명하는 국내 서류가 없다면 이는 사회적 통념에 의해 결
정됩니다. 보호의무자임을 입증할 수 있는 등본이나 가족관계증명서, 건
강보험증 외에 이를 입증하는 서류라면 인정받을 수 있을 것으로 보이지
만, 아직은 법적 테두리 밖에 있는 영역이라고 하겠습니다. 다양한 국적
의 사람들과 같이 어울려 사는 지구촌 시대입니다만, 이들에게 적절한 정
신의학적 입원치료를 제공할 수 있는 법적인 인프라는 아직 미비한 상태
라고 하겠습니다.

보호입원을 하였습니다. 이제 어떻게 되나요?

A　보호입원의 경우 입원이 적합한지 여부에 대해서, 다른 정신건강의학과전문의의 추가적인 진단을 받게 됩니다.

보호입원이 진행되면 지체 없이 입원을 한 사람, 즉 환자와 그 보호의무자에게 입원을 한 사실과 그 사유를 서면으로 통지하게 됩니다. 환자는 입원의 당사자이고, 보호의무자는 입원할 때 옆에 있었으니, 굳이 서면으로 그 사실을 다시 통보할 이유가 있느냐고 물을 수 있습니다. 일종의 영수증 같은 것으로 생각하면 이해가 될지 모르겠습니다. 저도 이런 행정절차가 늘어나는 것이 바람직하다고 생각지는 않습니다만.

아무튼 그렇게 입원 사실을 서면으로 통보하는 동시에, 즉시 입원을 한 사람에게 입원의 사유 및 입원적합성심사위원회에 의하여 입원적합성심사를 받을 수 있다는 사실을 구두 및 서면으로 알리고, 입원을 한 사람의 대면조사 청구 여부를 구두 및 서면으로 확인합니다. 이 청구에 의한 심사 결과에 불복하면, 재심사도 청구할 수 있습니다(부록 3의 퇴원 및 처우개선 심사청구서 및 재심사 청구서 참조). 이중삼중의 안전장치입니다.

방금 비자발적 입원을 한 환자에게 혹시 입원이 부당하다고 여기면, 입원적합성심사위원회에 대면조사를 신청하라는 것이죠. 이 규정은 2018년 5월 30일부터 적용되었습니다. 방금 비자발적 입원을 한 환자에게, 입원이 적합하냐고 물으면 누가 적합하다고 할지 모르겠습니다. 결국 거의 모든 보호입원이 입원적합성심사위원회의 심사를 받게 되지 않을까 우려하는 목소리도 있습니다. 뒤에서 설명할 다른 정신과전문의의 추가 진단 절차와 그 성격이 겹친다는 것이죠. 일단 시행이 되어야 상황을 알 수 있을 것 같습니다.

이것과는 별개로 병원장은 입원적합성심사위원회에 입원 사실을 3일 이내(주말·공휴일은 제외)에 신고합니다. 또한 국가입퇴원관리시스템에 신고도 해야 합니다. 국가입퇴원관리시스템은 국립병원에서 설치되어 있습니다.

여기서 끝이 아닙니다. 입원 이후 2주 이내에 서로 다른 정신의료기관에 소속된 전문의 2인 이상으로부터 진단을 받아 계속입원이 필요하다는 일치된 소견을 받아야 합니다. 만약 일치된 소견을 받지 못하면 퇴원해야 합니다. 이미 입원할 때 한 명의 정신과전문의가 입원이 필요하다는 진단을 내렸기 때문에, 한 명의 소견이 더 필요한 것입니다. 보통 이 1인의 전문의는 국립·공립의 정신의료기관 또는 보건복지부장관이 지정하는 정신의료기관에 소속된 전문의(지정진단의료기관 소속 전문의)입니다.

예를 들어 국립병원에 입원하였을 경우에는, 어느 기관에 소속된 정신과전문의의 추가 진단을 받아도 무방합니다. 그러나 국공립병원이 아니라면, 반드시 국공립병원의 정신과전문의의 추가 진단이 필요하다는 것입니다. 현재는 국공립병원의 전문의가 부족하여, 일부 사립병원을 지정진단의료기관으로 지정하여, 그 역할을 대신하게 하고 있습니다.

이렇게 추가 진단 후, 입원 지속에 대한 일치된 의견이 나오면 이러한 내용이 다시 환자가 입원한 의료기관에 통지됩니다. 만약 입원을 계속할 필요가 없다는 의견, 즉 불일치된 의견이 나오면 최초 입원 기간부터 계산하여 2주 이내에 퇴원하여야 합니다.

추가진단이란 무엇인가요?

A 과거에는 정신건강의학과전문의 한 명의 판단으로 비자발성 입원이 결정되었습니다. 그러나 개정 정신건강복지법에서는 한 명의 정신건강의학과전문의 진단을 더 받도록 하고 있습니다.

개정 정신건강복지법에서는 한 명의 정신건강의학과전문의 진단을 더 받도록 하고 있습니다. 물론 비자발성 입원, 즉 보호입원과 행정입원에만 해당합니다. 다시 말해서 보호의무자에 의한 입원이나 시장, 군수, 구청장 등에 의한 입원 시, 2주 내에 서로 다른 정신의료기관 소속의 2인 이상의 정신과 전문의의 일치된 소견이 필요합니다. 그렇지 않으면 입원은 2주로 종결됩니다.

이때 1인은 국공립병원에 소속된 정신과전문의여야 합니다. 다만 지금은 국공립병원에 소속된 전문의가 부족하여, 일부 병원을 지정진단의료기관으로 지정하여 그 역할을 대신하도록 하고 있습니다.

두 전문의의 소견이 일치하면 3개월까지 입원이 가능합니다. 이후 3개월을 더 연장할 수 있고, 그 다음부터는 6개월 단위로 계속 연장될 수 있습니다. 물론 그 때마다 연장 심사가 필요합니다.

보호입원이나 행정입원을 하게 되면, 보통 입원 결정을 내린 의사가 주치의를 하게 됩니다. 물론 입원 결정을 내린 의사와 주치의가 다른 경우도 있습니다. 그런데 2주 안에 다른 병원의 정신과 의사가 방문하여 다시 대면 진단을 합니다. 물론 이때 방문하는 정신과 의사는 치료를 하는 것은 아니며, 오로지 다음의 두 가지 사항만 집중적으로 확인합니다.

입원치료를 받을 만한 정도 또는 성질의 정신질환을 앓고 있는가
자신의 건강 또는 안전이나 다른 사람에게 해를 끼칠 위험이 있는가

이때 방문하는 의사를 흔히 추가진단전문의로 지칭합니다. 추가진단전문의는 환자에게 자신의 소속과 이름을 밝히지 않습니다. 또한 대면 진단 외에 의무기록을 열람하기도 합니다. 필요할 경우에는 보호자나 주치의를 만나는 경우도 있습니다. 드물게는 추가적인 검사를 요청하기도 합니다. 그리고 다음날 추가진단전문의의 소견을 제출하게 됩니다.

추가진단전문의의 면담은 단 1회에 한합니다. 오로지 입원이 계속 필요한지, 자해나 타해의 위험이 여전한지 여부를 파악하려는 목적이기 때문입니다.

보호자만 동의하면 입원할 수 있나요?
전화동의도 가능한가요?

A 정신병원에 입원하기 위해서는 무엇보다도 정신건강의학과 전문의의 대면 진찰과 진단이 반드시 필요합니다. 따라서 보호입원이라고 하더라도 무조건 입원할 수 있는 것은 아닙니다. 정신과 전문의가 입원이 필요하다고 판단하지 않으면, 아무리 많은 직계혈족이 동의해도 입원할 수 없습니다.

　보호입원이라고 하더라도 가족이 입원권한을 가진 것은 아닙니다. 가족은 동의의 자격만을 가집니다. 정신건강의학과 전문의가 입원이 필요하다고 진단하지 않으면 아무리 많은 직계혈족이 동의해도 입원할 수 없습니다.

　또한 이러한 동의는 입원 전에 반드시 이루어져야 합니다. 그러나 입원 당일에 보호의무자 2인이 병원에 오지 못할 수 있습니다. 그렇다고 입원이 명백하게 필요한 환자를 다시 집으로 돌려보낼 수는 없습니다. 어떻게 해야 할까요? 예외적인 경우에는 한 명의 서면동의를 약 일주일간 유예할 수 있습니다.

　정신건강복지법 시행규칙 제6조에 의하면 "보호의무자의 동의는 해당 보호의무자가 제2항에 따른 입소동의서에 서명하거나 기명날인하는 것으로 행한다. 다만, 보호의무자 2명의 동의가 필요한 경우로서 그 보호의무자 중 1명이 동의의 의사표시는 하였으나 고령, 질병, 군복무, 수형, 해외거주 등으로 서명하거나 기명날인한 입소동의서를 입소 시까지 제출하지 못할 부득이한 사유가 있으면, 정신요양시설의 장이 다른 보호의무자로부터 그 사유서(동의의 의사표시가 있었다는 사실의 기재를 포함한다)를 제출받아 입소시킬 수 있되, 해당 보호의무자가 서명하거나 기명날인한 입원동의서와 제2항 제2호 각 목의 어느 하나에 해당하는 보호의무자임을 증명할 수 있는 서류를 정신질환자가 입소한 날부터 7일 이내에 제출하여야 한다"고 명시되어 있습니다.

하지만 부득이한 사유라는 것은 누구나 인정할 수 있는 피치못할 사유에 한하기 때문에, 직장일이 바쁘다든가 시험 준비를 해야 한다는 등의 개인적인 사유는 해당하지 않습니다.

Q

보호의무자에 의한 동의입원은
최대 3개월인가요?

A 네. 보호의무자에 의한 입원 기간은 최대 3개월로 법이 정하고 있습니다. 그러나 예외적인 경우에는 외부 위원회의 심사를 받아, 입원기간을 보다 연장할 수 있습니다.

보호의무자에 의한 입원 기간은 3개월 이내로 규정하고 있습니다. 개정 정신건강복지법에 따르면, 입원병원 정신의료기관장은 국립정신병원장에게 최초 입원 시 정한 2주 내 기간 이상으로 입원이 가능하다는 통지를 받으면, 법 제43조 제4항 및 제5항에 따라 최초입원 후 3개월의 기간 동안 환자를 입원하게 할 수 있기 때문에, 3개월이 지나면 무조건 퇴원해야 합니다.

그러나 현실적으로 3개월이 지나도 증상이 호전되지 않거나 여러 가지 여건으로 인해 퇴원이 어려운 경우가 적지 않습니다. 이때는 입원기간 만료일 전 2개월이 되는 날부터 입원기간 만료일 전 1개월이 되는 날까지의 기간 내에 지자체장에게 연장심사를 청구하면 입원기간을 연장할 수 있습니다. 두 번째 입원 연장부터는 6개월로 늘어납니다. 즉 3개월→3개월→6개월→6개월 같은 식이죠.

이때 입원기간을 연장하는 요건은 다음과 같습니다.

• 서로 다른 정신의료기관에 소속된 2인 이상의 전문의가 입원기간을

연장하여 치료할 필요가 있다고 일치된 진단을 하는 경우, 이때 지정진단의료기관에 소속된 전문의가 1인 이상 포함되어야 함

- 최초에 보호입원을 신청했던 보호의무자 2명 이상(보호의무자가 1명만 있었던 경우에는 1명)이 입원기간 연장에 대한 동의서를 제출한 경우
- 이 두 가지 요건을 모두 충족할 것

만약 최초에 보호입원을 신청했던 보호의무자 2명 중 1명이 사망 등의 이유로 보호의무자가 될 수 없을 경우 기존 신청 보호의무자 1명의 동의로 연장 가능합니다. 또한 최초에 보호의무자가 1명밖에 없어 1명이 신청하였으나, 이후 후견인 지정 등으로 보호의무자가 새로 생긴 경우 1명을 추가하여 연장할 수 있습니다.

입원기간 연장 신청은 지자체장에게 청구하지만, 실제로는 국가입퇴원관리시스템에서 2인 이상의 전문의가 소견을 제출하도록 되어 있고, 이 결과는 국립정신병원장이 정신의료기관에 통지합니다. 물론 입원 기간을 연장하여 치료가 필요하다는 통지와 입원기간을 연장하여 치료가 불필요하다는 통지의 두 가지 결과죠.

그러면 비로소 병원장은 이 통지서와 입원연장심사 청구서와 보호의무자 동의서를 모아, 지자체장에 청구하는 것입니다. 그러면 지자체장이 정신건강심사위원회 회의에 회부하여 그 결과를 병원 및 환자, 심사 청구인에게 회송하는 식으로 진행됩니다. 청구일부터 기한은 15일인데, 부득이한 경우 10일 연장될 수 있습니다.

이때는 다음과 같은 명령 혹은 결정을 내릴 수 있습니다.

- 퇴원 또는 임시퇴원 명령

- 처우개선을 위하여 필요한 조치 명령
- 3개월 이내 재심사
- 다른 정신의료기관 등으로의 이송
- 자의입원 혹은 동의입원으로의 전환
- 외래치료 명령
- 입원 기간 연장 결정

만약 자의입원 혹은 동의입원으로 전환 결정을 받은 경우, 통지 받은 날부터 보호입원은 종결되고, 자의입원 또는 동의입원으로 입원한 것으로 간주합니다. 또한 퇴원 명령이 내려지면, 3개월의 기간 중 일부가 남았어도 즉시 퇴원시켜야 합니다.

사실 이런 복잡한 규정은 무분별한 장기 입원을 제한하려는 것으로 보입니다. 그러나 일단 한 달 후에 입원이 더 필요할 것을 예상하여, 입원 연장을 신청한다는 것이 현실적으로 무리이며, 입원 연장의 판단과 보호자 동의, 전문의 1인의 추가 의견, 국립정신병원장의 통지, 지자체장에 대한 청구와 정신건강심의위원회 산하의 정신건강심사위원회의 판단까지 한 달 만에 결과를 받기 어려울 수 있다는 의견도 있습니다. 게다가 그 기간 중 갑자기 증상이 나빠지면, 행정절차에 드는 복잡한 과정으로 인해 도리 없이 퇴원 후 재입원 절차를 밟아야 하는 문제도 있습니다. 환자를 보기에도 바쁜 의료진이 서류 작업에 매달려야 한다는 비판도 있습니다. 추가 개정을 통해 조금씩 나아지리라 생각합니다.

Q

환자와 보호자는 퇴원을 원합니다.
그런데도 병원에서 퇴원을 시켜주지
않습니다.

A 보호입원의 경우에는 당연히 병원은 환자의 퇴원 요청을 거부할 수 있습니다. 원래 처음부터 비자발적 입원이었습니다. 그런데 보호의무자가 원하는 경우에도 예외적인 경우에는 병원은 퇴원을 거부할 수 있습니다.

자의입원의 경우에는 환자 본인이 원하면 무조건 퇴원시켜야 합니다. 환자 상태가 아무리 나빠도 어쩔 수 없습니다. 동의입원의 경우에는 72시간을 지연시킬 수 있으나, 이는 보호자가 퇴원에 동의하지 않은 때에 한합니다. 보호자도 퇴원에 동의하면 도리 없이 바로 퇴원시켜야 합니다. 하지만 보호입원의 경우에는 환자와 보호자가 일치된 의견으로 퇴원을 요구해도, 병원장은 다음과 같은 경우에는 퇴원을 거부할 수 있습니다.
이를 퇴원 제한 요건이라고 하는데, 다음과 같습니다.

- 정신질환자가 정신의료기관에서 입원치료를 받을 만한 정도 또는 성질의 정신질환을 앓고 있을 것
- 정신질환자 자신의 건강 또는 안전이나 다른 사람에게 해를 끼칠 위험이 있어 입원을 할 필요가 있을 것
- 위 두 가지 요건을 모두 만족할 것

이때는 지체 없이 환자와 보호의무자에게 서면으로 그 거부사실 및 사유, 그리고 법 제55조에 따라 퇴원 등 심사를 청구할 수 있음을 통지해야 합니다.

물론 환자랑 보호자가 모두 퇴원하겠다고 하는데도, 병원이 안 된다고 하면 가만히 있을 환자와 보호자는 없을 것입니다. 이러한 병원의 퇴원 거부는 환자 상태가 너무 심각하여 퇴원이 불가능하다고 충분히 설득했는데도, 막무가내로 퇴원을 원할 경우에 부득이하게 발동되는 것입니다.

만약 이에 불복하고 퇴원을 원할 경우에는, 보호자와 환자는 지방자치단체장에게 퇴원 등 처우개선 요청을 할 수 있습니다. 그러면 지자체장은 이를 지체 없이 소관 정신건강심사위원회로 회부하여야하고, 정신건강심사위원회에서는 이를 지체 없이 심사하여 지자체장에게 다시 보고하여야 합니다. 처우개선요청에 대해서는 뒤에서 다시 다루겠습니다.

Q

처음 입원 동의할 때,
동의해주신 아버지가 돌아가셨습니다.

A 같은 보호자가 동의할 필요는 없습니다. 그러나 특별한 경우를 제외하면, 같은 숫자의 보호의무자가 동의해야 합니다.

계속입원 심사청구 시, 동의는 처음에 동의를 받은 보호자의 숫자와 같은 숫자의 보호자가 동의해야 합니다. 물론 같은 보호자가 동의할 필요는 없습니다. 그러나 7일 유예규정은 적용되지 않으므로 6개월에서 1개월 전, 즉 입원 후 5개월이 되기 전에 필요한 서류작업을 마쳐야 합니다.

보호의무자의 사망, 이혼, 혹은 후견인 지정 해제 등으로 인해서 보호의무자가 없어지거나 부득이한 사유로 인해서 그 의무를 이행하기 어렵게 되는 경우(예를 들면 중증 질환, 치매, 거동불능)에는 어떻게 해야 할까요? 전체 보호의무자의 수가 2명에서 1명이 된 경우는 1명의 동의로 계속입원을 청구하면 됩니다. 그리고 1명에서 0명이 된 경우는 시, 군, 구청장의 동의를 받아서 청구하여야 합니다. 이러한 경우 보호의무자의 수가 줄었다는 것을 확인할 수 있는 증빙서류는 정신의료기관에서 보관하여야 합니다.

만약에 부득이하게 보호의무자가 1명밖에 없어서 1명의 동의로 입원을 했는데, 보호의무자가 늘어난 경우는 어떻게 해야 할까요? 예를 들면, 입원 중에 결혼을 하거나 자녀가 성인이 된 경우, 혹은 형제자매가 집에서 같이 살게 된 경우 등입니다. 혹은 행방불명된 가족이 갑자기 나타나는 경우도 있을 것입니다. 이때는 새로운 보호의무자의 동의를 함께 받아서 2명의 동의로 청구하여야 합니다. 처음에 시, 군, 구청장에 의한 입원이었던 경우도 보호의무자에 의한 입원으로 변경됩니다.

처음에 동의한 사람과 다른 사람이 동의하는 것은 보호의무자의 자격에만 합당하다면 아무런 문제가 없습니다. 그러나 결격사유가 없는 배우자가 있다면, 배우자를 반드시 포함하도록 권고한 규정은 유효합니다.

Q

환자가 너무 난폭하여 도저히 병원에 데리고 갈 수 없습니다.

A 과도한 신체적 폭력성을 보이거나 아주 위험한 경우에는 즉시 경찰의 도움을 받도록 합니다. 그러나 경찰이 출동하기에는 다소 애매한 때가 많습니다. 이럴 때는 응급환자 이송단의 도움을 받습니다.

보호의무자에 의한 입원의 경우, 현실적으로 환자를 병원까지 데려가는 것이 어려울 때가 많습니다. 과도한 신체적 폭력성을 보이면 경찰의 도움을 받을 수 있으나 약간의 말다툼 정도에는 경찰이 직접 나서지 않을 수도 있습니다. 또한 환자가 방안에 틀어박혀 있는 등의 증상을 주로 보이는데 경찰에게 도와달라고 할 수는 없을 것입니다.

한편 정신장애 등의 문제로 인해 병원으로의 이송이 필요한 경우 119 구급대는 개입을 하지 않는 실정입니다. 따라서 종종 사설구급대, 129 구급대, EMS 등으로 불리는 응급환자 이송단의 도움을 받아야 하는 경우가 흔합니다. 129는 과거에 전화번호가 129였기 때문에 지금도 그렇게 통용되지만 현재는 129로 전화를 걸면 보건복지부 콜센터로 연결되고 응급환자 이송단은 연결되지 않습니다.

그러면 응급환자 이송단에 대해서 좀 더 자세히 알아보도록 하겠습니다. 응급환자 이송단의 법적 근거는 법률 제9124호 응급의료에 관한 법률에 규정되어 있습니다. 이 법의 제51조에는 이송업의 허가 등에 대한 규정을 두고 있는데, 보건복지가족부와 국토해양부의 공동부령이 정하는

114

시설 등을 갖춘 자는 관할 시, 도지사의 허가를 받아서 이송업을 할 수 있도록 정하고 있습니다. 따라서 환자를 이송할 수 있는 자는 국가나 지방자치단체, 병원과 같은 의료기관, 그리고 응급환자 이송업의 허가를 받거나 그러한 목적으로 설립허가를 받은 비영리법인이 가능합니다.

주로 한 병원에서 다른 병원으로의 이송이나, 집에서 병원, 병원에서 집까지의 이송을 담당하고 있습니다. 하지만 기본적으로 입원 사유가 되지 않는 환자를 강압적인 방법으로 이송하는 것은 불가능합니다. 응급환자 이송단은 어디까지나 환자를 병원까지 이송하는 일을 보조하는 것이지, 입원을 원하지 않는 환자에게 강제력을 사용해도 되는 것은 아닙니다. 난폭성이 예견되는 경우에는 최대한 설득하여 병원에서 상담을 받도록 권유하고, 이때 보조적인 도움을 받는 수준으로 이송단에게 협조를 구하는 것이 좋겠습니다. 원칙적으로 미리 정신과의사의 진단과 평가가 전제되지 않으면, 환자를 강제로 이송하는 것은 불가능합니다.

실제로 응급환자 이송단의 지나치게 강압적인 이송 등이 사회적으로 물의가 된 적도 있습니다. 가능한 공신력 있는 이송단을 찾아 법적 테두리 안에서 필요한 도움을 청하는 것이 좋겠습니다.

Q

응급환자 이송단에 어떻게 연락할 수 있나요? 유의할 점은 무엇인가요?

A 사실 인터넷에 응급환자 이송단을 검색하면 수많은 업체들이 난립하고 있습니다. 옥석을 가리는 것은 거의 불가능한 수준입니다. 119에 도움을 청하면 직접 출동은 하지 않지만, 해당 지역의 응급환자 이송단에 대해 안내해주기 때문에 일단 119에 연락을 하는 것이 방법입니다. 법에서 정한 이송처치료 기준을 미리 알아두는 것도 좋겠습니다.

각 업체마다 활동지역이 다르며, 전국에 영세한 이송단이 난립하고 있어서 좋은 이송단을 찾는 것은 거의 불가능합니다. 인터넷에서도 수많은 업체가 난립하고 있지만, 그 관리가 조악하고 허술하여 좋은 업체를 찾는 것이 현실적으로 쉽지 않은 형편입니다.

이럴 때는 119에 전화를 걸면 해당 지역의 사설 응급환자 이송단 연락처를 알려줍니다. 1339로 알려진 응급의료정보센터의 번호가 119로 통합되었습니다. 아직 웹사이트 주소는 www.1339.or.kr로 쓰이고 있습니다. 이 센터는 2012년 6월 22일부터 소방방재청에서 과거 보건복지부에서 운영하던 12개 지역응급의료센터를 각 시도 소방본부의 119구급상황관리센터에 통합한 것입니다. 아직은 1339로 전화를 해도 응급의료정보센터로 자동 연결되지만, 언제 바뀔지 모르니 119로 거는 것이 좋습니다. 응급의료정보센터에서 현재 지역을 자동으로 확인하여 사설 구급대의 연락처를 친절하게 알려줄 것입니다.

사설 구급대를 이용할 때 주의할 점이 있습니다. 119구급대와 달리 사설 구급대, 즉 응급환자 이송단은 환자나 보호자에게 그 비용을 직접 청구합니다. 이송료에 대한 규정으로는 응급구조에 관한 법률에서 정하고 있는데, 비영리 법인이 운영하는 경우 기본요금은 2만 원이고, 1km당 800원씩 부과됩니다. 의료진이나 응급구조사가 탑승하면 1만 원입니다. 일반 사설구급차는 10km 이내 기본료 3만 원, 1km당 100원이며, 의료진이 탑승할 경우 1.5만 원입니다. 그런데 새벽 12시부터 오전 4시까지는 기본료와 추가 요금에 각각 20%가 할증됩니다.

미리 좋은 병원을 물색해두고, 응급환자 이송단에게 그 병원으로 가줄 것을 요구하는 것이 좋습니다. 여러 가지로 경황이 없는 상황이겠습니다만, 가능하면 이송처치료 영수증을 받아두는 것이 좋습니다. 나중에 혹시 있을 수 있는 분쟁을 대비한다는 의미도 있고, 영수증을 잘 보관하고 있으면 연말에 세금공제도 받을 수 있습니다.

Q

경찰에 의한 응급입원이 가능하다는데, 어떤 것인가요?

A 너무 급박한 경우에는 경찰과 의사의 동의에 의해서 본인 의사에 반하는 입원을 할 수 있습니다. 이는 자의입원, 동의입원, 보호입원, 행정입원이 모두 불가능한 아주 급박한 상황에서 진행되는 제한적인 규정입니다.

상황이 정말 위급할 때가 있습니다. 이럴 때는 응급조치가 우선입니다. 응급입원은 정신질환자로 추정되는 사람의 자·타해 위험이 크고 상황이 급박하여 자의입원, 동의입원, 보호입원, 행정입원 등을 진행할 시간적 여유가 없이 입원치료를 해야 하는 정신과적 응급상황에서 진행되는 입원입니다.

행정입원과 비슷하지만 상당히 다릅니다. 일단 반드시 정신건강의학과 전문의의 진단이 없더라도, 의사라면 누구나 입원을 지시할 수 있습니다 (부록 3의 응급입원 의뢰서 참조). 정신건강의학과 전문의가 항상 주변에 있는 것은 아니기 때문입니다. 또한 응급입원을 위해 환자를 정신의료기관까지 이송하는 동안 입원에 동의한 경찰관 또는 119 구급대원이 호송하여야 하고, 119 구급대가 호송하는 경우에는 경찰관이 함께 호송할 수도 있습니다.

이러한 응급입원은 임시조치이기 때문에 입원은 72시간까지만 가능합니다. 다만 공휴일은 제외합니다. 즉 금요일에 입원하면, 주말의 48시간을 넘기고 월요일부터 다시 시간을 계산합니다. 응급입원도 당연히 권리고

지를 받을 수 있습니다. 그러나 차분하게 권리를 고지할 상황이 아니므로, 너무 급박하면 일단 구두로 간단히 이야기하고 서면으로 주어도 됩니다.

현실적으로 3일 이내에 증상이 완전히 완쾌되기는 어려울 것입니다. 그러므로 3일 이내에 얼른 자의입원, 동의입원, 보호입원, 행정입원 등으로 입원 형태를 바꾸는 것이 필요합니다. 만약 극적으로 좋아졌거나, 다른 형태의 입원이 불가능하다면 72시간 후 퇴원하게 됩니다.

물론 동의입원이나 보호입원을 하려면 보호자를 찾아야 합니다. 따라서 병원장은 신상정보 미확인자에 대해 지자체에 문의하여 신상정보조회 요청을 할 수 있습니다(부록 3의 신상정보 조회요청서 참조). 만약 지자체에서도 신원확인이 어려우면, 경찰서에 조회 요청을 하는 것도 가능합니다.

Q

행정입원이란 무엇인가요?

A 가족이 전혀 없거나 혹은 금방 확인하기 어려운 경우가 많기 때문에, 이런 경우에 한해서 특별자치시장, 특별자치도지사, 시장이나 군수, 구청장에 의한 입원이 가능합니다. 이러한 방식의 입원은 보호자가 있는 경우에는 필요가 없습니다만, 만에 하나의 경우가 있을 수 있으므로 자세히 이야기 해보겠습니다.

과거에는 시장이나 도지사에 의한 입원이 있었는데, 이후 시장, 군수, 구청장에 의한 입원으로 바뀌었습니다. 또한 구법에서는 보호의무자의 동의에 의한 입원(개정법에서는 보호입원)에서 시장, 군수, 구청장이 보호의무자의 역할을 할 수 있도록 정하기도 했습니다. 그러나 현실적으로는 시장, 군수, 구청장이 보호의무자의 역할을 하기 어려운 경우가 많습니다. 시청이나 군청, 구청에 담당자가 없다거나, 예산이 없다고 하면서 미루는 경우가 적지 않았습니다. 그렇다고 시장이나 군수, 구청장에게 직접 전화를 할 수도 없는 일입니다.

개정 정신건강복지법에서는 이것을 특별자치시장, 특별자치도지사, 시장, 군수, 구청장에 의한 입원으로 정비했습니다. 보통 행정입원으로 줄여 부릅니다. 예를 들어 노상에서 정신 증상이 심한 것으로 추정되는 환자가 있다고 합시다. 그러면 곧 경찰서에 신고하는 시민이 있을 것입니다. 그런데 경찰에서도 명확한 근거가 없으면, 이들을 본인의 의사에 반해서 치료를 강제할 수 있는 방법이 없습니다. 사실 72시간까지는 경찰이 입원을 해 달라고 요청할 수 있는데, 실제로는 잘 적용되지 않습니다. 경찰 입장에서도 무작정 시민을 강제입원시켜 달라며 서명하기는 어려울 것입니다. 겨우겨우 가족을 수배해도 연락이 되지 않거나, 심지어 가족이 전혀 없는 경우도 있죠. 겨우 먼 친척을 찾아도 평생 몇 번 본 적도 없는 친척을 자신이 책임져야 하냐면서 이내 발걸음을 돌리곤 합니다. 결국 치료의 사각지대에서 길거리를 배회하다가, 경범죄를 저질러서 유치장 신세를 지게 되기도 합니다. 소소한 전과가 쌓이면 치료가 아닌 처벌을 받게 되는 불행한 일이 일어나는 것이죠.

개정 정신건강복지법에서는 이러한 대상자가 발견되면 일단 경찰관이 환자를 데리고, 정신건강의학과 전문의나 정신건강전문요원(특별한 과정을 마친 간호사나 사회복지사 등)에게 진단과 보호를 신청합니다(진단 및 보호 신청서 양식은 부록 3에 실었습니다). 아무나 그렇게 할 수 있는 것은 아니고, '정신질환으로 자신의 건강 또는 안전이나 다른 사람에게 해를 끼칠 위험이 있다고 의심되는 사람'의 경우에 한정합니다. 하지만 경찰은 행정입원을 신청할 권한이 없습니다. 단지 정신의료기관에 의뢰하는 것이며, 신청은 정신건강의학과전문의나 정신건강전문요원만 가능합니다.

쉽게 말하면, 길에서 위험할 것으로 예상되는 사람을 발견하면 경찰이 출동하여 환자를 데리고 응급실에 옵니다. 그러면 정신과의사나 정신건강전문요원이 환자를 진단 및 보호하겠다고 지자체장에게 신청합니다. 지자체장은 즉시 그 환자를 정신건강의학과 전문의에게 의뢰합니다. 의뢰를 받은 전문의는 대면 진단 후, 그 결과를 다시 지자체장에게 통지합니다. 만약 자해나 타해의 위험이 있다는 결과를 통지받으면, 지자체장은 환자를 지정정신의료기관에 입원시킵니다.

경찰이 환자를 데리고 오지만, 필요하면 지자체장은 119구급대에게 호송의 도움을 요청할 수 있습니다. 아무래도 잘 협조되지 않는 경우가 많기 때문입니다.

이런 방식의 행정입원은 절차도 복잡하고, 기한도 단 2주에 불과합니다. 보호입원과 마찬가지로 환자 본인이 원하면 입원적합성심사를 신청해야 하는데, 현실적으로 2주 안에 입원적합성심사가 개시되어 그 결과를 통보하기는 어렵습니다. 이 규정은 2018년 5월 30일부터 적용되고 있는데, 실제로는 심각한 문제가 예상되어 경찰관과 정신과전문의 혹은 정신건강전문요원이 진단을 신청하고, 정신과전문의가 다시 대면진단을 하여 입원이 결정된 것이므로 2주 안에 심사가 개시되어도 입원이 적합하지 않았다고 번복되는 일은 거의 없습니다.

행정입원도 보호입원과 마찬가지로, 2인 이상의 전문의 진단이 시작되어야 합니다. 정신과전문의 2인이 일치된 의견으로, 계속 입원이 필요하다고 판단하면 2주 이상의 계속 입원이 가능합니다. 3개월까지 입원이 가능한데, 만약 여전히 자신의 건강 또는 안전이나 다른 사람에게 해를 끼칠 위험이 명백하다면 3개월을 더 연장하는 식으로 보호입원과 동일하게 진행됩니다. 이후에는 6개월씩 연장됩니다. 다만 보호입원과 차이점이 있다면, 입원기간 만료일 2개월 전부터 1개월 전까지 연장심사를 청구해야만 하는 청구 기간에 대한 제한이 없습니다.

증상이 나아져서 입원을 유지할 필요가 없다면, 병원장은 지자체장에게 입원 해제를 권고합니다. 해제 권고를 받은 지자체장은 특별한 일이 없으면, 해제하라고 병원에 다시 알려옵니다.

퇴원을 하게 되면 관할 정신건강복지센터장이나 보건소장에게 퇴원 등 사실통보서를 보냅니다. 물론 환자가 원하지 않으면 통보서는 보내지 않습니다. 환자의 주소지 관할 정신건강복지센터의 장 또는 보건소장에게 통보하는 것을 원칙으로 하는데, 환자의 주소지가 실질적인 거주지로 의미가 없거나 보호의무자 등과 연락이 되지 않은 상태에서 즉시 퇴원하여 퇴원 후 병원 근처에 배회할 가능성 등이 높은 환자의 경우에는 실질적인 거주지나 병원 소재지 등에 추가로 통보하도록 합니다.

• 행정입원과 보호입원의 법적 요건 차이

보호입원은 입원 치료 필요성, 자·타해 위험성 두 가지 요건을 모두 만족하는 경우만 입원이 가능합니다. 여기서 말하는 입원 치료 필요성이란, 정신의료기관 등에서 입원치료·요양을 받을 만한 정도·성질의 정신질환을 앓고 있는 경우를 말합니다. 그러나 행정입원은 정신질환으로 인한 자해나 타해 위험성만 존재하는 경우도 인정됩니다.

하지만 이는 법적인 요건의 차이에 불과합니다. 현실적으로는 거의 의미가 없습니다. 정신질환으로 인해 자해나 타해의 위험성이 존재하는 경우에는 입원 치료 필요성이 있는 것은 자명합니다.

Q

외래치료명령이 무엇인가요?

A 과거 자해나 타해의 행동을 했었던 환자가 퇴원할 때, 병원장은 외래치료 명령을 지자체장에게 청구할 수 있습니다. 다시 말해 지자체장이 환자에게 외래치료를 받도록 명령하는 것입니다.

개정 정신건강복지법 64조에 의하면, '정신의료기관의 장은 입원을 한 정신질환자 중 정신병적 증상으로 인하여 입원을 하기 전 자신 또는 다른 사람에게 해를 끼치는 행동을 한 사람으로서 대통령령으로 정하는 사람에 대해서는 보호의무자의 동의를 받아 특별자치시장·특별자치도지사·시장·군수·구청장에게 1년의 범위에서 외래치료 명령을 청구할 수 있다'고 정하고 있습니다(부록 3 외래치료명령청구서 참조). 청구를 받은 지자체장은 정신건강심의위원회의 심의에 따라서 외래치료를 명령할 수 있습니다.

다시 말해서 꾸준하게 외래치료를 받으라고 강제하는 것이죠. 만약 외래치료명령을 거부하면, 지자체장은 환자에게 자해나 타해의 위험이 있는지 평가를 받도록 지정의료기관에 명령할 수 있습니다. 이 명령은 14일 이내에 준수해야 합니다. 필요하면 구급대원도 보냅니다.

평가 결과 자해나 타해의 위험이 없다면 외래치료명령은 철회되고, 만약 위험이 있다면 자의입원, 동의입원, 보호입원을 하도록 합니다. 정 어려우면 행정입원도 진행합니다.

Q

환자를 입원시키는 가족의 마음가짐은 어떤 것인가요?

A 환자에 대한 투자와 나머지 가족의 삶에 대한 투자 사이에 적절한 균형을 잡아야 합니다. '입원하였으니, 이제 병원에서 알아서 해주겠지'라는 생각은 좋지 않습니다. 그러나 모든 것을 포기하고 환자의 치료에만 매달리는 것도 좋은 것은 아닙니다. 가족 중 한 명이 정신병원에 입원했는데, 기분이 좋을 리는 없습니다만, 그래도 애써 긍정적인 마음을 가지는 것이 바람직합니다.

정신질환에 대한 견해는 정신과 전문의들도 서로 많이 다릅니다. 어떤 의사는 쉽게 '조현병(정신분열병)'이라고 이야기하고, 어떤 의사는 노이로제가 좀 악화된 것일 뿐이라고 이야기합니다. 같은 환자를 보고도 어떤 의사는 낫는다고 하고, 어떤 의사는 낫지 않는다고 합니다. 따라서 스스로 공부해서 정신질환에 대해 자신의 눈으로 보고 이해할 수 있어야 합니다.

주요 정신질환은 '반드시'라고 해도 크게 틀리지 않을 정도로 점점 악화되는 경과를 밟습니다. 그러나 그만큼 다시 좋아지기도 합니다. 무슨 말인가 하면 파도가 치는 것처럼 증상이 몰려왔다가 물러가고는 한다는 것입니다. 그러므로 증상이 악화되어도 놀라지 않아야 합니다. 매번 악화될 때마다 온 가족이 긴장하고, 그 원인을 찾으려고 의사를 찾아 따지거나 혹은 가족들끼리 탓을 해서는 안 됩니다. 치료를 잘 받는다면, 파도가 밀려가듯이 이내 증상이 좋아질 것입니다. 긴 호흡을 가져야 합니다.

정신질환은 입원만으로는 좋아지지 않습니다. 어떤 사람은 간단한 외래치료만으로도 금세 좋아집니다. 하지만 많은 환자들이 장기간 입원해야 하는 것도 현실입니다. 한 책자에 의하면, 외출이나 외박에 대해서, '보다 호전되면 외박한다'는 자세가 아닌, '호전시키기 위해서 외박한다'는 적극적인 태도를 권장하고 있습니다. 입원은 필요해서 하는 것이지, 필수적으로 해야 하는 것은 아닙니다.

환자에게 모든 것을 투자하지 않아야 합니다. 종종 가족 중 한 명이 병에 걸리면 온 가족이 모든 것을 포기하고 치료에만 매달리는 경우가 있습니다. 이는 건강하지 못한 것입니다. 이러한 가족의 태도에 아마 환자도 심적 부담감을 느껴서 불편할 것입니다. 입원을 한 환자에게 면회 갈 때도, 병원 잔디밭에서 온 가족이 즐거운 시간을 보내려고 간다는 정도의 마음가짐이 필요합니다.

우리 아들이 입원해 있는데, 즐거운 일을 하거나 맛있는 것을 먹는다는 것은 도저히 미안해서 할 수 없다고 하는 분이 있습니다. 그러나 가족 구성원이 각자의 일을 열심히 하고, 행복을 느낄 수 있는 일을 성취하고 이를 환자에게 보여주는 것이 좋습니다. 환자도 그러한 모습을 보면서 편안함을 느끼고 언젠가 자신도 그런 삶을 시작해봐야겠다는 생각이 들 것입니다. 가족의 입원이 기쁜 일이 될 수는 없지만, 기왕에 입원했다면 기쁜 마음으로 받아들이도록 하는 자세를 권유합니다.●

● 참고: 『마음의 병 상담실』(전국정신장애자가족연합회편 지음, 예전사, 1990)

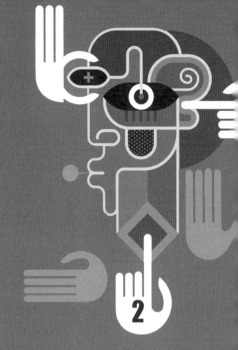

2

치료기관의
선택

사랑하는 가족의 정신과 치료를 어렵게 결정했지만, 막상 가려고 하니 어느 병원으로 가는 것이 좋을지 막막합니다. 다른 병 같으면 주변 사람들에게 묻겠지만, 정신질환을 잘 보는 병원이 어디인지를 묻는 것은 조심스러울 것입니다. 주변을 돌아보면 온통 골목마다 병의원들이지만, 종종 보던 정신건강의학과도 막상 찾으려니 보이지 않습니다. 어떻게 하면 좋은 병원을 찾을 수 있을까요?

겨우 병원에 찾아가도 어떤 의사에게 진료를 받는 것이 좋은지 도무지 감이 서지 않습니다. 가장 친절하고 유능한 선생님에게 우리 가족을 맡기고 싶은 것은 당연한 일이지요. 하지만 어떤 정신과 전문의가 가장 적합한지 판단하기는 대단히 어렵습니다. 단지 외래 상담만이라면 가벼운 마음으로 방문하겠으나, 앞으로 오랫동안 입원하고 치료받아야 한다고 생각하니 그렇게 쉽게 결정할 수는 없는 일입니다. 가끔 정신병원에서 탈출하는 환자의 이야기나, 병원 안에서의 여러 가지 불상사가 보도되는 것을 보면 더욱 신중할 수밖에 없습니다.

자신의 가족을 맡겨도 안심할 수 있는 병원이란 도대체 어떤 병원일까요? 양심적이고 성실한 의사와 대화가 잘 통하는 것이 반드시 필요합니다. 환자가 의사를 신뢰하고 의사가 양심적으로 환자를 다룰 때, 비로소 치료가 이루어진다고 할 수 있습니다. 병원이 크고 시설이 화려하다고 해서 좋은 병원이라고 할 수는 없습니다. 작은 의원급 정신과에서 오히려 깊이 있는 대화가 오가고 더 좋은 관계를 맺는 경우도 흔합니다.

　보통 정신질환은 초기에는 그다지 증상이 심하지 않고 가족도 대수롭지 않게 여기는 경우가 많습니다. 그리고 심각한 정신장애를 가진 환자 스스로 병원을 찾는 경우는 흔치 않습니다. 병이 많이 진행할 때까지 잘 찾지 않는 것입니다. 초기에 조금 이상하다고 생각이 들면, 가까운 의원이나 정신보건센터에 방문해서 증상을 설명하고 상담을 하는 것이 좋습니다. 입원이 필요하다고 하면 병원을 소개받을 수도 있습니다. 그러나 어느 병원이 더 좋다고 직접적으로 이야기하는 것은 환자의 알선이나 유인과 같이 법에서 금하고 있는 행위로 오인될 가능성이 있기 때문에 곤란해 하는 경우가 많습니다. 또한 일부는 자신의 학교 동문이 운영하는 병원이나 개인적으로 친한 의사의 병원을 소개해주기도 하기 때문에 스스로 찾아보는 것이 중요합니다.

　이번 장에는 정신의료기관의 종류, 대학병원과 전문병원의 선택, 좋은 병원을 선택하는 여러 가지 기준, 의사를 고르는 기준 등을 다루어 보도록 하겠습니다.

Q

정신의료기관이란
무엇인가요?

A 정신의료기관이란 급성 정신질환자에 대한 외래 혹은 입원치료를 담당하여 재활 및 사회복귀를 도모하는 목적으로 설립된 기관을 일컫는 말입니다.

정신질환에 대해 도움을 주는 기관의 종류는 아주 다양합니다. 사설 상담소에서부터 의원, 병원, 대학병원, 정신병원 등의 의료기관, 그리고 여러 가지 사회복귀시설이나 정신보건센터, 학교 보건소나 상담소, 요양시설 등에 이르기까지 다양한 기관이 운영되고 있습니다. 이 중에서 정신의료기관과 정신요양시설, 정신재활시설만 묶어서, 정신건강증진시설이라고 정하고 있습니다.

그중에서 정신질환의 발견과 치료에 가장 중추적인 역할을 담당하고 있는 것은 정신의료기관입니다. 정신의료기관이란 급성 정신질환자에 대한 외래 혹은 입원치료를 담당하여 재활 및 사회복귀를 도모하는 목적으로 설립된 기관을 일컫는 말입니다. 법적으로는 의료법 제3조 및 개정 정신건강복지법 제3조에 그 설치근거를 두고 있습니다.

정신의료기관의 정의
의료법에 의한 의료기관 중 주로 정신질환자를 치료할 목적으로 설치된 정신병원 혹은 병원급 의료기관에 설치된 정신건강의학과 참고로 정신요양시설은 사회복지법인이나 비영리법인이 운영하는 요양시설입니다. 정신건강의학과 전문의가 반드시 상주하고 있을 필요는 없습니다. 보통 자문을 받은 촉탁전문의로 갈음합니다. 정신요양시설은 원래 노숙인이나 정신질환자를 수용하던 과거의 기도원 형태의 미인가 시설을 양성화한 것입니다. 1995년 제정된 정신보건법에서는 사회복귀시설이나 정신병원으로 전환하도록 유도했는데, 전환하지 않은 시설이 이제 정신요양시설로 남게 된 것입니다.

정신재활시설은 국가나 지방자치단체가 운영하는 시설을 말합니다. 흔히 정신재활시설은 사회복지법인이나 비영리법인이 위탁 운영합니다. 주로 생활시설, 재활훈련시설, 생산품판매시설, 중독자재활시설 등으로 나뉩니다. 둘 이상의 기능을 복합적으로 가진 종합시설도 있습니다. 주로 환자의 재활을 목적으로 하는 것입니다. 이에 대해서는 사회복귀시설 부분에서 자세하게 다루겠습니다.

과거 사설 무허가 기도원이나 수련원 같은 수용시설이 난립하던 어두운 시기가 있었습니다. 정신과의사도 부족하고 시설도 부족하여 이러한 시설을 묵인하던 슬픈 시절이라고 할 수 있습니다. 영화 〈도가니〉에서 보는 것 같은 일이 정신병원에서 일어났던 것도 부인할 수 없는 과거입니다. 당시는 국가나 사회가 정신질환자에게 적절한 배려를 해주기에는 여력이 없던 때라고 할 수 있습니다. 그리고 수용과 격리 위주의 시설에서 일어나는 여러 가지 인권 유린과 열악한 시설 여건에 대한 선입관은 아직도 많은 사람들의 기억 속에 남아 있습니다. 아직도 '언덕 위의 하얀 집'의 '쇠창살이 촘촘히 박힌 격리실'에서 '꽉 죄는 하얀색 구속복을 입고 있는 환자'의 모습이 정신과에 대한 일반인의 시각 중 하나입니다. 정신병원에서 일하는 정신과의사로서 이제는 그런 편견을 버릴 때가 왔다고 말하고 싶습니다.

Q

정신의료기관은
어떤 것이 있나요?

A 정신건강의학과 의원이나 정신병원 혹은 종합병원에 설치된 정신건강의학과
가 대표적인 정신의료기관이라고 할 수 있습니다.

우선 대학병원이나 큰 종합병원에 설치된 정신과가 있습니다. 입원실
을 갖춘 곳도 있으나, 외래환자만 보는 경우도 흔합니다. 대학병원에서
는 의대생의 교육을 위해 입원실과 필요한 시설을 대부분 갖추고는 있습
니다만, 대개는 병동의 규모가 비교적 작은 편입니다. 대학병원이기 때문
에 진료비가 비교적 비싸고, 장기간의 재활치료보다는 급성기 치료에 치
우치는 경향이 있습니다. 유명한 교수님의 진료는 몇 달을 기다려야 하는
경우도 흔합니다.

두 번째로 정신병원이 있습니다. 아직 법적으로는 정신과 전문병원이
라는 개념은 없지만, 소위 정신과 환자들만을 보는 병원을 말합니다. 50
병상 이상의 규모를 가지고 있으며 1000병상 이상의 정신병원도 있습니
다. 주로 정신건강의학과만 있는 곳이 흔하고, 내과, 가정의학과, 치과, 신
경과 등이 있는 병원도 있으나 정신과 입원환자의 지원 목적으로 설치된
경우가 많습니다. 비교적 장기간 입원이 가능하고, 여러 가지 시설이 재
활치료에 적합하게 설치되어 있습니다. 그러나 시설이 열악한 곳도 많고,
외딴 곳에 위치한 경우가 적지 않습니다.

그 외에 49병상 이하의 정신과의원이 있습니다. 개인의원에서 정신과

전문의가 소규모로 병상을 운영하는 경우에 해당합니다. 작은 규모에서 비교적 의료진과 친밀한 관계를 유지하면서 지낼 수 있는 장점이 있습니다. 그러나 입원실을 둔 정신과의원은 그 수가 그리 많지 않고, 아무래도 전문적인 지원인력이나 시설은 부족한 편입니다.

이외에 국립병원이나 여러 특수치료기관 등이 있습니다. 이들도 위의 정신의료기관에 속하지만 그 특성이 많이 다르기 때문에 뒤에서 다시 다루도록 하겠습니다.

Q

정신병원이라고 하면 일단 겁부터 납니다. 믿고 입원할 수 있는 것인가요?

A 과거에는 무허가 기도원이나 사설 요양소에서 인권 유린이 자행되어 큰 사회적 문제가 되고는 했습니다. 지금도 그런 편견이 남아 있지만, 현재는 엄격한 규정에 의해서 허가되고, 또 정기적으로 평가와 인증을 받기 때문에 너무 걱정할 필요는 없습니다.

이미 수십 년 전에 무허가 시설은 양성화하거나 혹은 폐쇄되었고, 새로운 정신의료기관의 설치는 관련법에 의해 엄격하게 관리되고 있습니다. 아직 부족한 점이 많으나 새로 개설하는 기관뿐만 아니라 기존의 기관들도 일제 평가나 인증제 등을 통해서 그 질이 관리되고 있는 실정입니다. 과거와 같이 말도 안 되는 열악한 시설이나 인권 유린은 거의 사라졌다고 해도 과언이 아닙니다.

정신의료기관 설치의 제한(정신보건법 제12조의 2)
정신보건법 위반 행위로 금고 이상의 형을 선고받고 그 형의 집행이 종료되거나 집행을 받지 아니하기로 확정된 후 5년이 경과되지 아니한 자 또는 그가 대표자로 있는 법인은 정신의료기관을 개설할 수 없습니다. 아래와 같은 경우가 개설에 제한을 받는 정신보건법 위반행위입니다.
1. 자의 또는 보호의무자 입원환자의 퇴원요구에도 정신질환자를 퇴원시키지 아니한 자

2. 시·군·구청장의 입원조치 해제 요구에도 정신질환자를 퇴원시키지 아니한 자
3. 응급입원 이외의 경우로 정신과 전문의의 진단 없이 입원시키거나 입원을 연장한 자

또한 무절제한 신증설도 막고 있는데, 1999년 7월 15일에 고시된 보건복지부 고시 제99-21호에 의하면 300병상 이상으로 정신의료기관을 개설하거나 혹은 기존 병상을 증설할 수 없습니다. 현재 300병상 이상의 규모가 큰 정신병원 등은 모두 정신보건법 개정 이전에 이미 설치된 병원들입니다. 이는 병원이 어느 정도 이상으로 커지는 것을 막아서 내실을 기하는 것이 목적입니다. 고시 제1조(제한사유)에서 정신질환자에 대한 효율적인 의료의 제공과 지역사회 관리를 통한 사회복귀를 촉진하기 위하여 정신의료기관의 규모를 제한한다고 되어 있습니다.

또한 정신의료기관 설치에 관한 법령을 두어 시설, 장비 기준을 준수하도록 하고 있습니다. 아래는 정신병원, 혹은 병원급 이상의 의료기관에 설치된 정신과 및 정신과의원의 시설 규정입니다.

그림 1_ 정신의료기관 시설 기준

구분	정신병원	병원급 이상의 의료기관에 설치된 정신과	정신과의원
가. 입원실	환자 50인 이상이 입원할 수 있는 병실		입원실을 두는 경우 환자 49인 이하가 입원할 수 있는 병실
나. 응급실 또는 야간진료실	1	1	
다. 진료실	1	1	1

라. 뇌파검사 및 심전도실	1	1	
마. 전문요원 상담실	1	1 (환자 50명 이상이 입원할 수 있는 병실을 가진 경우만 해당한다)	
바. 재활훈련실	1	1 (환자 50명 이상이 입원할 수 있는 병실을 가진 경우만 해당한다)	
사. 임상검사실	1	1	
아. 방사선실	1	1	
자. 조제실	1	1	
차. 소독시설	1	1	
카. 급식시설	1	1	
타. 세탁물처리실	1	1	
파. 구급차	1	1	
하. 기타	1) 환자들의 생활에 불편이 없도록 식당, 휴게실, 욕실, 화장실 등의 편의시설을 갖추어야 함. 다만, 입원실을 두지 아니한 경우에는 그러하지 아니하다. 2) 급식 또는 세탁물 처리는 의료기관이 공동으로 하거나 외부용역에 의하여 처리할 수 있다. 3) 병원급 이상의 의료기관에 설치된 정신과의 경우에는 응급실, 뇌파검사 및 심전도실, 임상검사실, 방사선실, 조제실, 소독시설, 급식시설, 세탁물 처리시설 또는 구급차는 다른 과와 공동으로 사용할 수 있다.		

그러나 이러한 규정은 법적인 최소 규정이며, 이에도 미치지 못하는 병원이라면 절대 선택하지 말아야 할 것입니다. 현재 위와 같은 최소한의 시설, 장비 기준도 만족하지 못하는 정신의료기관은 거의 없습니다. 하지만 아주 드물게는 시설의 이름만 걸어두고, 실제로는 제대로 사용하지 않는 기관도 있습니다.

정신병원의 입원실은
열악하지 않은가요?

A 입원실의 수준은 천차만별입니다. 그러나 입원실에 대한 시설 규정을 두고 있으므로, 최근에는 아주 열악한 입원실을 운영하는 정신병원은 거의 없습니다. 물론 생활수준이 과거에 비해서 향상되었기 때문에, 예전의 규정이 시대 변화를 따라가지 못하는 점도 있습니다. 정 걱정이 되면 직접 입원실을 둘러볼 수 있는지 문의하는 것이 좋습니다.

입원실에 대한 시설규정은 다음과 같습니다.

입원실에 대한 시설 규정

가. 환자 1인용 입원실 바닥 면적: 6.3제곱미터 이상

나. 환자 2인 이상용 입원실 바닥 면적: 환자 1인당 4.3제곱미터 이상

다. 보호실: 입원환자(연평균 1일 기준) 50인당 1실 설치(단수에는 1개 추가), 단 정신의료기관이 개방병동으로만 이루어진 경우에는 보호실을 두지 아니할 수 있으며, 보호실에는 1실에 1인만 입실시켜야 하고, 자의 자해 등을 예방할 수 있도록 안전장치 및 관리감독에 철저를 기하여야 합니다.

라. 병동 안에 외부 경보연락장치 및 자유로운 통화를 위한 환자용 전화기 설치

마. 정신병상의 100분의 10 이상을 개방병상으로 운영(개방병상은 잠

금장치가 전혀 없이 평상시 건물 외부로 자유로이 이동할 수 있는 상
태를 유지하는 입원실을 말함. 단, 일몰 후 또는 악천후, 황사 등 환자
의 건강에 불리한 경우에 건물의 현관 등의 개방을 일시적으로 제한할
수 있습니다.)

바. 입원실 1실의 정원은 10인 이하로 함

사. 병동 내 입원실을 환자의 동선을 고려하여 배치하되 미로형의 복
잡한 배치를 지양하여야 하며, 입원실의 시설 및 비품은 자신 또는
타인을 해할 위험이 예방될 수 있도록 설치하여야 함

아. 정신의료기관의 개설 허가권자(신고수리자 포함)는 입원환자의 프
라이버시 보호와 환자 간 접촉방지 및 위생을 위하여 개별 침대형
병상, 개인별 사물함 등의 설치와 화장실, 목욕실, 갱의실 등의 개
선을 권장할 수 있음

위와 같은 시설규정에 대한 것은 최소한의 기준입니다. 그러나 현실
적으로 이에도 미치지 못하는 병원이 적지 않은 편입니다. 시설에 대해
서 궁금하면 직접 방문하여 확인하는 것이 필요합니다. 어떤 병원에서
는 이러한 내용을 잘 알려주지 않으려고 하기도 합니다. 그런 병원이라
면 뭔가 부족한 것이 있기 마련입니다. 몇 달 이상 장기간 입원해야 하
는 병원의 시설을 알아보는 것은 당연한 권리이니 꼼꼼히 확인하도록
합니다.

시설이 좋다고 하여 좋은 병원이라고 할 수는 없습니다. 도심지에 위치
하여 땅값이 비싸거나 혹은 역사가 오래된 병원은 증개축이 어려워서 상
대적으로 시설이 열악해 보일 수 있습니다. 그러나 겉으로 보기에는 낡아
보이지만, 좋은 치료환경을 제공하는 병원도 많습니다. 또한 외딴 곳에
새로 지어서 건물의 시설은 훌륭하지만, 냉난방이 잘 되지 않는다든가 혹

은 의료진이 부족하다든가 하는 문제가 있다면 좋은 시설의 빛이 바랠 것입니다. 위의 기준은 참고사항일 뿐입니다.

Q

정신병원에는
충분한 의료진이 근무하고 있나요?

A 정신의료기관에 근무하는 종사자의 수에 대한 일정한 기준이 있습니다. 그리고 점점 많은 인력을 병원에 배치하여 양질의 진료를 제공할 수 있도록 하는 경향입니다. 그러나 아직 선진국에 비하면 많이 부족합니다. 꼼꼼히 잘 따져보는 것이 좋습니다.

시설보다 더 중요한 것은 사람입니다. 의료진의 수준을 떠나서 일단 최소한의 필수 인력이 있지 않다면 좋은 진료는 기대하기 어려울 것입니다. 앞서 말한 것처럼 세계적인 권위를 자랑하는 교수님의 진료를 받고 있다고 하더라도, 외부활동과 연구에 바빠서 정작 진료에 큰 신경을 쓰지 못한다면 그러한 명성이 환자에게 무슨 의미가 있을까요? 아직도 정신건강의학과 전문의의 수가 많이 부족하기 때문에, 원하는 만큼의 충분한 면담을 하는 것은 어느 병원에 입원해도 그리 쉬운 일은 아닙니다. 하지만 주치의가 자신의 이름을 기억하지 못할 정도가 되어서는 곤란하다고 할 수 있습니다.

또한 간호사나 전문요원도 최소한의 규정만을 겨우 만족하는 경우라면 좋은 간호와 재활치료를 기대하기는 어려울 것입니다. 간호사 1인당 환자가 너무 많으면 아무래도 환자 한 명 한 명에게 친절한 간호를 제공하는 것은 불가능합니다. 아래는 정신의료기관의 종사자 수에 관한 법적 기준입니다.

그림 2_ 정신의료기관의 종사자 최소 기준

	정신병원 혹은 병원급 이상의 의료기관에 설치된 정신건강의학과	정신과 의원	비고
정신건강 의학과 전문의	입원환자 60인당 1인을 두되, 그 단수에는 1인을 추가한다. 이 경우 정신건강의학과 전공의는 정신건강의학과 전문의 0.5인으로 본다.	정신병원과 같음.	외래환자 3인, 낮병동 환자 2명은 입원환자 1인으로 간주한다.
간호사	입원환자 13인당 1인을 두되, 그 단수에는 1인을 추가한다. 이 경우 간호사 정원의 2분의 1의 범위 안에서 간호조무사를 간호사로 갈음할 수 있다.	정신병원과 같음.	간호사 면허와 정신보건 간호사 자격을 동시에 소지한 자는 고유 업무에 따라서 하나의 분야에만 인력을 산정할 수 있다.
정신보건 전문요원	입원환자 100인당 1인을 두되, 그 단수에는 1인을 추가한다. 이 경우 전문요원의 자격취득을 위해서 수련 중인 자로서 수련기간이 1년을 경과한 자는 이를 전문요원 0.5인으로 본다.	단 입원환자가 5명 이하이거나 외래환자만을 진료하는 경우에는 간호사를 간호조무사로 대체할 수 있다.	

위의 기준은 최소한의 기준입니다. 그리고 사실 위의 기준을 어기면 경고에서 심하면 사업정지까지 받을 수 있기 때문에 이를 어기는 병원은 없다고 해도 크게 틀리지 않습니다. 그러면 위의 기준을 만족하면 좋은 병원이라고 할 수 있을까요?

예를 들어 현재 정신병원의 최대 허가규모인 300병상의 병원이 있다고 가정해 봅시다. 위의 기준에 의하면 정신과 전문의는 5명(60분의 300)만 있으면 필수 요건은 만족하는 셈입니다. 간호사의 경우는 23명, 전문요원은 3명만 있으면 됩니다. 그러나 상식적으로 이래서는 좋은 진료를 하는 병원이라고 할 수 없을 것입니다. 3교대를 하는 간호사라면 한 번에 근무하는 간호사가 8명에 불과하니 300명의 입원환자에게 제대로 된 간호를 하는 것이 현실적으로 불가능합니다.

그러므로 치료받고자 하는 병원의 인력이 충분한지 알아두는 것은 좋은 진료를 받기 위해 중요한 정보입니다. 대부분의 경우에는 병원홈페이지를 확인하거나 원무과에 문의하면, 병원의 병상이 얼마나 되는지 그리고 의사가 몇 명인지 어렵지 않게 알 수 있습니다.

Q

병원평가 정보를
구할 수 있나요?

A 건강보험심사평가원에서는 의료급여 환자를 진료하는 정신의료기관을 대상으로 한 평가 정보를 공개하고 있습니다. 웹사이트에 접속하면 유용한 정보를 알 수 있습니다. 그러나 의료급여병원만을 대상으로 한다는 점, 그리고 평가 결과를 그대로 적용하기는 어려운 부분이 있다는 점 등은 아쉬운 부분입니다.

2015년 건강보험심사평가원에서는 의료급여 정신과 입원 진료비를 청구한 정신의료기관을 대상으로 의료급여 정신과 적정성 평가를 시행하였고 그 결과를 공개했습니다. 2012년에 이어 두 번째 발표입니다. 상급종합병원 4개, 종합병원 39개, 병원 148개, 의원 74개, 요양병원 88개 등 총 353개 기관을 대상으로 했는데, 앞서 이야기한 바와 같이 의료급여환자를 보지 않는 일부 병원을 제외하고 거의 모든 병원을 망라한다고 할 수 있습니다. 그러면 웹사이트를 통해서 병원 정보를 파악하는 방법을 알아보겠습니다.

우선 건강보험심사평가원 웹사이트에 접속합니다. 주소는 www.hira.or.kr입니다. 회원 가입을 하지 않아도 정보를 검색하는 데는 아무런 지장이 없으니 회원 가입은 하지 않아도 됩니다.

이곳에 들어가면 병원, 약국에 대한 지리적 정보, 병원 진료비나 비급여 진료비, 의료자원 정보, 테마질병 정보, 약제급여 기준 정보 등 다양한 정보를 쉽게 검색할 수 있습니다. 그러면 여기서 '병원평가정보' 부분을 클릭해 보겠습니다.

그림 3_ 병원평가정보

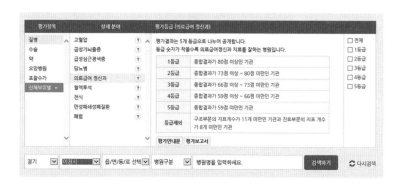

예를 들어볼까요? 위 페이지의 평가항목에서 '질병'을 상세분야에서 '의료급여 정신과'를 선택하고 아래에 있는 지역 항목에서 경기도 이천시를 선택하여 검색해보겠습니다.

검색을 하면 성안드레아병원과 모 병원 이 두 곳이 나옵니다. 즉 경기도 이천시에서 의료급여환자를 진료하는(의료급여환자만 진료한다는 것은 아닙니다. 대부분의 병원은 의료급여수급자와 건강보험환자를 모두 진료합니다. 자세한 것은 뒤의 재정 부분에서 다시 다루도록 하겠습니다) 병원이 두 곳이라는 것을 알 수 있습니다. 또한 각 병원의 평가등급을 1~5단계로 구분하여 등급을 매기고 있음을 볼 수 있습니다.

그러면 성안드레아병원의 자세한 평가 결과를 보기 위해 병원 이름을 클릭해 보겠습니다.

그림 4_ 한 병원의 평가 결과 예

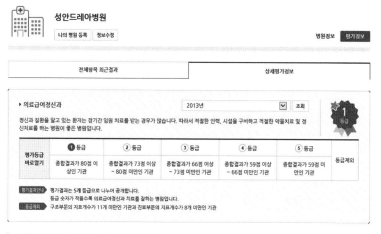

성안드레아병원

나의 병원 등록   정보수정

병원정보   평가정보

| 전체항목 최근결과 | 상세평가정보 |

▶ 의료급여정신과

2013년 ▼ 조회

정신과 질환을 앓고 있는 환자는 장기간 입원 치료를 받는 경우가 많습니다. 따라서 적절한 인력, 시설을 구비하고 적절한 약물치료 및 정신치료를 하는 병원이 좋은 병원입니다.

평가등급 바로알기	❶ 등급	❷ 등급	❸ 등급	❹ 등급	❺ 등급	등급제외
	종합결과가 80점 이상인 기관	종합결과가 73점 이상 ~ 80점 미만인 기관	종합결과가 66점 이상 ~ 73점 미만인 기관	종합결과가 59점 이상 ~ 66점 미만인 기관	종합결과가 59점 미만인 기관	

평가결과안내 평가결과는 5개 등급으로 나누어 공개합니다.
등급 숫자가 작을수록 의료급여정신과 치료를 잘하는 병원입니다.
등급제외 구조부문의 지표개수가 11개 미만인 기관과 진료부문의 지표개수가 8개 미만인 기관

⑦ 표시를 클릭하시면 평가지표에 대한 상세설명을 보실 수 있습니다.
* 결과값이 평균값보다 우수할 경우 그래프가 파란색 벗살무늬로, 평균값보다 우수하지 않을 경우 그래프가 주황색 DOT무늬로 표시됩니다.

| 구조부문 | ⦿ 시설 | ○ 의료인력 |

그림 5_ 시설 부분 평가지표

구조부문	⦿ 시설	○ 의료인력	
과정부문	○ 약물치료	○ 정신요법	○ 재활치료
결과부문	○ 입원일수	○ 재입원율	○ 외래방문율

❸ 결과값이 높을수록 우수한 항목

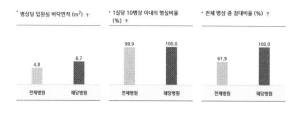

* 병상당 입원실 바닥면적 (m²) ?   * 1실당 10병상 이내의 병실비율 (%) ?   * 전체 병상 중 침대비율 (%) ?

* 휴게 공간, 산책 공간, 운동설비를 갖춘 운동공간의 유무 ?

위에서 볼 수 있듯이 시설 부분에서 입원실 바닥 면적, 10병상 이내의 병실 비율, 병실당 정원수, 전체 병상 중 침대 비율, 대변기 1개당 병상 수, 휴게 공간, 산책 공간, 운동시설의 유무를 눈으로 확인할 수 있습니다.

그러면 의료인력 부분을 보겠습니다.

그림 6_ 의료인력 부분 평가지표

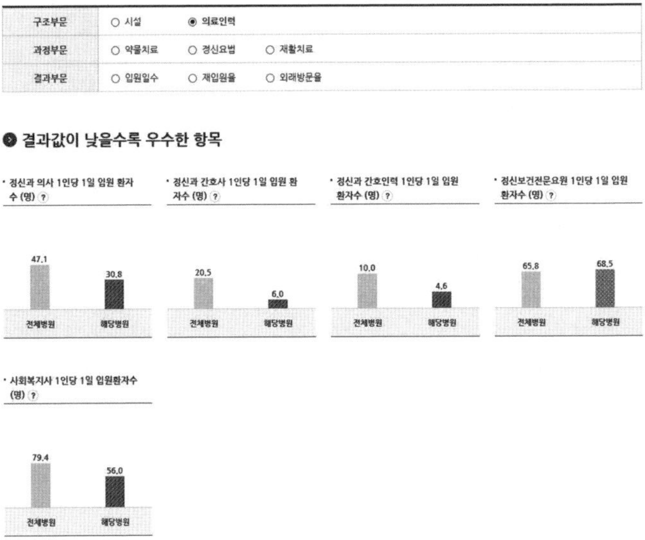

의사 1인당 입원 환자 수는 30.8명, 정신과 간호사 1인당 1일 입원환자 수는 6.0명으로 평균에 비해서 어느 정도 수준인지 대략 가늠할 수 있습니다. 그러나 이러한 수치가 반드시 병원의 질과 직결되는 것은 아닙니다. 다양한 상황과 요인을 감안하여 판단하여야 합니다. 그렇지만 마음에 두고 있는 몇 개 병원의 시설이나, 인력 등을 서로 비교하는 데 큰 도움이 될 것입니다.

그 외 꼭 확인할 부분이 과정 부문의 약제 항목입니다.

그림 7_ 비정형약품처방률(정신분열병)

구조부문	○ 시설	○ 의료인력	
과정부문	● 약물치료	○ 정신요법	○ 재활치료
결과부문	○ 입원일수	○ 재입원율	○ 외래방문율

● 결과값이 높을수록 우수한 항목

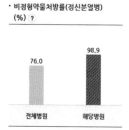

* 비정형약물처방률(정신분열병)
(%) ?

이는 조현병(정신분열병)에서 정형 항정신병 약물과 비정형 항정신병 약물의 처방 비율을 나타낸 것입니다. 먼저 분명히 해두어야 할 것은 비정형 항정신병 약물이 정형 항정신병 약물보다 무조건 좋은 것은 아니라는 것입니다. 경우에 따라서는 정형 항정신병 약물이 더 잘 듣는 사례도 있습니다. 그러나 일반적으로는 정형 항정신병 약물에 비해서 비정형 항정신병 약물의 부작용이 더 적고, 재발률이 낮으며 또한 사회복귀를 막는 음성증상에 더 좋은 효과를 보입니다. 아울러 비정형 항정신병 약물은 정형 항정신병 약물에 비해 비교적 최근에 개발된 약물이 많습니다.

하지만 비정형 항정신병 약물은 정형 항정신병 약물에 비해 가격이 비싸기 때문에 의료급여환자에게는 처방을 꺼리는 경향이 있습니다. 또한 만성, 고령의 환자가 많은 때는 종전부터 사용하던 정형 항정신병 약물을 유지하는 경우가 많기 때문에 비정형약품처방률이 떨어질 수 있습니다.

환자별로 경우가 다양하고 한 병원의 의사들도 처방 패턴이 서로 다르기 때문에, 이 수치만 보고는 병원의 수준이나 치료 방침을 알기는 어렵습니다. 그러나 유난히 비정형약품처방률이 낮은 병원이라면 다시 한 번 생각해 볼 필요가 있습니다.

그 외 정신요법, 재활치료 등의 항목이 있습니다. 정신요법은 단지 서류상의 시행 여부와 횟수의 확인이며 정신요법의 질에 대해서는 전혀 알 수 없기 때문에 큰 의미는 없습니다. 병원별 차이도 거의 나지 않습니다.

재활치료 부문에서 낮병동이나 정신보건센터를 보유하고 있다면 향후 재활치료를 원하는 경우 여러 가지로 도움이 될 수도 있습니다.

그림 8_ 재활치료 – 낮병동과 정신보건센터의 유무

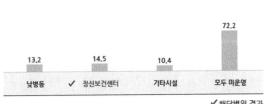

결과 부문의 입원일 수와 재입원율, 외래 방문율은 병원마다 사정이 다르기 때문에 병원을 선택하는 중요한 기준이 될 수 없습니다. 그러나 전반적으로 입원일 수가 짧다면, 만성환자가 적고 사회복귀를 잘하는 병원이라고 할 수 있습니다. 그러나 증상이 심하지 않아도 병원이 마음에 든다고 하면서 요양 목적으로 오랫동안 입원하려고 하는 환자들이 있을 수 있고, 또한 병원의 치료가 마음에 들지 않거나 병원비가 너무 비싸서 금방 퇴원해버릴 수밖에 없는 경우도 있습니다. 그렇기 때문에 입원일 수는 단지 참고사항으로만 생각하도록 합니다.

이 평가에서는 퇴원 후 재입원율에 대해서도 단지 낮은 재입원율을 좋은 것으로 판단하고 있습니다. 하지만 환자나 보호자가 병원이 마음에 들지 않으면 다른 병원에 입원할 것이기 때문에 낮은 재입원율이 반드시 좋은 병원을 말해준다고는 할 수 없습니다. 이 항목도 단지 참고사항으로만 생각하도록 합니다. 그러나 입원을 고려하고 있는 병원이 너무 높은 재입원율을 보인다면, 이는 환자가 퇴원 후 사회복귀를 거의 하지 못한다는 의미이니 다시 한 번 생각해 볼 필요가 있습니다.

퇴원 후 외래 방문율은 높을수록 좋습니다.

그림 9_ 퇴원 후 30일 이내 외래 방문율

구조부문	○ 시설	○ 의료인력	
과정부문	○ 약물치료	○ 정신요법	○ 재활치료
결과부문	○ 입원일수	○ 재입원율	◉ 외래방문율

❯ 결과값이 높을수록 우수한 항목

· 퇴원 후 30일 이내 외래방문율(정
  신분열병) (%) ?

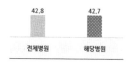

이는 외래가 잘 운영되고 있으며, 퇴원 후에도 지속적으로 외래치료 서비스를 잘 제공하고 있다는 의미입니다. 또한 병원이 지리적으로 너무 외진 곳에 있거나 교통이 불편하면 외래 방문율이 떨어지기 마련입니다. 그러므로 높은 외래 방문율은 병원을 방문하는데 상대적으로 어렵지 않다는 것을 말해준다고 할 수 있습니다.

◉ 건강보험심사평가원 홈페이지(http://www.hira.or.kr/)

Q

건강보험심사평가원의
병원평가 정보는 확실한가요?

A 아직 부족한 부분이 많습니다. 그러나 현재로서는 각 정신병원의 현황을 알 수 있는 유일한 방법입니다.

　심사평가원의 정신과 의료급여 병원에 대한 평가는 2009년에 처음 이루어졌습니다. 당시 정신과 분야에서 일하는 사람이라면 누구나 우수한 병원으로 알고 있는 모 병원이 5등급을 받고, 그다지 좋은 병원은 아니라고 알려진 병원이 최고 등급을 받는 일이 있어서 많은 항의가 있었습니다. 모 병원에서는 열악한 시설에도 불구하고 좋은 등급을 받자 환자들이 항의시위를 하는 일도 있었습니다. 평가방법이 서류 심사에 의거하고 있다는 점을 악용하여, 실제 환자 진료와 관련이 없는 복도 면적이나 병원 로비 등도 입원실 면적에 포함하는 등의 문제가 있었던 것입니다.

　2011년 평가에서는 일부 병원이 평가 방법 등에 대해서 불만을 가지고 자료 제출을 거부하는 등 우여곡절 끝에 2012년 중반에야 발표되었습니다. 많은 병원이 제외되어 있고, 또한 평가 지수 항목이 부족한 수많은 병원이 등급 외 판정을 받는 등 아직은 여러 가지 면에서 부족한 평가방법입니다. 이는 의료급여의 청구를 위한 자료를 가지고 평가 수치로 변환하여 사용한 것이기 때문에 처음부터 문제가 있었다고 할 수 있습니다. 그러나 현재로는 각 정신병원의 현황을 알 수 있는 유일한 방법이므로 여기서 자세하게 제시하였습니다.

보건복지부 의료기관평가인증원에서는 2013년부터 정신의료기관 인증 및 평가를 시행하고 있습니다. 이는 의료급여 병동을 운영하는 정신병원뿐만 아니라, 사실상 입원실을 운영하는 모든 정신의료기관을 대상으로 하고 있습니다. 의료법에 의해서 2013년부터 정신병원은 의료기관 인증을 4년에 한 번씩 의무적으로 받아야 하고, 50병상 이하의 소규모 입원실을 가진 병원에 설치된 정신건강의학과나 정신건강의학과의원은 정신보건법에 의해서 3년에 한 번씩 정신보건시설 평가를 받게 됩니다.

정신보건시설 평가에서는 1. 진료 및 운영체계(환자의 권리와 편의, 환자의 관리, 인력 및 시설 충족도, 질 향상 활동체계 등), 2. 부문별 업무성과(의무기록 관리, 검사 및 약품 관리, 영양 관리 등), 3. 서비스 질 지표(치료 지속률, 재원일 및 재입원, 신체강박 및 격리 시간, 퇴원환자 서비스 의뢰, 정신질환 임상지침 등), 4. 서비스 이용자 만족도 조사(입원·외래 서비스 만족도) 등이 평가됩니다. 그러나 아쉽게도 아직 모든 기관에 대한 평가가 이루어지지 않았고, 평가결과도 일반에 공개되지 않고 있습니다. 다만 인증평가의 통과 여부는 의료기관평가인증원 홈페이지에서 검색, 확인하실 수 있습니다.◉ 그러나 이는 최소한의 인증기준을 통과했다는 의미 정도로 참고하시면 좋겠습니다.

◉ 의료기관평가인증원 홈페이지(www.koiha.kr)

Q

대학병원이 좋을까요?
정신병원이 좋을까요?

A 한 마디로 말하기 어렵습니다.

앞에서 정신의료기관의 종류와 시설, 인력 규정 등에 대해 알아보고 각 병원의 현황을 인터넷으로 검색하는 방법을 알아보았습니다. 그러나 이러한 정보는 병원에 대한 한쪽 면만을 보여줄 뿐이며, 우리 가족이 입원하기에 좋은 병원임을 말해주는 것은 아닙니다. 우선 병원을 선택하기에 앞서서 대학병원의 정신건강의학과와 정신병원의 장단점을 살펴보도록 하겠습니다. 외래만 담당하는 정신건강의학과 의원이나 병원에 설치된 정신건강의학과는 간단하게 다루도록 하겠습니다.

Q

대학병원과 종합병원의
정신병동에 대해서 알려주세요.

A 대학병원은 대개 의료전달체계 상의 상급종합병원, 혹은 종합병원입니다. 소규모의 병동에 많은 의료진이 있기 때문에 보다 집중적인 진료를 받을 수 있는 장점이 있습니다. 그러나 입원 대기환자가 있는 경우는 적시에 입원치료를 받기 어려운 단점이 있습니다.

먼저 대학병원 혹은 종합병원을 생각해보겠습니다. 대학병원은 대개 의료전달체계 상의 상급종합병원, 혹은 종합병원입니다. 42개 상급종합병원은 예외 없이 대학병원이거나 대학과 연계된 병원입니다. 여기서 대학과 연계된 병원이라 함은 서울아산병원이나 삼성서울병원과 같이 형식적으로는 대학병원에 속하지 않는 경우를 말합니다. 원칙적으로 대학병원이란 대학교에 의해 설치되어 학생의 실습을 담당하는 부속병원을 말합니다. 서울아산병원은 아산사회복지재단 소속이며, 삼성서울병원은 삼성생명공익재단 소속이므로 대학 부속병원이라고 할 수 없습니다. 그러나 실제로는 울산대학교 의과대학이나 성균관대학교 의과대학의 교육병원이면서 해당 병원의 의료진도 대부분 대학의 교수를 겸임하고 있기 때문에 여기서는 편의상 대학병원으로 취급하기로 합니다.

국내에 정신과가 설치된 대학병원은 총 60여 개입니다. 병원의 규모에 따라서 차이가 있지만 대개 3~10명 정도의 전문의와 4~20명 정도의 전공의가 근무하고 있습니다. 경기도 광주에 위치한 세브란스정신건강병원 및 전북 익산에 위치한 원광대학교 병원이 예외적으로 각각 200병상, 90병상이지만, 대개는 소규모의 병동만을 교육과 수련 목적으로 운영하고 있습니다(세브란스정신건강병원은 최근에 폐쇄되었습니다). 서울대학교병원이 67병상, 서울아산병원이 56병상이지만 이를 제외하면 대개는 많아야 30~40병상을 넘지 않습니다.

소규모의 병동에 많은 의료진이 있기 때문에 보다 집중적인 진료를 받을 수 있는 장점이 있습니다. 또한 신체질환이 동반되었을 때나, 고가의 특수검사장비가 필요한 경우도 한 병원 내에서 쉽게 해결할 수 있는 장점이 있습니다. 전기충격치료나 경두개자기치료 혹은 수술적 치료 등 매우 전문적인 치료를 받을 수 있습니다. 거의 대부분 전공의 수련기관이기 때문에 원칙적이고 교과서적인 진료를 시행하며, 진료의 질을 믿을 만합니다.

일부 대학병원에서는 아주 어려운 특수치료나 새로 개발된 약물을 시험적으로 사용하기도 합니다. 특히 일반 병원에서 보기 어려운 중증 환자나 다른 질환이 병합된 복합 장애 환자들은 대학병원에서 다양한 과목의 의사에게 협진을 받을 수 있는 장점이 있습니다. 에이즈나 결핵을 앓고 있는 정신과 환자들은, 감염환자를 위한 격리실이 갖추어진 대학병원이나 종합병원에 가는 수밖에 없습니다.

의사 한 명이 10명 이상의 입원 환자를 보는 경우는 드물며, 교수 회진이나 학생 교육을 위해서 환자 한 명을 다각도로 평가하기 때문에 양질의 진료가 가능합니다. 일반적으로 교통이 편리한 곳에 위치하고 있기 때문에 보호자 면회나 외래 치료 시 편리합니다. 병원이나 대학교 차원에서 친절교육이나 여러 가지 서비스 개선을 위한 노력을 늘 하기 때문에 대학병원은 고압적이고 불친절하다는 편견도 거의 사라져가고 있습니다.

그러나 입원 대기환자가 있을 때는 적시에 입원치료를 받기 어려운 단점이 있습니다. 연구나 교육, 대외활동에 바쁜 교수들은 환자에게 많은 시간을 할애하기 어려울 때가 많습니다. 심지어는 외래 치료 시 몇 분 만에 진료가 끝나서 깊이 있는 면담이 불가능한 경우가 흔합니다. 미리 예약을 하지 않으면 진료가 불가능한 경우도 많은데, 예약이 몇 달이나 밀려 있다면 사실 마음이 급한 가족의 입장에서는 사실상 진료가 어렵습니다.

그리고 전공의가 입원 환자의 일차적 진료를 수행하기 때문에, 적절한 지도감독이 없다면 경험이 적은 의사에게 미숙한 진료를 받을 가능성도 있습니다. 특진비나 상급병실료, 비급여 검사비 등으로 인해서 입원비가 비싸고, 종종 한 달 입원비가 500만 원을 넘는 경우도 있어서 장기간의 입원치료가 현실적으로 어렵기도 합니다.

또한 초기 진단 및 약물학적인 개입에 초점이 맞추어져 있어서 재활이나 사회복귀를 위한 치료는 기대하기 어려울 수도 있습니다. 아울러 다소 경직되고 엄격한 병동 규칙이 적용되는 경우가 많고, 전체 병원의 규모는 크지만 정작 환자들이 사용하는 정신병동이나 병실은 협소한 편입니다. 주변에 산책공간이 없거나 산책 자체가 불가능한 병원도 많습니다.

큰 규모의 대학병원이나 종합병원 외에 비교적 작은 규모의 종합병원에서도 정신건강의학과를 갖추고 있는 사례가 있습니다. 수련병원이 아니기 때문에 전공의가 있지 않고 별도의 정신과 전용 입원실을 두고 있지 않은 경우가 대부분입니다. 주로 일반 입원환자에 대한 정신의학적 자문, 정신건강의학과 외래 진료를 많이 시행합니다. 성격상 대학병원의 정신과와 개인 정신과의원의 중간 정도라고 생각할 수 있습니다.

Q

정신과 전공의가 있는
정신병원에 대해서 알려주세요.

A 앞서 말한 대학병원은 거의 모두 전공의가 근무하는 수련병원이며, 대학병원
이 아닌 수련병원은 전국에 16개가 있습니다. 대한신경정신의학회의 수련병원 심
사기준을 통과해야 하기 때문에 시설이나 의료진 등을 믿을 만한 장점이 있습니다.

먼저 정신병원 중에서 전공의의 수련을 담당하고 있는 정신과 수련병
원이 있습니다. 이는 대학병원은 아니지만, 정신과 전문의가 되고자 하는
의사들에게 정신과 수련과정을 제공하고 있는 병원입니다.

앞서 말한 대학병원은 거의 모두 수련병원이며, 대학병원이 아닌 수련
병원은 전국에 16개가 있습니다. 이 중 국립정신건강센터(구 국립서울병
원), 국립중앙의료원, 중앙보훈병원, 서울특별시 은평병원, 국민건강보험
공단 일산병원, 국립공주병원, 국립춘천병원, 국립법무병원, 국립나주병
원, 국립부곡병원 등은 모두 국가기관이나 지방자치단체, 건강보험공단
이 운영하는 국공립병원입니다. 그 외에 민간수련병원으로는 계요병원,
용인정신병원, 성안드레아신경정신병원, 마음사랑병원, 예수병원, 김원묵
기념봉생병원, 양산병원 등이 있습니다.

이 중에서 국립중앙의료원과 국민건강보험공단 일산병원, 예수병원,
김원묵기념봉생병원은 소규모 병상을 운영하는 종합병원의 정신건강의
학과입니다. 이러한 병원은 대학병원에 준하여 생각하면 될 것입니다. 국
립법무병원이나 중앙보훈병원은 특수 목적을 가지고 설립된 국립병원이

며, 서울, 춘천, 공주, 나주, 부곡의 5개 국립병원과 서울특별시 은평병원도 일반 정신병원과는 여러 가지 면에서 다르기 때문에 뒤에서 별도로 다루기로 합니다.

이러한 병원의 장점으로는 지도전문의의 국제학회참석, 논문 및 저서 발표, 일평균 입원환자 수 제한 및 여러 가지 교육, 연구 시설과 수련 프로그램 등에 관한 세세한 규정을 두고 있기 때문에 전반적인 병원과 의료진의 수준을 어느 정도 보장한다고 할 수 있습니다. 대학병원에 비해서 병원의 규모가 크고, 여러 가지 재활프로그램도 활성화되어 있는 편입니다. 산책 공간이나 운동시설 등이 갖춰진 곳이 많고, 다양한 전문 병동(알코올 병동, 만성 병동, 개방 병동, 재활 병동, 노인 병동, 소아 병동 등)을 보유하고 있는 경우도 있습니다. 일부 병원을 제외하고는 모든 종류의 정신과 환자를 다 진료하고 있다는 점도 선택 시 고려할 만한 부분입니다. 또한 대학병원보다 진료비가 상대적으로 저렴한 편입니다. 그리고 수련병원 자격을 유지하기 위해서 드는 비용이, 수련 체계를 유지하여 얻는 경제적 이득보다 큰 경우가 많은데, 그럼에도 불구하고 수련제도를 유지하는 것은 병원이 정신과 환자에 대한 연구와 교육 등에 그만큼 관심이 많다는 것을 보여준다고도 할 수 있습니다.

이러한 병원들은 대개 비교적 규모가 크며, 병원 내 사회복귀시설이나 작업치료장, 도서관 등을 갖추고 있고, 심지어 환자가 일할 수 있는 사회적 기업을 운영하는 곳도 있습니다. 산책로나 연못, 농구장이나 운동장, 테니스장, 헬스클럽, 농장, 매점, 카페, 휴게실, 보호자용 식당, 공연장, 강당 그리고 원목실이나 예배당과 같은 종교시설을 대개 갖추고 있습니다. 이러한 편의시설이 정신질환의 치료에 필수적이라고 할 수는 없지만, 장기간 입원치료 및 재활을 고려한다면 예상 외로 아주 중요한 시설입니다.

또한 원목실, 사회사업과, 원무과 등 진료지원 부서가 잘 갖추어져 있어서 다른 행정적인 지원을 받는 것도 용이합니다. 외부 단체에서 무료 공연 봉사를 오거나, 자원봉사자들도 많은 편입니다. 식사나 위생도 비교적 잘 관리되는 편이고, 안전시설도 잘 갖추어진 편입니다. 홈페이지도 비교적 잘 갖추어져 있어서 원하는 정보를 얻기 쉬우며, 야간에도 늘 당직의사가 상주하고 있어서 응급상황에 대처하기가 편리합니다. 또한 주말이나 야간에도 입원이 가능합니다. 무엇보다도 많은 환자와 보호자, 직원들이 지켜보기 때문에 인권 유린이나 부조리는 상대적으로 거의 없다고 할 수 있습니다. 병원 내에 환자 자조 모임이나 가족 모임이 활성화된 사례도 많습니다. 이 정도의 병원이 폐업을 하는 경우는 생각하기 어렵기 때문에, 장기간 외래 치료나 반복적인 입원이 필요한 경우에도 좋습니다.

그러나 대학병원에서와 마찬가지로 다소 경험이 적은 전공의의 진료를 받게 될 가능성이 있으며, 비수련병원에 비해서 진료비도 다소 비싼 편입니다. 많은 환자들이 입원하고 있기 때문에 개별화된 면담보다는 집단 치료 위주로 치료가 진행되는 경향이 있습니다. 대학병원보다 의사 1인당 진료환자 수가 많고, 외래환자도 비교적 많은 편입니다.

정신과 외에 내과나 가정의학과 같은 다른 과를 같이 두기도 하지만, 기본적인 진료 외에는 어려운 경우가 많습니다. 보다 전문적인 진료가 필요하면 외진을 시행하거나 혹은 가족이 직접 환자를 데리고 외부에서 진료를 해야 하는 불편이 있습니다.

또한 대학병원이나 종합병원보다 교통이 불편한 편입니다. 일부 병원은 셔틀버스를 운행하고 있지만 교통이 편리하다고 할 수는 없습니다. 대중교통 수단으로는 접근성이 떨어지는 편이어서, 자가용을 이용하기 어렵다면 향후 외래치료 시 불편할 수 있습니다. 그리고 아무래도 의사보다는 병원을 보고 선택하는 경우가 많아서, 주치의와 장기간의 관계를 맺는 것이 어려운 편입니다. 병원이나 의사 사정으로 인해 진료시간이 변경되거나, 의사가 중도에 사직을 하는 사례도 대학병원이나 개인의원보다는 잦아서 새로 다른 의사와 익숙해져야 하는 어려움이 있을 수 있습니다.

정신과 환자가 500명이나 1000명 이상 있는 대단히 규모가 큰 병원은 아무래도 싫다고 하는 환자나 보호자도 있습니다. 왠지 숨이 막히는 것 같다고 하며 작은 규모의 아담한 병원을 찾는 경우도 드물지 않습니다.

일반적인 정신병원에 대해서
알려주세요.

A 전국 어디서나 쉽게 접근할 수 있고, 그 수가 가장 많은 것이 일반 정신병원입니다. 역사가 오래된 병원은 나름대로 전통과 치료 방침이 분명하고, 의료진이나 직원들도 경험이 많은 장점이 있습니다. 아무래도 환자와 가까운 곳에 위치한 일반 정신병원에서 입원치료를 받는 것은 앞으로의 외래 치료나 가족들의 면회 등을 위해서 좋은 점이 많습니다.

전국 어디서나 쉽게 접근할 수 있고, 그 수가 가장 많은 것이 일반 정신병원입니다. 대한민국 정신보건의 가장 중추적인 역할을 하고 있다고 할 수 있습니다. 대도시, 중소도시에도 많이 있고, 한적한 지방에도 비교적 많이 있어서 쉽게 접근할 수 있으며, 대부분의 정신과 입원환자들은 이러한 병원에서 치료받고 있다고 해도 과언이 아닙니다.

많은 정신병원들이 정신과의사 개인이 운영하거나 혹은 법인의 형태로 운영되고 있습니다. 대개는 수십 병상에서 300병상까지 갖추고 있으며, 일부 정신병원은 그 이상의 병동을 갖추고 있습니다.

500병상이 되지는 않더라도 대개 300병상 내외의 비교적 큰 병원인 경우가 많습니다. 그러나 병원의 규모와 질이 비례하는 것만은 아니기 때문에, 무조건 크다고 해서 찾아가면 낭패를 볼 수도 있습니다. 최근 신설된 병원 중에는 수익을 위해서 무리하게 병상을 확장하기도 하기 때문에, 기타 시설이나 인력이 충분하지 않을 수 있습니다. 뒤에서 다시 이야기하겠지만, 아주 일부의 소위 '사무장' 병원은 지나치게 확장한 병상으로 재정이 어려워서 무리하게 입원을 권유하거나 혹은 퇴원을 지연시키는 경우도 있으므로 주의해야 합니다. 사무장이 소유하고 있는 몇몇 병원의 문제점은 언론에서 여러 번 언급한 바 있습니다.

역사가 오래된 병원은 나름대로 전통과 치료방침이 분명하고, 의료진이나 직원들도 경험이 많은 장점이 있습니다. 긴 역사를 자랑하는 것은 그 만한 장점이 있다는 반증이기 때문에 우선은 신뢰를 줄 수 있습니다. 그러나 꾸준한 리노베이션을 하지 않으면 시설이 낡고 비좁고, 다소 구식의 치료 스타일을 고집할 수도 있기 때문에 꼼꼼하게 따져보는 것이 중요합니다.

아무래도 환자와 가까운 곳에 위치한 일반 정신병원에서 입원치료를 받는 것은 앞으로의 외래 치료나 가족들의 면회 등을 위해서 좋은 점이 많습니다. 살아온 지역과 완전히 다른 곳에 있는 병원에 입원한다면, 의료진이나 같이 입원한 환자들의 억양이나 습관, 심지어는 자주 나오는 식단이나 음식의 간도 잘 맞지 않을 수 있기 때문에 가급적이면 고향과 가까운 곳에 위치한 병원을 선택하는 것이 좋습니다.

그러나 특수한 치료방침이나 특정한 환자군을 전문적으로 보는 전문병원이 가까운 곳에 없을 수도 있기 때문에, 환자의 나이나 문화, 정서, 습관, 주된 증상을 종합적으로 고려해 병원을 선택해야 합니다. 또한 젊은 연령의 환자들은 지역색이 별로 없는 경우가 많으므로 병원의 위치는 단지 접근성의 기준으로만 생각해도 크게 무리가 없습니다.

Q

종교재단이 설립한 병원의
장단점을 알려주세요.

A 환자의 종교도 종종 병원을 선택하는 중요한 기준이 됩니다. 그러나 병원은 절대 교회나 성당, 사찰이 아닙니다. 핵심적인 기준이 아닌, 참고사항 정도로 생각하시면 좋겠습니다.

환자의 종교도 종종 병원을 선택하는 중요한 기준이 됩니다. 독실한 신자는 자신이 속한 종교의 병원을 고집하는 경우도 있기 때문에 종교법인이나 특정한 종교를 표방하는 정신병원을 찾는 사례가 많습니다. 2008년 기준으로 국내에 설립된 병원, 종합병원, 의원 등을 전부 포괄하여 78,461개 의료기관 중 종교법인은 5개에 지나지 않습니다. 그러나 특정한 종교 단체에서 학교법인이나 재단법인, 사회복지법인의 형식으로 병원을 설립하는 경우가 많아 실제로 특정한 종교를 표방하는 병원의 수는 훨씬 많습니다. 국내에는 초창기에 외국선교사나 수도회 등이 세운 교회들이 많은 편입니다.

그러나 병원은 절대 교회나 성당, 사찰이 아닙니다. 특정한 종교의 정신이 병원의 운영 철학이나 병원의 분위기에 영향을 줄 수 있지만, 구체적인 개별 치료에 영향을 주는 경우는 거의 없습니다. 가톨릭 계열의 병원이라고 환자에게 성수를 뿌리거나, 불교 계열 병원이라고 하여 독경을 하라고 하지 않습니다. 병원의 설립 주체가 특정한 종교라 하더라도 환자의 치료에는 거의 영향을 주지 못한다고 할 수 있습니다. 특정한 종교를 가지고 있는 신자라고 하여 더 치료를 잘해주거나 혹은 진료비를 깎아주는 일도 없습니다. 또한 다른 종교를 가진 환자가 차별을 받거나 불이익을 당하는 일도 없습니다. 병원 운영에 종교색이 비교적 강하게 배어 있는 경우부터 단지 선언적인 수준으로 특정 종교를 표방하는 경우, 심지어는 홍보를 위해 이름만 특정 종교의 느낌이 나게 하는 경우까지 다양합니다.

하지만 자신이 속한 종교의 원목실이 없거나 예배, 미사, 예불 등이 어려울 수도 있기 때문에 신앙이 독실한 환자들이라면 이를 고려하는 것이 좋습니다. 아래는 주요 종교와 조금이라도 관련성이 있는 병원의 목록입니다.

특정 종교단체가 설립하거나 그 종교의 이념을 표방하는 주요 정신의료기관

대학병원(대), 종합병원(종) 및 정신병원(정)

1. 기독교: 세브란스병원(신촌, 강남), 세브란스정신건강병원(대), 원주기독병원(대), 고신대학교 복음병원(대), 삼육의료원 서울병원 – 제칠안식일예수재림교(종), 인천기독병원(종), 이천소망병원(정), 음성소망병원(정), 주사랑병원(정), 광주기독병원(종), 기독정신병원(정), 예수병원(종)

2. 천주교: 서울성모병원(대), 여의도성모병원(대), 인천성모병원(대), 성빈센트병원(대), 성안드레아병원(정), 의정부성모병원(대), 대구가톨릭대학교병원(대), 성바오로병원(종), 노체리안드리자애병원(정), 천주의성요한병원(정), 대구정신병원(정), 대구파티마병원(종), 포항성모병원(종), 창원파티마병원(종)

3. 불교: 동국대 일산병원(대), 동국대 경주병원(대)

4. 원불교: 원광대학교 병원(대)

5. 통일교: 청심국제병원(종)

인근 지역에 정신병원이 어디에 있는지
확인하는 방법을 알려주세요.

A 다양한 인터넷 서비스를 활용하면 쉽게 찾을 수 있습니다. 네이버나 다음과 같은 포털 서비스에서는 광고비를 지불하는 병원이 먼저 검색되기 때문에, 다른 방법을 이용하는 것이 좋습니다.

수많은 정신병원이 있지만 홈페이지가 없는 병원도 많고, 이를 하나하나 포털사이트에서 인터넷 검색을 하기도 어렵습니다. 이럴 때는 다음과 같은 인터넷 서비스를 이용해 보는 것이 하나의 방법입니다.

먼저 응급의료정보센터를 활용하는 방법을 알아보겠습니다.

www.1339.or.kr로 접속하면 중앙응급의료센터에서 운영하는 응급의료정보센터가 나옵니다. 여기서 전국 병원 및 약국 검색을 클릭하면 각 지역별 모든 의료기관 및 약국을 검색할 수 있습니다.

이 사이트에서 원하는 지역의 병원을 검색하면 병원 진료시간과 연락처 주소를 찾을 수 있습니다. 이는 정신병원뿐만이 아니라 모든 병원에 대한 정보를 포괄하고 있으며 국가에서 운영하기 때문에 믿을 만한 서비스라고 할 수 있습니다. 그러나 자세한 정보가 없다는 단점이 있습니다.

대한병원협회에서 운영하는 의료기관 위치 정보시스템(http://www.hospitalmaps.or.kr)을 이용할 수도 있습니다. GIS 기법을 사용하여 병의원의 위치를 확인할 수 있는 사이트입니다.

이 사이트에서 자신이 원하는 지역을 검색하면 정신병원의 목록과 지도가 나옵니다. 병원명을 클릭하면 병원에 대한 일반적인 정보가 검색됩니다. 또한 교통편과 셔틀버스 등의 시간표도 같이 표시되어 편리합니다.

Q

국공립병원에 대해서
알려주세요.

A 국공립병원이란 정부나 지방자치단체가 특수한 목적으로 설립한 병원을 말합니다. 대표적인 국공립병원은 보건복지부 산하의 5개 국립정신병원입니다. 국립병원은 민간병원에 비해 진료비가 저렴한 편입니다. 그러나 환자들에 대한 의료진과 직원의 태도가 다소 관료적인 것이 단점이라는 지적도 있습니다. 하지만 요즘은 서비스 정신을 강조하기 때문에, 눈에 띄게 친절한 국공립병원도 많습니다.

국공립병원이란 정부나 지방자치단체가 특수한 목적으로 설립한 병원을 말합니다. 과거 정신병원이 많지 않던 시절에는 국립병원이 정신과 환자의 치료에 중요한 역할을 수행하였습니다. 지금도 각 지역별로 비교적 큰 규모의 국립정신병원이 설치, 운영되고 있습니다. 그러나 과거에 비해서 정신질환자의 치료는 민간병원의 역할이 커지는 경향이며 국립병원은 경제적으로 어려운 환자들이나 특수한 환자, 중증 환자에 대한 치료에 집중하는 경향입니다. 또한 정신건강 정책 연구와 개발, 다른 민간 정신의료기관에 대한 지원과 감독의 역할이 점차 중요시되고 있는 실정입니다.

보건복지부 산하 국립정신병원

대표적인 국공립병원은 역시 보건복지부 산하의 5개 국립정신병원입니다. 보건복지부 본부 소속 기관 중 병원으로는 재활치료를 위한 국립재활원, 결핵환자를 위한 국립마산병원, 국립목포병원, 한센병 환자를 위한 국립소록도병원 등이 있습니다. 그리고 정신병원으로는 서울, 부곡, 공주, 나주, 춘천에 각각 국립정신병원을 두고 있습니다. 과거에는 종합병원으로 국립의료원을 두고 있었으나 이제는 특수법인화되어 산하 공공기관으로 독립(국립중앙의료원)하였습니다. 서울 중구에 위치한 국립중앙의료원은 20병상의 개방병동을 운영하는 정신건강의학과를 두고 있습니다.

국립정신건강센터(구 국립서울병원)은 1952년 보건사회부 산하의 노량진구호병원으로 시작해 현재 개방병동 341병상, 보호병동 619병상(2012년 기준)의 대규모 병상을 유지하고 있습니다. 가장 대표적인 국립정신병원이며, 또한 전공의 수련병원입니다. 정신건강과, 노인정신과, 중독정신과, 정신재활치료과, 내과, 영상의학과, 진단검사의학과, 치과 등 여러 과를 두고 있으며, 소속기관으로 국립정신보건연구센터와 소아청소년진료소를 두고 있습니다. 특히 소아청소년 진료소는 소아자폐증 및 발달장애 환자에 대한 전문적인 진료를 하고 있으며, 병원학교인 참다울학교도 같이 운영하고 있습니다.

국립서울병원은 가장 대표적인 국립정신병원으로 진료뿐만이 아니라 여러 국가정책 및 정신보건 정책개발과 연구를 담당하고 있습니다. 2016년 3월, 국립서울병원은 시설과 조직을 정비하여 국립정신건강센터라는 이름으로 새로 개원하였습니다. 홈페이지 주소는 http://www.snmh.go.kr이며, 광진구에 위치하고 있습니다.

국립춘천병원은 1992년에 개원하였으며 현재 알코올병동, 교육병동, 노인병동 등 총 400병상을 운영하고 있습니다. 홈페이지 주소는 http://www.cnmh.go.kr입니다.

국립나주병원은 1952년에 전라남도도립정신질환자수용소로 시작하여 1983년 국립나주정신병원으로 승격되었고, 2002년 국립나주병원으로 개

편되었습니다. 총 600병상이며, 홈페이지 주소는 http://www.najumh.go.kr입니다. 병원학교인 느티나무학교를 운영하고 있습니다.

국립공주병원은 원래 1951년 신생결핵요양소에서 시작되었습니다. 결핵환자 감소에 따라 1998년 국립공주결핵병원에서 국립공주정신병원으로 기능이 전환되었고, 2002년 국립공주병원으로 명칭이 변경되었습니다. 홈페이지 주소는 http://www.knmh.go.kr입니다. 공주병원학교를 운영하고 있습니다.

국립부곡병원은 1988년 개원한 마약중독 전문병원입니다. 약 200병상의 약물중독진료소를 두고 있으며, 국립법무병원과 함께 국내에 설치된 몇 안 되는 마약중독 전문치료기관입니다. 홈페이지 주소는 http://www.bgnmh.go.kr입니다. 도담학교를 운영하고 있습니다.

이외에 국립소록도병원에 정신건강의학과가 설치되어 있으나 주로 한센병 환자를 대상으로 진료하므로 생략합니다.

이상의 국립병원은 민간병원에 비해 진료비가 저렴한 편입니다. 의료급여환자들도 쉽게 이용할 수 있으며, 의료보험환자들도 상대적으로 적은 입원비로 진료받을 수 있는 장점이 있습니다. 그러나 단점으로는 병상에 비해서 이용하려는 환자가 많아 입원대기를 하는 경우가 흔하며, 일부 병원은 시설이 노후화되어 쾌적하지 않을 수도 있습니다. 또한 지방 국립병원은 낮은 처우로 인해 의사를 구하지 못해 군복무 대신 근무하는 공중보건의가 있는 경우가 많아, 복무기간이 끝나면 병원을 떠나기 때문에 연속성 있는 진료가 어려운 면이 있습니다.

기타 국공립병원

보건복지부 산하기관이 아닌 국립정신병원으로는 법무부 산하의 국립법무병원이 있습니다. 흔히 공주치료감호소로 불리는 이곳은 정신질환자인 범법자를 수용, 치료하며, 정신감정을 수행합니다. 1987년 치료감호소로 개청되어 1997년 국립감호정신병원으로 개명되었고, 2006년부터는 국립법무병원으로 불리고 있습니다.

교육과학기술부 산하 한국원자력의학원 소속의 암전문병원인 원자력병원에서도 소규모 개방병상을 운영하고 있습니다.

중앙정부부처 소속이 아닌 지방자치단체 산하의 정신병원이나 정신건강의학과가 있습니다. 우선 서울시에는 서울시립보라매병원이 있습니다. 현재 개방병동만 20병상을 운영하고 있으며, 전공의 수련기관입니다. 서울특별시 서울의료원은 중랑구에 위치하고 있으며 현재 보호병동 31병동을 운영하고 있습니다. 서울특별시 동부병원과 서울특별시립북부노인병원, 서울특별시립 어린이병원도 개방병동을 운영하고 있습니다. 지방에도 각 지역 의료원에 정신과 병동이 설치되어 있는 경우가 많습니다. 인천의료원, 지방공사 경기도의료원 의정부병원과 홍성의료원, 지방공사 대구의료원, 지방공사 제주의료원, 지방공사 청주의료원이 대표적입니다.

서울특별시 은평병원은 서울시에서 운영하는 정신병원입니다. 1947년 시립순화병원 내 마약중독자 치료소로 발족하여 1961년 시립서부병원으로 개청되고, 1997년 시립은평병원으로 개칭되었으며, 2001년 현 위치에 신식건물로 준공되었습니다. 약 300여 병상을 유지하고 있습니다.

경기도에는 도립노인전문병원으로 경기도노인전문용인병원이 설치되어 있습니다. 주로 치매, 중풍 등 노인환자의 정신과적 문제에 대한 특화된 진료를 수행하고 있습니다. 홈페이지 주소는 http://www.silvernet.or.kr입니다.

그 외에 공립병원으로는 보훈공단 소속의 중앙보훈병원이 있습니다. 보건사회부 산하의 대구 제2구호병원으로 설립되어 1961년 국립원호병원으로 발족하였습니다. 이후 서울보훈병원을 거쳐 중앙보훈병원으로

2011년 확장 개원하였습니다. 현재 정신과에 약 87병상을 보유하고 있으며 전공의 수련병원입니다. 건강보험공단에서 설립한 국민건강보험일산병원도 정신과를 갖추고 있으며 약 30여 병상을 가지고 있는 전공의 수련병원입니다.

이외에도 몇몇 시립병원 등이 있습니다. 그러나 수탁계약을 맺어 운영되는 경우가 많아 이름만 공공병원일 뿐, 공공성이 보장되지 못하는 경우가 있습니다. 일부 시립병원이나 공공병원은 민간병원보다 시설이 열악하고 치료의 질이 떨어지며, 병원비도 저렴하지 않아 주의를 요합니다. 요즈음은 국립병원도 재정자립도를 기관평가의 중요한 항목으로 고려하기 때문에 점차 병원비가 오르는 경향입니다.

전반적으로 국공립병원은 표준적인 진료를 수행하고, 또한 공공성을 강조하기 때문에 진료비가 다른 곳에 비해 적은 편입니다. 상급기관의 감사와 통제를 지속적으로 받는다는 점에서 믿음직하다고 할 수 있으나, 환자들에 대한 의료진과 직원의 태도가 다소 관료적이라는 단점이 있습니다. 젊은 정신과의사들은 낮은 급여와 경직된 분위기 때문에 국공립병원을 기피하는 경향이 있어서 우수한 의료진을 배치하지 못하기도 합니다. 국가적으로도 대형 국립병원의 일반환자 진료기능은 점차 축소하여, 경제적으로 어려운 환자나 국가유공자, 마약사범, 재소자, 중복장애자, 발달장애 소아환자 등 민간에서 진료하기 어려운 환자를 대상으로 집중된 진료를 제공하려고 하고 있습니다.

Q

정신건강의학과 의원에 대해서
알려주세요.

A 우리 주변의 가까운 동네의원을 말합니다. 높은 접근성, 숙련된 전문의와의 장시간 상담 등 다양한 장점이 있습니다.

정신건강의학과 의원은 소위 말해 우리 주변의 가까운 동네의원을 말합니다. 일부 의원은 49병상 이하의 병동을 운영하기도 하지만, 대부분은 외래 진료기능만을 수행하고 있습니다. 주변에서 쉽게 찾을 수 있고, 부담 없이 방문하여 상담을 받을 수 있는 장점이 있습니다. 또한 경증 환자의 진료나 상담, 만성환자의 꾸준한 외래 진료, 지역사회의 정신보건에 가장 중요한 역할을 하고 있습니다.

개인 정신과의원의 첫 번째 장점은 접근성입니다. 큰 정신병원은 집에서 가까운 곳에 없는 경우가 많습니다. 그러나 정신건강의학과 의원은 집 주변에 쉽게 찾을 수 있어, 퇴원 후에는 가까운 동네 병원에서 진료 받는 것이 좋습니다. 두 번째 장점은 깊이 있는 장시간의 상담입니다. 작은 증상의 발견이나 심층적이면서 빈번한 면담은 대학병원이나 정신병원의 외래에서는 불가능한 경우가 많습니다. 긴 대기시간과 짧은 면담이 불만족스러운 환자라면 개인의원에서 진료받는 것이 적합합니다. 심지어 일부 정신병원은 입원환자의 진료에 주력하기 때문에, 외래를 아예 운영하지 않는 곳도 있습니다.

세 번째 장점은 소아청소년 환자의 진료에 적합하다는 것입니다. 소아청소년 정신질환의 경우 대학병원이나 일부 국립병원을 제외하면 대부분 개인의원에서 진료를 담당하고 있습니다. 특히 개인의원은 야간진료 혹은 토요일 진료를 하는 경우가 많아서 낮에 시간을 내기 힘든 학생이나 직장인이 진료받기에 편리합니다. 마지막 장점은 의사의 숙련성입니다. 개인의원의 정신과 전문의들은 대학이나 큰 정신병원에서 임상경험을 어느 정도 쌓고 중년 이후에 개업하는 사례가 많아서 일반적으로 숙련된 진료를 받을 수 있는 장점이 있습니다.

국내 대학병원은 외래가 많이 활성화되어 있는 편입니다. 외국에서는 개인 클리닉에서 진료를 받고, 입원이 필요할 정도로 심하거나 혹은 정밀검사가 필요한 경우에는 대학병원에, 그리고 장기간의 입원 관찰이나 재활치료가 필요한 경우에는 정신병원에 의뢰합니다. 그러나 우리나라는 의료 전달체계에도 불구하고 입원환자나 외래환자 모두 대학병원으로 몰리는 실정입니다. 2011년 정신과 외래환자 분석결과 서울대병원은 1년간 총 110,496명의 외래환자를 보았습니다. 이는 의사 1명이 수천 명 이상의 외래환자를 보았다는 것인데, 일주일에 많아야 2일 정도 외래를 보는 것에 비하면 엄청난 숫자라고 할 수밖에 없습니다. 양질의 외래진료를 하기에는 절대적인 시간이 부족할 수밖에 없습니다.

그러나 한번 입원한 환자라면 입원기간 동안 자신을 진료한 의사에게 계속 진료를 받고 싶은 것도 사실입니다. 미국처럼 attending physician 제도(외부에 개인의원을 가진 의사가 입원이 필요하면 큰 병원의 입원실을 사용하는 제도)가 도입되지 않는다면, 일부 병원으로 외래환자가 집중되는 현상은 피할 수 없을 것으로 보입니다. 가까운 정신과 주치의에게 자신의 증상과 질병에 대해 자세하게 이야기하고, 오랜 시간 동안 치료자-환자의 관계를 맺는 것은 정신과 치료에 대단히 중요합니다. 잦은 입원이 필요할 정도도 심각한 증상이 아니라면 동네 정신과의원을 이용하는 것이 여러 가지로 유리합니다.

　그렇다면 주변의 개인 정신과의원을 찾는 방법을 알아보겠습니다. 주변에서 흔히 보던 정신건강의학과 간판도 막상 떠올리려고 하니 어디에서 보았는지 잘 기억이 나지 않습니다. 앞에서 설명한 응급의료 정보센터나 의료기관 위치정보시스템을 이용하면 쉽게 찾을 수 있습니다. 또한 개인의원은 별도의 조회서비스가 있는데, 대한신경정신과의사회에서 운영하는 온마음 닷컴(www.onmaum.com)입니다. 상단 메뉴의 병원 정보나 혹은 하단의 병의원 검색창을 클릭하면 지역별로 정신과의원을 검색할 수 있습니다. 온마음 사이트에서는 상담실에서 여러 가지 정신건강 상담을 할 수 있으며, 일반인을 위한 정보도 많기 때문에 알아두면 유용합니다. 그러나 아직 사이트가 충분히 정비되지 않아서, 자세한 정보는 확인할 수 없고 연락처와 주소 정도를 검색할 수 있습니다.

Q

좋은 병원을 선택하는
기준은 무엇인가요?

A 좋은 병원의 기준은 환자마다 다르기 때문에 일률적으로 설명할 수 없습니다. 현실적으로 자신에 딱 맞는 병원을 찾는 것은 일종의 행운이라고 할 수 있습니다. 하지만 다음과 같은 몇 가지 원칙을 알면 보다 좋은 병원을 고를 수 있습니다.

장기간 입원치료를 해야 하고, 앞으로 외래도 다녀야 하는 병원이기 때문에 좋은 병원을 고르는 것은 매우 중요합니다. 모든 병원이 다 환자 치료에 최선을 다하고 있는 것은 사실이지만, 모든 병원이 똑같이 좋은 병원이라고 할 수는 없습니다. 우선 지리적인 여건이나 경제적인 사정, 그리고 환자의 증상에 맞는 좋은 병원이 각자 다를 수 있습니다. 그리고 그러한 개인차를 제외한다 하더라도 매스컴에 종종 보도되는 것처럼 문제가 자주 일어나는 병원이 있는 것도 슬픈 현실입니다. 여기서 어느 병원이 좋은 병원이라고 이야기하는 것은 광고가 되기 때문에 이야기할 수 없습니다. 또한 좋은 병원의 기준은 환자마다 다르기 때문에 일률적으로 설명할 수도 없습니다. 예를 들어 어떤 의사는 좀 엄하게 대하면서 원칙적으로 치료하는 것이 좋다고 할 수 있고, 다른 의사는 부드럽게 환자를 대하면서 그때그때 융통성을 보여주는 것이 필요하다고 주장합니다. 약물치료와 정신치료에서도 상대적인 중요성에 대한 판단이 의사마다 다릅니다. 이러한 의사의 경향은 병원의 방침으로 바로 이어집니다. 때문에 현실적으로 자신에게 딱 맞는 병원을 찾는 것은 일종의 행운이라고 할 수 있습니다.

동네 병원 및 의원 조사하기

병원을 방문하기 이전에 사전에 인근 지역의 정신과의원이나 병원에 대해서 많은 정보를 알아두어 선택의 폭을 넓히는 것이 좋습니다. 지역 정보지나 인터넷을 활용하여 지역 내 정신의료기관을 확인하고 친구나 이웃에서 개인적으로 추천할 만한 곳을 물어보는 것도 도움이 됩니다.

자신의 문제가 정신과적인 문제인지 혹은 신체적인 문제인지 구분하기 어렵다면 가까운 가정의학과 의원을 방문하여 기초적인 진단과 평가를 받는 것도 좋습니다. 병원을 선택할 때는 전문분야와 위치, 전화번호, 예약의 필요성 등을 종합적으로 평가하여 선택하도록 병원을 방문하기 전 사전에 인근 지역의 정신과 의원이나 병원에 대해서 많은 정보를 알아두어 선택의 폭을 넓히는 것이 좋습니다. 지역 정보지나 인터넷을 활용하여 지역 내 정신의료기관을 확인하고 친구나 이웃에서 개인적으로 추천할 만한 곳을 물어보는 것도 도움이 됩니다.

대한정신건강재단에서 운영하는 해피마인드(http://www.mind44. com)에서 전국 정신과 병의원 정보를 찾을 수 있습니다.

안심할 수 있는 병원을 선택하기

안심할 수 병원을 선택하는 것은 생각처럼 쉽지 않습니다. 평상시에 예비지식을 가지고 마음의 준비를 해두는 일이 필요합니다. 첫 번째 입원에서 어떤 진단과 치료를 받는지가 향후 경과에 아주 중요합니다. 이때의 경과가 그 이후 병의 진행 양상을 결정한다고 하는 사람도 있습니다. 일본에서 발간된 정신장애인 가족을 위한 문답서에는 다음과 같은 기준을 이야기하고 있습니다.

맡겨서 안심할 수 있는 병원(일본 기준)

1. 병원 시설, 특히 병실을 보호자에게 보여주기 꺼려하는 병원은 대체로 좋지 않습니다. 어디든지 둘러보도록 하는 병원이라면 안심할 수 있습니다.

2. 퇴원 신청을 해도 잘 퇴원시키려 하지 않는 병원은 경계할 만합니다. 작은 정신증상을 들면서 퇴원을 꺼리는 병원도 곤란합니다. 입원기간이 길면 그만큼 사회복귀도 어렵습니다.

3. 주치의가 가족의 문의에 잘 대응하고 상담에 쉽게 응하는 병원은 바람직한 병원입니다.

4. 사회사업과를 갖추고 있고, 원외 작업 등 사회복귀에 힘을 쓰는 곳도 좋은 병원이라고 하겠습니다. 일반적으로 작업 요법도 하지 않고 사회복귀도 생각하지 않는 병원은 다시 생각해 보아야 합니다.

5. 치료에 가족이 참가하는 것을 용인하는 병원은 진보적이라고 할 수 있습니다. 예를 들면 병원 가족회가 있는 곳은 자유롭게 상담을 할 수 있습니다. 이런 병원이라면 안심하고 맡길 수 있겠습니다.

위의 내용은 전반적으로 국내에도 적용할 수 있는 기준이라고 할 수 있습니다. 이에 덧붙여서 몇 가지 기준을 더 제시합니다.

좋은 정신의료기관을 선택하는 기준(한국 기준)

1. 병원 홈페이지에서 의사에 대한 정보를 찾을 수 없는 병원은 바람직하지 않습니다. 의사는 환자의 진료뿐만이 아니라 간호사 및 다른 직원에 대한 지도감독의 의무도 있기 때문에 의료진에 대해서 정확하게 파악하는 것은 아주 중요합니다. 의료진 소개가 부실한

병원은 의사가 자주 바뀌거나, 의사는 단지 고용된 직원의 역할만을 하는 병원일 가능성이 많습니다.

2. 사무장병원이라고 알려진 병원은 피합니다. 의사가 설립한 병원이라고 반드시 좋은 병원이라고 할 수는 없지만, 이른바 사무장병원(의사가 아닌 사람이 의사의 이름을 빌려 개설하는 의료기관)은 그 자체가 불법입니다. 그러한 병원은 지나치게 수익에 집착하는 경향이 있어서 환자에게 양질의 진료를 제공하지 못하는 경우가 많습니다.

3. 불필요한 검사를 남발하는 병원은 피해야 합니다. 뒤에서 다시 다루겠지만 정신과 진료에는 많은 검사가 필요하지 않습니다. 통상적인 범위 이상의 검사를 많이 하는 병원이라면 다시 한 번 생각해 볼 필요가 있습니다.

4. 병원의 규모에 얽매이지 말아야 합니다. 병원을 선택하는 기준이 무조건 큰 병원이 되어서는 곤란합니다. 대형병원은 '3시간 대기 3분 진료'라는 말도 있지만, 사실 3분이라도 진료하면 다행입니다. 고가의 진단장비를 자랑스럽게 광고하지만, 그만큼 불필요한 검사를 받을 가능성도 있습니다. 특진비나 상급병실료를 생각하면 신중할 수밖에 없습니다.

5. 병원의 이름에 현혹되지 말아야 합니다. 이름난 병원의 경우 진료 예약이 쉽지 않아서, 당장 진료가 가능한 의사를 찾다 보면 결국 그 병원에서 제일 환자가 없는 의사에게 진료를 받을 수 있습니다. 또한 유명한 병원은 어떻게 해도 찾는 환자가 많기 때문에 오히려 친절이라든가 서비스가 부실할 수도 있습니다.

6. 광고에 유혹당하지 말아야 합니다. 신문이나 매스컴에 자주 나오는 병원이라고 좋은 병원은 아닙니다. 어떤 병원은 신문사나 방송

국에 몰래 돈을 주고 기사나 취재를 부탁하기도 합니다. TV에 나오는 음식점이 다 맛있는 곳은 아닌 것처럼, 병원도 마찬가지입니다.

7. 면회나 전화를 잘 허용하지 않는 병원은 피해야 합니다. 면회 제한과 전화 제한은 부득이한 상황에서 이루어지는 것으로 가족의 입장에서 제한할 만한 이유가 없다고 생각이 드는데도 면회와 전화를 차단한다면 곤란합니다.

8. 이름이 자주 바뀌는 병원은 피해야 합니다. 병원이 잘 운영되지 않아 주인이 자주 바뀌는 병원이라면 양질의 진료를 제공하기 어렵습니다. 다행히 이번에 새로 병원을 인수한 사람이 사명감과 책임감이 충분한 의료인이라면 모르겠으나, 현실적으로 그런 일은 자주 일어나지 않기 마련입니다.

몸이 아파 병원에 갔더니 정신과에
가보라는데, 왜 그런 것일까요?

A 의학적인 원인이 뚜렷하지 않은 신체 증상은 정신장애의 증상일 수도 있습니다. 면밀한 정신과적 진단 및 치료가 필요합니다.

두통, 어지럼증, 가슴통증 등 다양한 신체 증상으로 내과나 이비인후과 등을 방문하는 환자가 있습니다. 그런데 아무리 검사를 해도 이상 소견이 발견되지 않는 경우가 적지 않습니다. 약을 먹어도 차도가 없습니다. 의사는 괜찮다고만 합니다. 여러 병원을 전전하면서 같은 검사를 반복합니다. 명의를 찾아다니며 병원 순례가 시작됩니다.

결국 정신과 방문을 권유 받습니다. 환자 입장에서는 받아들일 수 없습니다. '내가 미쳤다고?' 하지만 몸과 마음이 다르지 않습니다. 신체 증상 장애 및 신체 증상 관련 장애(DSM-5 기준)는 아주 흔한 정신장애입니다. 국내 연구에 의하면 일반 병원을 찾는 환자의 11.5%가 이런 경우라는 보고도 있습니다.

신체증상 장애 및 신체증상 관련 장애는 정신사회적 스트레스가 근골격계나 자율신경계에 영향을 주어 신체적으로 표출되는 것입니다. 일반적인 의학적 상태로 설명할 수 없는 두통, 어지럼증, 가슴통증, 가슴 답답함, 메스꺼움, 복통, 소화불량, 근육통 등 다양한 증상을 보입니다. 따라서 이 증상은 일반적인 소화제, 진통제 등을 복용하는 것만으로는 해결할 수 없고, 검사를 해도 이상 소견이 나오지 않습니다. 반드시 정신건강학과적 진단과 치료를 함께 받아야 합니다.

특히 우울증, 불안증 등이 동반되었을 때 환자는 마치 털을 바짝 세운 고양이같이 예민한 상태로 지내게 됩니다. 도무지 행복한 상태라고 할 수가 없습니다. 작은 자극에도 크게 반응하는 과민함을 보입니다. 일단 약물 치료를 통하여 환자를 자극하는 신체 증상 및 통증 등 증상 자체를 감소시키고, 자극에 대한 과민함을 낮춰야 합니다. 항우울제, 항불안제 등을 통한 우울, 불안, 과민함 증상의 호전은 환자의 예민함을 줄여줄 수 있고, 일부 항우울제 약물은 통증 및 신체 증상 자체를 감소시켜 줍니다.

또한 내과 혹은 외과적 검사는 진료 초기에 필요한 항목만 최소한으로 해야 합니다. 자칫하면 검사가 삶의 일부가 되어버립니다. 스마트폰 셀카보다 CT를 많이 찍는 환자가 되는 것입니다. 검사를 통해 자신의 불안을 해결하려는 것이죠. 이는 치료의 일관성을 저해할 뿐 아니라, 스스로 불안을 조절할 기회도 잃어버리게 됩니다. 따라서 반복적인 검사에 대한 제한, 정신과적 약물 치료 및 인지행동 치료를 통해 추가적인 검사 없이도 환자의 증상이 호전될 수 있다는 것을 경험할 수 있도록 도와주어야 합니다. 이런 과정을 통해 환자가 점차 안심을 하고 치료에 대한 신뢰도가 높아지면, 왜곡된 생각이 점점 교정됩니다. 최종적으로는 위에서 언급한 병적 행동들이 바뀌어 나가게 됩니다.

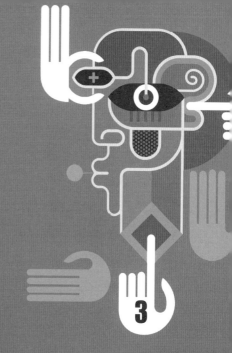

3

정신건강의학과
외래 진료

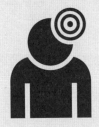 **정신건강의학과에 처음 오시는 분에게 드리는 이야기**

많은 분들이 스스로 혹은 나의 가족이 정신건강의학과에 방문한다는 것에 부끄러움과 죄책감을 느낍니다. 그러나 정신건강의학과 의사로서 말씀 드리자면, 절대 부끄러움과 죄책감을 가질 필요 없습니다. 정신적으로 힘든 것 역시 하나의 '병'이지 의지의 문제가 아닙니다. 주변에서 기침을 한다고 해서 왜 감기에 걸렸냐고 비난할 수는 없지 않습니까? 정신건강의학과를 방문한다는 것은 죄를 짓는 것도 아니고 스스로가 무능해서도 아닙니다.

주변에서는 정신적인 문제는 스스로 노력하고 이겨내야 한다고 말합니다. 중요한 말입니다. 그러나 내적 갈등과 외부적 스트레스로 지쳐가는 개인에게 노력이 더 필요하다는 이야기는 너무 잔인합니다. 이에 더하여 잠도 못 자고, 가슴이 답답하며, 불안 초조하고, 몸이 천근만근 무기력하면서 귀에서 윙 소리가 나는 이명(耳鳴), 심지어 환청, 환시(幻視) 등 증상까지 함께 있다면 정말 힘들 겁니다. 도통한 도사가 아닌 이상 이미 발생한 증상을 스스로의 노력으로만 이겨낼 수는 없습니다. 가족이나 친구의 도움도 한계가 있습니다.

일단 병이 있다고 생각되면 정신건강의학과에 와서 정확한 진단을 받고, 치료를 시작해야 합니다. 병에 대한 설명을 들으면서 안심을 하고, 약물을 통해 증상을 조절해 나가면 일단 급한 불을 끄는 셈입니다. 이어서 상담을 통해 나의 힘든 마음을 누군가에게 이야기하고, 적절한 피드백을 받는다면 조금 더 힘을 낼 수 있을 겁니다. 동시에 개인의 의지와 노력을 통해 스스로의 변화를 추구할 수 있습니다.

물론, 스스로 좋아질 수도 있습니다. 하지만 아주 긴 시간이 걸릴 수도 있고, 아예 치료라는 목적지에 도착하지 못할 수도 있습니다. 혼자서 낫기를 기다리는 것이 지도도 없이 도보로 서울에 가려는 것이라면, 정신건강의학과의 도움을 받는 것은 기차를 타고 가는 것에 비유할 수 있습니다. 하지만 기차도 순식간에 목적지에 도착하지는 못합니다. 인내심이 필요합니다. 가장 중요한 것은 일단 가까운 역에 가서 표를 끊는 것입니다. 용기를 내서 가까운 정신건강의학과 외래를 찾아보세요. 거기서부터 시작입니다.

그럼 외래로 오시는 환자 및 보호자들에게 필요한 정보, 알아두면 좋은 이야기, 세간의 오해와 잘못 전달된 이야기들에 대해 이야기해보겠습니다.

Q

어떤 사람들이 정신건강의학과 외래에 방문하나요?

A 누구나 정신건강의학과를 방문하실 수 있습니다. 힘든 이야기를 나누고 도움을 청하는 경우, 내가 정말 우울증(혹은 공황장애, 조울증 등)인지 궁금한 경우, 뭔가 변화하고 싶은데 어떻게 해야 할지 모르는 경우, 자살 생각이 심하거나 자해나 자살 시도를 한 경우, 남들은 들리지 않는 소리가 들리고, 과도한 생각으로 인하여 괴로운 경우입니다.

의학적으로 정의하면 한국표준질병사인 분류상 F코드의 진단명에 해당되는 경우입니다. 예를 들면 우울증, 조울증, 조현병, 불안증, 강박증, 치매, 불면증, ADHD, 자폐 및 정신지체 등이 의심되면 외래를 찾는 것이 좋습니다. 물론 이는 미리 알 수 없는 일이니 스스로 진단을 내리기보다는 일단 가벼운 마음으로 외래를 찾는 것이 필요합니다.

최근 유명인들의 고백, 자살 시도, 대중매체에서의 정신질환의 등장으로 정신건강의학과에 대한 인식이 개선되고 누구나 걸릴 수 있는 하나의 '질환'이라는 생각이 확산되면서 처음부터 정신건강의학과를 찾는 분이 많아지고 있습니다. 신속한 진단과 치료를 통해서 질병으로 고생하는 기간을 줄이고, 증상을 최소한으로 줄일 수 있습니다.

따라서 스스로 생각하기에 정신적으로 힘들다고 느끼는 경우라면 외래를 방문하는 것이 좋습니다. 조금 조심스러운 이야기입니다만, 가족이나 친구 등 본인이 사랑하는 주변 사람의 권유를 반복적으로 들었다면 혹시 내가 모르는 나의 문제가 있는 것은 아닌지 찾아보는 것이 필요합니다.

Q

정신건강의학과 치료를 받으면
불이익이 있다고 하는데 괜찮을까요?

A 불이익을 보는 경우는 대부분 없습니다.

　많은 분들이 취업과 보험 가입의 제한이 없는지 우려합니다. 특히 아직 어린 자녀를 병원에 데리고 오는 경우, 정신건강의학과 진료기록이 남아서 혹시 자녀의 미래에 걸림돌이 되지 않을까 걱정하곤 합니다. 그러나 취업과 보험 가입에서 불이익을 받는 경우는 거의 없습니다.

　정신건강의학과 진료를 받기 이전에 이미 실비 보험을 가입한 경우, 가입 후 정신건강의학과 진료를 받아도 해당 실비 보험의 혜택이 가능한 질병이 발생하여 입원하거나 수술을 받았다면 당연히 실비 보험의 혜택을 받습니다. 기존에 가입된 보험의 혜택을 받거나 갱신하는 것은 정신건강의학과 진료 내역과 무관합니다.

　신규 보험 가입은 약간 복잡합니다. 사실 보험사 입장에서는 건강의 잠재적 위험이 있는 환자의 가입을 꺼립니다. 광고와는 다릅니다. 일부 차이는 있으나, 65세 이상의 노인, 고혈압, 당뇨, 심장질환, 뇌질환 등이 있는 경우 보험사에서 따로 심사를 하고 심지어는 가입을 거절하기도 합니다. 정신과 질환 역시 신규로 보험 가입 하는 데 어려움이 있을 수는 있으나, 대부분의 경우에는 큰 문제가 되지 않습니다. 특히 가벼운 진료나 단순한 불면증 같은 경우는 아무 문제가 없습니다. 적응장애나 경도 우울증 등을 앓았으나, 지금은 투약을 중단하고 일상생활에 복귀한 경우에도 보험 가입이 거절되는 사례는 흔하지 않습니다.

아주 예전에 정신과 치료를 받은 경우, 즉 최근 5년 사이의 통원, 약물 치료 내역이 없는 경우에도 보험 가입이 무리 없이 가능합니다. 물론 약관에 따라 약간 다를 수 있습니다. 예를 들어 7년 전 우울증으로 6개월간 약물치료를 하고 회복이 된 상태라면 보험 가입을 할 수 있습니다. 5년이 지나면 건강보험 청구 내역이 폐기되고, 10년이 지나면 진료기록 의무보관 의무가 종료됩니다.

게다가 2016년 이후 실비보험 가입자는 우울증, 조울증, 조현병, ADHD, 틱 장애 등의 정신장애가 있어도 실비 혜택을 받을 수 있도록 법이 개정되었습니다(단, 보험회사 약관에 따라 계약 갱신 시 다른 혜택이 줄어들 수는 있습니다). 암 보험의 경우에는 정신건강의학과 진료 여부와 무관하게 가입이 가능합니다.

혹시 보험회사에서 제3의 경로로 계약자의 정보를 얻어서 계약을 거절할 수도 있을까요? 그러한 정보 취득은 법에서 엄금하고 있기 때문에 걱정하지 않아도 좋습니다.

취업에 대해서도 크게 걱정할 이유가 없습니다. 개인의 진료 기록은 의료법 21조 제1항에 의거하여 본인의 동의가 없다면 제3자에게 열람 또는 사본 발급이 불가능합니다. 예외가 있지만, 법원의 영장에 의한 문서제출 명령, 병역법, 국민연금법, 감염병의 예방 및 관리에 관한 법률에 의한 경우 등 극히 특수한 상황에 한합니다. 쉽게 말해서 본인의 동의 없이 가족, 국가기관조차도 본인의 정신건강의학과 진료기록을 조회하는 것은 불가능합니다.

또한 2016년 5월 개정된 정신건강복지법이 발효되면서, 정신질환자의 범위가 예전보다 축소되었습니다. 즉, 외래 진료로 일상생활이 가능한 경증 질환은 범위에서 제외되었고, '사고장애, 기분장애, 망상, 환각 등 정신질환으로 인하여 독립적으로 일상생활을 영위하는 데 중대한 제약이 있는 사람'으로 그 범위가 줄었습니다.

그런데 법제처의 공무원 신체검사 정신계통 불합격 판정기준은(공무원 채용 신체검사 규정 제4조 별표) 다음과 같습니다.

1. 업무수행에 큰 지장이 있는 정신지체
2. 업무수행에 큰 지장이 있는 성격 및 행동장애
3. 업무수행에 큰 지장이 있는 정신병
4. 마약중독과 그 밖의 약물의 만성 중독자

이런 경우라면 취업이 문제라기보다는 일단 건강관리가 우선입니다. 그러니 가벼운 증상으로 병원을 찾는 것이라면 과도한 걱정을 할 이유가 없습니다. 공무원 외에도 일부 직업(항공기 조종사 등)에서는 취업 제한이 있으나, 가벼운 정신과 장애를 앓았다는 이유로 불이익을 줄 수는 없습니다. 치료를 받아 증상이 좋아진 경우라면 더더욱 차별할 수 없습니다.

건강보험공단에 자료가 남는 것이 아니냐고 걱정하는 분도 있습니다. 그러나 공단의 기록은 진단명과 투약 일수, 내원 일수 등 보건정책 수립이나 진료비 지불을 위한 피상적 자료에 불과합니다. 개인 신원을 알 수 있는 정보는 암호화되어 보관되며, 면담 내용 같은 것은 아예 저장되지도 않습니다. 심지어 같은 병원의 다른 과 의사나 간호사도 환자의 허락 없이 정신과 의무기록을 열람할 수 없습니다.

그래도 만에 하나라는 것이 있으니 걱정이 될 수 있을 것입니다. 이때는 다음과 같은 방법을 이용할 수 있습니다.

첫째는 일단 단순 상담만 받는 것입니다. 그때는 일반적인 F코드 대신 Z코드로 진단하기 때문에, 아예 처음부터 정신장애로 등록되지도 않습니다. 심지어 누군가 해킹을 해도 전혀 알 수 없습니다. 상담 후에 본격적인 검사나 약물 처방을 고려한다면 그때 가서 다시 생각해보면 됩니다.

둘째는 일반 진료를 받는 것입니다. 보통은 건강보험의 혜택을 받아 진료를 받습니다. 그래서 본인부담금을 제외한 진료비를 공단에서 대납해줍니다. 그러나 일반 진료의 경우, 건강보험공단을 통하지 않고 본인이 진료비 전액을 지불하는 것입니다. 추천하고 싶지는 않은 방법이지만, 혹시나 하는 걱정이 너무 심할 경우에 고려해볼 수 있습니다.

Q

외래 진료는 어떻게 이루어지나요?

A 다른 과목의 진료와 크게 다르지 않습니다. 단 예비 진료나 원내 처방 등 약간의 차이가 있습니다.

정신건강의학과 외래 진료 역시 다른 과 의원·병원 진료와 비슷합니다. 접수 데스크의 직원에게 건강보험증이나 주민등록번호를 알려주면서 접수를 한 후, 자신의 순서가 되면 진료실로 들어갑니다. 몇몇 의원의 경우 대기 시간에 간단한 설문으로 이루어진 심리검사를 시행하기도 합니다.

여러 과가 모여 있는 종합병원의 정신건강의학과 외래나 대학병원이라면, 일단 원무과에서 접수를 한 뒤 해당 과 외래가 있는 장소를 안내받습니다. 정신과 외래에 가서 간호사에게 재차 신원을 확인한 뒤, 자신의 순서가 되면 진료실로 들어갑니다. 역시 대기 시간에 간단한 설문으로 이루어진 심리검사를 시행하기도 합니다.

대학병원의 경우에는 예진, 즉 예비 진료를 하는 경우도 있습니다. 주로 정신건강의학과 전공의나 인턴, 의과대학 실습 학생이 간단한 예비 진료를 하는데, 원하지 않으면 거절해도 상관없습니다. 물론 곧 정신과전문의가 될 미래의 꿈나무이므로 가급적 협조하는 것이 좋겠습니다.

정신건강의학과 전문의와 상담이 끝난 후에는 약 처방을 받고 다음 내원 날짜를 정하면 됩니다. 간혹 필요한 검사 날짜를 잡기도 합니다. 병원 사정에 따라서 본인이 편리한 시간에 약속하면 됩니다.

정신건강의학과는 다른 과와 달리 병원에서 직접 약을 받아갈 수 있습니다. 환자의 개인 정보 보호를 위해 의약분업제도의 예외를 두고 있기 때문입니다. 원내 조제를 원하면 병원에서 약을 타갈 수 있고, 원외 조제를 원하면 처방전을 발급받아 가까운 약국에서 조제 받을 수 있습니다. 의원이나 병원 사정에 따라서 원내 조제가 어려운 경우도 있습니다.

Q

정신건강의학과에서 무슨 이야기를, 어떻게 해야 할지 모르겠어요.

A 본인이 이야기하고 싶은 내용을 솔직하게 이야기하면 됩니다.

처음에는 정말 어색하고 난감할 겁니다. 물론 정해진 규칙은 없습니다. 의사도 각자의 스타일이 있기 때문에 정형화된 면담매뉴얼은 없습니다. 의사가 먼저 질문을 하는 경우도 있고, 환자가 스스로 이야기하기를 기다리는 경우도 있습니다. 구체적인 질문을 던질 수도 있고, 개방형 질문을 던질 수도 있습니다.

그러니 본인이 먼저 이야기를 꺼내도 되고, 의사의 질문을 기다렸다가 답변을 해도 됩니다. 정 모르겠으면 '제가 정신건강의학과 진료는 처음이라 잘 몰라서 그러는데 어떤 이야기를 해야 할까요?'라고 간단하게 물으셔도 됩니다.

다음의 방법이 도움이 될 수 있습니다. 현재 느끼는 주된 불편함 혹은 증상을 먼저 이야기하고, 불편함이 생긴 원인과 스트레스 요인을 전달합니다. 정답은 없습니다. 본인의 생각을 이야기하면 됩니다. 그리고 그러한 불편이 개인이나 가정, 직업, 사회적 영역에서 얼마나 큰 영향을 미치는지, 과거에도 유사한 경우가 있었는지 이야기합니다.

중요한 것은 본인이 이야기하고 싶은 내용을 솔직하게 자신의 언어와 표현을 통해 의사에게 전달하려고 노력하는 것입니다. 그러면 다음부터는 의사가 면담을 리드해 갈 것입니다.

다음과 같은 이야기는 면담 중에 늘 확인하는 내용입니다. 미리 생각해 가는 것도 좋겠습니다.

- 최근 자살 생각, 구체적인 계획, 시도 여부 및 자해 시도
- 과거 정신건강의학과 치료력과 약물 정보(처방전을 가져오시면 좋습니다.)
- 내과적 질환 및 투약 여부: 고혈압, 당뇨, 신장 투석 여부, 갑상선 질환, 녹내장 등
- 음주 및 흡연 여부
- 임신 가능성 및 계획 등
- 가족에 대한 정보. 가족들의 정신건강의학과 진료력 및 음주 정도

Q

의사에게 어디까지 이야기를 해야 할지 모르겠어요.

A 본인이 이야기하고 싶은 내용을 솔직하게 말하면 됩니다. 정해진 것은 없습니다.

이야기를 잘하지 못할까 걱정할 필요 없습니다. 내 돈 내고 내가 진료받는 것입니다. 면접 보는 것도 조사받는 것도 아닙니다. 의사에게 잘 보일 필요도 없습니다. 오히려 두서없는 말이 더 도움이 되기도 합니다.

내면의 갈등을 언어화하는 작업은 생각보다 힘든 일입니다. 그러나 이러한 과정을 통해 스스로의 문제점을 깨닫는 것이 상담의 목적입니다. 또한 혼자만 숨겨놓았던 이야기들을 털어놓는 것만으로도 기분이 많이 가벼워질 수 있습니다. 임금님 귀는 당나귀 귀라고 소리만 쳐도 후련해지는 이유죠. 이를 어려운 말로 환기(ventilation)라고 합니다.

각자 민감한 개인적인 이야기가 있습니다. 어린 시절의 기억과 가정사, 사랑, 아픔, 콤플렉스 등이죠. 그러나 이러한 이야기도 중요합니다. 과거의 경험이 현재에 어떤 영향을 끼쳤는지 알 수 있습니다. 그래야 미래에 대한 대책도 세울 수 있습니다.

하지만 처음부터 이러한 이야기를 선뜻 꺼내기는 어렵습니다. 부끄럽고 어색합니다. 그냥 그런 심정도 이야기하면 됩니다. '그 문제는 말하고 싶지 않다'거나 '아직은 언급하기 힘들어서 나중에 이야기하고 싶다'고 하면 됩니다. 수사기관이 아닙니다. 자백하지 않아도 됩니다.

특히 소아청소년과 함께 오시는 부모님은 종종 '여기서는 모든 것을 솔직하게 다 말하라'고 하는 경우가 많습니다. 하지만 옆에서 그렇게 다그치면 부담이 되어 더 이야기하기 어렵습니다. 단 한 번의 면담으로 모든 것을 끝낼 수도 없습니다. 천천히 풀어나가면 됩니다.

하지만 반드시 '자백'해야 하는 이야기가 있습니다. 약물의 부작용입니다. 특히 발기부전 등의 증상은 민망하더라도 적극적으로 알려야 합니다.

Q

안락의자에 앉아서 면담하는 것 아닌가요?

A 카우치 면담은 흔하게 시행되지는 않습니다.

정신과에 대한 두 가지 이미지가 있습니다.

첫째, 부정적인 이미지입니다. 쇠창살이 있는 감옥 같은 정신병원이죠. 둘째, 인자한 외모의 나이 지긋한 의사가 펜을 들고 환자의 이야기를 적으며, 환자는 소파에 누워 천장을 쳐다보며 이야기를 하는 것입니다. 하지만 둘 다 사실이 아닙니다.

두 번째 장면은 지그문트 프로이트가 고안한 면담법입니다. 의사의 얼굴을 보지 않고 자유롭게 이야기를 하도록 하는 것이죠. 그러나 지금은 잘 사용되지 않습니다. 시간도 오래 걸리고 비용도 많이 듭니다. 한번에 50분이나 면담을 하는데, 매주 3~5회씩 몇 년 동안 면담이 이어집니다. 평생토록 하는 경우도 있습니다. 그래서 일부 정신분석을 전문으로 하는 의원에서만 시행합니다.

현실적인 문제도 있습니다. 의사는 적고, 환자는 많으니 '빨리빨리' 진료 행태가 굳어진 것이죠. 환자가 많으니 의사는 짧게 진료하고, 환자도 얼른 약만 받아가려는 경향이 있습니다.

하지만 얼굴을 맞대고 하는 짧은 면담도 아주 유용합니다. 필요도 없는데 한 시간씩 면담을 할 이유는 없습니다.

그렇다 치더라도 한국의 진료 시간은 너무 짧긴 합니다. 다행히 점점 깊은 면담을 원하는 경우가 늘어나고 있고, 과거처럼 약 처방 위주의 진료 행태도 바뀌고 있습니다. 길고 진득한 면담이 가능한 의원인지 첫 면담 때 확인하는 것이 좋겠습니다. 이에 대해서는 아래에서 좀 더 자세히 이야기하겠습니다.

Q

면담 시간이 너무 짧은 것 같습니다.

A 안타까운 현실입니다. 하지만 조금씩 변화의 움직임이 시작되고 있습니다.

앞서 언급한 바와 같이 한국의 열악한 보건 재정 및 부족한 의사 인력 등으로 인해서 긴 면담을 받는 것은 아주 어려운 일입니다. 게다가 이런 긴 상담은 예약 문화가 뒷받침되어야 하는데, 우리의 현실은 아무 때나 가서 면담하기를 원하는 경우도 많습니다. 그러니 예약을 한 환자도 제 시간에 면담을 못 하고, 의사는 밀린 환자를 보려니 면담 시간이 짧아집니다. 병원의 경영진도 의사에게 가급적 짧은 시간에 많은 환자를 진료해 달라고 요구합니다.

하지만 조금씩 변화의 움직임이 시작되고 있습니다. 2018년 7월 1일부터 기존의 3단계 상담 수가가 5단계로 세분화되고, 긴 면담일수록 높은 수가를 받는 구조로 바뀌었습니다. 보다 깊은 면담을 할 수 있는 전제 조건이 해결되었습니다. 예약 문화도 성숙하고 있고, 의사의 수도 전보다 늘어났습니다. 앞으로 의료 소비자의 선택 폭이 더 넓어지리라 생각합니다.

정신과는 초진이 아주 중요합니다. 그래서 일반적으로 초진 시간이 재진 시간보다 훨씬 더 깁니다. 많은 것을 확인합니다. 검사도 진행합니다. 아무리 신속하게 해도 30분은 족히 걸립니다. 하지만 대기 환자가 많을 경우 이마저도 못 합니다. 안타까운 현실입니다. 의사도 안타깝고 환자도 불만족스럽습니다.

특히 대학 병원이나 소위 유명한 선생님일수록 이런 경향이 더 강합니다. 소문난 식당은 오래 줄 서서 기다리고, 후다닥 먹고 나와도 즐겁겠지만, 정신과 진료는 그렇지 않습니다. 상대적으로 여유가 있는 동네 정신건강의학과 의원에서 자신의 증상과 상황에 대해 충분히 이야기하는 것이 바람직합니다. 물론 사전에 예약을 하여, 의사에게 준비할 시간을 주고 자신도 마음의 준비를 하고 방문하는 지혜가 필요합니다.

Q

두 번째 진료가 중요하다는 말을 들었습니다.

A 네. 맞습니다. 보통 두 번째 진료에서 의사는 처음으로 조언을 해주기 시작합니다. 첫 방문의 어색함을 떨쳐내고 본격적인 이야기를 시작하는 사실상의 첫 진료입니다.

첫 번째 진료, 즉 초진의 중요성에 대하여는 앞에서 언급하였습니다. 초진은 환자가 현재 무엇이 불편한지 파악하고, 이를 극복하기 위한 치료 계획을 세우는 기초 단계입니다. 계획에 따라 앞으로의 치료 방향을 정하고, 필요하면 약물을 선택하여 처방합니다.

두 번째 진료가 중요한 이유는 환자의 반응을 확인하는 첫 진료이기 때문입니다. 그래서 두 번째 진료는 보통 수일 이내에 이루어집니다. 일단 약물에 대한 반응을 봅니다. 부작용도 확인합니다. 약의 효능은 의사가 잘 알고 있지만, 그래도 약물에 대한 반응은 백인백색입니다. 실제 반응을 보지 않고는 정확히 알 수가 없습니다. 따라서 두 번째 진료에서 의사는 환자의 피드백을 받습니다. 불편감은 줄이고, 효과는 높이는 방향으로 약을 조정합니다. 몇 번의 조정을 거치면서 약을 맞춰 나갑니다. 처방이 뜻대로 잘 맞춰지면, 외래 방문 간격을 점점 늘릴 수 있습니다.

두 번째 진료가 중요한 또 다른 이유는 치료에 대한 환자의 의지를 평가할 수 있기 때문입니다. 병원을 처음 찾느라 큰 용기를 냈겠지만, 어렵게 시작한 진료가 단 한 번으로 끝나는 경우가 많습니다. 마치 명실상부한 '정신과 환자'가 된 것 같은 부끄럽고 창피한 느낌이 듭니다. 약도 별로 효과가 없는 것 같고, 의사도 별로 실력이 없는 것 같고, 진료비는 비싼 것 같고, 간호사도 불친절하고…. 이유는 다양합니다. 하지만 가장 중요한 이유는 본인 스스로 알고 있습니다. 이러한 불편함을 이겨내고 두 번째 방문을 해야 비로소 문제를 해결할 수 있는 실마리가 열리는 것입니다.

진료를 한 번 경험하면 용기가 생깁니다. 종종 두 번째 면담에서 보다 적극적인 태도를 보이곤 합니다. 어색하고 민망하여 이야기하지 못한 내용을 꺼내고, 필요한 것을 보다 분명하게 이야기합니다. 첫 진료와 두 번째 진료 사이의 기간은 길게 연결되어 있습니다. 첫 면담이 환자의 마음속에서는 며칠 동안 계속되고 있는 것이죠.

Q

약물치료와 정신치료를 받으면
완전히 회복될 수 있나요?

A 약물치료와 정신치료 모두 필수적인 치료법입니다. 하지만 더 중요한 것이 있습니다. 바로 스스로의 노력입니다. 이 세 가지 요소의 균형이 중요합니다.

약물치료와 정신치료는 환자의 치료에 크게 도움이 되는 현실적인 방법입니다. 그러나 인간은 약을 먹으면 낫고, 조언을 들으면 바뀌는 로봇이 아닙니다. 스스로 할 수 있는 방법들을 모색해 나가야 합니다.

예를 들어 볼까요? 규칙적인 생활, 운동, 균형 있는 식생활, 음주와 흡연 자제, 가벼운 산책 및 여행, 친구와의 만남과 대화, 일기 쓰기, 스스로에게 편지 써보기 등이죠. 거창한 노력이 아닙니다. 20~30분 정도의 가벼운 운동을 하고, 가벼운 환기를 위한 산보와 여행을 하는 것입니다. 집 근처 공원도 좋습니다. 우리 동네에 어떤 가게가 있나 한번 둘러보는 것도 좋습니다. 이러한 가벼운 활동부터 시작하여 빈도와 강도를 늘려가는 것이죠.

물론 대충 예를 든 것입니다. 스스로 할 수 있는 일이 무엇인지 의사와 상의해서 결정하면 됩니다. 하지만 의사가 옆에서 24시간 코치해 줄 수는 없습니다. 운 좋게 훌륭한 의사를 만나 효과가 좋은 약을 받고 믿음직한 면담을 하게 되었다면, 이제 목표의 절반은 이룬 셈입니다.

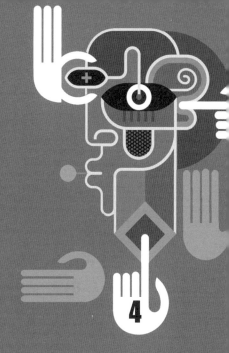

4

정신병원에서
만나는 사람들

이제 환자에게 맞는 정신의료기관을 잘 찾아서 입원도 무사히 하였습니다. 정신과 전문의와 면담을 하게 되었는데, 누구에게 어떤 이야기를 해야 할지 도무지 알 수 없습니다. 정신과의사를 주변에서 본 적이 없기 때문에 약간 걱정이 되기도 합니다. 얼굴에 턱수염이 우아하게 난 의사가 환자를 눕히고 환자의 머리맡에 놓인 고풍스러운 의자에 앉아 알 듯 모를 듯한 이야기를 하는 장면을 영화에서 본 적도 있고, 소리를 지르면서 난리치는 환자에게 엄숙하게 주사를 명령하는 차가운 외모의 사람이 전형적인 정신과의사인 것 같기도 합니다.

병원에 막상 오니 대학을 갓 졸업한 듯한 젊은 의사들과 더 많은 이야기를 하게 됩니다. 아직 앳된 얼굴을 한 여의사에게 선생님이라고 해야 할지 말아야 할지 모르겠습니다. 간호사는 다른 병원에서도 많이 보았지만, 어찌된 일인지 유니폼을 입은 건장한 남자직원들이 자주 보입니다. 또 임상심리사나 사회사업가와도 면담을 하게 된다고 합니다. 이들은 도대체 누구일까요?

정신병원은 여러 역할을 하는 많은 정신건강 전문가들이 팀을 이루어 치료하는 공간입니다. 따라서 여러 직종의 사람들과 만나게 됩니다. 주치의가 일차적으로 그리고 최종적으로 환자를 책임지지만 다른 정신건강 전문가들의 역할에 대해서 잘 알아두면 여러모로 유용합니다. 이번 장에서는 정신병원에서 만나는 여러 직종의 사람들에 대해서 알아보고자 합니다.

Q

정신과의사에 대해서
알려주세요.

A 정신과의사는 정확한 용어로는 정신건강의학과 전문의입니다. 그리고 흔히 전문의가 되기 위해 수련을 받는 전공의도 정신과의사라고 통칭하고는 합니다. 이들은 의과대학 과정을 마치고 의사국가고시를 치른 의사 중에서, 특별히 정신의학을 전문으로 하기 위해 수련 중인 혹은 수련을 마친 의사라고 할 수 있습니다.

정신과의사에는 정신건강의학과 전공의와 정신건강의학과 전문의가 있습니다. 전공의란 우리가 흔히 인턴, 레지던트라고 부르기도 하는데, 수련병원에서 인턴 1년, 레지던트 4년을 마치고 전문의 시험에 합격하면 정신건강의학과 전문의가 될 수 있습니다. 따라서 정신과 전문의는 이 과정을 모두 마친 의사이며, 정신건강의학과 전공의는 이러한 과정 중에 있는 의사라고 할 수 있습니다.

그러므로 정신과의사가 되기 위해서는 먼저 의과대학이나 의학전문대학원(이하 의전원)에 입학해야 합니다. 국내에 총 41개의 의과대학과 의전원이 있습니다. 의과대학 교육과정은 예과 2년과 본과 4년의 과정으로 이루어집니다. 의전원은 4년제 대학 졸업생을 대상으로 입학생을 선발합니다. 선발된 학생은 4년간의 의전원과정(의과대학의 본과 과정에 해당)을 밟게 됩니다.

이런 과정을 거치고 나서 의사국가고시에 합격하면 비로소 의사가 됩니다. 이른바 일반의라고 하는 의사로서, 환자를 볼 수 있는 면허를 발급받습니다. 우리나라는 의사를 비롯한 여러 의료인에 대해서 면허제도를 운영하고 있는데, 면허란 해당 면허가 없다면 해당 업무나 행위를 할 수 없도록 법으로 정한 제도입니다. 운전면허가 없이 운전을 하면 불법인 것과 마찬가지입니다. 그러나 전문의는 면허가 아닌 자격입니다. 즉 전문의 자격시험이라고 합니다. 이는 시험에 합격하면 전문의라는 특별한 '자격'을 주지만, 합격하지 못한 일반의라 하더라고 전문의가 하는 진료를 하지 못하도록 막지는 않습니다. 물론 전문의 자격증이 없으면 보험공단에서 진료비를 지급하지 않는다든가, 병원에 전문과목을 표방하지 못한다든가 하는 제한이 있지만 진료 자체가 불법은 아닙니다.

의사면허를 취득하고 나면 대개는 전공의 과정을 밟는 편입니다. 전공의 과정은 현재 인턴 1년과 레지던트 4년(혹은 3년) 과정으로 이루어져 있습니다. 인턴 과정이 끝나면서 임상 각과의 전공의가 되기 위한 선발시험, 이른바 전공의 시험을 치르게 됩니다. 그리고 정신건강의학과 전공의로 선발되면 정신과의사가 됩니다. 종종 정신과의사라는 용어는 정신과 전공의와 전문의를 통칭하여 말하기 때문에 여기서도 그렇게 사용하겠습니다.

정신건강의학과 전공의 과정은 4년으로 구성되는데 각 연차별로 주로 담당하는 업무가 다소 다릅니다. 병원별로 수련 과정이 많이 달라서 한마디로 정리할 수는 없지만 대개 1~2년차의 경우 보호병동의입원환자나 응급실을 담당하는 경우가 많고 고년차는 신경증 환자들이 많이 입원하는 개방병동이나 정신과 외래, 혹은 다른 과에서 의뢰받는 자문환자들을 담당합니다. 따라서 여러분이 응급실이나 보호병동에서 만나는 정신과의사는 대개 저년차가 많지만, 까다롭거나 어려운 환자는 고년차가 담당하기도 합니다.

Q

1년차 전공의라면 경험과 지식이 부족할 것 같은데, 환자를 맡겨도 괜찮을까요?

A 환자의 배정은 정신건강의학과 전문의 자격을 가진 교수나 지도전문의가 결정합니다. 미숙한 경험을 가진 전공의가 감당하기 어려운 환자는 배정하지 않습니다. 또한 전공의가 단독으로 환자를 보는 경우는 거의 없습니다. 거의 모든 결정은 지도전문의와의 상의를 거쳐서 진행되기 때문에, 오히려 젊은 의사의 열정과 숙련된 지도전문의의 관록이 합쳐져서 더 좋은 결과를 낳을 수도 있습니다.

어떤 보호자들은 젊은 정신과 전공의를 무시하거나 무조건 교수나 과장을 직접 만나기를 원하기도 합니다. 그러나 일차적으로 환자에 대해서 가장 많이 알고 있는 의사는 담당 전공의입니다. 전공의가 한 번에 보는 환자 수는 수련지침에 따라서 그 수가 제한되어 있고 고년차 전공의나 수석 전공의 및 담당 교수나 과장이 같이 의논하여 치료방침을 결정하기 때문에 일반적인 경우보다 더 심층적이고 충실한 진료가 가능합니다.

부족한 경험이나 지식은 지도감독을 맡은 전문의가 있기 때문에 문제가 되지 않습니다. 전공의 지도 자격을 가지려면 학회 참석이나 논문작성 등 몇 가지 규정을 만족해야 하며, 대학병원에서는 대개 교수직에 있는 의사들이므로 오히려 더 양질의 진료를 받을 수 있다고 보시면 됩니다. 물론 저년차 전공의는 다소 미숙한 의사들이므로 작은 실수가 있을 수는 있겠으나 지도전문의의 감독과 확인, 몇 명의 환자를 집중적으로 보는 점, 그리고 젊은 의사의 열정을 감안하면 전체적으로는 잃는 것보다 얻는 것이 많다고 할 수 있습니다.

Q

제 주치의는 전임의라고 합니다.
전임의란 무엇인가요?

A 일부 세부 분야에 대해서는 분과를 따로 나누어 분과 전문의제도를 운영하기도 합니다. 그 과정 중에 있는 의사를 전임의라고 합니다. 또한 특별한 분야의 연구나 교육, 보건행정 등을 전공 중인 전문의를 전임의라고 하기도 합니다.

전공의 과정을 마치고 세부 전문의가 되려고 하거나 혹은 연구 활동에 보다 집중하기 위해서 전임의라는 과정을 밟는 경우가 있습니다. 현재 대한신경정신의학회 주도로 소아청소년정신과 세부 전문의와 노인정신과 세부 전문의제도가 만들어져 있습니다. 이는 보건복지부에서 자격을 인정하는 것은 아니며 각 분과학회에서 자체적으로 수련기관을 지정하여 수련 요건을 규정하고 있습니다.

또한 일부는 실험실에서 세포실험이나 동물실험과 같이 연구를 집중적으로 하기 위해서, 혹은 지역사회 정신의학이나 수면의학과 같이 전문적인 영역에서 경험을 쌓기 위해서 전임의 과정을 하기도 합니다. 병원에 따라서 임상강사라고 하기도 하고, 흔히 영어로 펠로우(Fellow)라고 부르기도 하는데, 이는 향후 정식교수가 되기 전의 과정이라는 의미입니다. 그러나 현재는 교수요원이 되기 위한 과정뿐만 아니라 위에서 말한 전문 분야를 더 깊이 있게 공부하기 위해서 1~2년 과정의 펠로우십 과정을 마치는 경우가 많습니다.

하지만 법적으로 인정되는 과정은 오직 의사면허와 정신건강의학과

전문의뿐입니다. 따라서 전임의 혹은 임상강사의 경력은 참고용일 뿐이며 어떤 배타적인 자격이나 법적인 지위를 증명하는 것은 아닙니다.

Q

수면전문의, 정신분석전문의, 최면의학전문의도 전문의인가요?

A 보건복지부에서 인정하는 전문과목 외에도 다양한 이름으로 자신의 전문 분야나 관심 분야를 표방하는 사례가 있습니다. 많은 경우에는 해당 의사의 전문성을 보여주는 좋은 자료가 되기도 하지만, 종종 상업적인 목적으로 과대 포장하는 경우도 없지 않습니다.

다양한 전문의를 표방하는 경우가 있습니다. 일부 세부 전문의 과정은 학회에서 엄격하게 운영되기도 하지만, 일부는 짧은 기간의 연수 교육만으로 발급되기도 합니다. 또한 정체를 알 수 없는 외국 연수를 근거로 하여 ○○ 분야 전문의 혹은 전문가를 자처하기도 하고 어떤 의사는 아무런 근거도 없이 자신의 관심분야를 소개하면서 ○○ 전문의라고 하기도 합니다.

이러한 소위 '전문의'는 사실 의사의 자격과 능력에 대해서, 전혀 정보를 주지 못한다고 하긴 어렵습니다. 종종 큰 참고가 되기도 합니다. 그 의사의 관심 분야 및 어느 정도의 경력을 인정할 수 있는 경우도 있습니다. 그러나 자신의 경력을 과대포장하기 위해서 ○○ 전문의를 자처하는 사례도 적지 않기 때문에 주의하는 것이 필요합니다.

참고로 보건복지부에서 인정하는 전문의의 종류는 내과, 신경과, 정신과, 외과, 정형외과, 신경외과, 흉부외과, 성형외과, 마취통증의학과, 산부인과, 소아청소년과, 안과, 이비인후과, 피부과, 비뇨기과, 영상의학과, 방사선종양학과, 병리과, 진단검사의학과, 결핵과, 재활의학과, 예방의학과, 가정의학과, 응급의학과, 핵의학과, 산업의학과로 총 26개뿐입니다.

Q

정신과의사에 대한 정보를
얻는 방법이 있을까요?

A 정신과의사에 대한 정보를 얻는 것이 쉽지는 않습니다. 병원 웹사이트, 포털 사이트, 주변 지인, 다른 의사의 의견, 광고, 정보제공업체 등을 이용하면 제한적인 정보를 얻을 수 있습니다. 그러나 의사에 대한 가장 중요한 정보는, 직접 만나보기 전에는 알기 어려운 경우도 많습니다.

사실 치료를 받을 정신과의사에 대한 정보를 얻는 것이 쉽지는 않습니다. 앞서 언급한 것처럼 많은 정신병원이 의료진에 대한 간단한 정보도 잘 제공하지 않는 사례가 많습니다. 그러나 의료진에 대한 정보가 없거나 부실하다는 것은 경력에 대해서 자신이 없거나 혹은 환자에 대한 정보제공에 무심하다는 이야기이므로 우선은 좋은 인상을 주고 있다고 보기 어렵습니다. 정신과 전문의라면 다 정규과정을 밟은 전문가인데 똑같은 것 아니냐고 할 수 있습니다. 어느 정도는 맞는 말입니다. 그러나 의사와 환자도 궁합이 맞아야 한다고 합니다. 각자 선호하는 의사의 조건은 다르겠지만 우선 정보를 알아내는 방법을 설명하겠습니다.

첫째, 병원 웹사이트를 이용합니다. 웬만한 병원에서는 의료진에 대해서 출신학교와 수련병원, 관련 자격과 학위, 학회활동 및 과거 경력을 소개하고 있고 사진도 같이 싣고 있습니다. 이는 아주 제한적인 정보에 불과하지만 그래도 어느 정도 의사에 대해서 기본적인 사실을 알게 해주며 공식적인 자료이므로 신뢰할 수 있다는 장점이 있습니다.

둘째, 포털사이트를 이용합니다. 네이버나 다음 인물 검색을 이용하면 종합병원 과장급 이상의 정신과 전문의가 등록되어 있습니다. 물론 검색이 잘 되지 않는 경우가 많고 관련 정보도 미약한 편입니다. 하지만 해당 인물 검색 후 추가로 관련 언론 보도나 인터뷰 자료 혹은 저서와 논문 등을 검색할 수 있기 때문에 관련 분야에서 명망이 높은 의사라면 유용한 정보를 얻을 수 있습니다.

셋째, 주변 지인에게 정보를 얻습니다. 병원에서 진료를 받고 있는 지인이 있다면 가장 정확한 정보를 알 수 있는 경우가 많습니다. 의사의 인품이나 성격 등에 대한 정보를 알 수 있다면 향후 오랫동안 치료를 받아야 하는 정신장애의 경우 큰 도움이 될 수 있습니다.

넷째, 가까운 의사를 찾습니다. 가족이나 친지 중에 의사가 있다면 참 좋습니다. 혹은 친구 중에도 의사가 있다면 건너건너 자신이 진료받고자 하는 의사에 대한 정보를 얻을 수 있습니다. 정작 중요한 정보는 의료계 내부에서만 알고 있는 경우가 많으므로 좋은 정보를 얻을 수 있습니다.

다섯째, 광고를 이용합니다. 요즘은 의료광고가 허용되기 때문에 웹사이트나 잡지에서 광고를 흔히 볼 수 있습니다. 그러나 대개는 미용, 성형에 대한 광고가 많고 정신병원에 대한 광고는 거의 없어서 큰 도움이 되지 않을 수도 있습니다.

여섯째, 그 외에 몇몇 의사 관련 정보제공 업체가 있습니다. 코리아메디에서 명의에 대한 정보를, 그리고 굿닥에서 의사에 대한 정보를 제공하고 있습니다. 그러나 정보량이 적고, 아주 유용한 편은 아닙니다. 아직은 시작단계라고 할 수 있습니다.◉

◉ 굿닥(www.goodoc.co.kr)
　코리아메디(www.kormedi.com/dictionary/doctor)

Q

정신과의사와 좋은 관계를 맺으려면 어떻게 해야 하나요?

A 의사를 너무 어려워하면서 경직되어 할 말도 잘 못하는 분이 있습니다. 반면에 비싼 진료비를 내고 있지 않느냐면서, 의사를 아랫사람 대하듯이 하려는 분도 있습니다. 그러나 이는 좋은 방법은 아닙니다. 필요한 정보를 전달하고, 정확한 진단과 최선의 치료를 받는 것이 목적이 되어야 합니다.

정신과의사를 만나 상담을 하고 치료 계획을 논의하고 가족의 어려움에 대해서 이야기하는 것은 가족이 해야 할 가장 중요한 일 중 하나입니다. 그러나 종종 어떤 말을 해야 할지 몰라서 우물쭈물하거나 혹은 무작정 잘 부탁한다는 말만 반복하는 분들도 있습니다. 당당하게 진료비를 내고 진료를 받는 것이니만큼 필요한 것을 요구하고 정보를 잘 전달하는 데 주저하지 않도록 합니다.

진찰받기

의사에게 진료를 성공적으로 받으려면 중요한 것이 대화입니다. 우리나라는 병원비가 상대적으로 저렴하긴 합니다. 그러나 이 때문에 진료시간이 짧아서 충분한 대화를 가지기 어려운 편입니다. 환자의 증상, 과거병력, 생활습관, 약물 복용력 등에 대해 미리 준비해 설명하면 시간을 줄일 수 있습니다. 또한 상의하고 싶은 내용을 적어두거나, 메모하여 활용하는 것도 도움이 됩니다. 그리고 치료에 대해 묻고 싶은 질문이나 중요한 문제에 대해서는 꺼리지 않아야 합니다. 이학적 검사가 필요한 경우도 있으므로 환자는 쉽게 벗을 수 있는 옷을 입고 가는 것이 좋습니다. 진한 화장이나 너무 야한 복장은 의사의 진찰을 방해할 수 있으므로 피하도록 합니다.

면담하기

정신과에서는 보호자와의 면담이 중요합니다. 시간이 없어서 주말에 면회를 하는 경우가 많은데, 그러면 의사를 만나기 어렵기 때문에 주중에 시간을 내어 의사를 만나는 것이 좋습니다. 미리 약속을 하고 가면 의사도 마음의 준비를 하고 만나기 때문에 조리 있는 면담이 가능합니다. 종종 AS 콜센터에 전화하듯이 아무 때나 전화해서 의사를 연결해 달라고 하는 경우가 있는데, 갑자기 전화를 하면 즉흥적인 이야기밖에는 들을 수 없습니다. 또한 다른 업무 중에 갑자기 전화를 해 이것저것 물어보면 의사도 불쾌한 기분이 들어서 좋은 관계를 맺기 어렵습니다.

필요한 것을 요구하기

의사에게 궁금한 것이나 필요한 것은 적극적으로 요청하는 것이 좋습니다. 이런 요구를 하면 기분 나빠 하거나 혹은 망신을 당하는 것은 아닐까 싶어서 묻지 않는 일이 없도록 합니다. 진료를 받다가도 다른 의사의 의견을 듣고 싶거나 다른 환경에서 치료를 받는 것이 필요하다고 생각되면 망설이지 말고 요구하는 것이 필요합니다.

어떤 보호자들은 '반드시 낫게 해준다고 약속할 수 있느냐?'라든가 심지어는 '낫지 않는다면 가만두지 않겠다'고 협박하기도 하는데, 이래서는 의사가 진심으로 환자를 대하기 어렵습니다. 또한 만날 때마다 환자가 사용하는 약이나 검사결과에 대해 지나치게 꼬치꼬치 묻는 경우도 있는데,

의사가 자신의 모든 환자에 대해 사용되는 약과 검사결과를 다 외우고 있지는 못합니다. 가족은 의사에게 환자를 의뢰하여 좋은 결과를 얻는 것이 목적이지, 의사를 당황하게 만드는 것이 목적이 아닙니다.

어떤 보호자는 '병이 낫지 않아도 치료비를 내야 하느냐?'고 묻기도 합니다. 하지만 일반적으로 진료 계약은 현재 입증된 최선의 치료를 제공한다는 것이지, 병을 반드시 낫게 한다는 치료결과에 대한 계약은 아닙니다.

촌지에 대하여

촌지 문제는 참 말하기 껄끄러운 부분입니다. 촌지(寸志)란 원래 일본에서 학부모가 작은 뜻을 드린다는 의미로 시작된 말인데, 의료 현장에서도 종종 일어나는 일입니다. 실제로 많은 의사들이 촌지를 받고 있고, 국공립병원의 의사가 아니라면 법적으로도 불법은 아닙니다. 또한 고마운 생각에 작은 선물을 건네는 것이 무조건 나쁘다고 할 수만은 없습니다. 아마 촌지를 주면 거절하는 의사는 많지 않을 것입니다. 하지만 분명한 것은 촌지를 받는다고 해서 더 좋은 진료를 제공하는 것은 아니라는 것입니다. 어떤 보호자가 촌지를 주었는지 기억나지도 않고 혹은 그 환자를 특별히 챙겨서 잘해주는 일도 임상현장에서는 거의 일어나지 않습니다.

촌지를 받는 의사가 도덕적으로 나쁘고 진료도 잘못한다든가 혹은 촌지를 거절하는 의사가 양심적이니 더 진료를 잘한다는 것은 아닙니다. 이는 그냥 의사의 가치관이나 취향일 뿐입니다. 그러나 노골적으로 촌지를 요구하거나, 촌지 받는 것을 지나치게 좋아하는 의사라면 다시 한 번 생각해 보는 것이 필요합니다.

한국의 정서상 가족을 병원에 맡기고 나니 못내 불안하여 마음에 걸린다면, 음료수 같은 작은 선물을 건네는 정도가 어떨까 싶습니다. 공무원 행동강령에 의하면 선물은 3만 원까지 받을 수 있는 것으로 되어 있습니다. 그리고 대한상공회의소는 거래처 간의 적절한 선물을 5만 원 이하로 권장하고 있다고 합니다. 의사와 환자 관계도 어떤 의미에서는 계약관계이기 때문에 이 정도 수준이라면 서로에게 크게 부담이 되지 않을 것으로 생각합니다. 그러나 이는 말 그대로 대가성이 없는 선물일 뿐입니다. 촌지를 준다고 해서 더 좋은 진료를 제공받는 것은 아니며, 만약 촌지 여부에 따라서 진료의 질이 바뀐다면 그런 의사는 무조건 피하는 것이 좋습니다. 물론 그런 일은 거의 본 적이 없습니다.

개인적으로 가장 기억나는 정말 고마운 촌지(寸志), 즉 '작은 뜻'이 있었는데, 심각한 조현병으로 입원하여 잘 치료받고 퇴원한 환자가 한참 지나서 건강한 아기를 낳았다고 손편지를 보내온 일입니다.

Q

어떤 의사에게
우리 가족을 맡겨야 할까요?

A 결국 어떤 치료를 어떻게 할 것인지는 주치의가 결정하게 됩니다. 병원보다 의사를 잘 선택하는 것이 더 중요합니다. 물론 의사의 좋고 나쁨을 정하는 것은 대단히 어려운 일입니다. 사실상 절대적으로 좋은 의사, 혹은 나쁜 의사라는 것은 있을 수 없습니다. 환자의 증상이나 진단, 여러 가지 사정에 따라서 환자와 궁합이 잘 맞는 의사를 선택하는 것이 더 중요합니다.

정신질환은 다른 신체적인 질환과 마찬가지로 조기 발견, 조기 치료가 중요합니다. 그런 면에서 최초로 어떤 의사를 만나는지에 따라서 질병의 경과만이 아니라 환자의 인생이 좌우되기도 합니다. 그러나 입원 시에는 가족들이 환자를 상대하기에도 지쳐서 의사를 선택할 때 그러한 것을 생각할 여유가 부족한 것도 사실입니다.

사실 병원보다 의사를 잘 선택하는 것이 더 중요합니다. 결국 어떤 치료를 어떻게 할 것인지는 주치의가 결정하게 됩니다. 어떤 의사가 좋은 의사인지, 좋은 의사는 어디 있는지 등의 정보를 많은 사람들이 잘 모르고 있습니다. 좋은 의사란 먼저 환자의 이야기를 잘 들어주고, 투약뿐 아니라 생활지도 등을 적극적으로 해주며, 환자가 살아갈 방향을 상담해주고, 되도록이면 입원을 권장하지 않는 의사입니다. 매스컴에 많이 나오는 의사나 책을 잘 쓰는 의사, 혹은 논문이 화려한 의사가 반드시 명의(名醫)라고 단정할 수 없습니다.

정신질환은 마음의 병이기 때문에 의사뿐 아니라 사회사업가, 임상심리사, 간호사, 가족 등 여러 구성원이 팀을 이루어 치료를 해나가는 것이 바람직합니다. 특히 환자의 일상생활과 마음의 움직임을 되도록 잘 이해하는 것이 필요하며 의사와 환자간의 인간적인 마음의 접촉, 신뢰관계가 중요합니다.

그럼 좋은 의사의 기준에 대해 알아보겠습니다.

풍부한 경험을 가진 의사

환자의 치료에는 의학지식과 임상경험이 필요합니다. 경험이 풍부한 의사일수록 의학적 지식을 넘어선 치료의 노하우가 중요합니다. 명문의대를 나왔다고 해도 경험이 부족한 의사는 좋은 진료를 할 수 없습니다. 의과대학에 입학하고 의사국가고시 및 전문의 시험에 합격하기 위해서는 우수한 두뇌와 많은 양의 학습이 필요하기 때문에 정신과 전문의라면 정신질환에 대한 의학지식이 부족한 경우는 별로 없습니다.

임상경험을 알아보려면 우선 경력을 확인합니다. 해당 질병의 전문의인지를 확인하는 것이 필요합니다. 정신과 전문의가 아니면서 정신과 진료를 하는 의사는 거의 없지만, 전문과목과 진료과목을 혼동하지 않는 것이 중요합니다. 전문과목이란 해당 분야에서 3년 혹은 4년간 수련을 받고 시험에 합격했다는 의미입니다.

석사나 박사학위는 그다지 중요하지 않습니다. 의사 개인의 학문적 열의를 보여주는 증거가 될 수는 있지만, 진료에서 크게 중요한 것은 아닙니다. 또한 여러 잡다한 학회들의 회원임을 강조하거나 혹은 외국 연수를 하였다는 경력도 아주 중요하지는 않습니다.

이전에 근무한 병원에 대해서 알아보는 것은 의미가 있습니다. 어떤 환자들이 주로 치료받는 병원에서 있었는지, 이전 병원의 평판은 어떤 편인지 알아보면, 그 의사가 과거에 주로 어떤 임상경험을 하였는지 간접적으로 알 수 있습니다.

필요한 치료를 하는 의사

과잉 진료는 병원의 수익을 올리려고 하는 경우가 많습니다. 그러나 의사 자신이 병원의 주인이 아닌 경우 수익을 위해 과잉 진료를 하는 사례는 흔치 않습니다. 만약에 환자의 입원과 검사 시에 의사에게 인센티브를 주는 병원이라면 다시 한 번 고려해봐야 합니다. 물론 가족 입장에서 이러한 병원 정책을 알기는 쉽지 않을 것입니다.

과다한 검사는 의사가 치료에 자신감이 없기 때문일 수 있습니다. 검사, 약, 주사를 적게 사용한다는 것은 그만큼 경험과 직업의식이 뛰어나기 때문이라 할 수 있습니다. 하지만 꼭 필요한 검사와 불가피하게 고가의 특수치료를 하는 경우를 과잉 진료라고 쉽게 오해해서는 안 됩니다. 또한 부작용을 너무 걱정하여 지나치게 소극적으로 진료하는 의사라면 이 또한 피해야 합니다.

치료과정을 자세히 설명해주는 의사

치료과정을 잘 설명하고, 환자의 알 권리를 배려하는 의사가 좋습니다. 인기가 있는 의사는 환자가 많기 때문에 충분한 시간을 가지지 못하기도 하지만, 그래도 어떻게든 최대한 설명하고 가족의 불안을 덜어주려고 노력한다는 느낌이 든다면 믿을 수 있는 의사라고 생각해도 좋습니다.

촌지를 잘 받지 않는 의사

노골적으로 촌지를 요구하는 의사는 거의 없지만, 촌지를 주면 당연하다는 식으로 아무렇지도 않게 받는 의사라면 문제입니다. 의사의 실력과 도덕성이 비례하는 것은 아니지만, 촌지를 받고 지나치게 좋아하는 의사라면 좋은 진료를 제공할 가능성이 떨어진다고 할 수 있습니다. 물론 이는 단지 참고사항일 뿐입니다. 어떤 선생님은 보호자가 주는 촌지를 매번 거절하는 것이 어려워서, 촌지를 모아 환자를 위한 기금에 기부하신 경우도 있었습니다. 한국의 정서라는 것이 있기 때문에, 감안해서 판단하는 것이 필요합니다.

솔직한 의사

가장 중요한 부분입니다. 의학의 한계 그리고 자신의 한계를 솔직하게 이야기하는 의사가 좋습니다. 어떤 질문에 대해서 '아직 완전하게 치료방법이 없다'든가 '현재로는 확실한 진단을 내리기 어렵다. 앞으로의 경과는 알 수 없지만, 좋지 않을 수도 있다'는 식으로 이야기하는 의사라면 기본적으로 믿어도 됩니다. 대개는 실력이 부족한 의사들이 진단을 금방 내리고, 치료방법에 대해서 장담하고는 합니다.

보호자를 격려하는 의사

보호자들은 가족의 입원만으로도 많이 불안하고 힘든 상태입니다. 자신이 잘못하여 환자가 악화된 것은 아닐까 하는 죄책감을 가지는 경우가 많으며, 어찌할 줄을 몰라 당황스러워서 어이없는 실수를 하는 경우도 있습니다. 이러한 상황에서 가족에게 '왜 그것도 모르느냐?'는 식으로 나무라거나 '부모가 양육을 잘못해서 병이 생긴 것이다'는 식으로 함부로 이야기하는 의사라면 좋은 의사라고 할 수 없습니다. 설령 가족들이 잘못한 것이 있다고 하더라도 부드럽게 감싸주는 의사라면, 환자에게도 따뜻하게 대할 것이라고 생각해도 좋습니다. 가족을 탓하기 좋아하는 의사는 환자도 탓합니다.

Q

임상심리사는
어떤 일을 하나요?

A 임상심리사는 인지, 행동, 정서 및 성격 등에 있어서 정신과적 장애가 있는 개인이나 단체를 대상으로 심리평가를 실시하여 장애의 원인과 치료 방안을 파악하는 전문가를 말합니다. 환자를 직접 치료하기보다는 주로 검사와 평가를 담당합니다. 하지만 심리치료나 상담, 혹은 다양한 치료요법을 하는 임상심리사도 있습니다.

병원에 입원하면 정신과의사 외에 많은 전문직을 상대하게 됩니다. 우선 임상심리사를 알아봅시다. 병원에서 이상한 그림이 그려진 카드를 들고 다니거나 혹은 검은색 007가방에서 몇 가지 도구를 꺼내어 심리검사를 하는 사람을 본 적이 있다면 임상심리사일 가능성이 높습니다.

임상심리사는 인지, 행동, 정서 및 성격 등에 있어서 정신과적 장애가 있는 개인이나 단체를 대상으로 심리평가를 실시해 장애의 원인과 치료 방안을 파악하는 전문가를 말합니다. 주로 인지검사, 성격검사, 신경심리검사를 수행합니다. 그리고 질병의 원인과 치료 방법 등에 대한 견해를 제시하고 종종 정신분석, 상담, 인지치료, 심리극, 학습치료, 놀이치료 등 치료과정에 개입하거나 주도적으로 치료를 하기도 합니다. 일반적으로 정신병원이나 정신과의원에서 정신과의사와 함께 공조하여 치료팀을 구성하는 경우가 많지만 일부는 개인 상담소를 열어서 독자적으로 검사와 치료를 하기도 합니다. 하지만 정신과의사와 달리 약물치료를 하는 경우는 없습니다.

임상심리사는 대학에서 임상심리학 학사 혹은 석사과정을 졸업하고 이후 병원이나 그에 준하는 시설에서 3년간의 수련을 받아야 합니다. 보건복지부에서는 정신보건 임상심리사 제도를 두고 있습니다. 1급과 2급으로 나뉘는데 이는 학사 혹은 석사학위 여부 및 수련 기간에 따라서 다소 차이를 두고 있습니다.

임상심리사들은 주로 심리검사를 위해서 만나는 경우가 많습니다. 우선 자가보고형 설문지를 받아서 작성하고 이후 대면하여 여러 가지 검사를 수행합니다. 따라서 검사 시에는 최선을 다해서 솔직하게 응답해야 자신의 상태에 대해 정확하게 평가할 수 있습니다. 소아환자의 경우 부모에게 검사지를 주는 경우도 있는데, 부모에 대한 평가가 소아환자를 잘 이해하는 데 중요하기 때문입니다. 자세한 검사 항목에 대해서는 책의 다른 곳에서 다루도록 하겠습니다.

Q

사회사업가(정신보건사회복지사)는
무슨 일을 하나요?

A 사회사업가의 정확한 명칭은 정신보건사회복지사입니다. 정신보건사회복지사는 사회사업적 개입을 통하여 환자의 질병보다는 질병으로 인해 저하된 문제해결 능력과 사회적 기능을 회복, 향상시키는 재활에 주력합니다.

사회사업가는 흔히 독지가나 자선사업가와 혼동하시는 경우가 있는데, 여기서 말하는 사회사업가의 정확한 명칭은 정신보건사회복지사입니다. 물론 정신과 영역 외에도 병원의 사회사업가는 암환자의 재정 지원이나 호스피스, 가족에 대한 지지 및 지원 등 여러 가지 역할을 담당하고 있으나, 정신보건사회복지사가 정신과 영역에서 환자 및 가족에 개입하는 정도와 범위로 보아 가장 포괄적인 역할을 담당한다고 할 수 있습니다.

정신보건사회복지사(이하 사회복지사)는 다양한 사회사업적 개입을 통하여 정신장애로 인해 저하된 문제해결 능력과 사회적 기능을 회복, 향상시키는 재활이라는 일차적 역할을 수행하고 있습니다. 또한 정신건강 교육, 사회기술훈련, 일상생활훈련, 사회적응훈련 등과 같은 환자 및 가족 집단을 위한 전문적인 서비스 프로그램을 시행할 뿐 아니라, 지역사회 주민의 편견 불식을 위한 계몽, 홍보, 교육 등을 담당하며 공동체 내의 인적, 환경적인 자원을 개발하고 활용하여 환자들의 사회적응을 돕는 일을 하고 있습니다.

정신보건법에 규정된 사회복지사의 업무범위와 한계

① 사회복귀시설의 운영

② 정신질환자의 사회복귀 촉진을 위한 생활훈련 및 작업훈련

③ 정신질환자와 그 가족에 대한 교육 및 지도, 상담

④ 정신질환으로 자신 또는 타인을 해할 위험이 있다고 의심되는 자를 발견할 경우 시, 도지사에 진단 및 보호 신청

⑤ 정신질환 예방활동 및 정신보건에 관한 조사, 연구

⑥ 기타 정신질환자의 사회적응 및 직업재활을 위하여 보건복지부 장관이 정하는 활동

⑦ 정신질환에 대한 개인력 조사 및 사회조사

⑧ 정신질환자와 그 가족에 대한 사회사업지도 및 방문지도

사회복지사가 활동하는 분야는 정신병원, 정신과의원, 종합병원의 정신과, 보건소 등이 있으며, 사회복귀시설로는 지역사회정신보건센터와 정신보건법에 의한 정신요양시설이 있습니다. 정신병원을 비롯한 정신의료기관에는 대개 사회사업과가 설치되어 있고 여러 명의 사회사업가와 수련생들이 근무하고 있습니다. 정신병원에서 일하는 정신보건사회복지사는 주로 아래에 정리된 것과 같은 업무를 수행하고 있습니다.

정신의료기관에서 사회복지사의 역할

① 입원 전의 상담

초기면접과 입원 상담에서 입원할 것이 결정된 경우 상담자의 상담 내용과 의향을 확인하고 정보의 정확한 파악이 필요한데, 정신과의사의 권유를 받아서 입원하는 경우가 많습니다. 이때 입원에 대한 본인의 의사 확인, 병원이 제공할 수 있는 서비스 내용

의 전달, 일상생활의 문제 상담이나 경제적 상담과 같은 일반적인 상담을 하게 됩니다.

② 입원 시의 인테이크(사전준비단계)

입원이 결정된 후 심리적 배경이나 병의 증상, 개인력, 가족력 및 가족관계, 사회환경 등의 정보를 얻는 것이 일차적인 목적이지만 환자 본인 그리고 가족의 불안이나 긴장감을 수용하고 그 제거를 위해 노력하고 치료 동기를 설정하며 면접을 통해 얻은 정보로부터 심리적, 사회적인 진단을 하고 그 내용을 의사에게 보고합니다. 입원 시 오리엔테이션을 하거나 필요시 치료공간을 견학하도록 하면서 의료서비스 내용을 설명하는 동시에 인권적인 제 권리에 관한 설명과 이용할 수 있는 복지제도를 설명하는 것 같은 중점적인 역할을 하게 됩니다.

③ 입원 중의 지원

입원생활에 있어서의 개별적인 상담 및 서비스를 실시하고 가족 상담 및 교육도 진행하며 다양한 집단활동 및 집단치료, 사회재활프로그램을 운영하여 입원환자의 사회재활 및 다양한 활동 참여 경험 등을 유도합니다. 다학제간 치료팀의 일원으로 참여하여 환자의 치료에 필요한 역할을 수행하기도 합니다.

④ 퇴원에 관한 지원

퇴원 후 가족이 함께 지내기 곤란한 경우 주거의 확보, 경제적 문제의 조정을 하면서 동사무소나 보건소 등과 연락하여 지역 생활을 준비하도록 합니다. 퇴원 후에는 보건소 주간보호센터, 사회복귀시설, 낮병원 등을 이용하도록 정보를 제공하는 역할을 합니다.

퇴원 후에 사회복귀시설이나 정신보건센터로의 연계를 고려하고 있거나 혹은 경제적인 부분에서의 지원, 직업 재활, 주거시설 등이 필요할 때 실질적인 도움을 줄 수 있습니다. 특히 다른 시설과의 연계나 경제적 문제에 대한 도움과 관련된 정보는 정신과의사는 잘 알지 못하는 경우가 있기 때문에 사회사업과에 의뢰하여 사회복지사의 도움을 받는 것이 좋습니다. 청소년 환자의 사례관리나 가족 면담에도 큰 도움이 되는 경우가 많습니다.

Q

정신보건전문간호사는
무슨 일을 하나요?

A 정신보건간호사란 간호사 면허를 가진 사람 중에서 정신보건법에 의거하여 특별한 자격을 가진 사람에게 부여하는 전문간호사 중 한 종류입니다.

간호사에 대해서 모르는 분은 없을 것입니다. 의사와 간호사라면 병원의 가장 중요한 전문인력입니다. 많은 여자아이들이 미래의 간호사를 꿈꾸기도 합니다. 정신병원에서도 간호사의 역할은 대단히 중요합니다. 병동에서 직접 환자를 상대하며, 혈압이나 체온과 같은 생체징후의 측정, 투약과 식사의 관리를 합니다. 또한 환자의 상태를 근거리에서 관찰하여 주치의에게 보고하고 주치의의 치료 방침을 환자에게 적용하기도 합니다. 정신병원에서는 많은 수의 병동 프로그램이 간호사의 주도로 진행되며 병동회의나 집단치료를 진행하기도 합니다. 환자와 보호자의 소소한 요구사항과 불평을 접수하고 이를 조정하는 역할을 담당합니다.

정신보건간호사란 간호사 면허를 가진 사람 중에서 정신보건법에 의거하여 특별한 자격을 가진 사람에게 부여하는 전문간호사 중 한 종류입니다. 이들은 일반 간호사의 역할 이외에 정신질환의 진단과 치료 및 간호중재에 대한 소정의 교육과 경력을 이수하여야 합니다.

정신보건간호사란?

① 정신보건간호사는 정신보건사회복지사, 정신보건임상심리사와 함

께 정신보건법에서 인정하고 있는 정신보건 전문요원으로 1급과 2급으로 나뉩니다.

② 2급 정신보건간호사는 의료법에 의한 간호사 면허를 가진 자로서 정신보건 분야에서 1년간 수련기간(이론 150시간, 실습 850시간)을 거쳐 보건복지부장관으로부터 정신보건간호사 자격증을 받은 전문 간호사입니다.

③ 1급 정신보건간호사는 고등교육법에 의한 대학원에서 간호학을 전공한 석사학위 이상 소지자로서 보건복지부장관이 지정한 전문요원 수련기관에서 3년 이상 수련을 마친 자나, 정신보건간호사 2급 자격증 취득자로 정신의료(보건)시설 또는 보건소에서 5년 이상의 실무경험을 쌓거나, 간호대학에서(정신간호분야 전임강사 이상) 5년 이상 근무경력을 갖춘 자입니다.

정신보건간호사의 주요 업무는?

① 정신보건간호사는 정신질환자의 병력에 대한 자료수집, 병세에 대한 판단·분류 및 그에 따른 환자관리 활동, 정신질환자에 대한 간호, 사회복귀시설의 운영, 정신질환자의 사회복귀 촉진을 위한 생활훈련 및 작업훈련, 정신질환자와 그 가족에 대한 교육·지도 및 상담, 정신질환 예방활동 및 정신보건에 관한 조사 연구, 기타 정신질환자의 사회적응 및 직업재활을 위한 활동을 수행합니다.

② 자조그룹 지도를 포함한 다양한 방법을 통하여 정신 간호 대상자의 스트레스를 완화하고 관리합니다. 인지행동치료, 인간관계훈련, 직업재활, 현실요법, 정신심리극, 인간잠재력 개발훈련, 미술요법, 독서요법, 음악요법, 무용요법, 환경요법, 놀이요법 등 정신간호에 필요한 치료적 활동을 수행합니다. 정신장애인의 생활훈련, 작업훈련

및 개인, 가족, 집단치료를 수행합니다. 또한 정신장애인의 증상 및
약물관리를 실시합니다.

Q

보호사는
무슨 일을 하나요?

A 환자의 바로 곁에서 일차적인 간호업무를 보조하는 역할을 합니다. 주로 간호보조업무를 담당하지만, 정신병원의 특성상 위급상황 시 안전관리자의 임무도 맡습니다. 그 외 병동 내 사물 관리나 검사, 치료, 요법 시 거동에 대한 보조와 근접관찰, 소지품 관리와 위생 등 아주 다양한 업무를 하고 있습니다.

요즈음은 남자간호사도 흔히 보지만, 간호사는 아직 여성이 대다수입니다. 그런데 정신병원에는 간호사는 아닌 것 같은데, 유니폼을 입은 남자직원이 종종 보입니다. 흔히 보호사 혹은 환자관리사라고 하는 직종입니다. 환자 바로 곁에서 관리하는 역할을 합니다. 주로 간호보조업무를 담당하고 정신병원의 특성상 위급상황 시 안전관리자의 임무를 맡습니다. 노인요양보호사와는 다른 직종입니다.

보호사에 대해서는 특별한 자격규정을 두고 있지 않습니다. 그러나 실제로 많은 병원에서 보호사는 간호조무사 자격을 가지고 있는 경우가 많으며, 특히 여자보호사의 경우 대개 간호조무사을 채용합니다. 간호조무사가 되기 위해서는 고졸 이상의 학력을 가지고 교육과학기술부에서 인정하는 국공립간호조무사양성소 혹은 학원에서 740시간 이상의 교육, 그리고 의료기관에서 780시간 이상의 실습과정을 이수하고 시험에 응시하여 합격하면 됩니다.

보호사는 직접적인 치료과정에서 의사결정을 내리거나 치료방향을 좌우하지는 않지만 환자의 위생 관리, 소지품 관리, 자타해 위험자에 대한 근접 관찰, 각종 여가 프로그램의 보조 및 병동 내 안전 관리를 담당하고 있어 정신병원에서 빼놓을 수 없는 중요한 역할을 담당하고 있습니다.

영화나 드라마에서는 환자를 우악스럽게 제압하고 꽁꽁 묶어두는 사람으로 비쳐지는 경우가 있어, 보호사에 대한 대중의 편견이 많습니다. 그러나 실제로는 정신병원에서 수년에서 수십 년간 근무한 베테랑 보호사가 많고, 근무시간에는 늘 환자 곁에 있기 때문에 작은 행동이나 감정의 변화도 잘 파악하는 훌륭한 분이 많습니다.

정신과의사는 많은 시간을 주로 외래 진료실이나 연구실, 의국 등에서 보내고, 병동은 입원환자를 위한 회진이나 면담 시에만 둘러보는 경우가 많습니다. 간호사는 병동 내 간호사실에서 각종 서류 및 전산관련 작업, 의사와의 업무 연락, 투약 준비 등으로 바쁩니다. 그에 비해서 보호사는 병동 안에서 환자와 탁구를 치거나 장기도 같이 두고 간식의 배부, 침구류 관리, 심지어는 손발톱이나 위생 상태의 점검과 같은 일 등으로 항상 환자와 같이 지냅니다. 누구보다도 가장 많은 시간을 환자와 같은 공간에서 지낸다고 할 수 있습니다. 또한 모두가 잠든 시간에도 병동을 순찰하고, 환자들의 산책시간에도 불의의 사고를 막기 위해 늘 긴장한 상태로 환자와 동행합니다.

가족이 보호사와 직접 이야기하게 되는 경우는 많지 않지만, 특별한 행동상의 문제나 위생 등 관리상의 도움이 필요한 경우에는 주치의나 간호사를 통해서 이를 부탁하는 것이 좋습니다. 손톱을 잘 깎으려 하지 않거나 속옷을 잘 갈아입지 않는데, 잘 관리해 달라는 식의 다소 성가실 수 있는 부탁도 대개는 성의껏 잘 챙겨주는 편입니다.

Q

인턴은
무슨 일을 하나요?

A 인턴은 임상 각 과를 견습하면서, 진료와 수련을 병행하는 과정에 있는 새내기 의사입니다.

수련병원의 경우 인턴이라고 하는 새내기 의사가 근무하는 경우가 많습니다. 이들은 매달 여러 전문과목을 돌면서 임상경험을 쌓고 진료와 공부를 병행하는 의사를 말합니다. 대개는 그해 처음으로 의사면허를 취득한 젊은 의사들이 많습니다. 열정은 있지만 아직 경험이 부족한 편이며, 병원에서도 주치의 역할보다는 주로 보조자의 역할을 맡는 경우가 많습니다. 인턴 1년의 과정을 거치고 원하는 과의 전공의 선발시험에 합격하면 레지던트 과정으로 들어가게 됩니다.

정신과에서도 간단한 환자에 대한 관리와 채혈, 프로그램 참가 및 보조적인 면담과 예진을 담당하기도 하지만 진단과 치료방법의 결정과정에서는 주로 참관인의 역할을 담당하기 때문에 중요한 역할을 한다고 하기는 어렵습니다.

Q

의과대학, 간호대학 실습학생은
무슨 일을 하나요?

A 정신과는 반드시 실습을 해야 하는 필수 과목이기 때문이기 때문에, 정신병동에서는 의대생, 간호대생을 종종 볼 수 있습니다. 이들은 학생의 신분이지만, 예비 의료인으로서 열정과 패기를 가지고 의외로 환자의 진단과 치료에 큰 역할을 하기도 합니다.

교육 수련병원의 경우에는 의과대학 학생이나 간호대학의 학생이 실습을 하는 경우가 많습니다. 정신과는 반드시 실습을 해야 하는 필수 과목이기 때문이기 때문에 많은 학생들이 병원에서 정신과 실습을 하고 있습니다. 이들은 단순한 관찰자의 역할이며 공부를 하는 학생이지만, 교육적 목적에서 환자를 배당하여 병력 청취를 하기도 합니다.

주치의, 전공의, 간호사와의 면담도 다했는데, 젊은 학생이 보호자에게 이것저것 묻는 경우가 있습니다. 일차적으로는 예비의사, 예비간호사의 교육을 위한 과정이지만, 의외로 주치의나 담당간호사가 미처 알아차리지 못한 중요한 정보를 얻기도 하기 때문에 적극적으로 응해주시면 좋겠습니다. 주치의는 외래 환자 및 각종 프로그램, 강의, 외부활동 등으로 바쁘고, 입원환자도 최대 60명까지 보는 경우가 있습니다. 하지만 학생은 몇 주 동안 단 한 명의 환자를 배당 받아서 면담하기 때문에 뜻밖에 중요한 역할을 하는 경우가 종종 있습니다. 미국에서는 의대학생이 일정한 수준의 진단과 치료에 직접 참여하는 사례도 있습니다.

Q

원목실에서는
어떤 일을 하나요?

A 큰 병원에는 개신교, 천주교, 불교 등 다양한 종교의 원목실이 설치되어 있습니다. 원목실에서는 신앙 관련 상담이나 조언을 받을 수 있고, 그 외에도 여러 가지 지원을 받을 수 있습니다.

병원에는 원목실이 설치되어 있습니다. 기독교, 천주교 및 불교 관련 원목실이 설치되어 있으며 병원 안에 교회나 법당이 있는 곳도 적지 않습니다. 따라서 여러 가지 신앙과 관련된 상담이나 지원을 받고 싶다면 원목실을 찾는 것이 좋습니다.

비슷한 처지의 가족들과 만나는 것만으로도 큰 위로가 되는 경우가 많습니다. 일본에는 병원 내에 가족회가 있어서 이러한 역할을 담당하는데 우리나라에는 가족회가 활성화되어 있지 않습니다. 대신 주로 종교단체나 병원 내 원목실에서 비슷한 역할을 담당합니다.

작은 병원의 경우 원목실이 없을 수도 있는데, 그렇다 하더라도 외부 종교기관과 연계하여 최소한의 신앙상담이나 기도 및 예배를 제공하기도 합니다. 독실한 신자라면 원목실에서 큰 위안과 영적인 도움을 받을 수 있습니다.

Q

그 외 병원에서
어떤 사람들을 만날 수 있나요?

A 원무과, 매점, 외래, 약국, 임상병리실이 자주 방문하게 되는 곳입니다. 그 외에 환자나 보호자가 직접 상대할 일은 없지만, 다양한 부서에서 다양한 직종의 직원들이 같이 일하는 곳이 정신병원입니다.

병원에는 이외에도 많은 직종이 있습니다.

우선 원무과는 입원 및 퇴원 수속을 담당하고 병원비의 결제나 의무기록의 복사와 관리 등의 역할을 담당합니다. 큰 병원에서는 병원비의 수납과 입퇴원 처리 등의 업무만을 담당하지만, 병원의 규모가 작을 때는 병원 제반의 행정 업무를 다 처리하기도 합니다. 주차권이나 보호자 등록증의 발급 등도 일반적으로 원무과에서 담당합니다. 의무기록은 의무기록과가 별도로 있는 경우도 있지만 역시 원무과에서 통합하여 관리하기도 합니다.

매점직원이 정신병원에서는 의외로 중요합니다. 환자들의 출입이 자유롭지 않은 경우가 많고 다른 병원처럼 보호자가 같이 상주하지 않기 때문에 필요한 물건을 병원 내 매점에서 구입할 때가 많습니다. 그러나 병원 내 매점은 가격이 일반 상점에 비해서 비싸기 때문에 필요한 물건을 미리 준비해 가면 좋습니다.

외래 간호사는 병동의 간호사와 달리 외래 스케줄의 조정 및 예약 등을 담당합니다. 진료일정이나 외래시간을 알고 싶거나 예약날짜를 변경하려고 할 때 외래 연락처를 알아두면 편리합니다. 또한 여러 전문의 중에 원하는 분야를 전공한 선생님을 찾거나 간단한 투약, 병원 이용 요령에 대해서도 잘 설명해줍니다. 매일 많은 외래 환자의 문의에 응하고 전화를 받기 때문에 환자와 가족의 필요한 사항에 대해서 잘 알고 있습니다.

병원 약사는 병원 내 처방약의 조제를 담당합니다. 또한 정신병원은 의약분업 예외기관이기 때문에 외래 처방약도 조제하는 경우가 많습니다. 정신과에서 사용되는 약물은 종류가 다양하지만, 원내 약사는 정신과 약물 위주로 조제를 담당하고 있기 때문에 약품의 식별이나 확인에 능숙합니다. 필요하다면 약물에 대한 복약지도를 꼼꼼히 받도록 합니다. 약의 조제와 포장에 있어서도 환자의 인지능력이 떨어지는 경우 큰 글씨로 적거나 따로 분류하여 잘 복용할 수 있도록 도움을 청하는 것이 좋습니다.

임상병리사는 입원 및 외래 환자의 채혈과 소변, 객담 등의 검사를 담당합니다. 정신과에서는 검사가 많지 않으나 일부 약물은 정기적인 혈액검사가 필요합니다. 검사를 하고 나서는 결과에 대해서 직접 묻거나 혹은 주치의에게 문의하여 잘 확인해두는 것이 좋습니다. 일반적인 검사라면 아무 때나 가서 해도 되지만 일부 검사는 공복에 시행해야 하는 것이 있으므로 미리 설명을 잘 듣고 따르는 것이 좋습니다.

이외에 방사선 촬영기사, 뇌파기사, 안내직원, 주차요원, 전화교환원, 세탁실, 공급실, 관리실, 전산실, 기타 행정부서의 여러 직원, 식당의 영양사와 조리사, 자원봉사자 등이 환자나 가족들이 직접 만나는 일은 적지만 환자의 치료와 재활을 직간접적으로 돕는다고 할 수 있습니다.

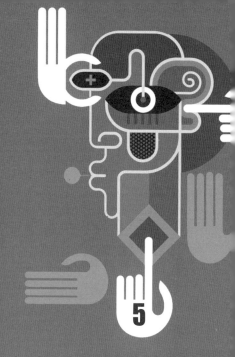

5

정신병원에서 하는
검사와 치료

병원에 입원을 하고 주치의와 간호사 면담도 하였습니다. 그런데 처음 들어보는 검사를 해야 한다고 합니다. 심리검사는 들어본 것 같은데 그 외에도 뇌파검사도 해야 한다고 합니다. 이런 검사는 꼭 해야 하는 것일까요? 비용은 얼마나 들까요? 보험처리는 되는지 모르겠습니다. 왠지 비쌀 것 같기도 하고 겁이 덜컥 나기도 합니다. 혹시 병원 수입을 올리려고 불필요한 검사를 하는 것은 아닌지 의심도 됩니다.

우리가 의사의 진찰을 받는 이유는 아주 다양합니다. 그리고 이것은 정신과 진찰에 대해서도 마찬가지입니다. 증상이나 신체의 어떤 변화를 발견한 뒤에 진찰을 받기도 하고, 직장에서 요구하거나 보험공단에서 시행하는 정기적인 검사 때문에 받기도 하며, 단지 심리적인 불안이나 걱정으로 인해서 검사와 면담을 원하기도 합니다. 검사 자체가 마음의 불안을 더하기도 하지만 오히려 불안을 줄여주는 효과가 있기도 합니다. 무슨 검사를 받을지, 그리고 그러한 검사를 왜 하는지 알면 공연한 불안감을 줄일 수 있습니다.

정신건강의학과는 내과나 외과 등 신체를 주로 다루는 과에 비해서 검사의 수가 많지 않습니다. 심리검사, 뇌파검사, 유발전위검사, 자기공명영상(MRI)이나 전산화 단층촬영 검사(CT) 등을 하기도 하지만 무조건 이러한 검사를 하는 것은 아닙니다. 필요에 따라서 진행하기도 하고 하지 않기도 합니다. 이번 장 앞부분에서는 정신과나 정신병원에서 주로 이루어지는 검사들에 대해서 알아보겠습니다. 그리고 그러한 검사들이 왜 필요한지 알아보고 결과를 확인하는 방법도 알아봅니다. 또한 검사비용에 대해서도 간단히 이야기하도록 하겠습니다.

한편 더욱 중요한 문제가 있습니다. 바로 치료입니다. 물론 일단은 알맞은 병원과 의사를 선택하여 외래에 방문하거나, 필요한 경우 관련 법령에서 정하는 절차와 규정에 따라 합당한 입원을 시행하는 것이 우선입니다. 그리고 병원에서는 정신질환에 대한 여러 가지 검사와 면담을 통해서 증상에 대한 정확한 평가를 내리고, 진단을 붙이는 것도 대단히 중요합니다. 그러나 이러한 모든 과정은 결국 정신장애를 치료하기 위함입니다.

정신장애는 참 치료가 어렵습니다. 다른 질환처럼 약을 쓰거나 수술을 한다고 해서 금방 낫는 것이 아닙니다. 증상이 좋아져도 종종 재발하기 때문에 긴장을 늦출 수도 없습니다. 수많은 난치성 질환이 그렇듯이 여러 가지 민간요법이 난무하여 환자와 가족을 현혹하기도 합니다. 종종 약물치료는 오히려 병을 악화시킨다든가 아니면 굿이나 안수기도를 하면 낫는다고 하기도 합니다. 제 환자 중에도 약보다 성수 뿌리는 것을 더 좋아하는 경우도 있습니다. 그러한 경우는 '반드시'라고 해도 좋을 정도로 곧 악화되어 입원하고는 합니다.

그러나 안타깝게도 최선을 다해 치료한다고 해서, 늘 완치할 수 있는 것은 아닙니다. 간혹 의사에게 완치할 수 있느냐고 따져묻기도 하는데, 사실 정신장애를 완치할 수 있는 경우는 매우 드뭅니다. 평생 병을 안고 가며 관리해야 하는 병이라고 설명하면 곧 실망하는 경우가 많습니다. 그런 환자나 보호자의 안타까운 심정을 이용하여 이러한 치료를 하면 금방 낫는다고 속이는 사람들도 많습니다. 낫지 않는 병일수록 자칭 '전문가'도 많고, '특효약'이나 '비방'도 많습니다.

약 60년 전에 정신과 약물이 처음 개발된 이후, 인류는 정신장애 정복이라는 어려운 영역에서 큰 성과를 거두었습니다. 이제 상당수의 정신장애들은 비록 완치는 아니더라도 충분히 조절하며 관리할 수 있습니다. 개중에는 어떠한 치료에도 잘 반응하지 않는 난치성 환자들도 있습니다만, 그래도 훨씬 많은 분들이 성공적으로 치료하여 결혼도 하고 직장생활도 하는 것을 봅니다. 일부는 아주 소량의 약물만 유지하면서 변호사, 의사, 교수로서 자신의 역할을 성공적으로 수행하는 경우도 있습니다.

이번 장의 후반부에서는 정신과에서 하는 여러 치료방법에 대해서 이야기하도록 하겠습니다. 주로 정신과 약물에 대하여 이야기하고 보호자나 환자분들의 주된 궁금증에 대해서 논의하겠습니다. 또한 정신치료에 대해서 간략하게 설명하고 난치성 환자를 위한 치료방법이나 특수치료법도 다루도록 하겠습니다.

Q

이학적 검사란
무엇인가요?

A 신체검사나 진찰 정도로 생각하시면 되겠습니다. 필요하다면 환자나 보호자가 증상을 먼저 설명해서 자세한 이학적 검사를 요구하는 것도 좋은 방법입니다.

이학적 검사라는 말을 다소 생소하게 여기시는 분이 많을 것입니다. 이는 영어 'Physical Examination'의 일본식 번역인데 워낙 의료계에서 광범위하게 사용하기 때문에 이제는 굳어져버렸습니다. 신체검사나 진찰 정도로 생각하시면 되겠습니다. 혈압측정이나 맥박, 체온 등의 생체 징후의 측정도 넓은 의미의 이학적 검사인데 보통 간호사가 대신 측정합니다.

정신과에서는 주로 대화를 통해서 환자의 상태를 파악한다고 여깁니다만, 사실 이학적 검사도 대단히 중요합니다. 많은 정신장애가 신체적 장애를 동반하기 때문에 초진시에는 전반적인 이학적 검사를 반드시 시행하여야 합니다. 종종 이학적 검사를 하려고 하면 '정신과의사가 왜 촉진이나 청진을 하느냐?'고 묻는 분도 있는데, 정신과의사도 의사이며 신체적 질병에 대한 기본적인 평가를 하기 위함이라고 생각하시면 되겠습니다.

또한 이학적 검사라고 하기는 어렵지만 환자의 옷차림이나 안색, 자세, 외모, 위생 등도 환자를 파악하는 데 중요한 역할을 합니다. 평소와 같이 편안한 상태로 가서 진찰에 응하는 것이 좋습니다. 짙은 화장을 하거나 마스크, 모자를 쓰고 가는 것은 좋은 자세가 아닙니다. 또한 꽉 끼는 옷이나 벗기가 곤란한 옷을 입고 가면 진찰이 어렵기 때문에 편안한 옷을 입고 가는 것이 좋습니다. 속옷도 기본적인 것을 입고 가는 것이 좋습니다. 신체적 증상을 동반하면 복부나 흉부에 촉진과 시진, 청진을 하는 경우도 있기 때문에 진찰을 쉽게 할 수 있는 옷을 입도록 합니다. 외국에서는 의사와 만날 때는 진찰을 위해 특별히 제작된 환자 가운 외에 다른 옷을 입지 못하도록 하는 사례도 있습니다.

바쁜 의사는 자세한 이학적 검사를 하지 못할 수도 있기 때문에 필요하다면 환자나 보호자가 증상을 먼저 설명해서 자세한 이학적 검사를 요구하는 것도 좋은 방법입니다. 환자가 적극적이지 않으면 정신과의사도 아마 괜찮을 것이라고 생각하고 넘어가기 쉽습니다. 특히 고혈압이나 당뇨, 고지혈증, 갑상선 장애, 피부질환 등 만성적인 내과질환에 대해서도 분명히 알리는 것이 추가적인 이학적 검사를 받기 위해서 중요합니다.

Q

정신상태검사란 무엇인가요?

A 핵심적인 정신의학적 진찰입니다. 환자의 정신상태에 대해서 평가하는 가장 중요한 검사입니다. 환자나 가족이 의식하지 못하는 사이에, 여러 가지 대화를 나누면서 정신상태검사가 진행되고 있습니다.

정신건강의학과의 핵심적 진찰과정이라고 할 수 있습니다. 의사는 환자와 면담 중에 여러 가지 정보를 얻으려고 합니다. 환자의 말을 경청하고 조언을 해주는 동안에도 정신과의사의 머릿속에는 환자의 여러 가지 정신상태에 대한 복잡한 평가를 진행하고 있는 것입니다. 면담 중에는 평가와 진단, 그리고 치료 과정이 동시에 이루어지고 있습니다.

정신과의사는 환자와 면담을 하면서 일반적인 외양과 옷차림, 그리고 의사에 대한 태도를 평가합니다. 그리고 기분과 불안, 사고 형태와 내용, 자살 사고의 유무, 환청과 같은 특별한 지각의 상태, 기억, 추리, 판단, 지남력(시간, 장소, 인물을 파악하는 능력), 추상적 사고 능력과 병식(병이 있다고 인식하는 능력)을 확인합니다. 주로 환자가 자유롭게 이야기하도록 두고 생각을 따라가다가 필요하면 몇 가지 질문을 통해서 특정한 정신상태에 대해서 명확히 하려고 합니다.

자신의 증상 혹은 가족의 증상에 대해서 편안하게 이야기하는 중에 정신과의사는 필요한 정보를 파악하고 진단적 가능성을 줄여나갈 것입니다. 따라서 의사의 질문을 기다리지 말고 먼저 하고 싶은 말을 자유롭게 하도록 합니다. 종종 어떤 말을 하면 의사가 한쪽으로 편견을 가지지 않을까 하여 불안해하는 경우가 있는데 많은 경험을 가진 정신과의사가 환자의 한두 마디 말에 쉽게 현혹되어 진단을 내리지는 않습니다. 오히려 많은 정보를 제공할수록 정확한 진단이 가능하니까 있는 그대로 면담에 응하도록 합니다.

Q

가족관계 혹은 어린 시절 이야기를 묻는 이유는 무엇인가요?

A 과거 병력뿐 아니라, 다양한 사회적 상황 및 발달적 과거력, 가족력 등도 아주 중요한 진단적 단서가 됩니다. 따라서 최대한 자세하게 이야기해주는 것이 좋습니다.

병력 청취도 면담과정 중에 자연스럽게 이루어집니다. 보다 자세한 가족력이나 개인력의 조사를 위해서 사회사업과에서 별도의 면담을 하는 경우도 있지만, 중요한 정보는 정신과 면담 과정 중에 이미 확인합니다. 주로 학력, 직업, 결혼력, 성장과정, 어린 시절의 중요한 정신적 외상이나 부모, 친구와의 관계, 군복무 여부 등 다양한 정보를 자연스럽게 청취하게 됩니다.

병력 청취과정 중에는 현재의 증상과 직접적으로 관련된 것도 있지만, 일견 무관한 듯한 정보를 알려 달라고 하기도 합니다. 경우에 따라서는 아주 개인적인 정보를 묻기도 합니다. 이야기하고 싶지 않은 사건이나 정보에 대해서는 거짓말로 대충 둘러대는 분도 있는데 그보다는 '그 이야기는 별로 하고 싶지 않습니다'라고 하는 편이 좋습니다. 특히 성적인 부분이나 외도와 같은 윤리적 문제, 전과와 같은 법적 문제 등은 의사에게 의무기록에 남기지 말아 달라고 요구하거나 혹은 노코멘트 하시는 것이 좋습니다. 아마 대부분의 정신과의사는 그러한 환자분의 입장을 존중해줄 것입니다.

주로 평가하는 병력

과거력(병원치료력), 타과적 과거력(당뇨, 고혈압, 고지혈증, 대사장애, 갑상선 질환, 심장질환, 간질환, 신장질환 등), 복용약제, 특이 반응이나 알러지, 가족력, 생활습관, 식이, 음주, 흡연, 직업, 가정생활, 여행력, 결혼력, 교육력, 법적 문제, 경제적 수준, 성장지역과 문화적 배경, 종교, 성적 취향, 취미, 특기, 특별한 습관.

Q

정신과에서 왜 혈액검사를 하는 것인가요?

A 정신건강의학과에서는 다양한 종류의 혈액검사, 소변검사, 뇌파검사, 영상의학검사 등을 통해서 환자의 진단에 도움이 되는 정보를 확인합니다. 상당수의 정신장애는 신체적 질환에서 유발되는 경우가 있으며, 또한 병발하는 내과적 질환이나 정신적 장애로 인해 속발하는 신체적 문제 등을 평가하기 위해서 반드시 필요한 과정입니다.

정신건강의학과에서 기본적으로 시행하는 임상병리학적 검사는 다음과 같습니다.

혈액검사

일반적으로 처음 병원에 방문하거나 입원하는 경우 혈액검사를 시행합니다. 기본적인 조혈기능, 간기능, 신기능, 대사관련기능 들을 저렴하고 간단한 검사로 배제할 수 있기 때문에 여러 정신과 진료 가이드라인이나 건강보험심사평가원 지침에서는 반드시 시행하는 것을 추천하고 있습니다.

적혈구, 백혈구 및 혈소판 수치를 통해서 기본적인 조혈 기능을 평가하고 잠재적인 감염이나 혈액관련 장애의 가능성을 판단합니다. 그리고 정신과 약물 중에는 조혈기능에 영향을 줄 수 있는 약물이 많기 때문에 초기 상태를 확인하는 목적으로도 검사가 필요합니다.

요소와 크레아티닌 검사를 통해서 신장 손상에 대해서 평가하고 칼륨,

나트륨, 중탄산염 및 염소 등 전해질의 혈중 수치를 통해서도 간접적으로 신손상 가능성에 대해서 평가합니다.

빌리루빈이나 AST, ALT, gamma GT 등의 수치를 통해서 간 기능 손상의 가능성에 대해서 평가하고 우리나라에 흔한 B형 간염에 대해 항원, 항체 검사를 시행합니다. 알코올 의존증 환자는 알코올성 간질환이 동반된 경우가 많기 때문에 반드시 시행하는 검사입니다. 간기능 이상이 있는 경우 정신과 약물 용량을 잘 조절해야 하기 때문에 필요한 검사입니다.

혈당을 측정하고 당뇨의 과거력이 있는 경우 당화혈색소 검사를 통해서 보다 정확한 당조절 능력을 평가합니다. 지질 검사를 통해서 대사장애를 같이 파악하는데 이는 정신장애 환자들이 당뇨병이나 고혈압, 고지혈증, 비만 등의 대사장애를 동반하는 경우가 많고 일부 정신과 약물은 대사장애의 가능성을 높이기 때문에 필요한 검사라고 할 수 있습니다.

임상병리검사실에 가서 주로 잘 쓰지 않는 팔(오른손잡이는 왼손)의 팔꿈치 내측 부분이나 손등에서 정맥혈을 채취합니다. 채취량은 수십 cc 정도로 적고 이 정도는 매일 몸에서 생산과 파괴를 지속하고 있기 때문에 혹시 빈혈이 되지 않을까 걱정할 필요는 없습니다. 만약에 혈액응고가 잘 안되거나 혹은 혈관 기형이 있다면 미리 이야기해서 검체 채취 시 임상병리사가 참고하도록 하는 것이 좋습니다.

검사 당일에는 아침을 거르는 것이 좋습니다. 모든 검사가 공복을 요구하는 것은 아니지만 일단 검사 당일 오전에는 물을 마시는 것 외에 다른 음식물은 섭취하지 않는 것이 좋겠습니다.

소변검사

초진 환자나 입원 환자에 대해서 시행하고 기본적인 내과적 장애를 감별하기 위해서 시행합니다. 신장기능과 기타 비뇨기계의 장애에 대한 평가를 하고 당뇨병이나 다른 대사장애에 대한 간접적인 평가도 가능합니다.

종이컵에 소변을 채취하는데 중간뇨(소변을 볼 때 처음에 나오는 소변과 마지막에 나오는 소변이 아닌 중간에 나오는 소변)를 받는 것이 좋습니다. 정확한 검체 확보가 어려우면 튜브를 요도에 꽂고 채취해야 하는 경우도 있습니다.

심전도검사

심전도는 심장의 전기적 활동을 평가하는 검사입니다. 일부 부정맥은 불안장애와 감별이 어려운 경우가 있습니다. 심장의 문제로 빈맥이 발생하는지 혹은 심리적인 원인으로 빈맥이 발생하는지를 확인하는 목적으로 사용되기도 합니다. 또한 그 외 전반적인 심장의 질환을 알아내고 특정 약물이 유발할 수 있는 부정맥의 가능성을 배제하기 위해서도 필요합니다.

보통 검사대에 편안하게 누워서 가슴과 양팔, 다리에 전극을 접촉하고 수 분간 검사를 시행합니다. 거동이 불가능한 경우에는 이동식 심전도 기기를 이용해서 환자의 병상에서 바로 시행할 수 일부 부정맥의 경우 가슴 두근거림, 답답함 등의 증상을 보이는데 이는 정신건강의학과의 불안증 증상과 유사합니다. 따라서 이를 감별하기 위해 심전도 검사를 시행합니다.

갑상선 기능 검사

갑상선 기능 검사의 경우 반드시 필요한 검사입니다. 갑상선 저하증의 경우 무기력감, 에너지레벨의 저하, 과수면 등이 비정형우울증이나 조울증에서의 우울 삽화 등과 유사한 면이 있습니다. 또한 일부 약물이 갑상선 기능에 영향을 줄 수도 있어서 기본 갑상선 기능에 대한 평가가 필요합니다.

Q

계속 혈액검사를 해야 한다고 합니다.
꼭 필요한 것인가요?

A 일부 약물은 정기적으로 혈중 농도를 평가하고, 드물게 있을 수 있는 부작용의 가능성을 확인하기 위해서 몇 가지 검사를 하도록 권장하고 있습니다. 대개는 6개월에서 1년에 한 번 정기적인 검사를 하는 것이 좋습니다.

정신과 약물을 복용할 경우, 정기적인 혈액검사를 받는 것이 바람직합니다. 특히 기분안정제 등 약물들은 부작용을 동반하는 경우가 있기 때문에, 장기적인 약물 사용시 여러 의학적 근거에 의거하여 몇 가지 검사를 해야 합니다. 이는 일반인이 알기에는 너무 어려운 것이지만 특별히 아픈 곳이 없는데도 주치의가 검사를 의뢰한다면 이러한 가이드라인 때문이라고 생각하면 무리가 없을 것입니다. 다음과 같은 약물을 복용하는 경우, 권장되는 검사는 대략 아래와 같습니다. 이는 대략적인 가이드라인이며, 진단과 임상적 상태 등에 따라서 변경될 수 있습니다. 정확한 검사 종류와 검사 주기에 대해서는 주치의에게 맡기는 것이 좋겠습니다.

항정신병약물 제반

1년마다(경우에 따라서는 첫 3개월 혹은 6개월경), 일반혈액검사, 신기능검사, 전해질검사, 간기능검사, 갑상선검사, 체중 및 체질량지수 측정(첫 6개월은 매달, 이후에는 3개월마다), 혈당 및 지질검사(3개월, 6개월 이후 1년마다), 소변검사, 심전도검사(40세 이상), 혈압 및 맥박(3개월마다),

안과검진(40세 미만은 2년마다, 이후에는 1년마다)

리튬

기초검사 혹은 추적검사의 경우, 검사 종류에 따라서 6개월 혹은 1년마다 다음의 결과를 확인: 일반혈액검사, 신기능검사, 전해질검사, 갑상선기능검사, 소변검사, 심전도검사(40세 이상), 혈중 농도 측정(초기 약물 농도 측정은 처음에는 5일에서 1주마다 확인), 체중 확인

발프로익산

6개월마다 일반혈액검사, 간기능검사, 지질검사, 혈중 농도 측정(용량 변경이나 타약제 병합 시)

카바마제핀

6개월마다 일반혈액검사, 신기능검사, 전해질검사, 간기능검사, 소변검사, 심전도검사(40세 이상), 혈중 농도 측정(5일 후 그리고 용량 변경, 타약제 병합 시)

라모트리진, 토피라메이트, 가바펜틴

기초검사만 추천(단, 토피라메이트는 시야혼탁이나 안구통증, 출혈 등의 증상 시 안과 검진)

약물 복용 초기, 혹은 환자의 약물 순응도(약을 잘 먹는지 여부)가 떨어진다고 의사가 판단할 경우 가이드라인보다 조금 더 자주 혈액 검사를 통해 모니터링을 할 수 있습니다. 또한 몇몇 약물의 경우 신체 기관의 상태에 영향을 줄 수 있어(예: 발프로익산 복용 시 간 효소 수치를 평가함) 다른 혈액 검사도 함께 진행됩니다.

Q

심리검사란
무엇인가요?

A 심리검사는 정신과에서 가장 중요한 검사 중 하나입니다. 기본적으로 사람의 지능, 성격, 태도 등 개인적인 능력이나 심적인 특징, 그리고 장애를 알아내기 위해서 만들어진 검사 방법입니다.

심리검사는 정신과에서 가장 중요한 검사 중 하나입니다. 정신의학적 진단을 보고하고 치료방침을 세우는 데 도움을 주기 위한 목적으로 시행됩니다. 수없이 많은 검사들이 있으며 정신과의사가 직접 수행하거나, 혹은 임상심리사가 수행합니다. 여러 개의 대면 검사와 자가보고형 검사가 있으며 최근에는 컴퓨터를 이용한 검사도 많이 개발되고 있습니다. 인터넷이나 책자에 흔히 우울증 자가진단표와 같은 것이 있는데, 이는 보다 집중적인 면담이 필요한 환자군을 가려내기 위한 것으로 가장 간단한 형태의 심리검사라고 할 수 있습니다.

심리검사는 기본적으로 사람의 지능, 성격, 태도 등 개인적인 능력이나 심적인 특징, 그리고 장애를 알아내기 위해서 만들어진 검사 방법을 통칭하는 말입니다. 흔히 지능검사나 성격검사 등이 이에 포함되고, 정신과에서는 여러 장애의 선별 검사나 정도 평가를 위한 검사도 포함됩니다. 그리고 최근에는 인지기능이나 치매의 평가를 위한 검사 등이 많이 개발되고 있습니다. 소아를 위한 특별한 검사도구도 임상에서 많이 사용됩니다.

심리검사로 특정한 사람의
정신상태에 대해서 알 수 있나요?

A 심리검사는 어디까지나 보조적인 진단도구입니다. 검사를 통해 나온 숫자를 가지고, 인간의 정신에 대해서 판단하는 것은 지나치게 편의주의적이라고 할 수 있습니다. 심리검사 결과의 해석과 활용에 주의를 기울이지 않으면 안 됩니다.

심리검사는 임상에서 유용한 평가방법을 전체 인구 집단이나 환자 집단에서 통계적인 방법을 통해서 표준화한 검사 도구입니다. 따라서 객관적인 수치로 결과가 표현되고, 횡적, 종적 비교를 하기에 유리합니다.

심리검사는 어디까지나 보조적인 진단도구입니다. 정신과 환자의 평가를 위해서는 임상적인 관찰이 가장 중요합니다. 심리검사는 어떤 의미에서는 임상적인 관찰을 체계적으로 구성해놓은 일종의 표준화된 면담 방법이라고 할 수 있습니다. 하지만 환자의 상태는 백인백색이며, 따라서 경험이 많은 정신과의사의 임상적 관찰을 대신할 수는 없습니다. 그럼에도 많은 사람에 대해서 대량으로 단시간에 시행하기에 유리하고 수치화하기 편리하기 때문에 정신과뿐만이 아니라 학교, 군대, 직장 등에서도 광범위하게 활용되고 있습니다.

그러나 검사를 통해 나온 숫자를 가지고, 인간의 정신에 대해서 판단하는 것은 지나치게 편의주의적이라고 할 수 있습니다. 심리검사 결과의 해석과 활용에 주의를 기울이지 않으면 안 됩니다.

Q

심리검사의 종류에
대해서 알려주세요.

A 지능검사, 인성검사, 지각 및 기억력 검사, 신경심리검사, 증상 및 행동평가척도 등 다양한 심리검사가 있습니다. 진단의 필요에 따라서, 몇 가지를 묶어서 같이 진행하고는 합니다.

아래와 같은 다양한 검사들이 있습니다.

지능검사

지능검사라고 하면 중고등학교 때 집단으로 시행한 지필검사가 생각날 것입니다. 이는 약 100년 전 프랑스의 심리학자인 알프레드 비네가 처음으로 개발한 검사 방법입니다. 처음부터 학교에서 지적장애아를 골라내기 위해서 고안되었습니다. 이후 여러 연구자들이 성인과 일반인에게이 검사를 적용하기 위해서 노력하여 여러 검사 방법이 나왔습니다.

종이에 적힌 문제를 푸는 방식으로 검사하는 방법은 스탠퍼드비네 검사 방법을 응용한 집단지능검사 방법으로 처음에는 미 육군에서 신병을 평가하기 위한 목적으로 사용되었습니다. 이후 학교나 직장에서 널리 쓰이고 있습니다. 그러나 이러한 지필식 집단검사는 정확한 지능측정이 어려운 단점이 있습니다.

개별 지능검사는 1939년에 웩슬러가 고안한 웩슬러 지능검사(Wechsler Adult Intelligence Scale, WAIS)가 많이 사용됩니다. 이 검사 방법은 16

세 이상의 성인에게 적용가능하고 언어 검사와 동작성 검사로 나뉩니다. 소아 환자에게는 이를 변형한 아동용(Wechsler Intelligence Scale for Children: WISC), 유아용(Wechsler Preschool and Primary Scale of Intelligence: WPPSI)검사가 사용됩니다. 이외에 카우프만식 지능검사도 있으나 잘 사용되지 않습니다.

지능지수는 검사대상이 얻은 점수를 해당 연령의 평균 점수로 나누어서 표준화한 값으로 표현되는데 평균값은 100입니다. 따라서 검사를 시행하면 검사대상의 절반은 100 이상, 절반은 100 이하로 나옵니다. 종종 지능이 100 미만이라고 하면 실망하시는 경우를 봅니다. 그러나 이는 정상수치에 속한 것이므로 실망할 필요가 없습니다. 웩슬러 검사는 일반적으로 스탠퍼드비네 검사보다 더 점수가 나쁘게 나오는 경우가 흔합니다. 이는 학생들이 평소 지필검사에 익숙하지만, 여러 가지 도구나 블록, 조각 등을 이용하여 검사자와 대면한 상태에서 시행하는 웩슬러 검사 시에는 긴장하여 실제 능력보다 다소 낮게 나오기 때문입니다. 그리고 환자들은 우울감, 불안감, 여러 정신증상에 시달리고 있고, 입원 중에는 진정효과가 큰 약물을 사용하는 경우가 많습니다. 이런 경우에는 수치상의 지능이 잠재적인 지능보다 낮게 나오는 사례가 많기 때문에, 지능검사 결과에 크게 실망할 필요는 없습니다.

지능은 삶에 필요한 여러 가지 기능 중에서, 특히 인지적 기능에 초점을 맞추어 고안된 검사도구입니다. 따라서 IQ가 좋다고 해서 너무 기뻐할 일도 아니고, 나쁘다고 해서 속상해 할 일도 아닙니다. 아주 낮은 지능을 보이는 경우, 혹은 지능검사 소척도 간의 불균형이 심한 경우 등이라면 적절한 의학적 도움이 필요할 수 있습니다. 초기 정신과적 평가 시에는 거의 대부분 시행하는 검사입니다.

종종 사회성숙도 검사가 지능검사와 같이 진행되고는 하는데, 이는 지적장애등급 신청 시 지능지수 외에 사회성숙도검사 결과를 요구하기 때문입니다. 이 검사에서는 연령별로 수행 가능한 능력을 평가하여 사회연령과 사회지수 등을 확인합니다. 지능검사가 검사상의 인지능력에 초점을 맞추고 있다면, 사회성숙도 검사는 실제 사회적 상황에서 잘 대처하는지를 주로 본다고 하겠습니다.

인성검사

인성검사 혹은 성격검사는 정신과에서 시행하는 심리검사의 꽃이라고 할 수 있습니다. 다른 검사가 체계적인 문항과 순서로 진행되는 데 반해서 대개의 인성검사는 검사자의 유연한 태도와 해석 능력이 크게 중요하며 결과도 수치보다는 말로 표현되는 식으로 제시됩니다. 물론 점차 검사자의 개인차를 줄이고 진단적 신뢰도를 높이기 위해서 표준화되려는 경향이지만, 기본적으로 투사 검사가 많아서 주관적인 평가가 많이 개입되는 편입니다.

투사 검사란 무의식적인 충동, 감정, 사고 및 태도 등이 어떤 대상에 투사됨으로써 그 사람의 잠재된 심층적인 심리를 분석하는 검사 방법을 말합니다. 투사는 어떤 대상에게나 일어날 수 있지만 투사 검사에서는 특별히 고안된 애매한 자극과 문항을 통해서 각 개인의 성격 특성을 파악하고 정신병리를 평가하는 데 주안점을 둡니다.

아래에 몇 가지 성격검사에 대해서 설명하였습니다.

1. 가장 흔하게 사용되는 성격검사로는 미네소타 다면성 인격검사 (Minnesota Multiphasic Personality Inventory, MMPI)가 있습니다. 이는 1942년 미네소타 대학의 심리학자 헤더웨이와 정신과의사 맥킨리가 개발한 성격검사입니다. 총 550문항으로 된 질문표를 대상

에게 나누어 주고 예, 아니오 혹은 무응답으로 대답하는 방식으로 이루어집니다. 총 10개의 임상 척도와 3개의 타당도 척도로 결과를 제시합니다. 임상 척도는 건강염려증, 우울증, 히스테리, 정신병질적 일탈, 남성특성 여성특성, 편집증, 정신쇠약, 조현병, 경조증, 사회적 내향이 있고, 타당도 척도는 L, F, K 척도가 있습니다. 대규모로 시행이 가능하고 수치화되어 평가할 수 있는 장점이 있지만 자가보고형 검사가 지니는 한계점도 가지고 있습니다. 최근 567문항으로 구성된 MMPI-2가 도입되어 널리 쓰이고 있습니다.

2. 로르샤흐 검사는 잉크 반점 검사라고도 하는데 1921년 로르샤흐가 창안했습니다. 아무런 의미가 없는 막연한 좌우 대칭의 잉크 얼룩을 보고 무엇이 연상되는지 확인하여 개인의 성격을 파악하는 방법입니다. 총 10장의 카드가 있으며 이를 보여주면서 무엇으로 보이는지 왜 그렇게 생각하는지 묻고 답합니다. 피험자의 태도나 반응속도, 반응내용 등을 종합하여 평가합니다. 요즈음은 인터넷이 발달되어 있어 로르샤흐 잉크 반점의 이미지를 쉽게 검색할 수 있습니다. 그러나 정확한 검사를 위해서 어떤 그림이 나오는지 미리 확인하지 않고 검사에 응하는 것이 좋습니다.

3. 주제통각검사는 종종 TAT라 불립니다. Thematic apperception test의 약자인데 말 그대로 어떤 주제를 가진 그림을 보고 공상적인 이야기를 만들어서 피험자의 갈등이나 욕구, 경험 등을 파악하는 방법입니다. 종종 자신과 그림 속의 인물을 동일시하여 자신의 원망, 갈등, 공포 따위를 투사하기 때문에 이러한 평가가 가능합니다. 총 20장의 그림으로 구성되어 있고 어른, 아이, 남녀에 따라서 그림을 달리해서 검사하기도 합니다.

4. 문장완성 검사는 불완전한 문장을 제시해서 빠진 부분을 채우는 방

법으로 검사하는 심리검사 방법입니다. 의식적인 연상을 통해서 투사적 검사를 하는 방법입니다.

5. 단어연상법은 어떤 단어를 주고 마음속에서 가장 먼저 떠오르는 단어를 말하게 하는 방법입니다. 반응의 내용이나 행동 양상을 분석하여 마음속의 생각을 분석하는 방법입니다.

6. 인물화 검사는 종종 HTP 검사로 더 많이 불립니다. 집과 나무, 사람(house, tree and person)을 그리게 해서 자아상과 주변 환경, 가족에 대한 역동을 알아보는 방법이며 소아에서는 지능을 평가하기 위한 방법으로도 사용됩니다. 남녀를 그리게 하는 식으로 검사하기도 합니다.

지각 및 기억력 검사

벤더 게슈탈트 검사는 독일에서 개발된 검사 방법인데, 일정 형태의 도형을 보게 하고 이를 그리게 하여 기질적 장애를 평가하는 데 주로 이용하는 방법입니다. 벤톤 시각 기억 검사, 레이 킴 검사, 웩슬러 기억 척도 등도 기억력 검사에 종종 사용되는 방법입니다.

신경심리검사

이는 뇌손상이나 기질성 뇌장애에서 주로 사용되는 방법입니다. 뇌와 행동 간의 관계에 대한 여러 연구 결과에 의거하여 진단과 치료에 필요한 정보를 얻는 것이 목표입니다. 특히 교통사고나 산업재해, 외상 등에 의한 정신장애가 발생한 경우 정신능력을 정확하게 평가하기 위해서 의뢰되는 경우가 많습니다.

루리아 네브라스카 검사는 가장 대표적인 신경심리검사 중 하나인데 운동, 리듬, 촉각, 언어(지각, 운동), 읽기, 쓰기, 계산, 기억 및 지적과정, 좌

우대뇌반구 기능 등을 평가하여 피험자의 정신능력을 측정합니다. 비슷한 검사로 할스테드레이탄 검사도 있습니다.

신경심리검사는 컴퓨터를 이용하여 많이 개발되고 있는데 비엔나 신경심리검사 등이 있습니다. 벤톤 신경심리검사도 종종 이용됩니다. 특히 전전두엽의 기능을 측정하기 위해서 위스콘신 카드 선별검사나 레이 복합도형 검사, 선추적검사(TMT), 스트룹 검사 등이 많이 이용되는 편입니다.

치매환자에게는 국내에서 개발된 SNSB와 CERAD-K가 많이 사용되는데 이는 국내 노인에게 알맞게 개발된 검사도구입니다. 여러 가지 검사를 국내 표준화하여 치매환자를 선별하는 데 유용한 검사 방법이라고 할 수 있습니다.

증상 및 행동평가 척도

척도 평가에 어느 정도 협조가 가능한 환자를 대상으로, 직접 자신의 증상이나 행동을 기록하게 하는 방법을 사용하는 체크리스트 척도가 있습니다. 대표적인 자가설문식 검사는 수많은 증상을 나열하고 그중 자신에게 맞는 것을 찾아서 체크하는 증상체크리스트(SCL-90)가 있습니다. 시간 경과에 따라서 증상이 얼마나 어떻게 변하는지 확인하기 위해서 사용되는 간이정신평가척도(BPRS), 조현병의 양성, 음성 증상을 평가하는 척도(PANSS), 정동상태를 평가하는 조증 척도(Young's mania scale)와 우울증 척도(HAMD, BDI) 및 불안증 척도(HRAS) 등이 임상에서 널리 사용되고 있습니다.

Q

심리검사 비용이 만만치 않습니다.
꼭 검사를 받아야 하는 것인가요?

A 초기에는 진단이 어려운 경우가 많고, 향후 장기적인 치료계획을 잡기 위해 충분한 정보가 필요한 때가 많아 심리검사는 가급적 응하는 것이 좋습니다.

일반적으로 심리검사는 정신과를 처음 찾는 환자에게 많이 처방됩니다. 증상의 초기에는 진단이 어려운 경우가 많고, 향후 장기적인 치료계획을 잡기 위해 충분한 정보가 필요한 경우가 많습니다. 따라서 첫 입원이라면, 가급적 심리검사에 응하는 것이 좋습니다. 그러나 최근에 다른 병원에서 심리검사를 한 적이 있다면 굳이 같은 검사를 반복할 필요는 없습니다. 과거 의무기록 사본을 요청하여 그 결과에 따라서 재검이 필요한 것만 선별적으로 시행할 수도 있습니다.

심리검사 비용이 부담되지 않는다고 하기는 어렵습니다. 많은 심리검사가 비급여 항목으로 되어 있어서, 병원별로 검사비가 상이합니다. 또한 여러 개별 심리검사를 몇 개 묶어서 종합검사로 시행하는 때가 많기 때문에, 종합검사가 어떤 검사들로 구성되느냐에 따라서 가격의 차이가 심합니다. 대개 종합검사의 경우는 30~40만 원 정도 비용이 들지만, 개인병원은 다소 저렴하고 대학병원은 다소 비싼 편입니다. 시간이 오래 걸리는 신경심리검사는 50만 원이 넘기도 합니다.

비급여 항목은 의료법 45조, 동법 시행규칙 42조 2항에 의거하여 병원에 게시하도록 되어 있습니다. 홈페이지에도 게시되어 있습니다. 그런데 개별 항목의 비용만 있고 종합검사의 비용은 없는 경우가 많아서, 일반인은 비용을 가늠하기 어렵습니다. 몇 가지 비급여 항목에 대해서는 소비자원이나 건강보험심사평가원에서 비교하여 공시하고 있지만 심리검사를 아직 한눈에 비교하는 방법이 없습니다.

첫 발병의 경우 심리검사를 무조건 거부하는 것은 바람직하지 않습니다. 그러나 특별한 증상의 변화가 없거나 만성환자, 그리고 이전 심리검사 결과가 확실하다면 굳이 재검을 하지 않아도 됩니다. 검사를 하지 않아도 전혀 무방하다고는 할 수 없지만, 보호자는 장기적으로 여러 가지 면을 고려해야 하기 때문에 경제적으로 어렵다면 주치의와 상의하여 검사를 최소화하거나 혹은 일반 면담으로 대신할 수 없는지 요청하는 것도 괜찮겠습니다.

향후 장애등급을 신청하거나 혹은 여러 가지 이유로 진단서 제출이 필요할 때는 가급적 검사를 하는 것이 객관적인 자료가 될 수 있어 유리합니다. 특히 지적 장애를 진단하기 위해서는 지능검사와 사회성숙도 검사가 꼭 필요하고, 치매에 대한 약물치료를 위해서는 간이 정신상태검사와 같은 몇 가지 치매 관련 심리검사가 꼭 필요하기 때문에 참고하도록 합니다. 또한 병무청에서 요구하는 병사용 진단서 작성에도 종합심리검사를 중요한 근거자료로 사용하는 경우가 많습니다. 몇몇 병무청에는 병사용 진단서, 의무기록지와 함께 종합심리검사 결과를 요청하는 경우가 많아 검사를 받는 것이 여러모로 유리합니다.

Q

정신과에 왔는데,
왜 엑스레이를 찍어야 하나요?

A   정신과에 입원하는 경우 일반적으로 두부, 흉부 및 복부 단순방사선 촬영을
시행합니다. 기저 질환을 배제하거나 혹은 두부의 심각한 손상이나 기형 등을 확
인하기 위해서 시행합니다. 비교적 저렴한 비용으로 상당히 많은 질환을 배제할
수 있으므로, 대개는 반드시 시행하는 것이 바람직합니다.

정신과에 입원할 때 일반적으로 두부, 흉부 및 복부 단순방사선 촬영을
시행합니다. 일반적인 엑스레이 검사를 말하는 것입니다. 흉부 및 복부
촬영은 우리나라에 흔한 결핵 및 일반적인 폐, 심장, 복부 장애를 비교적
저렴한 비용으로 배제할 수 있기 때문에, 거의 의무적으로 시행합니다.
그리고 두부 촬영은 외상의 증거나 두개기형, 골절 등을 평가하기 위해서
대부분 기본 검사로 시행합니다. 그러나 병력상 그러한 가능성이 완전히
배제되는 경우에는 흉부 촬영만으로 줄여서 검사하기도 합니다.

엑스레이를 방출하는 원천과 필름 카세트 사이에 몸을 두고 차폐막 뒤
의 촬영기사가 버튼을 누르면 수초 내에 촬영됩니다. 방사선 피폭을 막
기 위해서라면, 잦은 엑스레이 촬영이 바람직하지는 않습니다. 그러나 어
쩌다가 한두 번 촬영하는 것은 거의 영향이 없기 때문에 걱정하지 않아도
됩니다. 자연적으로 피폭되는 연간 방사선량이 2mSV인데, 이는 흉부 방
사선 촬영 1회시 피폭되는 양과 비슷합니다.

촬영하는 날은 금속성분의 장신구나 속옷을 제외한 모든 옷을 검사복

으로 갈아입어야 하므로 간편하게 입고 가는 것이 좋습니다. 금속 장식이 달린 속옷을 입고 가면 필름에 나올 수 있으므로 평범한 속옷을 입고 가는 것이 바람직하고, 요란한 옷을 입으면 탈의실에서 여러 가지로 곤란할 수 있으니 혼자 쉽게 입고 벗을 수 있는 옷을 입고 가도록 합니다.

Q

검사실에서 주의해야 할
사항이 무엇인가요?

A 알러지가 없는지 정확하게 알려주어야 합니다. 자신의 이름과 나이도 확실하게 해두는 것이 좋습니다. 검사 시, 불편함을 느끼거나 궁금한 것에 대해서는 즉시 도움을 청하는 것이 좋습니다.

검사실에는 주로 임상병리사나 전문간호사가 근무합니다. 검사장비나 채혈, 각종 기기를 다루는 전문가이지만, 환자의 얼굴은 잘 알지 못합니다. 따라서 다른 환자와 혼동되지 않도록 자신의 이름과 나이를 정확하게 말하는 것이 중요합니다. 물론 환자의 검체를 헷갈리지 않는 것은 병원 직원의 의무이지만, 이들도 사람이다 보니 전혀 실수가 없다고 할 수는 없습니다. 하필 검사를 맡은 직원이 병원 신참이거나 혹은 너무 분주하여 정신이 없을 수도 있습니다. 이름과 나이를 분명하게 말하도록 합니다.

또한 조영제를 사용하는 방사선 검사를 하는 경우, 미리 알러지가 있는지 말해야 합니다. 의료진에게 이를 알리는 것이 먼저입니다. 알러지에도 불구하고 해당 검사가 필요하다면, 의사가 미리 이에 대한 예방약을 처방할 것입니다. 검사실에서도 알러지가 있다는 사실을 반복해서 알려주어, 검사자가 예방약의 투약을 놓치는 일이 없도록 하는 것이 좋겠습니다.

검사실에서는 복잡한 기계도 많습니다. 환자는 검사 결과에 대해서 신경을 쓰고 있어 긴장한 상태이기 때문에, 갑작스러운 불안이나 어지러움을 호소하는 경우가 드물지 않습니다. 검사를 위해 아침을 거르고 온 환자가 저혈당으로 인해 의식을 잃기도 합니다. 따라서 몸 상태가 좋지 않으면 지체 없이 의료진에게 도움을 청하는 것이 좋습니다. 검사실 직원은 그 분야의 전문가이지만 직접 사람의 몸을 다루는 의사는 아니기 때문에, 이상 증상을 분명하게 이야기하지 않으면 잘 파악하지 못하는 경우도 있습니다.

검사를 마친 후에는 조심스럽게 몸을 일으킵니다. 오랜 시간 동안 긴장하고 누워 있으면 현기증을 일으키는 경우가 흔합니다. MRI 촬영을 위해 장시간 통 안에서 꼼짝하지 못하고 검사를 받고 나면 몸을 일으키다가 균형을 잃고 부딪힐 수도 있습니다. 검사가 많이 밀려 있을 때는 기사가 얼른 움직이도록 재촉할 수도 있습니다. 하지만 검사대기자가 많이 밀린 것은, 여러분이 걱정해야 할 사정은 아닙니다. 천천히 몸을 일으키고 필요하다면 부축을 요구하도록 합니다.

Q

MRI검사는 꼭
필요한가요?

A 정신과에 처음 입원하면 종종 자기공명영상검사(MRI)를 시행합니다. 정신증상은 사실 뇌병변에 의한 것인지를 정확하게 감별하는 것이 쉽지 않기 때문에, 처음에 한번은 필요한 방사선 검사를 받아두는 것이 안전하다고 할 수 있습니다.

정신과에 처음 입원하면 종종 자기공명영상검사를 시행합니다. 그런데 정신장애환자에게 고가의 자기공명영상 검사가 필요한 것일까요? 매스컴을 보면 병원 수익을 올리기 위해서 검사를 남발한다는 이야기도 듣게 되는데, 공연한 검사를 하는 것 아닌가 하는 의구심이 들 수도 있습니다.

사실 두부 자기공명영상 검사는 국소 뇌손상을 진단하기 위해서 시행되는 것입니다. 건강보험공단에서는 가급적 저렴한 CT 검사를 시행하는 것을 추천하고 있습니다. 그러나 정신증상은 사실 뇌병변에 의한 것인지를 감별하는 것이 쉽지 않기 때문에, 처음에 한번은 검사를 받아두는 것이 안전하다고 할 수 있습니다.

방사선 피폭이 전혀 없고 강한 자기장으로 신체 내부를 확인하는 방법입니다. 조직의 수분 함량 차이를 확인할 수 있기 때문에 뇌와 같은 부드러운 신체 조직을 보는 데 아주 유리합니다. 종양과 비종양 부위를 구별하는 데 유리하고 CT에 비해서 신체의 넓은 부분을 확인하는 데 좋습니다. 현재까지 개발된 영상 검사 중에서 가장 안전한 검사 중 하나입니다. 일반적으로 자극성이 있는 조영제를 사용하지 않고 안전한 조영제를 사용하여 혈관을 확인할 수 있기 때문에(자기공명 혈관조영술, MRA), 일반 혈관조영술보다 안전하고 편리합니다.

그러나 자기공명영상검사는 강력한 전자석을 이용하기 때문에 신체 내부에 자석에 민감한 철 성분의 물질이 삽입되어 있는 경우 대단히 위험할 수 있습니다. 금속 이물질이 몸 안에 있거나 혹은 철 성분의 파편이 있다면 검사를 받지 못합니다. 확실하지 않을 때는 미리 일반 방사선 촬영을 하여 그러한 이물질이 없는지 확인하여야 합니다.

원칙적으로는 암이나 뇌혈관 질환이 의심되는 경우, 뇌전증, 다발성 경화증, 치매, 파킨슨병 및 그 외의 원인을 알 수 없는 두통이 있는 경우 등 여러 가지 경우에 MRI 검사를 시행합니다. 그리고 이러한 때에는 보험혜택을 받을 수 있으므로 상대적으로 저렴하게 검사를 받을 수 있습니다.

그러나 갑자기 발생한 정신증이나 다른 신경학적 증상을 동반하는 정신장애, 비정형적인 증상을 보이는 경우에도 MRI 촬영이 필요한데, 종종 보험급여의 기준에 들지 않기 때문에 비급여로 검사를 시행하여야 합니다. 비급여 검사는 병원에서 비용을 책정하기 때문에 가격이 다양합니다. 대략 40만 원에서 60~70만 원 이상 되는 경우도 있습니다. 또한 혈관조영검사를 같이 시행하면 이보다 비용이 더 많이 들 수 있습니다.

비급여 관련 정보는 공개하도록 하고 있습니다. 검사를 의뢰하는 주치의도 비용에 대해서는 잘 모르는 경우가 있기 때문에, 홈페이지에 게시된 비급여 검사 비용을 확인하는 것이 필요합니다. 법적으로 공지하도록 되어 있기는 하지만, 잘 보이지 않는 구석에 공지하고 있는 경우도 있으니 잘 찾아서 확인하도록 합니다.

검사 시에는 촬영기 안에 누워서 통 안으로 천천히 들어갑니다. 한 시간 정도 통 안에 가만히 누워 있어야 한다고 생각하고 미리 편안한 자세를 취하는 것이 좋습니다. 소변도 미리 보고 오는 것이 좋습니다. 소음이 크기 때문에 소음에 민감하면 귀마개를 요청하는 것도 좋습니다. 폐쇄공포증이 있다면 주치의와 상의하여 미리 진정제를 복용하는 것도 나쁘지 않습니다. 검사실에 시계나 휴대폰과 같은 전자제품을 가지고 들어가면 강력한 자기장으로 인해 고장이 나기 때문에 미리 몸에서 제거하고 검사실에 들어가도록 합니다. 최근 MRI의 급여 기준이 많이 바뀌고 있습니다. 기존에는 치매 첫 진단 시 MRI를 보험에서 커버했으나, 최근에는 MMSE/GDS 점수가 특정 기준에 해당하면 Cerad-K 검사를 보험에서 커버하고, 다시 Cerad-K 의 특정 점수가 넘으면 뇌 MRI를 보험에서 적용하고 있습니다. 점수도 애매하고, 횟수도 단 한 번만 급여가 되거나 혹은 점수에 따라서 되기도 하고 안 되기도 하여 아주 복잡합니다. 그래서 정부 발표와는 달리 실제 임상에서는 적용하기가 쉽지 않아 전액 본인 부담으로 검사를 하는 경우가 많습니다.

Q

CT를 찍어도 되는데
비싼 MRI를 권유하는 것 같습니다.

A 사실 정신과적 진단을 위해서는, CT보다는 MRI가 훨씬 유용합니다. CT로도 많은 정보를 얻을 수 있지만, MRI를 하는 것이 보다 바람직한 경우가 적지 않습니다.

종종 방송매체에서 검사 수익을 올리기 위해서 비싼 검사를 권유한다는 보도를 접하고는 합니다. 그럴 때면 다소 씁쓸한 생각이 들기도 하는데, 전혀 필요하지 않은 검사를 단지 수익을 위해서 권유한다면 이는 결코 바람직한 것이 아닐 것입니다. 병원 경영이나 의료 환경을 이야기하면서 정당화하는 일부 의사가 있지만, 불필요한 검사가 좋지 않은 것은 단지 비용 때문만은 아닙니다. 검사 시 여러 가지 약물이나 방사선에 노출되는 단점이 있기 때문에 절대 피해야 합니다.

하지만 일반적으로 교과서에서 인정되는 범위, 혹은 주치의가 환자 및 보호자와 상의해 검사의 이득이 크다고 생각되는 경우에는 해당 검사를 하는 것이 바람직하겠습니다. 의사가 검사를 의뢰해도 환자는 이를 거절할 수 있는 권리가 있습니다. 그러나 일반인은 전문적인 지식이 없기 때문에 권유를 거절하기가 쉽지 않습니다.

정신과 주치의는 앞으로 몇 년 이상, 종종 평생 동안 관계를 가져야 하는 중요한 사람이기 때문에, 처음에 의심이 나면 의심의 타당성 여부를 떠나서 좋은 치료적 관계를 맺기 어렵습니다. 그럴 때는 다른 의사나 전문가에게 2차 의견을 묻는 것이 좋습니다. 다른 의사들이 완전히 다른 의견을 가지고 있으면, 치료적 관계를 지속하기가 여러 가지로 곤란할 것입니다. 다른 의사도 비슷한 의견이라면, 신뢰가 한층 더해지고 향후 치료적 관계를 형성하는 데 도움이 될 것입니다. 미국에서는 가급적 다른 의사에게 2차 의견을 묻도록 권유하는 편입니다.

Q

CT, SPECT, PET란
무엇인가요?

A 정신병원에서 많이 하는 검사는 아닙니다. 특별한 경우에 시행되기 때문에, 주치의의 설명을 잘 듣고 판단하는 것이 좋겠습니다.

정신병원에서 많이 하는 검사는 아닙니다. CT 촬영은 외상이 있거나 의심되는 환자, 혹은 급성 착란이나 의식 수준의 변화를 보이는 경우에 응급검사로 시행됩니다. 그러나 일상적으로 필요한 검사라고 할 수는 없습니다. 두부 CT는 비용도 많이 비싸지 않기 때문에, 주치의가 권유하는 경우 가급적 받아들이는 것이 바람직하겠습니다.

PET와 SPECT는 주로 대학병원에서 시행하는 검사입니다. 정신과 영역에서는 예외적인 경우를 제외하고는 보험 적용이 잘 되지 않습니다. 그러나 정확한 국소 손상을 감별할 필요가 있는 경우, 교통사고나 외상으로 인해서 정밀한 감정서 작성이 필요한 경우, 뇌종양이나 경색과 같이 다른 장애가 중복된 경우, 증상이 비전형적이어서 정밀검사가 필요한 경우, 그 외 정신과의사가 필요하다고 판단하거나 학술적인 목적으로 연구에 참여하는 경우 등에 시행되고는 합니다. 정신과에서 시행하는 가장 고가의 영상검사라고 할 수 있습니다. 이러한 검사는 필요한 경우 주치의가 가족에게 미리 설명을 하기 때문에 설명을 잘 듣고 시행여부를 결정하면 무리가 없을 것으로 생각합니다.

컴퓨터 단층촬영(CT)

CT 검사는 신체의 단면을 영상으로 보기 위해서 하는 것입니다. 일반 방사선 촬영과 마찬가지로 엑스선을 이용합니다. 여러 수준의 조직 밀도 차이를 구분할 수 있습니다. 그러나 뇌실질의 영상을 구분하기에는 자기 공명영상보다 정확성이 떨어지기 때문에, 정신과에서 많이 사용하는 편은 아닙니다. 뇌졸중처럼 신속한 검사가 필요한 경우나 뇌종양의 진단에 사용하기도 합니다. 일반 방사선검사보다 엑스선 피폭량이 많지만 신체에 위험할 정도는 아닙니다.

보통 기계 위에 누워서 촬영을 하고 조금도 움직이지 말아야 합니다. 종종 머리에 띠를 감아서 움직임을 예방하기도 합니다. 전체 검사 소요시간은 30분을 넘지 않습니다.

단일 양전자 방출 전산화 단층촬영(SPECT)

단일 양전자 방출 전산화 단층촬영은 아주 정밀한 진단이 가능하지만, 특수 장비가 필요하기 때문에 일부 대학병원에서만 시행이 가능합니다. 검사 전에 방사선 동위원소를 정맥으로 주입하고 일부 조직에 더 많이 퍼지는 것을 스캔하는 것입니다. 대개는 안전하지만 방사선 물질을 몸 안에 주입하기 때문에 암 발생의 위험성을 높인다는 일부 보고도 있습니다.

양전자 방출 단층촬영(PET)

양전자 방출 단층촬영은 구조적인 평가보다는 기능적 평가에 더 유리하고, 혈류의 확인에도 좋은 결과를 보입니다. 특정한 조직이 포도당이나 산소와 같은 물질을 얼마나 소비하는지를 확인하여 평가하는데, 미리 양전자 방출 방사선동위원소를 몸 안에 주입하여야 합니다. 뇌 안의 어떤 부분이 더 활성화되어 있고 어떤 부분이 덜 활성화되어 있는지 금방 알

수 있기 때문에 정신장애에서 뇌 기능을 검사하는 좋은 방법입니다. 대개
는 안전하지만 암발생률을 약간 높인다는 일부 보고도 있습니다.

Q

뇌파검사란
무엇인가요?

A 뇌파검사는 두피에 전극을 붙이고 작은 전기적 신호를 잡아내어 뇌의 기능적인 이상을 감별해내는 검사입니다. 최근에는 다른 검사도구가 많이 개발되면서, 그 유용성이 예전 같지는 않습니다. 그러나 여전히 정신의학 영역에서 대단히 중요한 검사 방법 중 하나입니다.

뇌파검사는 두피에 전극을 붙이고 작은 전기적 신호를 잡아내는 검사입니다. 다양한 뇌의 기능적 이상을 감별할 뿐만 아니라, 제한적으로는 기질적 이상에 대한 평가도 가능합니다. 뇌기능의 전반적인 장애나 뇌전증과 같은 경련성 장애, 그리고 수면장애 등을 진단하기 위해서 수행되는 비교적 역사가 긴 검사 방법입니다. 뇌사 상태를 파악하기 위해서도 시행하며 다른 영상 검사에 비해서 경련성 장애나 정신장애의 진단과 감별에 유용한 편입니다. 비용도 저렴하고 많은 정보를 주기 때문에, 많은 정신병원에서 기본검사로 시행하고 있습니다. 고가의 영상검사로도 잡아내기 힘든 기능장애를 어느 정도 감별해낼 수 있으며, 추가적인 고가 검사의 필요성을 확인할 수도 있습니다.

검사를 하기 전에 머리를 잘 감아서 전극이 잘 붙도록 하고 다른 자극이나 전자기기가 없는 방에서 시행합니다. 눕거나 혹은 앉아서 검사를 시행하는데, 머리에 전기적 신호를 잘 잡아내고 전극을 고정하는 물질을 바르고 전극을 붙입니다. 머리에 주렁주렁 여러 색의 전선을 장식한 것처럼 됩니다. 그리고 검사자의 지시에 따라서 눈을 감거나 뜨고 큰 호흡을 해야 합니다. 이는 빛이나 과호흡 등의 자극이 주는 영향을 확인하기 위함인데, 주로 경련성 장애를 진단하기 위해서 시행합니다. 필요한 경우에는 약물을 주거나 수면을 취하도록 하고 혹은 소리 자극을 주는 경우도 있지만, 정신병원에서는 잘 시행하지 않습니다. 대략 30분에서 한 시간 정도 소요됩니다.

이러한 검사 결과는 종이나 컴퓨터에 기록되는데 검사 자체보다는 판독이 더 중요합니다. 숙련된 정신과의사 혹은 신경과의사가 검사 결과를 판독하고, 결과에 따라서 추가적인 진단이나 검사를 의뢰하기도 합니다. 환자의 증상과 임상적인 진단을 알고 있어야 더 정확한 판단이 가능하기 때문에 주치의가 직접 판독하기도 합니다.

Q

전산화 신경인지검사란
무엇인가요?

A 컴퓨터를 이용해서 어떤 자극과 뇌파를 연동하여 뇌기능을 측정하는 검사입니다. 뇌파검사와 비슷하지만, 보다 정확한 진단적 정보를 제공하기 때문에 최근에 많이 시행되고 있습니다.

컴퓨터를 이용해서 어떤 자극과 뇌파를 연동하여 뇌기능을 측정하는 검사입니다. 기본적으로 뇌파검사의 일종이라고 할 수 있지만 전기적 자극을 컴퓨터로 분석하여 사람의 눈으로 확인하기 어려운 정보를 제공합니다. 또한 시각이나 청각자극을 제시한 후 10분의 1초 수준에서 뇌파가 어떤 변화를 보이는지 찾아내어 임상적으로 유용한 데이터를 보여줍니다.

Q

MRI 검사를 하면, 정확한 정신과 진단을 할 수 있는 것 아닌가요?

A MRI를 비롯하여 어떤 고가의 검사로도 사람의 정신상태에 대해서 알 수 없습니다. 현재까지는 경험이 많은 정신과 전문의의 진단이 가장 중요합니다.

MRI를 포함하여, 어떤 고가의 검사로도 사람의 정신상태에 대해서는 알 수 없습니다. 이는 뇌파검사나 심리검사도 마찬가지입니다. 이러한 검사들은 진단을 보조하거나 혹은 이미 내린 진단을 확실하게 할 수는 있습니다. 또한 다른 내과적 질환을 배제하는 데 유용할 때도 있습니다. 그러나 정신과적인 진단은 거의 전적으로 정신과의사의 면담을 통해서 이루어집니다.

많은 연구자들이 보다 확실하고 객관적인 진단방법을 찾기 위해서 노력하고 있습니다. 앞서 설명한 검사 방법으로 진단을 하려는 수없이 많은 시도들이 있었습니다. 하지만 아직 어떤 검사 방법도 정신과의사의 전문가적인 경험을 대신할 수 없습니다. 또한 이를 대신할 검사 방법이 가까운 미래에 개발될 것 같지도 않습니다. 정신과에서 다루는 여러 장애들은 의학의 여러 분야 중에서 아직 모르는 것이 가장 많은 분야입니다. 현재까지는 경험이 많은 정신과 전문의의 진단이 가장 중요합니다.

물론 정신과의사도 사람이기 때문에 오진이 있을 수 있고, 어떤 환자의 진단을 두고 여러 의사들의 의견이 다르기도 합니다. 앞에서 말한 바와 마찬가지로, 진단이 불확실할 때는 다른 정신과의사의 의견을 들어보는 것도 나쁘지 않습니다. 하지만 오랫동안 환자와 치료적 작업을 진행하다 보면, 처음에 내린 여러 진단적 가능성 중에서 점차 하나의 진단이 확실해지고는 합니다. 정신과 영역은 진단과정과 치료과정이 분명하게 나눌 수 없는 독특한 분야라고 할 수 있습니다.

Q

예전에는 정신장애를
어떻게 치료했나요?

A 자궁을 들어내거나 회전의자에 묶어서 계속 돌리거나 얼음물에 몸을 담그는 등 비과학적인 치료가 많이 시행되었습니다. 치료방법도 명확한 것이 없어서, 마냥 정신병원에 있어야 했습니다. 심지어 뇌 일부를 잘라내는 수술이 광범위하게 시행되기도 했습니다.

사실 약 100년 전만 해도 인류가 치료할 수 있는 질병은 몇 가지 되지 않았습니다. 정신과 영역도 예외가 아니었는데, 정신장애의 치료방법은 불과 100년 전만 해도 대단히 비과학적이었습니다. 환자들의 행동이나 외양, 언어가 아주 이상하기 때문에 단지 광인(狂人)으로 여겨졌을 뿐, 치료받아야 하는 대상이라고 생각하지 못하는 사례가 많았습니다.

가장 기본적인 치료는 무조건적인 격리 수용이었습니다. 환자들을 다른 사람들과 멀리 떨어진 곳에 수용하여, 오랫동안 사회와 격리하는 것이 주요한 대책이었습니다. 그리고 환자들의 행동을 억제하기 위해서 쇠사슬로 묶거나 때리기도 하였습니다. 의학적 치료방법이라는 미명하에 멀쩡한 치아를 뽑거나 맹장을 잘라내고 자궁을 절제하는 등 무지막지한 치료방법도 시도되었습니다. 심지어는 의자에 앉혀 빙글빙글 돌리거나 차가운 얼음물에 몸을 강제로 담그게 하는 방법도 있었습니다.

많은 사람이 이러한 치료를 받다가 오히려 병이 악화되거나 심지어 죽기도 했습니다. 격리 외에는 별다른 치료방법이 없었기 때문에 정신병원은 한번 들어가면 죽어야 나오는 곳으로 생각되어 지금도 정신병원이라고 하면 의료기관보다는 강제수용소를 떠올리는 분들도 있습니다.

20세기 초에는 포르투갈의 모니즈(E. Moniz)라는 의사가 전두엽 절제술이라는 치료방법을 개발했습니다. 이마 윗부분의 뇌를 잘라 내거나 혹은 다른 뇌와의 연결을 끊는 방법인데, 처음에는 뇌엽절제술로 불리다가 나중에 전두엽 절제술로 변형되었습니다. 이 치료법은 당시 공격적이고 난폭한 환자의 증상을 다스리는 유일한 방법이었기 때문에 노벨의학상을 받기도 했습니다. 하지만 이러한 치료는 다리가 아프다고 해서, 다리를 잘라내는 것과 크게 다를 바 없는 치료법이었기 때문에 현재는 거의 이루어지지 않고 있습니다. 다만 극심한 강박증이나 폭력성, 난치성 뇌전증 환자에게 제한적으로 시행되고 있습니다.

물론 현재는 이러한 치료방법이 거의 이루어지지 않습니다. 또한 치료방법을 선택할 경우 보호자 및 환자와 상의 후에 결정하기 때문에 원하지 않는 치료가 강제로 시행되지 않을까 걱정할 필요는 없습니다.

Q

정신과 치료에서는
약물치료가 중요하다고 하던데요?

A 1950년대 이후, 다양한 정신과 약물이 개발되어 정신장애 치료에 새로운 역사를 쓰고 있습니다. 물론 정신작용약물로 모든 정신장애를 완전하게 치료하지는 못합니다. 그러나 상당수의 환자들은 정신과 약물을 통해서 큰 도움을 보고 있습니다.

현재 정신병원에 입원한 환자에 대한 가장 기본적인 치료방법은 약물이라고 할 수 있습니다. 약물의 선택과 처방은 정신과 전문의가 가장 중점적으로 공부하고 연구하는 부분입니다. 정신과의사라고 하면 우아한 의자에 앉아서 정신치료를 하는 사람을 연상하기 쉽지만, 현대의 정신과의사는 어떤 의미에서는 내과의사나 약리학자에 가깝다고 할 수 있습니다.

수많은 약물의 기전과 효과, 부작용을 숙지하고, 환자의 상태에 따라서 적절한 용량과 투여방법을 결정합니다. 같은 약이라도 어떤 방법으로 어떻게 사용하느냐에 따라서 반응이 천차만별이기 때문에 약을 잘 쓰는 정신과의사는 칵테일을 만드는 바텐더처럼 여러 약을 조합하고 적절하게 처방하는 것에 많은 주의를 기울입니다. 갈수록 많은 종류의 약물이 개발되고 있기 때문에 정신과의사의 무기도 점점 많아지고 있습니다.

정신작용약물에는 항정신병약물, 기분안정제, 항우울제, 진정제 등이 대표적입니다. 각각의 약물에 대해서는 뒤에서 다시 다루도록 하겠습니다.

Q

항정신병 약물에 대해서
알려주세요.

A 항정신병 약물은 크게 정형 항정신병 약물과 비정형 항정신병 약물로 나뉩니다. 주로 조현병이나 급성 정신증에 사용하지만, 그 외에도 다양한 정동장애, 불안장애, 강박장애, 발달장애 등 정신장애 전반에 걸쳐 폭넓게 사용됩니다. 가장 대표적인 정신과 약물 중 하나라고 할 수 있습니다.

약물 개발의 역사, 정형 및 비정형 항정신병 약물의 구분, 각각의 종류와 부작용 등에 대해서 살펴보겠습니다.

항정신병 약물의 개발

염료나 섬유를 만드는 데 이용되던 화학기술은 1차, 2차 세계대전을 거치면서 약물을 인공적으로 합성하는 데 응용되기 시작합니다. 과거에 약물은 거의 자연에서 추출하는 것이었습니다. 현재 말라리아 약으로 사용하는 키니네도 원래는 키나나무라는 열대작물에서 추출한 것입니다. 남아메리카에서 자라던 이 나무껍질을 갈아서 말라리아를 다스리던 아메리칸 인디언의 지혜를 선교사들이 유럽에 들여와서 많이 사용했던 것입니다. 가격도 아주 비쌌습니다.

그러나 1차 대전 무렵 연합국 때문에 열대지방의 식민지로 접근하는 것이 어려워진 독일은 키니네를 구할 방법이 없어졌습니다. 이에 따라 독일은 메틸렌블루라는 파란색 염료를 화학적으로 변형하여 키니네와 비슷한 퀴나크린이라는 물질을 합성했습니다. 말라리아에 대한 치료 효과는 있었지만 독성이 강해서 널리 사용되지는 않았습니다. 하지만 이후 인공적으로 합성한 약물에 대한 관심이 많이 늘어나게 되었습니다.

2차 대전 무렵 이번에는 연합국에서 말라리아 약을 개발하기 위해 여러 물질로 시험을 하던 중, 우연히 사람을 멍하게 만들고 진정시키는 효과가 있는 약을 개발하게 되었습니다. 이를 유럽의 제약회사에서 수술 후 통증을 줄여주는 진통제로 판매하기 시작했는데, 일부 정신과 환자의 망상과 환청을 줄여준다는 사실을 발견했습니다. 이후 비슷한 약물의 개발이 잇달아 이루어졌고 현재도 많이 사용되는 할로페리돌을 비롯해서 수많은 1세대 항정신병 약물이 세상에 나오게 되었습니다.

1세대 항정신병 약물(정형 항정신병 약물)

정신장애의 원인에 도파민이나 세로토닌이 관련되어 있다는 이야기를 들으신 적이 있을 것입니다. 사실 정신장애의 원인에 대해서는 불과 수십 년 전만 해도 잘 알지 못했습니다. 우연히 사용한 약물이 정신증상을 좋게 해준다는 사실을 알고 난 후, 역으로 그 약물이 어떤 기능을 하는지를 연구하여 도파민이나 세로토닌이 관련되어 있다는 사실을 알게 된 것입니다. 이를 연구한 학자들은 업적을 인정받아 노벨상을 받았습니다.

1세대 항정신병 약물이란 이런 식으로 개발된 클로르프로마진, 할로페리돌, 시오리다진, 페르페나진, 몰린돈 등의 약물을 말합니다. 처음에 개발된 약이며 환청이나 망상, 와해된 언어나 사고와 같은 증상에는 효과적입니다. 또한 가격도 매우 저렴합니다. 그러나 무기력, 나태함, 대인관계의 관심 저하, 우울감 등의 증상에는 별로 효과가 없습니다. 또한 많이 졸리고 멍해지면서 안절부절못하는 부작용이 생깁니다. 장기간 사용하면 몸이 떨리거나 굳고 비틀리는 등 부작용도 생기는데, 한번 생기면 잘 없어지지 않기 때문에 요즘에는 선호되지 않는 약물입니다.

우리나라에서는 형편이 어려운 기초생활수급자나 국가유공자에게 의료급여제도를 시행하여 본인부담금이 없거나 아주 적은 부담만을 지도록 하고 있습니다. 그런데 정신과 치료에 있어서만은 본인부담금이 없는 대신 하루에 약 2770원가량의 치료비만 지원해주고 있어서 1세대 항정신병 약물밖에는 처방할 수 없는 경우가 많습니다. 형편이 어렵거나 혹은 국가에 공을 세운 유공자의 가족이, 부작용이 많아 잘 사용하지 않는 값싼 약을 주로 처방 받는 슬픈 일이 일어나고는 합니다. 이에 대해서는 다음 장에서 다시 다루도록 하겠습니다.

비록 이러한 약물이 부작용이 많아서 잘 선호되지는 않지만 어떤 환자에게는 아주 잘 맞는 경우도 있습니다. 그러므로 내가 1세대 약을 처방 받고 있다고 해서 문제가 있는 처방을 받는 것이라고 할 수는 없습니다.

- 1세대 항정신병 약물의 종류

클로르프로마진, 할로페리돌, 록사핀, 몰린돈, 페르페나진, 피모자이드, 설피라이드, 시오리다진, 티오틱센, 트리플루오페라진 등

- 1세대 항정신병 약물의 주요 부작용

항콜린성 부작용(입안 건조, 시야 혼탁, 변비, 배뇨 곤란, 심박 증가), 추체외로 증상(손떨림, 근육강직, 안절부절못함, 굼뜬 동작, 표현력 감소, 괴이한 자세, 근육 경련), 피로, 졸음, 생리불순, 성기능 장애 등

1. 안절부절못함: 가만히 있지 않고 계속 돌아다니고 싶은 느낌이 듭니다. 손을 돌리고 복도를 왔다 갔다 합니다. 불안한 것과는 약간 다른 느낌입니다. 한자리에 앉아 있는 것이 어렵습니다. 잠도 잘 이루지 못합니다.

2. 급성 근긴장증: 얼굴이나 목, 사지가 갑자기 긴장되거나 굽어집니다. 눈을 위로 치켜뜨거나 혹은 혀를 내밀고 고개를 옆이나 뒤로 젖히면서 고통스러워합니다.

3. 서동증: 표정이 가면을 쓴 것처럼 굳어지고 팔다리를 어기적거리며 걸어 다닙니다. 느린 움직임을 보이고 민첩한 동작이 되지 않으며 종종 침을 흘리기도 합니다.

4. 지연성 운동장애: 눈과 입, 혀가 지속적으로 움찔거리게 됩니다. 7년 이상 장기 복용을 한 경우에 가끔 생기는데, 한번 생기면 거의 없어지지 않습니다. 주로 얼굴 부분에 증상이 생기게 되고 이는 환자가 사람들과의 만남을 기피하는 원인이 되므로 큰 문제가 되는 부작용입니다. 2세대 항정신병 약물에서는 거의 나타나지 않습니다.

2세대 항정신병 약물(비정형 항정신병 약물)

어떤 의미에서는 클로자핀이 최초의 2세대 항정신병 약물입니다. 그러나 클로자핀은 여러 가지 이유로 널리 사용되지 않았기 때문에, 사실상 리스페리돈이 최초의 2세대 항정신병 약물이라고 할 수 있습니다. 이러한 2세대 항정신병 약물은 도파민 수용체에 대한 결합력이 낮고 쉽게 떨어지며 세로토닌 수용체에 대한 결합능력이 있습니다.

1세대 항정신병 약물에 비해서 환청과 망상 같은 양성증상의 조절능력이 떨어지지 않으면서, 무기력하거나 사회적으로 고립되는 음성증상에도 효과적입니다. 또한 1세대 항정신병 약물의 부작용도 거의 보이지 않기 때문에 현재는 정신장애의 치료에 널리 사용되고 있습니다.

요즘은 2세대 항정신병 약물이 일부 우울증과 양극성장애에도 매우 효과적이라는 사실이 알려져 있습니다. 종종 나는 우울증인데 왜 정신병약물을 주느냐고 따지는 분이 있는데, 사실 약물에 어떤 이름을 붙인 것은 편의상 그런 것뿐입니다. 가장 대표적으로 약을 분류하는 기준에 따른 것이기 때문에 항정신병 약물이 우울증에 사용되기도 하고, 뇌전증 약이 양극성장애에 사용되기도 합니다.

• 2세대 항정신병 약물의 종류

아미설프라이드, 리스페리돈, 올란자핀, 쿼티아핀, 지프라시돈, 브로난세린, 아리피프라졸, 조테핀, 서틴돌 등

• 2세대 항정신병 약물의 부작용

2세대 항정신병 약물도 고용량을 사용하면 1세대 약물과 비슷한 부작용을 보이기도 합니다. 그러나 거의 발생하지 않기 때문에 몇몇 경우가 학계에 보고된 정도입니다. 기본적으로 1세대 항정신병 약물의 부작용은 많이 줄었다고 보는 것이 맞습니다. 그러나 체중 증가나 식욕 증가, 당뇨병이나 기타 대사장애의 발생률은 오히려 높습니다. 다만 아리피프라졸이나 브로난세린 등의 약물은 대사장애가 적은 편이기 때문에 일률적으로 말하기는 어렵습니다.

또한 부작용이라고 하기는 어렵지만, 전반적으로 가격이 비싼 편입니다. 복제약이 나오고 있지만 여전히 가격이 비싸고, 일부 주사제의 경우는 환자에게 필요함에도 불구하고 보험공단에서 보험처리를 꺼리기 때문에 사용하기 어려운 경우가 많습니다. 정부에서는 아무래도 개별 환자의 필요보다는 전체 건강보험 재정의 안전성을 먼저 생각하기 때문에 싼 약을 사용하도록 유도하는 경향이 있습니다. 정신장애인과 그 가족들이 적극적으로 요구하지 않으면 안 될 것입니다.

Q

항우울제에 대해서
알려주세요.

A 우울증 약도 항정신병 약물과 마찬가지로 우연히 발견되었습니다. 단가아민 산화효소 억제제, 삼환계 항우울제, 선택적 세로토닌 재흡수 차단제 및 기타 항우울제 등으로 나눌 수 있습니다. 점차 부작용은 줄고, 효과는 우수한 약물이 개발되고 있습니다. 하지만 여전히 역사가 오래된 약물이 필요한 경우도 있습니다.

우울증 약도 항정신병 약물과 마찬가지로 우연히 발견되었습니다. 이소니아지드라고 하는 결핵약을 사용하던 환자 중에서 우울증을 같이 앓던 환자들의 기분이 호전되는 현상을 발견하고 연구하여 처음으로 MAO 억제제(단가아민 산화효소 억제제)라는 약물이 개발되었습니다. 그러나 치즈나 청국장과 같은 발효음식을 먹으면, 쇼크로 쓰러지거나 죽는 부작용이 있어서 발효식품을 많이 먹는 우리나라에서는 잘 사용되지 않았습니다.

삼환계 항우울제는 이런 부작용이 없어서 예전에 많이 사용되던 우울증 치료약입니다. 삼환계란 이름은 화학구조식 상에서 고리가 세 개 있다고 하여 붙여졌습니다. 현재는 과거처럼 많이 처방하지는 않지만, 일부 장애에서는 신약보다 더 우수한 경우도 있어서 여전히 유용하게 쓰이고 있습니다. 특히 아침에 일찍 깨며, 식욕이 떨어지고 절망과 슬픔을 주 증상으로 하는 전형적인 우울증에 좋은 효과를 보입니다. 종종 야뇨증이나 강박증에도 쓰며, 여기저기가 아픈 신체형장애나 근골격계 질환에도 사용되고는 합니다.

- 삼환계 항우울제의 종류

아미트립틸린, 아목사핀, 클로미프라민, 이미프라민, 노르트립틸린, 페넬진(MAO 억제제)

- 삼환계 항우울제의 부작용

1세대 항정신병 약물처럼 항콜린성 부작용이 있어서, 입이 마르고 손이 떨리며 시야가 흐려지기도 합니다. 또한 체중이 늘고 배뇨 곤란과 변비, 성기능 장애를 보이는 경우도 있습니다. 고용량을 사용하는 경우에는 부정맥이 생기기도 하기 때문에 일반적으로는 저용량을 사용합니다.

선택적 세로토닌 재흡수 차단제(SSRI)

현재 우울증 치료에 있어서 가장 대표적인 약물입니다. 부작용이 상대적으로 적고 효과가 우수하기 때문에 일반적인 우울장애, 불안장애, 강박증에 폭넓게 사용되고 있습니다. 또한 한꺼번에 많은 양을 먹어도 비교적 안전하기 때문에 널리 사용되는 편입니다.

- SSRI의 종류

에스시탈로프람, 플루옥세틴, 플루복사민, 파록세틴, 서트랄린

- SSRI의 부작용

일부 환자에게서 자살사고가 증가하는 경우가 있습니다. 특히 청소년 환자에게서 두드러지는 편입니다. 또한 불면, 불안, 소화불량, 두통, 지연 사정, 성욕 저하, 식욕 저하, 체중 감소 등이 유발되기도 합니다. 이를 이

용해서 조루증이나 체중조절 목적으로 사용하는 경우도 있습니다. 양극성장애 환자에게서는 우울한 기분이 바로 붕 떠버리는 부작용도 간간히 있습니다.

기타 항우울제

NRI 그 외에 노르에피네프린만 단독으로 재흡수를 차단하는 아토목세틴, 레복세틴, 빌로사진과 같은 약물이 있습니다. 아토목세틴은 우울증보다는 주의력결핍과잉행동장애에 더 많이 사용되는 편입니다.

NaSSA 노르아드레날린과 특정 세로토닌을 항진하는 약물로 마이안세린과 미르타자핀이라는 약물이 있습니다. 미르타자핀은 수면을 개선시켜주는 효과가 좋으며 구토도 막아주는 특징이 있습니다.

SNRI 세로토닌과 노르에피네프린의 재흡수를 모두 억제하는 약물입니다. 벤라팍신, 듀록세틴, 밀린시프란, 데스벤라팍신 등과 같은 약물이 있습니다. 불안을 경감해주는 효과가 뛰어나고 근골격계 통증에도 효과적인 것으로 알려져 있습니다.

SSRE 티아넵틴과 아미넵틴과 같은 약물은 오히려 세로토닌의 재흡수를 촉진하는 약물입니다. 그러나 기전은 글루타메이트를 조절하는 것으로 알려져 있어서 GM이라고 부르기도 합니다. 부작용이 거의 없기 때문에 부작용에 민감한 환자에게 많이 쓰입니다.

NDDI 노르에피네프린과 도파민을 탈억제하는 약물입니다. 기분을 항진시키는 효과가 있으며 아고멜라틴이라는 약물이 있습니다.

그 외 각성제나 카페인, 갑상선 호르몬도 간혹 우울장애에 사용됩니다.

Q

정신과의사는 어떤 기준으로
약을 선택하나요?

A 주로 과거의 반응 양상, 현재의 목표 증상, 부작용의 종류와 정도, 약물의 순응도, 약물 상호작용, 약가와 보험관련 지침 등을 고려해서 약물을 선택합니다.

경험이 많은 정신과의사는 다양한 약물의 약동학과 기전을 잘 알고 있습니다. 자신의 임상경험에 비추어서 가장 효과적인 배합을 찾아냅니다. 이에는 몇 가지 기준이 있습니다.

첫째, 과거의 반응양상이 가장 중요합니다. 예전에 좋은 반응을 보인 약물이 있다면 굳이 다른 약물을 시도할 필요가 없습니다. 병원을 옮길 경우에 과거 의무기록을 가져오는 것이 중요한 이유도 과거 약물에 대한 반응을 알기 위함입니다. 불필요한 시행착오를 줄일 수 있기 때문입니다.

둘째, 목표 증상에 따른 것입니다. 약물에 따라서 잘 반응하는 증상이 다릅니다. 어떤 약은 우울증상에 유리하고 어떤 약은 양성증상에 좋은 효과를 보입니다. 환자의 핵심적인 증상을 가장 잘 조절해줄 수 있는 약물을 우선 선택하게 됩니다.

셋째, 부작용입니다. 약물에는 여러 가지 부작용이 있습니다. 부작용을 완전히 없앨 수는 없지만 최소화할 수는 있습니다. 환자의 여러 신체적 상태나 다른 질환 등을 고려하여 최적의 약물을 선택하려고 합니다.

넷째, 약물 상호작용입니다. 여러 약물을 사용하는 경우 서로 궁합이 맞지 않는 약을 같이 사용하게 되면 오히려 해가 더 클 수 있습니다. 최소한의 상호작용을 가지며, 가능하면 서로 시너지 효과를 줄 수 있는 약을 배합하려고 노력합니다.

다섯째, 약물 순응도입니다. 약이 아무리 좋아도 환자가 싫어하거나 잘 먹지 않는 약은 의미가 없습니다. 환자의 개인적인 선호를 고려하여 처방하고, 필요시에는 구강붕해정이나 주사제제를 이용하여 순응도를 올리려고 합니다.

여섯째, 가격과 보험지침입니다. 전국민 의료보험이 시행된 이후에 환자에게 사용되는 모든 약은 의사의 권한보다 보험공단의 권한이 커지는 경향입니다.

Q

기분안정제에 대해서
알려주세요.

A 용어의 정확성에 대해서 다소 이견이 있지만, 주로 양극성장애 환자의 기분을 안정적으로 유지시켜 주기 위해 처방하는 약물입니다.

기분안정제라고 통틀어서 부르는 것이 적당한지에 대해서는 논란이 있지만 편의상 같이 다루도록 하겠습니다. 양극성장애 환자들은 기분의 기복이 심한 증상을 보입니다. 그런 환자들에게 기분을 안정적으로 유지시켜주는 목적으로 사용하는 약물입니다. 일부 약물은 뇌전증환자에게도 사용하는데 그 기전이 다른 것으로 알려져 있습니다. 리튬은 대표적인 기분안정제이지만 뇌전증에는 사용하지 않으며, 뇌전증에는 효과적이지만 기분안정제로서의 효과는 없는 약물도 많습니다.

- 기분안정제의 종류
리튬, 카바마제핀, 발프로익산, 가바펜틴, 라모트리진, 토피라메이트

- 기분안정제의 부작용
각각의 기분안정제의 부작용이 모두 상이합니다. 그러나 전반적으로 기분안정제는 항정신병 약물이나 항우울제에 비해 혈중 농도를 정확하게 조절해야 하는 약물입니다. 과량을 복용하면 매우 치명적인 경우도 있기 때문에 잘 조절하여야 합니다.

종종 빈혈이나 백혈구 감소증을 유발하기 때문에 혈중 농도뿐 아니라 일반 혈액검사를 시행합니다. 일부 약물은 간기능의 장애를 유발하기도 해 간기능 검사를 같이 시행하여야 합니다. 졸음이 오기도 하고 기억력이나 인지 기능이 약간 떨어지는 경우도 있습니다.

라모트리진 같은 약물은 피부에 발진이 나기도 하고, 발프로익산이나 카바마제핀은 다른 약물의 혈중농도를 올리거나 낮추기도 하기 때문에 주의해서 사용해야 합니다. 리튬은 신기능, 심기능 및 갑상선 기능 검사를 해야 합니다. 심전도 검사를 해야 하기도 합니다. 여러 부작용이 있고 혈액검사도 번거롭기 때문에 최근에는 2세대 항정신병 약물 단독으로 치료하려는 의사들도 있습니다. 하지만 전반적으로 양극성장애의 기분을 안정화하는 효능을 뛰어넘을 수는 없는 것 같습니다.

자세한 부작용을 하나하나 설명하는 것은 이 책의 범위를 넘는 일이지만 용량을 잘 조절하고 의사의 지시에 따라서 복용하며 정기적으로 혈액검사를 받는다면 비교적 안전하게 사용할 수 있는 약물이라고 하겠습니다.

Q

먹고 있는 약의 정보를 알 수 있는
스마트폰 앱이나 웹사이트가 있나요?

A 몇 가지 유용한 스마트폰 앱과 관련 홈페이지가 있습니다. 자신이 복용하는 약물에 대해서 자세하게 알아두는 것이 좋습니다.

건강보험심사평가원에서 제작한 '건강정보'라는 앱은 5개까지 약품조회가 가능합니다. 처방전에 보이는 약품 이름을 입력하면 정보가 나옵니다. 이외에도 킴스온라인이나 드럭인포 같은 몇몇 사이트가 앱을 운영하고 있지만 유료이거나 일반인에게는 적당하지 않은 경우가 있습니다.

유용한 홈페이지로는 서울아산병원의 약물정보 사이트가 가입이 필요 없고 비교적 자세한 정보를 알려줍니다. 간단한 질환이나 검사정보도 있으니 유용하게 활용할 수 있습니다. 식품의약품안전처 홈페이지에서는 서울아산병원보다 더 자세한 의약품 검색 정보를 제공하고 있습니다. 그러나 사용은 다소 어려운 편입니다. 그 외 약학정보원이 전문가를 위한 의약품 검색 정보를 제공하고 있습니다.

최근에는 네이버에서도 의약품 검색 서비스를 제공하고 있는데, 약의 모양이나 의약품의 이름으로 쉽게 검색할 수 있습니다.(https://terms.naver.com/medicineSearch.nhn?)

Q

약을 먹는데, 주의해야 할 점을
알고 싶습니다.

A 주치의가 필요한 주의사항을 알려줄 것입니다. 약국에서 복약지도를 받을 때
도, 주의할 점을 알려주고는 합니다. 그러나 보다 자세한 내용이 알고 싶을 수도
있습니다.

필요한 정보는 주치의가 설명해줄 것입니다. 그러나 보다 자세한 정보
를 수시로 찾아보고 싶을 때가 있습니다. 그럴 때는 식품의약품안전처의
소비자를 위한 메뉴를 이용하면 좋습니다.

해당 사이트에서 안전사용정보를 검색하면 의약품 사용시 주의해야
할 점을 자세하게 알 수 있습니다. 임산부나 소아, 노인에게 어떻게 약을
사용해야 하는지도 알려줍니다.

'약효군별의약품안전정보'를 클릭하면 다양한 약물에 대한 간략한 정
보와 주의사항을 제공하고 있습니다. 특히 신경정신계의약품에 대해서
별도의 메뉴가 있으니 참고하는 것이 좋습니다.

Q

알약을
잘 먹지 못하는데요?

A 알약 외에도 다양한 제형이 있습니다. 주치의와 상의하여 가장 선호하는 제형을 선택하도록 합니다.

알약을 잘 먹지 못하는 환자분을 위한 여러 가지 제형이 개발되고 있습니다. 입 안에서 녹여 먹거나 혹은 주스, 물에 타서 먹는 형태도 있습니다. 입 안에 짜서 먹는 형태도 있고 몇 주에 한번 주사를 맞는 형태의 제제도 있습니다. 약을 먹겠다는 의지만 있다면, 약물의 제형에 대해서는 주치의와 상의하여 가장 적합한 제형을 선택할 수 있습니다.

Q

정신치료란
무엇인가요?

A 정신치료는 아주 중요한 치료방법 중 하나입니다. 지지정신치료, 집중정신치료, 심층정신치료, 가족치료, 집단치료 등으로 나뉘어져 있습니다. 하지만 정신병원에 입원한 환자에게 정신치료만 단독으로 진행하는 경우는 많지 않습니다.

정신과에 입원한 환자나 외래 환자에게 제공되는 정신치료는 의료보험급여기준상에서는 총 5단계로 나뉘어져 있습니다. 그리고 이 기준에 맞추어서 비용도 청구되고 보험공단에서도 진료비를 지불합니다. 그러나 이는 편의상 나눈 기준일 뿐이고, 실제 정신치료가 이렇게 이루어지지는 않습니다.

어떤 정신치료를 시행할 때 심층요법과 지지요법을 구분하는 기준이 존재하는 것도 아니며, 그렇게 나누어도 실제적으로 거의 의미가 없습니다. 치료시간으로 나누기도 하는데, 이 또한 오래 이야기하면 심층치료이고, 짧게 이야기하면 지지치료라는 식의 말도 안 되는 구분입니다. 그러나 현실적으로 다른 방법이 없기 때문에 이런 식으로 처리되고 있고, 의무기록이나 보험공단에서도 이 기준에 맞추어서 관리하고 있습니다.

정신치료는 아주 중요한 치료방법 중 하나입니다. 치료과정 중 진단과 치료효과의 판단, 환자의 소소한 혹은 중대한 갈등의 청취와 해결, 각종 사고 증상과 망상, 환청 등에 대한 의학적 진단과 개입, 가족들과의 갈등의 해소와 교육 등 여러 가지 개입이 정신과의사와의 면담과정을 통해서 이루어집니다. 조현병 환자보다는 우울증이나 기분장애 환자에게 더 중요한 의미를 가지는 경우가 많습니다. 어떤 경우에는 약물의 사용 없이 정신치료만으로 치료를 진행하기도 합니다. 특히 인지행동치료와 같은 방법은 심각한 정신장애 환자에게도 효과적으로 사용할 수 있는 방법입니다.

가벼운 개입을 시도하는 지지적 정신치료에서부터 심층적인 인격의 재구성을 목표로 하는 정신분석에 이르기까지, 여러 가지 형태의 정신치료적 접근방법이 있습니다. 각각의 학파에 따라서 치료의 이론적 배경과 방법이 서로 다르기도 하고, 의사에 따라서도 많이 다릅니다. 하지만 정신병원에 입원할 정도의 환자에게 약물 없이 정신치료만 하는 경우는 매우 예외적인 경우입니다.

30~40년 전만 해도 조현병과 같은 질환을 정신요법만으로 치료하려는 병원이 있었습니다. 미국의 메닝거 클리닉이나 체스터너트 랏지 같은 곳은 아름다운 자연 속에 충분한 요양시설을 갖추고 정신치료에 주력하던 병원입니다. 환자들은 많은 비용을 들여서 호텔 수준의 환경 속에서 장기간 지내면서 치료를 받았지만, 외래에서 투약한 간단한 약물치료보다 효과가 좋지 않다는 결과가 나오면서 이런 종류의 시설은 사라졌습니다.

하지만 약물치료가 모든 것을 대신해주지는 못합니다. 약물로 진정이 되고 나서는 여러 가지 정신치료를 통해서 환자의 기능을 회복시키고 사회복귀를 도와야 합니다. 조현병이나 심각한 양극성장애환자에게는 약물치료를 통해 주된 증상을 치료하는 것이 중요합니다. 그러나 동시에 치료의 다른 축으로서 정신치료가 보조적인 역할을 하도록 하는 것이 가장 이상적입니다.

보다 자세한 내용은 대한정신건강재단 홈페이지에서 찾을 수 있습니다. (http://www.mind44.com/www/sub/menu_07/mind_cure.php)

Q

정신재활치료는
무엇인가요?

A 재활치료는 정신치료의 하나입니다. 치료의 궁극적인 목표는 사회복귀입니다. 많은 만성 조현병 환자, 혹은 심각한 정동장애 환자들이 정신병원에서 장기간 지내고 있습니다. 이들을 사회로 돌려보내기 위해서는 다양한 형태의 정신재활치료가 반드시 필요합니다. 통상적으로는 입원환자에게 제공되는 여러 가지 형태의 보조적 치료방법을 통칭하여 재활치료라고 부르기도 합니다.

재활치료는 어떤 의미에서는 정신치료의 하나라고 할 수 있습니다. 그러나 이를 따로 구분하는 이유는 정신병원에 입원한 환자에게 재활치료가 그만큼 중요하기 때문입니다. 장기간 치료를 제대로 받지 않았거나 구형 항정신병 약물을 오래 복용한 고령의 환자들은 사회복귀 수준이 상당히 떨어집니다. 어떤 경우에는 병원에서 일생을 보내는 것이 아닌가 싶을 정도입니다. 하지만 병원을 퇴원하기에는 전반적인 인지능력, 사회능력, 신체능력 등이 아주 부족하기 때문에, 별다른 방법이 없다고 여겨지기도 합니다. 최근에는 보다 효과적인 약물치료를 하면서 만성화되는 비율이 많이 감소하고 있으나, 그럼에도 불구하고 일부 난치성 환자들은 결국 만성화의 길을 밟습니다.

병원이나 여러 재활시설에서 지내는 환자들을 사회로 복귀하고자 하는 운동을 탈원화 운동이라고 합니다. 미국에서 많은 환자들이 장기간 시설에서 지내는 것에 대한 재정적 부담과 지나친 입원 장기화 경향에 대한 비판 차원에서 일어난 운동으로 모든 환자를 가급적 몇 주 안에 치료하고 퇴원시키려는 것입니다. 정부의 재정지출을 줄이려는 목적에서 시작되었다는 의견도 있지만, 실제로는 2세대 약물의 우수한 효과로 그 가능성이 뒷받침되면서 사실상 거스를 수 없는 경향이라고 할 수 있습니다.

전 세계적으로는 단기입원 및 탈원화 경향이 주된 추세이지만, 예외가 있습니다. 바로 한국과 일본입니다. 일본은 전통적으로 정신장애환자들을 사택에 구금하여, 다른 사람의 눈에 띄지 않게 하는 전통이 있었습니다. 이러한 문화는 불과 1950년에 들어서야 불법화되었습니다. 그리고 이후에는 공공 정신병원이나 대형 사립정신병원이 이러한 역할을 이어받았습니다. 전통적으로 한국은 정신장애인이 지역사회에서 같이 어울려 사는 문화가 있었습니다. 수십 년 전만 해도 동네에 정신장애인이 돌아다니고, 마을 주민들도 별로 불편하게 여기지 않고 같이 지내고는 했습니다. 그러나 급격한 산업화시기를 거치고 전통적인 지역사회 문화가 무너지면서, 이러한 좋은 전통은 사라지고 우리 주변의 정신장애인은 차츰 정신병원으로 사라졌습니다.

이상적으로는 공동체 안에서 정신장애인이 같이 섞여서 인간답게 지내는 것이 바람직합니다. 그러나 이미 사회가 너무 변해버려서 무작정 탈원화하는 것이 아주 좋은 결과를 낳는다고 하기는 어렵습니다. 현실적으로 환자가 집에, 마을에 돌아와도 사실 아무도 돌봐줄 수 없습니다. 같이 이야기를 나눌 이웃도 없습니다. 안타까운 현실입니다.

충분히 사회에 복귀할 수 있는 환자를 억지로 입원을 하게 하는 것은 물론 좋은 방법이 아니지만, 전혀 형편이 되지 않는 환자를 사회로 내보내봐야 곧 다시 입원하는 수밖에 없기 때문에, 이 또한 해결책이 될 수 없습니다. 병원에서 단지 입원만 하는 것이 아니라 다양한 형태의 직업재활도 제공하는 것이 바람직합니다. 이를 통해서 자신의 병원비를 조금이라도 스스로 벌고, 비슷한 처지의 환자들과 의미 있는 삶을 살 수 있도록 해주는 식으로 조금씩 변화하는 것이 옳다고 생각합니다. 병원을 떠나 사회로 향하는 것이 도저히 무리라면, 병원을 사회와 비슷하게 만들어가는 것입니다. 다만 병원에서 직업재활을 하는 것을 마치 정신장애인의 노동력을 착취하는 것으로 생각하는 경향도 있어서 참 해결하기 어려운 문제라고 하겠습니다.

현재도 다소 미흡한 면이 있습니다만, 병원에서는 여러 가지 형태의 치료요법을 제공합니다. 정신극, 집단인지치료, 각종 레크리에이션이나 운동요법, 자기표현요법이나 예술치료 등을 통해서 정서와 인지능력을 회복하고, 신체능력을 강화하며 사회성을 증가시키려는 노력을 합니다. 자세하게 들어가면 이들은 조금씩 다른 학문적 전통과 치료 효과를 지닌 개별적인 요법이지만, 전반적으로는 뭉뚱그려서 재활치료라는 이름으로 불리기도 합니다. 많은 병원에서 소위 '재활프로그램'이라는 이름하에 다양한 종류의 치료를 묶어서 제공하고는 합니다. 장기간 입원을 고려하고 있다면, 이러한 재활치료의 양과 질이 아주 중요한 판단기준이 될 수도 있습니다.

Q

특수치료(ECT, TMS, 광치료, EMDR)에 대해서 알려주세요.

A 사실 기계를 사용한다는 점 외에는 큰 공통점이 없습니다. 하지만 이러한 치료방법은 기존의 약물치료나 정신치료, 재활치료 등과는 상당히 다른 독특한 치료효과를 보일 수 있습니다. 통상적인 치료방법은 아니기 때문에 모든 환자에게 적용할 수는 없습니다.

몇 가지 형태의 특수한 치료방법이 있습니다. 이에 대해서 살펴보도록 하겠습니다.

전기경련치료(ECT)

전기충격요법 혹은 전기경련치료는 사회적으로 부정적인 인식을 가지고 있는 치료방법 중 하나입니다. 모 영화에서 아주 부정적으로 그려지면서, 꼭 필요한 환자에게도 치료를 권유하기가 껄끄럽게 되었습니다. 실제로 이 치료를 시행하는 병원은 많지 않습니다. 대개 마취통증의학과와 협진으로 치료가 진행되고, 특수한 설비와 숙련된 인력이 필요하기 때문에 일부 대학병원에서 주로 시행하고 있습니다.

사실 우울증의 치료에는 매우 효과적인 방법으로 알려져 있으며 아주 안전합니다. 기억이 모두 사라진다든가 죽을 수도 있다든가 하는 등의 과장된 편견이 있지만 사실은 위험한 치료방법이 아닙니다. 대개는 양쪽 관자놀이에 전극을 설치하고 뇌에 강한 직류전류를 흘려 넣어서 일시적으로 경련 상태에 빠지게 하는 것이 치료의 핵심입니다. 경련이 전신으로 전달되는 것을 막기 위해서, 일반적으로는 마취과 의사가 일시적으로 마취제와 근이완제를 투여하고 시행합니다. 치료가 끝난 후에도 환자는 자신이 치료를 받았다는 사실을 전혀 기억하지 못합니다.

약물로 잘 조절되지 않는 우울증이나 혹은 약물을 사용하기 어려운 임산부 같은 경우에 효과적으로 사용될 수 있습니다. 조현병에서의 효과는 우울증만큼 좋지는 않습니다만, 난치성 환자에서 사용해볼 수 있는 방법입니다.

우울증에서는 약 12회, 조현병에서는 20회나 그 이상 시행하는 경우가 있습니다. 보통 일주일에 2회에서 3회 시행합니다. 유지 목적으로 1~2주마다 한 번씩 지속적으로 시행하는 경우도 있습니다. 그러나 조현병 환자에게 전기경련치료를 시행하는 것이 아주 통상적이지는 않습니다. 난치성 환자를 주로 보는 상급대학병원에서도 조현병 환자에게 전기경련치료를 하는 것은 흔치 않습니다. 하지만 난치성 우울증에는 상당히 효과가 있고 비교적 자주 시도되는 치료이기 때문에 주치의가 권한다면 무조건 반감을 가질 필요는 없습니다.

경두개자기자극치료(TMS)

전기경련치료가 전기를 이용한 것이라면 이 치료는 자기장을 이용한 것입니다. 두개골을 통해 자기장을 국소적으로 통과시켜서 뇌를 자극하는 방법입니다. 마취가 필요하지 않고 치료 과정도 전부 기억할 수 있으며 부작용도 거의 없다는 장점이 있습니다. 외래에서도 쉽게 시행할 수 있습니다. 주로 우울증에서 많이 사용되지만 강박장애나 조현병에서도 효과가 있다는 보고가 있습니다.

매일 시행하여 보통 2~3주 정도 10~15회 시행하는 것이 일반적입니다. 의자에 앉아서 머리에 코일을 위치시키고 약 20분에서 40분가량 시행합니다. 일부 환자는 따끔거린다고 하는 경우가 있지만 대개는 통증이 거의 없고 만족도도 좋은 편입니다.

다만 난치성 환자에 대한 치료효과는 임상적으로 전기충격치료보다 적은 편이고, 중증환자에게 사용하기는 여러 가지로 어려운 점이 많습니다.

광치료

광치료는 망막에 강한 빛을 쏘여서 우울증을 치료하는 방법입니다. 주로 일조량이 부족한 북유럽에서 계절성 우울증의 치료에 효과적인 방법으로 개발되었습니다. 현재는 계절성 우울증뿐만이 아니라 주요 우울증이나 노인성 우울증에도 효과적이라는 사실이 알려져 있습니다. 해외 출장이 잦거나 야간 근무를 하는 경우 수면 사이클을 호전시키는 데 도움이 됩니다.

10,000럭스 이상의 강한 빛을 30~90분간 눈 가까이에 쬐어줍니다. 망막의 하부에 닿도록 위에서 빛을 비추기도 합니다. 주로 오전 중에 시행하지만 노인 환자는 오후에 시행하는 것이 더 효과적일 때도 있습니다. 부작용이 거의 없고 치료 중에 책을 읽거나 음악을 듣는 등 다른 일을 할 수 있기 때문에 가정에서 기기를 구입하여 치료에 사용하는 경우도 많습니다. 강한 빛으로 인한 자외선 노출을 막기 위해서 자외선을 방출하지 않는 특수전구를 사용합니다.

안구운동 민감소실 및 재처리요법(EMDR)

이 치료방법은 외상 후 스트레스 장애 환자의 치료를 위해서 개발된 방법입니다. 고통스러운 기억으로 괴로워하는 환자에게 안구를 일정하게 움직이게 하면서 기억과 관련된 감정을 해소하고 기억을 재처리 하도록 도와주는 정신치료의 한 방법입니다.

　일반적인 정신치료를 시행하면서 불빛을 따라 눈동자를 움직이는 동작을 반복한다고 생각하면 틀리지 않을 것입니다. 효과도 빠르고 부작용도 없지만 숙련된 치료자가 필요하고 치료대상이 한정된다는 단점이 있습니다.

Q

식품요법, 한방요법이나
민간요법을 알려주세요.

A 일부에서는 비타민이나 오메가 3와 같은 식품을 장기적으로 복용하면 우울증이나 기타 다양한 정신증상에 효과가 있다고 보고하고 있습니다. 한방요법을 선호하는 환자분도 있고, 굿이나 안수기도를 받고자 하는 분들도 적지 않습니다. 그러나 정신병원에 입원할 수준의 환자에게 적극적으로 추천하기는 어렵습니다.

몇 가지 식품요법, 한방요법 혹은 그 외 민간요법에 대해서 살펴보겠습니다.

비타민 요법, 오메가 3 요법 등

일부 사람들은 비타민을 과량 복용하는 것이 우울증이나 불안증, 심지어는 조현병을 치료할 수 있다고 믿습니다. 특히 비타민 B3는 다른 말로 니코틴산(담배의 니코틴과는 다른 물질)이라고 불리는데, 신체에서 항산화 효과를 가지면서 뇌를 보호한다는 주장이 있습니다. 동시에 인스턴트식품이나 식품첨가물을 배제한 치료를 권하기도 합니다.

일부에서는 멜라토닌이나 자연식이요법, 혹은 채식 등으로 정신장애를 치료할 수 있다고 주장합니다. 그러나 이러한 치료방법은 전혀 검증된 바가 없습니다. 또한 이러한 간단한 치료법을 주장하면서 입증된 정신과 약물이나 면담치료를 거부하도록 종용하면 증상이 악화되기도 합니다. 전혀 권장할 수 없는 치료방법입니다.

또한 오메가 3와 같은 필수 지방산이나 달맞이꽃에 많은 감마 리놀렌산 등이 신경계 질환에 가지는 이점을 주장하는 사람들이 있습니다. 그러나 이러한 약물은 비록 정신과 신체에 해가 되지는 않는다 하더라도, 그 효과가 거의 없거나 아주 미미해서 인정받는 치료방법이라고 할 수는 없습니다.

한방요법

과거에도 한방에서는 정신장애를 전광이나 사숭이라고 이름을 붙여 치료하고는 했습니다. 서구의학에서도 불과 백여 년 전에야 현대적 의미의 정신분석학이 시작되었고, 효과적인 약물이 개발된 것은 수십 년에 지나지 않습니다. 이후에는 과거에 사용하던 모든 비과학적 치료방법이 역사 속으로 사라졌습니다. 마찬가지로 한의학에서도 지난 수천 년간 정신장애는 대단히 치료하기 어려운 질병이었습니다.

한의학에서도 정신장애에 대해서 많은 연구와 경험을 하고 있으나, 아직까지는 심각한 정신장애의 치료에는 제한점을 보이는 편입니다. 화병이나 경도의 우울증에 첩약과 면담 등을 포함하여 치료를 구성하고 혹은 기공요법이나 침시술을 병행하기도 하는데, 기존의 치료방법에 비해서 상대적인 효과에 대해 큰 규모의 연구가 진행된 적은 없습니다.

특히 조현병이나 양극성장애와 같은 심각한 정신장애는 한방요법으로는 무리라고 할 수 있습니다. 실제로 양한방 협진을 하는 대학병원에서도, 조현병, 양극성장애, 발달장애, 심한 강박장애나 우울장애와 같은 경우는 한방 단독으로 치료하지 않습니다.

푸닥거리, 축사, 구마, 구병시식

과거에는 정신장애가 있으면 귀신이 들린 것이라고 해서 푸닥거리나

축사(逐邪), 구마(驅魔)의식을 하는 경우가 많았습니다. 엑소시즘이라고 하기도 하는 이러한 의식은 여러 종교에서 관찰됩니다.

사실 구약성서에는 엑소시즘에 대한 언급이 없는데, 중동의 토착 종교와 만나면서 생긴 것으로 알려져 있습니다. 천주교에서는 과거 엑소시즘이 성행했지만, 교황청에서는 1999년 1월 엑소시즘에 대한 규정을 새로 개정하면서 아주 제한적으로만 시행하도록 정하고 있습니다. 의학적으로 세밀한 검사를 한 뒤에 정신장애나 기타 내과적 문제가 없다고 의사가 진단하고, 주교가 승인해야만 시행되도록 한 것입니다. 사실상 선진국의 현대 가톨릭교회에서 엑소시즘을 시행하는 사례는 거의 없습니다.

개신교에서는 특별한 엑소시즘 의식이 없습니다. 다만 종파별로 오순절 교회가 치유의 은사를 특히 강조하고 있고, 개별적으로 안수기도를 선호하는 목사가 있을 수 있습니다. 그러나 대체적으로 정신장애인에게 귀신 쫓는 의식을 하는 것은 인정하지 않습니다. 특히 널리 인정받는 교회나 종파에서, 제도권 정신의학을 배제하고 단지 안수기도만으로 정신장애가 낫는다는 주장을 하는 경우는 없습니다.

민간신앙에서는 무당이 주재하는 푸닥거리가 있습니다. 푸닥거리는 굿의 일종인데, 병을 치유하는 치병기원 제의를 하는 굿을 따로 푸닥거리라고 부릅니다. 특히 정신장애를 치유하려는 푸닥거리를 광인굿, 두린굿이라고 하기도 합니다. 전통문화로서의 가치는 있지만, 정신장애를 치료하는 올바른 방법이라고 하기는 어렵습니다.

불교에서도 구병시식이라 하는 의식이 있는데, 귀신을 불법에 귀의시키는 의식입니다. 병의 원인이 책주귀신(嘖主鬼神)에게 있다고 생각해서, 다라니경을 읽으면서 법식을 베푸는 식으로 의식을 진행합니다. 이는 원래 불교에는 없던 의식으로 민간신앙을 불교가 수용하여 생긴 것입니다.

이러한 치료방법은 현대에 들어서는 거의 인정을 받고 있지 못합니다.

임상현장에서 아직도 많은 돈과 시간을 들여서 이런 의식을 행하다가 병을 키워서 오는 사례를 볼 수 있습니다. 정신장애가 의심되면 정신과 전문의의 진단을 받는 것이 우선입니다.

　이런 치료로 정신장애가 낫는다면, 천주교, 개신교, 불교, 원불교 계열의 종교재단이 설립한 병원에 정신건강의학과가 설치되어 있을 리 없습니다.

Q

뇌수술을 하면
정신장애가 나을 수 있나요?

A 정신장애를 수술로 치료하려고 하던 시절이 있었습니다. 현재는 약물치료와 정신치료가 대세이지만, 아주 드물게 수술적 치료가 도움이 되는 경우도 있습니다.

앞서 말한 바와 같이 정신장애를 수술로 치료하려고 하던 시절이 있었습니다. 현재는 약물치료와 정신치료가 대세이지만 아주 드물게 수술적 치료가 도움이 되기도 합니다. 이를 정신외과적 수술(psychosurgery)라고 하는데 일부 우울증이나 강박장애의 마지막 치료방법으로 선택될 수 있습니다.

실제로 우리나라에서도 1990년대 이전에는 가끔 시행되었으나, 이후에는 거의 시행되지 않았습니다. 그러던 것이 2000년 들어와서 제한적인 뇌수술이라고 할 수 있는 심부자극술(DBS)이 도입되었습니다. 강박증 환자의 뇌 깊은 곳에 작은 전기자극기를 설치하여 증상을 조절하는 방법으로 심각한 난치성 강박증 환자에게 도움이 될 수 있습니다.

또한 너무 공격성이 강해서 하루 종일 묶여 있지 않으면 보호병동에서조차 생활이 불가능한 환자에게 피막의 앞부분을 전기로 녹여서 치료하는 양측 전방 피막절개술을 시행하기도 합니다.

조절되지 않는 심각한 우울증의 경우 미주신경자극술이 사용되기도 합니다. 목에 기계를 설치하고 뇌로 가는 신경에 자극을 주어서 치료하는 방법입니다.

과거와 같이 전두엽을 잘라내는 식의 수술은 더 이상 하지 않습니다. 그러나 다른 어떤 치료에도 불구하고 전혀 좋아지지 않는 대단히 심각한 환자에게, 마지막 치료방법으로 수술을 선택할 수 있다는 사실은 알고 있는 것이 좋습니다.

Q

특수 약물
클로자핀에 대해서 알려주세요.

A 사실 어떤 것이 특수 약물이라고 정해놓은 것은 없습니다. 해볼 수 있는 수많은 치료방법 중 하나일 뿐입니다. 그러나 클로자핀은 다른 약물과는 다소 다른 독특한 치료효과를 가지고 있고, 치료 시에도 주의해야 할 점이 많기 때문에 많은 책이나 가이드라인에서 별도로 다루고는 합니다. 혈액검사를 무기한 해야 하고 부작용도 만만치 않은 등 상당히 사용하기가 번거로운 약물 중에 하나입니다. 그러나 탁월한 효과를 보이는 경우도 적지 않아서, 한번쯤은 고민해 볼 필요가 있는 약물입니다.

클로자핀은 비정형 항정신병 약물의 일종입니다. 개발된 지는 40년이 넘었지만, 아직도 가장 효과적인 치료약물로 인정받고 있습니다. 현재 사용되는 다양한 2세대 항정신병 약물도 대개는 클로자핀의 기전을 기반으로 하여 개발된 것입니다.

역사

거의 최초로 널리 쓰인 항정신병 약물인 클로르프로마진의 성공 이후, 유럽의 여러 제약회사에는 비슷한 물질을 찾기 위해서 많은 노력을 기울였습니다. 그런데 1959년 스위스의 작은 제약회사에서 당시 사용되던 항우울제와 분자구조가 비슷한 물질을 찾아냈습니다. 중앙 고리에 두 개의 벤젠 고리가 달린 형태였는데, 예상과 달리 항우울 효과보다는 항정신병 효과가 있었습니다. 당시는 클로르프로마진과 같이 추체외로 부작용이 없는 약물은 항정신병 효과도 없다고 생각하던 시절이었기 때문에, 제약회사에서는 이 물질에 별로 관심이 없었다고 합니다.

그런데 몇 년이 지나서 독일 뮌헨 대학 정신과의사들이 고리가 세 개 달린 물질도 항정신병 효과가 있을 수 있다는 주장을 했고, 제약회사에서 클로자핀을 이 연구진에게 소개했습니다. 곧 실험적인 임상연구가 시작되었고, 1970년대 초반 물질을 처음 개발한 스위스의 작은 제약회사가 대형 제약회사에 합병되면서 처음으로 유럽을 중심으로 환자들에게 널리 사용되기 시작했습니다.

그러던 중 1975년 핀란드에서 18명의 환자가 무과립구증(특정 백혈구의 수가 줄어드는 현상)에 빠져서 이 중 절반이 사망하는 일이 발생했습니다. 핀란드는 약품 판매를 금지했고, 당시 미국에서 진행되던 임상시험 등 약품 허가절차는 완전히 중단되었습니다. 다만 독일 등 일부 국가에서만 혈액검사를 하는 조건으로 제한적으로 처방될 수 있었습니다. 클로자핀이 거의 사장되어버릴 위기였습니다.

그러나 클로자핀의 효과는 기존의 정형 항정신병 약물에 비해서 탁월했기 때문에, 미국 내 일부 의사와 환자, 보호자들은 약물을 공급해줄 것을 강력하게 요구했습니다. 미국 내에서 비공식적으로 클로자핀을 사용하는 병원이 점점 늘어갔습니다. 오랫동안 증상이 좋아지지 않던 환자들이 클로자핀을 먹고 병상에서 나와, 사회에 복귀하는 등 놀라운 효과를 보이는 사례가 계속 보고되었습니다. 클로자핀의 예외적인 효과에 대한 정신과의사의 지속된 발표와 요구, 그리고 환자 및 보호자 단체의 청원이 계속되었습니다. 이와 함께 장기입원환자의 의료비 문제로 고민을 하던 미 행정부가 FDA를 중심으로 대규모의 임상시험을 재개하기로 결정하게 되었습니다.

1984년부터 4년간 미국 내 16개 센터에서 일제히 대규모 임상시험이 진행되었습니다. 결론적으로 클로자핀이 모든 증상 영역에서 다른 약물보다 우수한 효과를 보이며, 혈액검사를 병행할 경우 위험성도 극히 낮다는 결과가 발표되었고, 1989년 미국에서 시판이 허용되었습니다.

효과

이 약물은 조현병 환자의 망상이나 환청, 사고장애 등 양성증상뿐 아니라 음성증상에도 매우 효과적인 약물입니다. 다른 약물에 반응하지 않는 난치성 환자에게도 좋은 효과를 보입니다. 다른 약물과의 비교 연구에서도 그 어떤 약물보다도 더 나은 효과를 보입니다. 물론 치료저항성을 보이지 않는 환자에게 다른 약물에 비해 탁월한 효과를 보인다는 증거는 없습니다.

또한 자살사고나 우울감에도 효과적이며 6개월 이상 장기적으로 사용할 경우에 점진적으로 증상이 좋아지는 특별한 효과도 가지고 있습니다. 다른 약물과 비교하기 어려운 장점을 많이 가지고 있습니다.

부작용과 혈액검사의 불편함

하지만 클로자핀은 종종 살이 찌고 당뇨를 유발하기도 합니다. 침을 흘리는 부작용도 있으며 일부 환자는 백혈구 중에서 중성구가 감소하는 부작용이 있기 때문에 첫 18주 동안은 매주, 이후에는 매달 혈액검사를 해야 하는 번거로움이 있습니다. 오전에 졸림이 심하고 간혹 고용량에서 경련을 하는 경우도 있습니다. 강박증상이 심해지는 경우도 있습니다. 이러한 부작용 때문에 처음부터 클로자핀을 사용하는 경우는 별로 없습니다. 보통 2~3가지 이상의 약물을 시도해도 만족스럽지 않을 때 시도하는 약물입니다. 초발 환자나 혹은 다른 약물로 조절이 잘 되는 환자에게는 사용하지는 않습니다. 앞서 말한 것과 같이 일반적인 약물에 효과가 부족하거나, 그 외의 다양한 원인으로 치료저항성을 보일 경우에 선택합니다.

아직 클로자핀이 치료저항성을 보이는 환자에게 다른 약보다 훨씬 좋은 효과를 보이는 기전은 베일에 싸여 있습니다. 약물을 사용하는 방법이 까다롭고, 매주 혈액검사를 해야 하며 여러 가지 부작용을 조절하는 것이 쉽지 않지만, 어떤 환자에게는 의사도 놀랄 정도로 매우 우수한 치료효과를 보이는 독특한 항정신병 약물입니다. 그래서 일반적으로 치료저항성을 보이는 중증 난치성 조현병 환자가 많은 병원이나 난치성 장애를 전공하는 정신과의사가 많이 사용하는 편입니다.

Q

장기지속형주사제에 대해서 알려주세요.

A 경구 약물은 매일매일 복용해야만 합니다. 하지만 장기지속형주사제는 한 번 주사를 맞으면 2주에서 한 달까지 약효가 지속되기 때문에 아주 편리합니다. 또한 약 복용을 자주 잊거나, 내심 꺼려져서 잘 먹지 않는 경우, 출장이나 외근이 잦아서 규칙적인 경구 약물 복용이 어려운 경우에 좋은 대안이 될 수 있습니다.

정신과 약물에 좋은 반응을 보이는 경우, 때로 순응도가 문제가 되고는 합니다. 약물 순응도란 환자가 얼마나 약을 잘 먹는가 하는 것에 관한 개념입니다. 종종 정신과 환자들은 약을 잘 먹지 않으려고 합니다. 사실 무기한 매일 하루 한 번 혹은 두세 번씩 약을 챙겨 먹는다는 것은 매우 어려운 일입니다. 약을 잘 먹기 위해서 달력에 표시도 해두고 혹은 알람을 가지고 다니기도 합니다만 그래도 쉽지 않은 일입니다. 치료에 잘 반응했던 환자임에도 불구하고 자주 재발하는 사례가 있습니다. 이는 대개 약을 잘 먹지 못해서, 즉 낮은 순응도로 인해서 일어납니다.

장기지속형주사제란 한 번 주사를 맞으면 2주에서 4주가량 약효가 지속되는 약물을 말합니다. 특수하게 제작된 주사제제를 엉덩이나 어깨에 맞으면 서서히 몸에서 녹아 길게는 한 달간 유지됩니다. 현재는 2주간 유지되는 리스페리돈 장기지속형주사제와 4주간 유지되는 팔리페리돈 장기지속형주사제가 사용되고 있습니다.

이러한 장기지속형주사제는 약을 먹기 싫어하는 환자에게도 어떻게든

한 달에 한 번만 주사를 맞히면 심각하게 악화되는 일은 막을 수 있기 때문에 유리한 점이 있습니다. 또한 먹는 약은 하루 중에도 혈중농도가 오르락내리락하는 데 반해서 장기지속형주사제는 일정하게 유지되는 장점이 있습니다. 직장이나 학교 등 사회생활을 하거나 다른 사람과 같이 단체생활을 하는 환자들은 복용 사실이 다른 사람들에게 알려지는 것을 꺼리기도 합니다. 이들 환자들은 화장실 같은 곳에 몰래 숨어서 약을 먹기도 하는데, 장기지속형주사제를 사용하면 한 달간은 약을 먹지 않아도 되기 때문에 프라이버시 보호에도 좋은 편입니다.

하지만 한번 부작용이 생기면 조절하기가 어렵다는 단점이 있습니다. 장기지속형주사제 단독 치료가 어려운 경우에는 주사도 맞고 경구약도 먹어야 할 수도 있습니다. 주사는 아무래도 좀 아프다는 단점이 있고, 또 간호사에게 엉덩이나 어깨를 보여주기 싫은 경우도 있기 때문에 불편해하는 환자분도 있습니다.

최근에는 4주에 한번 사용하는 아리피프라졸이 출시되어 선택의 폭이 넓어졌습니다. 또한 3개월마다 사용하는 팔리페리돈 제제도 출시되었습니다. 모든 환자에게 적용할 수는 없지만, 증상이 잘 조절되는 경우라면 무려 3달에 한 번만 외래에서 주사를 맞으면, 약을 전혀 먹지 않아도 되는 것입니다.

Q

규칙적인 약 복용을 위한
효과적인 방법을 알려주세요.

A 다양한 보조도구가 개발되어 있습니다. 한국에서 구하기 어려운 도구도 있지만, 조금만 신경 쓰면 해외구매 등을 통해서 구할 수 있을 것입니다. 정신장애는 장기간 치료를 받아야 하기 때문에, 규칙적인 복용을 자주 잊는 환자라면 여러 가지 보조도구를 구입해서 사용하는 것도 좋겠습니다. 다양한 스마트폰 앱도 사용해볼 수 있습니다.

보통 약국에서는 봉지에 약을 넣어줍니다. 그러나 들고 다니기도 번거롭고 여러 병원에서 약을 타먹는 환자라면 헷갈리기 쉽습니다. 이럴 때는에 날짜별 약통을 이용하는 것이 좋습니다. 큰 약국이나 마트, 잡화점에서 구입할 수 있습니다. 미리 한 주간의 약을 정리해두면 약을 잊는 일이 없습니다.

시간이 되면 소리로 알려주는 도구도 있습니다만 한국에서는 아쉽게도 구하기가 어렵습니다. 그러나 요즘은 해외구매가 활성화되어 있으므로, 해외구매에 익숙한 분에게 부탁하면 좋겠습니다. 자주 약복용을 잊는다면 아주 유용한 도구입니다. Medication Reminder로 검색하면 쉽게 찾을 수 있습니다.

스마트폰을 사용한다면 약물 복용 알림 앱을 이용할 수 있습니다. '약물의 알람시계'라는 어플을 이용하면 약물 투여시간과 의사와의 약속시간을 관리할 수 있습니다. 아쉽게도 한국어는 지원을 하지 않습니다. 유료였는데, 지금은 무료로 전환되었습니다.

무료 어플로는 'pill reminder'라는 것이 있습니다. 보다 간단한 모양을 하고 있습니다만 역시 한국어는 지원하지 않습니다.

Q

약물 부작용이 있으면
어떻게 해야 하나요?

A 일단 기다려 보는 것이 좋습니다. 증상이 지속되거나 심각하면 주치의와 상의합니다.

대한조현병학회에서 발간한 『정신분열병 바로알기』라는 책에서는 부작용 발생 시 다음과 같은 대처방법을 권유하고 있습니다.

가벼운 부작용의 경우 1~2주는 기다려 봅니다. 대부분 사라지는 부작용입니다. 그러나 증상이 계속되거나 심해지면 주치의에게 알리는 것이 필요합니다. 대개 약을 바꾸거나 완전히 끊어야 할 정도의 부작용은 흔하지 않기 때문에 부작용이 나타났다고 해도 너무 놀라지 말고 침착한 태도를 취해야 합니다.

Q

약 봉지에 여러 가지 약이 같이 있습니다. 이 약들은 무엇인가요?

A 다양한 약물이 같이 처방됩니다. 직접적으로 정신에 작용하는 약물은 아니지만, 약물의 부작용을 줄이고 보다 안전한 복용을 가능하게 해줍니다.

정신과 약에는 이외에도 여러 가지 약이 많습니다. 주로 기분을 편안하게 해주는 진정제나 편안한 잠을 자도록 도와주는 수면제, 부작용을 줄여주는 항콜린성 약물이나 베타차단제, 식욕촉진제, 집중력이나 인지기능 개선제, 각성제, 변비약 등이 폭넓게 사용됩니다. 앞서 말한 약물은 가장 핵심적인 약물을 이야기한 것이지만 의사가 처방한 약은 빼놓지 말고, 모두 복용하는 것이 효과를 최대화하고 부작용을 최소화하는 방법입니다.

Q

다른 병원에서 진료를 받고 있습니다. 정신과 약을 먹는다는 사실을 말해야 하나요?

A 물론입니다.

물론입니다. 정신과 약을 먹는다고 하면 색안경을 끼고 보지 않을까 하는 걱정으로 다른 병원이나 다른 과에 가서 이야기하지 않는 경우도 있습니다. 그러나 약물 상호작용으로 인해서 문제가 생기는 경우가 많고, 종종 중복 처방이 되는 경우도 있습니다. 자세한 병력을 이야기하고 싶지 않다면 현재 먹는 약이라도 종이에 적어서 보여주도록 합니다. 제대로 된 의료인이라면, 환자분이 정신과 치료를 받고 있다고 하여 편견을 가지고 보지 않습니다.

반대로 정신건강의학과 진료 중 다른 과 진료를 받는 경우도 있습니다. 이 경우에도 새롭게 다른 과 투약 사실을 정신과의사에게도 알려주시는 것이 좋습니다. 처방전을 하나 더 발부받아 보여주시면 간단합니다.

Q

약을 끊으면
재발은 언제 나타나나요?

A 의사와 상의하지 않은 임의의 약물 중단은 좋은 결과를 얻기 어렵습니다. 조현병의 경우에는 빠르면 수주, 늦어도 수개월에서 1년이면 재발하고는 합니다.

대한조현병학회에서 발간한 『정신분열병 바로알기』라는 책에서는 다음과 같이 설명하고 있습니다.

약물 중단 후 재발에 이르는 평균 기간이 4~5개월이라는 보고가 있습니다. 따라서 6개월 이내에는 가장 조심해야 하고 적어도 1년까지는 재발의 가능성을 염두에 두어야 합니다. 따라서 이 기간 동안에는 환자 스스로 유의해야 하고 가족들도 주의 깊게 지켜보아야 합니다. 특히 환자가 잠을 못 잔다던가, 원래 증상들이 나타나거나 혹은 사회생활에 지장이 있는 증상을 보이면 재발의 가능성이 있으므로 유의하여야 합니다.

대부분의 정신질환의 경우, 정신건강의학과 의사와의 상담 하에 천천히 약물을 감량하고 이후에도 꾸준히 자기관리를 한다면 재발 없이 잘 지낼 수 있습니다. 마치 과거 당뇨환자가 스스로 식습관을 열심히 조절하고 운동 트레이너와 체계적인 운동계획을 세우고 이를 잘 수행하여 체중 감량 및 건강 회복에 성공하여 당뇨 완치 판정을 받은 것과 같습니다. 이후에도 그 환자가 식습관 유지, 지속적인 운동을 병행한다면 당뇨의 재발 없이 잘 지낼 것입니다. 그러나 자신의 성공에 안심하여 매일 회식을 하며 기름진 음식을 먹고 음주를 하며, 운동을 하지 않는다면 체중 증가와 더불어 당뇨 재발 가능성도 높아질 것입니다.

정신질환도 마찬가지라고 보시면 됩니다. 다만, 일부 정신질환(예: 조현병, 수차례 발생한 조울증)의 경우에는 적은 유지용량이라도 평생 투약이 필요한 경우도 있습니다. 이 경우 임의로 약을 중단하면 재발 가능성이 높습니다.

Q

약을
끊을 수 있나요?

A 물론입니다. 그러나 반드시 주치의와 상의하여 계획 하에 진행하여야 합니다.

정신과 약을 한번 먹으면 중독(의존)되어 평생 먹어야 한다고 오해하는 경우가 많습니다. 하지만 위에서 언급한 조현병, 수차례 재발한 조울증이나 우울증, 일부 난치성 질환들을 제외하고는 대부분 약을 끊을 수 있습니다. 다만 중요한 전제 조건이 있습니다. 반드시 정신건강의학과 의사와 상의 하에, 천천히, 점진적으로 투약 감량을 시도해야 합니다. 이후 최소한의 투약으로 유지 치료를 충분히 하고, 이후 최소한의 투약으로 충분한 기간 동안 유지 치료를 한 뒤, 조심스럽게 중단을 고려해야 합니다.

안타깝게도 정신과 약물에 대한 부정적 인식, 비전문가 주변인의 권유, 환자의 투약에 대한 개인적 거부감 및 신체적 불편함 등 여러 이유로 의사와 상의 없이 임의로, 한꺼번에 약물을 끊는 경우가 많습니다. 환자는 일반적으로 권장되는 시점보다 투약 중단 시점을 앞당기고 싶어합니다. 반대로 의사는 환자의 바람보다 조금 더 투약하고 싶어하죠. 양쪽의 마음이 다 이해되기는 합니다.

환자의 마음으로는 증상이 없어지면 투약을 중단해도 된다고 생각합니다. 그러나 이 시기는 매우 불안정한 때입니다. 비유하자면 호수의 표면은 얼었지만 사실 살얼음일 뿐입니다. 그 얼음 위로 발을 내딛으면 금세 찬 물에 빠지고 맙니다. 그런데 한번 빠지면 전보다 더 증상이 악화되

5 정신병원에서 하는 검사와 치료

331

기도 합니다. 일반적으로 재발을 하면 첫 발병 때보다 투약 용량도 늘어나고 치료 기간도 더 길어집니다.

정신과의사는 환자의 증상이 호전된 경우에도 그 증상이 원인이 된 환자의 취약성이 충분히 해결되었는지, 즉 호수가 충분히 얼어서 이제 위를 지나가도 끄떡없는지를 면밀히 관찰하며 치료를 지속합니다. 이제는 괜찮다고 생각이 들어도 조심조심 발을 내딛습니다. 약을 소량씩 줄이는 것이죠. 급하게 중단할 경우, 증상이 재발합니다. 부작용도 오히려 심해지곤 합니다. 그래서 가급적 서서히 감량을 하는 것이 좋습니다.

약물 감량 속도나 유지 치료의 기간 등은 의사에 따라 견해가 조금씩 다릅니다. 하지만 1년 정도 전혀 증상이 없는 무증상기를 성공적으로 보냈다면, 서서히 감량 시도를 합니다. 만약 2년이 지나도 증상 없다면 약물 중단을 고민합니다. 하지만 조현병이나 양극성 장애, 뇌전증 등 장애의 특성에 따라 변수도 많고, 여러 여건을 고려해야 하므로 일률적으로 말할 수 없습니다. 게다가 여러 차례 재발을 한 경우라면 완전히 약을 끊는 것보다 소량이라도 유지 치료를 지속하는 것이 안전합니다.

Q

한약과
같이 먹어도 되나요?

A 반드시 주치의와 상의하도록 합니다.

몸이 허해서 병이 생겼다고 생각하거나, 혹은 어떻게든 도움을 주고 싶은 생각으로 한약을 지어오는 경우가 있습니다. 그러나 한약으로는 입원이 필요한 정도의 심각한 정신장애를 잘 치료하기 어렵습니다. 또한 한약과 정신과 약물이 알 수 없는 상호작용을 하는 경우도 있기 때문에, 가급적이면 급성기에는 한약 사용을 피하는 것이 좋습니다. 꼭 원한다면 주치의와 상의하도록 합니다.

Q

약을 한 번 빼먹었습니다. 어떻게 하나요?

A 한 번 빼먹고 약을 먹지 않았다고 해서 바로 재발하지는 않습니다. 그러나 약을 먹지 못하는 경우가 잦다면, 대책을 세우는 것이 좋겠습니다.

한두 번 약을 먹지 않는다고 바로 재발하는 것은 아닙니다만, 그래도 약은 꾸준하게 먹는 습관을 들이는 것이 좋습니다. 약에 따라 다르지만 하루 안에 먹도록 처방받은 약은 반드시 하루 중에 먹는 것이 원칙입니다. 그러나 약에 따라서 늦게 먹으면 잠이 오지 않거나 혹은 한꺼번에 먹으면 너무 졸린 약도 있으므로, 주치의의 지시에 잘 따르도록 합니다. 만약 하루가 지나서 다음날이 되었다면 어제 먹지 않은 약은 잊어버리도록 합니다. 어제 약이 남았다고 하여, 오늘 같이 먹는 것은 안 됩니다.

Q

정신과 약을 먹으면 치매에 걸리거나 머리가 나빠진다는데 정말인가요?

A 그렇지 않습니다

정신과 약물이 치매를 유발하거나 인지능력을 영구적으로 저하시킨다는 증거는 없습니다. 다만 일부 졸림을 유발할 수 있는 약물로 인해 그러한 오해를 사기도 합니다.

사실 1950년대에 개발된 클로프로마진을 비롯한 여러 약물은 졸림 유발 효과가 크고, 손 떨림, 근육의 굳는 느낌, 안절부절못함 등 부작용이 적지 않았습니다. 초기 약물의 어쩔 수 없는 문제였죠. 지금도 그때의 편견이 남아 있습니다. 약을 먹으면 오히려 늘어지고 잠만 자고 머리도 멍해진다는 것이죠.

1990년 2세대 항정신병 약물(비정형 항정신병 약물)이 나오면서 이런 부작용은 상당히 나아졌습니다. 최신 약물은 부작용이 적고, 효과는 우수합니다. 늘어지기는커녕 오히려 정신이 보다 맑아지는 경우도 있습니다. 물론 중증 환자에게 고용량을 투여할 경우에는 졸림 등 부작용이 있을 수 있으나, 증상이 호전되면 다시 감량하므로 큰 우려는 필요 없습니다. 정신과 약물로 인한 인지 능력의 저하는 크게 염려하지 않아도 괜찮습니다.

Q

정신과 약을 먹으면 생기는 영구적인 부작용은 없나요

A 정신과 약물의 경우 영구적인 부작용을 남기는 사례가 대단히 드뭅니다.

대부분의 부작용은 일시적이고 경합니다. 약간의 불편을 줄 수 있습니다만, 변비, 구역감, 입마름, 구토, 손 떨림 등의 부작용이므로 큰 문제가 되지 않습니다. 시간이 지나면 저절로 좋아지기도 합니다. 게다가 약을 끊으면 곧 좋아집니다. 어려운 말로 가역적인 부작용이라고 합니다. 약이 간이나 신장을 통해 대사되어 우리 몸에서 빠져나가는 시간이 지나면 부작용도 같이 소실됩니다(보통 2~3일, 길면 1주일가량).

약이 꼭 필요하다면, 부작용을 줄이는 약을 추가합니다. 이익은 살리고, 손해는 줄이는 것이죠. 물론 약이 점점 늘어나면 부작용을 줄이는 약에 의한 부작용도 생기니까 조심해야 합니다.

극히 드물긴 하지만 영구적인 부작용이 있을 수도 있습니다. 하지만 대부분은 요즘은 처방하지 않는 1세대 항정신병 약물을 수년간 고용량으로 처방한 경우입니다. 극소수의 중증 난치성 환자의 경우죠. 크게 염려할 필요가 없습니다.

Q

정신과 약을 언제까지 먹어야 하나요?

A 투약 기간은 다양한 변수에 따라 달라집니다.

정신건강의학과 약물은 다른 과 약물과 큰 차이가 있습니다. 일부 예외적인 경우를 제외하면 내과에서 처방하는 약물은 개인의 의지와 상관없이 작용합니다. 혈압 약은 혈압을 낮추고, 당뇨 약은 혈당을 떨어뜨리고, 항생제는 균을 죽입니다. 그러나 정신적인 문제는 조금 다릅니다. 장애 자체의 특성 뿐 아니라, 개인적인 갈등 수준, 주변 여건 등도 투약 기간에 영향을 주는 외부 요인입니다.

예를 들어 고부 간의 갈등으로 스트레스를 받아 우울, 불안감으로 내원한 경우 항우울제, 항불안제 등을 처방하여 우울, 불안감이 줄어들 수 있습니다. 그러나 원인이 해결되지 않으면 낫지 않습니다. 그렇다고 고부 갈등을 쉽게 해결할 수도 없습니다. 그래서 종종 약물치료는 보조적이고 일시적인 방법에 머무르며, 정신치료가 주된 치료 방법이 되는 것입니다.

정신장애의 종류에 따라서 일반적인 처방기간이 다소 다릅니다. 보통은 6개월이나 1년 이상 투약해야 합니다. 그래서 정신과 약물은 단기간 사용하는 항생제가 아니라, 장기간 사용하는 혈압약처럼 생각하는 것이 좋습니다. 심지어 평생 복용하는 경우도 적지 않습니다. 평생이라고 하면 절망적인 기분이 들겠지만, 조현병이나 뇌전증 등 예외적인 일부의 경우입니다. 이러한 것은 의사가 자세히 안내를 해줄 테니 미리 겁먹을 이유는 없습니다.

Q

약을 감량하기 위한 팁이 있을까요?

A 소량의 약물로 유지 치료를 하다가, 의사와 상의하여 점진적으로 감량을 하는 것이 좋습니다.

일정기간 꾸준히 투약하여 증상이 일부 호전되었습니다. 그런데도 완치라고 하기는 어려운 상태입니다. 환자는 점점 초조해집니다. 과연 약을 끊을 수 있을까 싶습니다. 의사가 실력이 없는 것 같고 괜히 짜증입니다. 언제까지 약을 먹어야 할지, 두렵고 막막하기도 합니다. 그렇다고 약을 끊자니 이제까지 좋아진 증상마저 다시 악화되어 원래 상태로 돌아가지 않을까 싶어 불안합니다. 그러다가 이내 임의로 약을 끊었다가 다시 먹기를 반복합니다.

가장 좋은 방법은 충분한 기간 동안 투약 유지를 한 뒤, 점진적으로 감량하여 약을 끊는 것입니다. 여러 개의 계단을 한 번에 뛰어 내려오면 발목이 아픕니다. 자칫하면 넘어집니다. 하지만 하나씩 차근차근 내려오면 부담이 없습니다.

그렇다면 점진적 투약 감량은 언제 할 수 있을까요? 물론 의사의 조언이 제일 중요하겠습니다만, 스스로의 자신감이 뒷받침되어야 합니다. 주변 여건도 나쁘지 않고, 스스로 어느 정도 준비가 되었을 때가 적기입니다. 설령 증상이 나빠지는 일이 있더라도 괜찮다는 마음이 들 때죠. 한 번 투약 감량에 성공한다면, 점점 가속도가 붙습니다. 감량하는 과정을 통해 자신감을 찾기 때문입니다.

Q

약 먹고 좋아지고 있었는데, 왜 다시 나빠지는 것일까요?

A 증상은 호전과 악화를 반복할 수 있습니다.

어떤 이유이건 증상이 악화되면, 크게 놀라게 됩니다. 실망감과 걱정을 느끼기도 하고, 때로는 치료에 불신을 갖게 됩니다. 그러나 정신질환은 다른 질환보다 외부적 요인에 의한 영향을 크게 받습니다. 따라서 비록 투약 중이라 할지라도 외부적 스트레스 요인의 발생에 따른 일시적인 정신과적 증상의 악화가 일어날 수 있습니다. 특히 치료 초기나 투약 감량 중일 때는 이러한 외부 요인에 더 취약합니다.

어느 정도의 악화는 감당할 수 있다는 마음이 필요합니다. 물론 얼른 의사와 상의하여 투약량을 올리는 것도 필요합니다. 조금의 악화도 받아들이지 않겠다는 마음은 곤란합니다. 증상은 밀물과 썰물처럼 좋아지고 또 나빠집니다. 그러한 흐름을 잘 이해하면 약간의 악화에 크게 놀라는 일은 없을 것입니다.

Q

제 병이 뭔지 정확히 알고 싶어요.
언제쯤 확진을 받을 수 있나요?

A 상황에 따라 다릅니다. 대략적으로 말하면 임시 진단(의증)의 경우는 약 2~5 회가량의 진료 후 내려집니다. 확진은 보다 오랜 시간이 걸리곤 합니다.

정신과 진단은 환자의 주관적 증상에 기반해서 내려집니다. 어려운 말로 현상학적 진단이라고 할 수 있습니다. 따라서 명확한 진단을 내리기 어려운 경우가 많으며 확진을 위해서는 긴 시간이 필요합니다.

하지만 이래서야 치료를 시작할 수가 없습니다. 그래서 잠정적인 진단을 내립니다. 일종의 임시 진단이죠. 이를 '의증'이라고 합니다. 의증은 그래서 여러 개가 될 수도 있습니다. 그리고 치료를 해나가면서 진단이 점점 명확해집니다. 이제 진단을 바꿀 일이 없을 정도로 분명해지면 비로소 확정진단을 내리게 됩니다.

드물긴 하지만 확정진단이 바뀌는 경우가 있습니다. 환자에 대한 이해가 깊어지면서 부득이하게 진단을 바꾸는 경우도 있고, 몰랐던 사실을 알게 되면서 모든 상황이 바뀌는 경우도 있습니다. 물론 드문 일입니다.

따라서 정확한 진단적 평가를 위해서는 환자는 면담 초반부터 자신의 증상 및 병력 등을 솔직히 이야기해야 합니다. 다양한 심리검사 및 보호자 의견 청취, 이학적 검사 결과 등을 병행하는 것도 정확한 진단을 신속하게 내리려는 목적입니다.

Q

성격을 바꿀 수 있나요?

A 불가능하지는 않으나, 대단히 어려운 일입니다.

성격이란 개인을 특징짓는 지속적이며 일관된 패턴의 사고방식, 감정 형태, 행동 양상을 뜻합니다. 삶의 전반에서 나타나며 시간이 지나도 비교적 변하지 않고, 대개 청소년기나 성인 초기에 형성되는 개인적 특징이죠. 그런데 이러한 성격은 인류가 오랫동안 진화해 오면서 굳어진 적응의 한 형태이자 외부 환경에 대한 생태적 반응이며 개인의 고유한 심성이기 때문에 잘 바뀌지 않습니다. 아니 잘 바뀌면 오히려 곤란합니다.

여러 가지 이유로 자신의 성격을 바꾸고 싶어하는 분이 많습니다. 전혀 불가능한 것은 아니지만, 매우 긴 시간과 큰 노력이 필요하다고 하겠습니다. 특히 약물 치료로 성격이 바뀌는 일은 없습니다. 낙천적인 성격이 되는 알약, 행복한 사람이 되는 주사 같은 것은 세상에 없습니다.

성격 개조를 고민하기 전에 일단 스스로에게 반문해야 합니다. 과연 자신의 성격이 정말 '문제'인지를요. 학교에서 친구와 잘 어울리지 못하는 남학생이 있었습니다. 부모와 선생님은 남자답지 못한 성격이라며 탓을 했고, 본인은 자신의 성격이 못난 것 같다고 자괴감에 빠졌죠. 하지만 사람의 성격은 다 다르고, 살아가는 방법도 다 다릅니다. 불안이 심해 친구를 만나지 못하는 것인지 아니면 그냥 혼자의 삶을 즐기는 것인지 확인해 봐야 합니다.

물론 다양한 성격 장애가 있습니다. 하지만 이에 대한 치료를 너무 성급하게 시도해서는 안 됩니다. 대개 스스로 자신의 성격을 바꾸고 싶어하는 사람은, 사실 알고 보면 성격 문제가 없는 경우가 많습니다. 오히려 자신의 성격은 아무 문제가 없다고 생각하는 사람이, 보통 병리적인 성격을 가진 경우가 더 많죠. 혹시 다른 사람의 성격을 바꿀 수 있느냐는 질문이라면, 전혀 불가능하다고 하겠습니다. 우리는 오직 자신만 바꿀 수 있습니다. 그것도 아주 간혹, 무던히 노력을 기울인 이후에 말이죠.

Q

자주 화를 내고 감정조절을 못합니다. 제가 분노조절장애인가요?

A 일단 다른 정신장애의 증상인지를 먼저 살펴야 합니다.

이 책은 구체적인 정신 증상에 대해서 다루는 책은 아닙니다만, 하도 많은 분이 질문을 하여 간단히 정리해보겠습니다.

최근 미디어에서 우발적으로 벌어진 많은 사건의 원인을 분노조절장애라고 보도하고 있습니다. 정말 제멋대로 붙인 진단입니다. 그런 이름의 장애는 있지도 않습니다. 그나마 가장 비슷한 장애로 간헐적 폭발 장애가 있지만, 이름만 비슷하지 실제 증상은 완전히 다릅니다. 흔한 병도 아닙니다(평생 유병률 4~6%).

물론 분노를 참지 못하는 사람이 많습니다. 속에 있는 화를 견딜 수 없다는 분도 많습니다. 아마 절반은 세상의 문제일 것이고, 절반은 자신의 문제일 것입니다. 세상의 문제라면 지혜로운 삶의 방식에 대한 조언이 필요합니다. 자신의 문제라면 역시 마음을 다스리고 치료하는 것이 필요합니다.

사실 이름 자체가 중요한 것은 아닙니다. 어떤 의미에서 우리는 모두 분노조절장애를 앓고 있습니다. 언론의 설익은 보도에 연연하지 말아야 합니다. 오랫동안 깊은 화와 앙심, 불안, 우울 등에 고통받고 있다면 가까운 정신과 외래를 방문하여 마음속 이야기를 시작해보는 것이 좋겠습니다.

Q

정신과 약을 먹을 때 술과 함께 먹으면
안 좋은가요?

A 안됩니다.

상당수의 항우울제나 항정신병 약은 간이나 신장에서 대사됩니다. 그런데 술은 간과 신장에 영향을 미칩니다. 동일한 분해효소를 사용하기 때문에 약물과 술이 경쟁하기도 하고, 서로의 대사를 방해하기도 합니다. 술도 안 깨고, 약에도 취하게 됩니다. 종종 심각한 수준으로 약물의 혈중 농도가 올라갈 수도 있습니다. 신장에도 무리를 줍니다. 게다가 술 자체의 진정 작용이 배가되어 큰 문제가 생기기도 하죠.

그래도 딸의 결혼식인데, 축배는 해야 하지 않느냐고 묻는 경우가 있습니다. 예외 없는 원칙은 없습니다. 하지만 그 원칙을 스스로 깨면 곤란합니다. 반드시 의사와 상의하여 혹시 소량의 음주가 가능한지 의학적 조언을 청취하고, 조언에 따라 절주하시기 바랍니다.

Q

빨리 낫고 싶은데 묘수가 없을까요?

A 공부에 왕도가 없듯, 치료에도 왕도는 없습니다.

어렵게 찾은 정신과, 오랫동안 힘들고 괴로웠던 탓에 신속하면서도 극적인 결과를 기대하곤 합니다. 하지만 정신과 치료는 응급실처럼 이루어지지 않습니다.

어떤 경우에는 도사처럼 흰 머리에 덥수룩한 수염을 한 관록 있는 의사가 자신의 이야기를 성의 있게 들어준 뒤, 촌철살인의 한 마디로 삶의 깨달음을 줄 것이라고 생각하기도 합니다. 한 번 크게 충격 받고, 펑펑 울고 난 뒤에 새 삶을 찾는 것이죠. 네. 영화를 너무 많이 보셨습니다.

정신과 치료는 아주 긴 시간을 요합니다. 고혈압과 당뇨병처럼 장기적인 관리가 필요한 상태입니다. 기대하시는 신나는 답은 아니겠습니다만, 천천히 한 걸음 한 걸음 걸어가는 것이 결국 정신과 치료의 왕도입니다.

Q

담당 의사가 저와 안 맞는 것 같은데
어떻게 하죠?

A 조금 기다려 보세요. 기다려도 아니라면 그때는 어쩔 수 없습니다.

종종 기대와 다른 경험을 합니다. 의사가 영 안 맞는 것 같습니다. 너무 젊습니다. 혹은 너무 나이가 많습니다. 너무 무뚝뚝합니다. 너무 말이 많습니다. 너무 잘생겼습니다. 너무 못생겼습니다. 이유를 들자면 한도 끝도 없습니다.

하지만 가장 중요한 이유는 자신이 기대하는 것처럼 존중해주지 않는다는 실망입니다. 백날을 고민하다 왔으니 그 마음을 알아주면 좋겠는데, 의사에게는 수많은 환자 중 하나일 뿐입니다. 그러나 의사가 당신에게 관심이 없는 것이 아닙니다. 치료에 도움이 된다면 환자를 등에 업고 다닐 수도 있습니다. 하지만 그런 방법은 도움이 되지 않기 때문에 하지 않는 것입니다.

어떤 경우에는 자신의 무의식에 영향을 받아 의사가 싫어지거나 혹은 과도하게 좋아지는 경우가 있습니다. 환자를 보는 정신과의사라면, 자신을 미워하며 욕하고 다니는 악플러 같은 환자와 사생팬처럼 쫓아다니는 환자를 경험하게 됩니다. 그렇게 심한 경우는 아니겠지만, 의사가 좋아지는 것도 혹은 싫어지는 것도 그 절반의 이유는 당신 마음속에 있습니다.

정말 객관적으로 맞지 않는 경우도 있습니다. '모든 의사의 경험과 실력은 동일하다'는 주장은 허튼 소리입니다. 하지만 환자분이 생각하는 것보다는, 훨씬 차이가 적습니다. 표준화된 교육과 수련을 받고 표준화된 과정을 거친 의사입니다. 대단한 명의도 드물지만, 대단한 돌팔이도 드뭅니다.

그래서 의사가 미워지면(혹은 너무 좋아지면), 잠시 기다려보는 것이 필요합니다. 의사에게 이야기하는 것도 나쁘지 않습니다. 당신의 문제라면 치료가 성큼 진행될 수 있는 계기가 될 수 있습니다. 당신의 문제가 아니라면, 새로운 치료자를 선택할 기회가 될 수도 있습니다.

Q

정신과 약은 왜 한 달 이상 처방해주는 경우가 별로 없나요?

A 일부 약물은 정부에서 처방 일수를 엄격하게 제한하고 있습니다.

여러 정신과 약물 중 처방 일수 제한이 있는 약은 트리아졸람(21일), 졸피뎀/스틸녹스(28일), 벤조디아제핀(30일) 등입니다. 모두 수면유도제 혹은 항불안제, 신경안정제입니다. 해외 출국 등 예외적인 경우를 제외하면 해당 일수 이상 처방하는 것을 금지하고 있습니다. 자칫하면 신체적 혹은 심리적 의존성이 생기기 때문입니다. 장기간 처방 시 약물 오남용이 발생할 확률이 높습니다. 한 번에 약을 털어 넣는 경우도 막아야 합니다. 정부에서는 처방 일수를 제한하여 주기적으로 의사와 상담 하에 조절하도록 권장하고 있습니다. DUR, 마약류통합관리시스템 등을 통해서 더욱 관리를 강화하고 있습니다.

의사가 돈을 더 많이 벌려고 병원에 자주 오라는 것이 아닙니다. 게다가 아무리 안정기 치료 중이라고 해도, 두세 달에 한 번 병원에 가는 것은 좀 이상합니다. 가까운 병원을 선택하여, 자주 방문하는 것이 필요합니다.

Q

약국에서 파는 수면제를 먹어도 잠을 못 잡니다. 왜 그런가요?

A 자가 처방이 가능한 수면제는 효과가 약할 뿐 아니라, 장기간 사용하면 문제가 악화될 수 있습니다.

흔히 수면유도제와 수면제라는 말을 혼용하여 쓰곤 합니다. 약국에서 의사 처방 없이 구입 가능한 약을 수면유도제라 부르고, 처방전이 있어야 구할 수 있는 약을 수면제라고 하죠. 하지만 편의상 그렇게 부르는 것이지, 구분이 명확한 것은 아닙니다.

약국에서 파는 소위 수면유도제는 독실아민, 디펜히드라민 등 1세대 항히스타민 제제입니다. 주로 알러지 증상, 가려움증, 두드러기 등을 억제하는 기능이 있어서 비염이나 가려움증 환자에 많이 쓰이는 약물들입니다. 1세대 항히스타민 제제의 경우 일종의 부작용으로서 진정 효과가 있어서 수면유도제로 사용됩니다. 종합감기약에도 포함되는 경우가 많죠. 감기약을 먹으면 졸린 이유입니다. 항히스타민 제제는 내성, 금단 증상은 적은 이점이 있으나 효과가 약한 편입니다.

사실 처방전이 필요한 수면제 중에도 항히스타민제가 있습니다. 항우울제인 트라조돈, 독세핀은 항히스타민 효과가 강하므로 수면 목적으로도 처방할 수 있습니다.

가장 널리 쓰이는 졸피뎀은 여러 과에서 폭넓게 사용되는데, 효과가 강한 만큼 심리적 의존성이 생길 수 있습니다. 과량 복용 시 기억력 장애나 행동 장애 등 부작용도 생깁니다. 반드시 처방대로 복용해야 합니다.

벤조디아제핀 계열 약물들은 중추신경을 진정시킵니다. 긴장감과 불안감을 완화하고, 근육을 이완하여 수면 유도 및 유지 효과를 보이죠. 그러나 역시 과량 복용 시 부작용이 생깁니다. 장기간 복용 시 심리적, 신체적 의존성이 있을 수 있어 반드시 정신과전문의와 상의하여 복용해야 합니다.

멜라토닌 제제도 많이 쓰입니다. 보통 건강식품점에서 판매합니다. 수면을 유도해 주지만, 효과는 약한 편입니다. 2~3주간 꾸준히 복용해야 하는 단점이 있고, 수면 효과도 뚜렷하지는 않습니다. 미국, 캐나다 등에서는 멜라토닌 제제가 일반식품으로 분류되어 있어, 편의점이나 마트에서 편리하게 구입할 수 있습니다. 하지만 의약품이 아닌 만큼 함량이나 성분이 정확하지 않은 제품도 많습니다. 2017년 캐나다 걸프대학 연구팀에 따르면 제품의 함량이 표기된 용량의 20퍼센트만 들어 있는 것부터 480퍼센트가 들어 있는 것까지 제각각입니다. 가급적이면 멜라토닌 계열의 약도 전문의의 처방을 받아 복용하는 것을 권유합니다.

약국에서 수면제를 먹어도, 3주 이상 불면이 지속되거나 일상생활에 지장을 줄 정도라면 정신의학적인 평가와 접근이 반드시 필요합니다.

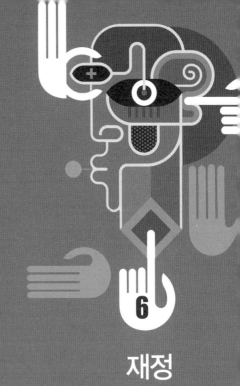

6

재정

만성 정신장애로 입원하는 환자와 보호자에게 늘 강조해서 하는 말은 바로 '돈을 아껴라'입니다. 대부분의 정신장애는 금방 낫지 않습니다. 그리고 입원이 필요한 중증 정신장애는 장기간 입원과 외래 치료가 필요한 경우가 많고, 증상으로 인해서 경제활동을 하기 어려운 경우도 적지 않습니다. 상황이 이렇기 때문에 의료비와 기타 생활비를 가족에게 많이 의존해야 합니다.

2017년 통계청 발표에 따르면 2030년 예상되는 고령인구(65세 이상)는 전체 인구의 24.5%입니다. 1980년대 고령인구 비율 3.8%에 비하면 엄청난 증가입니다. 돈을 버는 사람이 노인을 어느 정도 부양해야 하는지를 알려주는 노년부양비라는 것이 있습니다. 15~64세까지의 생산가능 인구 100명이 65세 이상 인구에 비해서 얼마나 되는지에 관한 것인데, 2040년 노년부양비는 58.2입니다. 돈을 벌어도 고스란히 노인부양을 위해서 사용해야 한다는 의미입니다.

2011년 기준으로 우리나라 사람의 평균수명은 81.2세입니다. 정신장애인의 평균 수명은 이보다 낮지만 일부 자살로 생을 마감하거나 혹은 사고로 일찍 사망하는 경우를 막는다고 한다면, 과거에 비해서 수명이 점점 길어질 것입니다. 따라서 집에 정신장애인이 있다면 노인부양에 대한 대비와 더불어서 이에 대한 준비도 함께 필요합니다. 평생 재정 계획을 잘 세워야 합니다.

　이번 장에서는 재정에 관련된 이야기를 하고자 합니다. 평생 재정 계획, 병원에 따른 병원비 차이, 의료비의 세부항목, 의료비 외에 기타 비용, 의료급여, 기초생활수급자 신청 방법, 근로능력평가 진단서, 의료비 할인 신용카드, 연말정산 요령, 의료보험(사보험), 의료비 지원 기관 등에 대해서 다루고자 합니다.

Q

돌봐줄 사람은 부모밖에 없습니다.
부모 사후에 어떻게 해야 할지 막막합니다.

A 많은 중증 정신장애인의 부모가 생각하는 걱정은, 부모 사후에 어떡할 것인가에 관한 여러 가지 불안들입니다. 몇 가지 방법의 장단점을 감안해서, 미리미리 계획을 세워두는 것이 좋습니다.

아주 어려운 문제이지만, 외면할 수 없는 현실입니다. 사실 많은 중증 정신장애인의 부모가 생각하는 걱정은 부모 사후에 어떡할 것인가에 관한 여러 가지 불안들입니다. 사실 이에 대해서는 정답이 없습니다. 증상의 정도나 가정의 경제력, 형제의 유무 등에 따라서 달라질 것입니다. 가장 중요한 것은 재정이라고 할 수 있습니다. 돈이 있으면 여러 가지로 결정권이 생기고 나중에 사후에도 연금이나 유산을 물려주어 치료비와 생활비를 마련해줄 수 있습니다.

외국에 비해서 우리나라의 정신과 환자들의 입원율은 대단히 높은 편입니다. 이는 많은 정신병원이 정신장애인을 위한 요양시설로서의 성격을 가지고 있기 때문입니다. 70~80세가량 된 부모의 유일한 자식이 정신장애를 앓고 있는 경우에는 퇴원을 하는 것이 사실 대단히 어렵습니다. 다른 가정이라면 부모를 봉양해야 하는 나이임에도 불구하고 자기 개호 능력이 부족한 환자를 고령의 노인이 집에서 돌보며 지내는 것은 거의 불가능합니다. 환자가 폭력성이나 공격성을 보이거나 혹은 일상 활동이 어려운 음성증상을 호소하는 경우에는 주간보호시설이나 사회복귀시설도 고려하는 것이 어렵습니다. 우리나라는 급격한 대도시화로 인해 지역사회에서 환자를 품어주는 것도 기대하기 어렵기 때문에 치료적 목적 외에 생활하는 공간으로서의 병원의 역할을 무시할 수 없습니다.

몇 가지 대안을 이야기해보겠습니다.

첫째, 정신병원에서 지내는 것입니다. 장기간 요양하기에 적당한 병원에서 기한을 정하지 않고 입원하는 것입니다. 지방에는 한적한 곳에 넓은 시설을 가진 정신병원이 많습니다. 병원 안에 여러 재활 프로그램과 작업 프로그램을 가지고 있으며 만성환자들이 작은 공동체를 이루어 살아가는 곳이라고 할 수 있습니다. 자의 혹은 동의입원이 가능하다면, 가장 흔히 선택하는 대안이라고 하겠습니다. 그러나 개정 정신건강복지법 상에서는 보호입원의 경우 3개월 혹은 6개월마다 계속 입원심사청구를 해야 하므로 선택하기 어려운 방법입니다. 또한 장기 입원환자가 많아지면 병원 평가 및 급여 청구 시 불리하므로 단기간 입원을 요구하는 병원도 많습니다. 사실 일시적인 퇴원 시도는 사회복귀능력을 평가할 수 있는 중요한 기회가 되기도 하지만, 고령의 노인이 병식이 없는 자식을 퇴원시키고 또다시 입원시키고 하는 것은 쉬운 일이 아닙니다. 개인적으로는 모든 병원을 일률적으로 강제할 것이 아니라 장기입원이 가능한 병원을 일부 선정하여 예외를 두는 것이 바람직하다고 생각합니다.

둘째, 주거시설 등 사회복귀시설에서 지내는 것입니다. 가장 바람직한 방법입니다. 재정도 국가에서 상당 부분 지원하고 정신보건전문가가 관리하기 때문에 상담이나 투약도 믿음직합니다. 출퇴근하거나 혹은 주말에는 집에 오는 방식을 택하기 때문에 외로움도 덜 느끼게 됩니다. 매일 같이 지내면 여러 가지 일로 짜증이 나고 갈등이 생기게 되는데 가끔 만나기 때문에 이런 어려움이 많이 줄어듭니다. 그러나 시설이 아직 많이 부족하고, 증상이 심한 환자는 꺼리기 때문에 다소 어려움이 있습니다.

셋째, 부모와 같이 지내는 것입니다. 이는 그다지 좋은 방법은 아닙니다. 같이 지낸다 하더라도 가까운 곳에 방을 얻어 지내게 하는 것이 바람직합니다. 얼른 생각하면 부모가 매일 돌봐주는 것이 가장 좋을 것 같지만, 경험적으로 볼 때 같은 집에서 하루 종일 얼굴을 마주하고 지내는 경우 서로에게 상당한 스트레스를 주게 됩니다. 부모도 환자도 서로에게 벗어날 수 있는 시간이 반드시 필요합니다. 정 사정이 어려우면 형제들의 집에서 돌아가면서 지내는 것도 방법입니다. 그러나 형제들이 각자의 가정을 이루고 있는 경우에는 공간적 혹은 교육적 이유로 인해서 어려운 점이 많습니다.

　넷째, 혼자 가정을 이루고 지내는 것입니다. 결혼을 전제로 한 것이 아닙니다. 비록 일인 가정이라고 하더라도 작은 방을 얻어서 혼자 독립하는 것은 대단히 중요합니다. 가까운 사람들의 많은 도움이 필요하겠지만, 독립된 가정에서 도움을 받는 것과 아예 의존하여 지내는 것은 질적으로 다릅니다. 최근에는 1인 혹은 2인이 생활하기 편리한 오피스텔 등도 많아서 시도해볼 만한 방법입니다. 생활비는 비슷한 증상을 가진 룸메이트를 구하면 절약할 수 있습니다. 인근 일본에서는 이러한 모델이 많이 적용되고 있습니다. 그러나 아직 우리나라 정서상 정신장애인 혼자, 혹은 둘이서 독립하여 생활하는 것에 저항감이 많은 편입니다.

부모 사후를 위한
평생 재정계획을 알려주세요.

A 평생 재정계획이란 예상되는 수입과 지출을 감안하여 현재의 지출 규모를 결정하고, 부모의 사후 있을지도 모르는 어려움에 대비하는 것입니다. 어려움이 닥치기 전에 미리미리 준비하는 것이 바람직합니다.

정신장애의 지속적인 치료와 재활을 위해서는 평생 동안 아주 많은 재정 지출을 예상해야 합니다. 환자 본인이 제대로 사회생활을 하지 못하여 겪는 기회비용도 고려해야 합니다. 평생 재정계획이란 예상되는 수입과 지출을 감안하여 현재의 지출 규모를 결정하고, 부모의 사후 있을지도 모르는 어려움에 대비하는 것입니다. 가장 중요한 것은 현재 가지고 있는 재산을 잘 관리하여 사후에 유산으로 증여할 수 있도록 하는 것이고, 이에 못지않게 중요한 것이 지속적인 소득을 확보하여 당장의 생활비와 치료비를 준비하는 것입니다.

많은 정신장애인이 극빈층으로 전락하여 기초생활수급자로 생활하고 있으며, 심지어는 가족에게 버림받고 행려환자가 되는 경우도 있습니다. 많은 정신장애인들은 수입이 전혀 없거나 아주 적기 때문에 부모나 형제가 재정관리를 대신 해주어야 합니다. 특히 초기의 집중 치료에도 불구하고 증상의 호전이 만족스럽지 않은 경우에는 명의의 비방이나 종교적 치료방법, 기타 기이한 치료술을 찾아서 돈을 낭비하는 사례가 적지 않은데 절대 사이비 치료에 돈을 낭비하면 안 됩니다. 이미 병세가 장기전으로 가고 있다는 확신이 든다면, 미래를 위해서 돈을 절약해야만 합니다.

그러면 부모의 사후에, 장애를 가진 자식에게 어떻게 경제적 지원을 지속해줄 수 있을까요? 이에 대해서 이야기해보겠습니다.

첫째, 신탁제도를 활용하는 것입니다.

신탁을 하면 재산을 믿을 만한 관리자에게 위탁할 수 있기 때문에, 자식이 마음대로 처분할 수 없습니다. 가끔 정신증상에 의해서 돈을 심하게 낭비하거나, 혹은 사기꾼에게 속아서 돈을 탕진하는 경우가 있습니다. 신탁제도를 이용하면 그러한 위험을 최소화할 수 있습니다. 그리고 장애를 가진 자식이 재산을 낭비해 한정치산을 시도하기도 하는데, 미리 신탁을 하면 그럴 필요가 없습니다. 부모가 가진 재산의 종류에 따라서 금전신탁, 토지신탁, 금전채권신탁, 증권신탁 등 다양한 것이 있으므로 종류에 따라서 활용하면 좋습니다.

하지만 장애를 가진 자식이 신탁을 해지할 위험성이 있기 때문에 주의해야 합니다. 따라서 신탁을 할 때는 믿을 수 있는 환자의 형제, 자매에게 해두는 것이 좋습니다. 또한 명의신탁은 좋은 방법이 아닙니다. 부모의 사후에 나 몰라라 하고 재산을 처분해버리는 비정한 일이 일어날 수 있습니다. 그런 경우에는 차라리 신탁을 하지 않는 것만 못합니다. 따라서 등기부에 신탁재산이라는 사실을 반드시 기록하여 이러한 일이 없도록 해야 합니다. 믿을 만한 형제자매가 없다면 신탁회사를 이용하는 것이 좋습니다.

유산이 있는 경우, 유언을 통해서 재산을 분할하여 장애를 가진 자식을 돌봐주고 싶을 수 있습니다. 그러나 유언은 절차가 복잡하고 집행도 까다롭기 때문에 신탁을 하면 비교적 안전하게 자산관리서비스를 받을 수 있습니다. 특히 본인이 신탁을 하면서 최초 수익자를 특정한 자식에게 지정해두면, 설령 부모가 파산을 하더라도 신탁된 재산만은 자식에게 물려줄 수 있습니다. 하지만 신탁은 상속인의 민법상 유류분(법정 상속분의 2분의 1)의 권한을 침해할 수 없기 때문에 이를 고려해야 합니다. 이에 대한 자세한 설명은 은행이나 증권사와 같이 신탁업무를 담당하는 곳에서 받을 수 있으므로 생략하겠습니다.

우리나라에서 부동산신탁이나 장기금전신탁은 활성화되어 있지 않은 편입니다. 그리고 장기적인 관점에서는 다른 투자방법에 비해 손실의 가능성이 큽니다. 하지만 비교적 안전하기 때문에 고려해보는 것이 좋습니다. 특히 신탁회사를 통해서 장애인을 수혜자로 지정하면 5억 원까지는 증여세 면제가 가능하다는 점도 알아두도록 합니다.

둘째, 보험을 이용합니다.

사실 장애인을 대상으로 한 보험은 총 3가지가 있습니다. 소득보장형, 암보장형 및 사망보장형이 있으나 뒤의 두 가지는 정신장애인이나 지적장애, 발달장애는 가입이 어렵기 때문에 소득보장형을 이용하여야 합니다. 현재 삼성생명, 교보생명, 대한생명에서 취급하고 있으나 자주 변경되기 때문에 직접 알아보는 것이 좋습니다.

피보험자는 장애인, 8촌 이내 혈족, 4촌 이내 인척, 배우자 등이 가능합니다. 지적장애의 경우에는 부모가 주피보험자로 가입하면 사망 후에 자녀가 이를 이어받아서 종신연금을 받을 수 있습니다. 과거에는 의료보험(실비보험 등 사보험) 및 생명보험은 정신장애인이나 지적장애인의 가입이 어려웠으나 최근 관련 법규의 개정으로 이러한 문제가 해결되어 가고 있습니다.

셋째, 후견인 제도를 이용하는 것입니다.

후견인이란 성인이 된 후라도 자신의 문제를 스스로 결정하는 데 어려움이 있는 장애인들을 대상으로 한 법적 장치입니다. 보통 친인척이 후견인이 되는데 예상과 달리 재산을 둘러싼 갈등이 생길 수도 있기 때문에 주의해야 합니다. 일부에서는 교회나 종교시설에 재산을 기부하고 자식을 돌봐줄 것을 부탁하는 경우도 있는데 좋은 방법은 아닙니다. 가급적이면 법과 제도의 테두리 내에서 재산을 관리하도록 하고, 정 방법이 없다면 앞서 말한 신탁회사를 이용하는 것이 더 확실합니다.

대학병원의 입원비는
얼마나 되나요?

A   현실적으로 어떤 병원에 입원하는지에 따라서 부담해야 하는 병원비의 차이가 아주 큽니다. 고액의 병원비를 각오하더라도 가장 좋은 병원에서 치료받겠다는 분도 있겠지만, 대개는 가장 합리적인 수준에서 병원을 선택하고 싶어 합니다. 반드시 비싼 병원이라고 좋은 것도 아니고, 그렇다고 무조건 저렴한 병원을 선택하는 것도 좋은 생각은 아닙니다. 대학병원 입원비를 정확하게 이야기하는 것은 불가능합니다. 대략적으로 대학병원의 한 달 입원비는 적게는 200만 원, 많게는 600만 원까지 예상해야 합니다.

병원에 따라서 병원비는 크게 다릅니다. 정신장애의 경우에도 예외가 아닙니다. 모든 병원을 일률적으로 이야기할 수는 없지만, 대학병원이 제일 비싸고 종합병원이 그 다음이며 민간정신병원, 그리고 국립정신병원 순입니다(건강보험 기준). 의료급여환자는 조금 다르지만 대체적으로 순서는 비슷합니다.

대학병원의 한 달 입원비는 얼마나 될까요? 기본 병실의 기준은 최근 문재인 케어의 도입으로 자주 바뀌고 있지만, 요즈음은 2~3인실로 건강보험이 적용되고 있습니다. 최근 일반병상 의무 확보율이 최소 70%에서 80%로 변경되었습니다. 하지만 대학병원은 병상이 부족한 경우가 많고, 따라서 차액병실료를 부담해야 하는 경우도 적지 않습니다. 대학병원 진료비가 비싼 이유 중 하나죠. 차액병실료는 비급여 항목이므로 병원 홈페이지나 원무과에 게시되어 있습니다.

특실에 응접세트나 별도의 보호자 침대, 목욕시설, 보다 좋은 전동식 침대 등이 준비된 호텔 수준의 병원도 많습니다. 별도의 전담 간호인력을 배치하기도 합니다. 1인실도 일반적으로는 대개 별도의 화장실과 텔레비전, 냉장고, 소파 등을 갖추고 있습니다. 그러나 2인실부터는 특별히 고급스럽다는 느낌이 들지 않습니다. 게다가 정신병원에는 일반적으로 보호자가 상주하지 못하기 때문에 내과나 외과병동과 같이 좁은 병실에 환자, 보호자, 방문객으로 북적거리는 일도 적습니다. 경제적으로 특별히 여유가 있거나, 단기간 안정과 요양을 위한 입원이 아니라면 다인실을 이용하도록 합니다.

대학병원 입원은 대개는 초발 환자나 중증환자가 많기 때문에 MRI와 심리검사 등을 시행하는 경우가 많은데, 비급여 처리되는 사례가 많아 이 또한 비용이 증가하는 원인이 됩니다. PET나 SPECT 등 고가 검사를 시행하면 비용은 더욱 불어납니다.

또한 상급종합병원, 종합병원, 병원, 의원, 보건기관, 응급의료기관별로 가산율의 차이가 있습니다. 여기서 가산율이란 시설에 따라서 비용에 일정률을 더하는 것입니다. 같은 치료방법이라도 시설이나 인력, 장비의 수준에 차이가 있기 때문에 이를 고려하는 것이지요. 따라서 큰 병원일수록 병원비가 비쌉니다. 상급종합병원의 가산율은 30%에 달합니다.

마지막으로 큰 병원은 본인부담률도 가장 높기 때문에 급여항목의 본인부담금 부분도 다른 의료기관에 비해 두 배 이상 차이가 나기도 합니다. 이는 주로 외래 진료 시 고려할 사항입니다. 이 부분은 뒤에서 다시 다루겠습니다.

일반적으로 대도시의 유명 대학병원에 한 달가량 입원하면 약 500만 원 이상을 예상해야 합니다. 입원으로 인한 다른 경제적 손실을 고려하면 상당한 부담이 따르는 액수입니다. 정신장애는 초기 진단만 해도 1개월 이상 소요되고, 초기 치료가 만족스럽지 않아 2차, 3차 치료약을 시도하면 수개월 이상 입원하는 경우도 많기 때문에 수천만 원의 병원비가 나오기도 합니다. 따라서 장기간 입원이 예상되거나 혹은 만성환자라면 이러한 점을 고려해서 병원을 선택해야 합니다.

Q

일반 종합병원이나 사립정신병원의 입원비는 얼마나 되나요?

A 천차만별입니다. 우수한 일부 병원은 한 달 입원료가 250만 원까지 나올 수 있습니다. 그러나 대개는 100만 원 이하인 경우가 많습니다. 지역과 시설, 인력 등에 따라서 아주 상이하기 때문에, 잘 따져보는 것이 필요합니다.

일반적인 종합병원은 대학병원보다는 저렴한 편입니다. 대학병원처럼 고가의 검사를 하는 경우가 드물고, 선택진료비도 없는 경우가 많으며 다인실도 여유가 있어서 병실료도 비교적 저렴합니다. 또한 대학병원처럼 다른 과와 협진이 가능하기 때문에 만성적인 신체적 질병을 동반한 환자라면 고려해볼 만합니다. 그러나 정신과는 수입 면에서 병원에 큰 도움이 되지 않기 때문에, 아예 설치되어 있지 않거나 혹은 외래진료만 하는 경우가 많아서 선택의 폭이 넓은 편은 아닙니다.

민간정신병원의 병원비는 병원별로 천차만별입니다. 시설과 인력이 우수한 병원은 200만 원 이상의 병원비가 나오기도 합니다. 일반화하기 어렵지만 100~150만 원 수준이면 비교적 무난한 수준의 병원이라고 할 수 있습니다. 작은 규모의 민간병원은 수십 만 원 정도에 불과한 곳도 있습니다.

하지만 책의 다른 곳에서 말한 바와 마찬가지로 너무 병원비가 저렴하다면 한번쯤 다시 생각해보아야 합니다. 일부 병원은 수십 명의 환자들이 한방에 모여서 바닥에서 먹고 자는 경우도 있습니다. 들리는 말로는 환자를 입원시키면, 본인부담금은 아예 받지 않는 사례도 있다고 합니다. 이

는 엄연히 불법이며, 어떻게든 입원환자 수만 채우려는 병원이 정상적인
치료를 할 리 없기 때문에 피하도록 합니다.

Q

국공립정신병원의
입원비는 얼마나 되나요?

A 경우에 따라서 다소 다릅니다만, 건강보험 환자 기준으로 약 60만 원 내외입니다. 100만 원을 넘는 경우는 예외적입니다. 세금에서 상당 부분의 예산을 지원하고 있으며, 수익성을 많이 따지지 않기 때문에 비교적 저렴한 편입니다. 예전에는 시설이 낡아서 기피하는 경우도 있었지만, 지금은 이런 부분도 개선되고 있어서 많은 환자분이 국공립병원을 선호하고 있습니다.

국립병원은 적자를 세금에서 충당하기 때문에 병원비가 저렴합니다. 의사를 비롯한 직원의 월급은 국가에서 나오기 때문에 수익성을 많이 따지지 않습니다. 하지만 2장에서 설명한 것처럼 의사들의 급여수준이 낮기 때문에 우수한 의료인력이 부족하기도 하고 시설이 낙후된 곳도 적지 않습니다. 일반적으로 말해서 경제적으로 어려운 만성환자라면 국립병원이 좋은 선택이라고 할 수 있습니다. 병원운영이 다소 행정적으로 경직되어 있고, 병원의 외관이나 병실이 낡았지만 비교적 좋은 약물을 사용하고 원칙적인 치료를 제공하기 때문에 장점도 많습니다.

5개 국립정신병원(서울, 춘천, 공주, 나주, 부곡)은 예상 진료비를 홈페이지에 게시해 두고 있습니다. 대략적으로 의료급여환자는 무료 혹은 10~20만 원, 차상위환자는 역시 몇 만 원에서 20만 원, 보험환자는 50~70만 원, 비보험 환자는 약 150~200만 원 정도입니다. 상황에 따라서 많이 다르기 때문에, 자세한 것은 원무과에 문의하는 것이 좋겠습니다.

Q

의료비는
어떻게 나뉘나요?

A 크게는 급여와 비급여로 나뉩니다. 급여는 건강보험공단부담분과 법정본인부담금으로 나뉘고, 비급여는 법정비급여, 임의비급여, 100분의 100 등으로 나뉩니다. 전문적인 부분이므로 일반인이 이에 대해서 자세히 알고 있을 필요는 없습니다. 그러나 대략적인 부분을 숙지해두면, 진료비를 예상하거나 비용을 결제할 때 참고가 될 것입니다.

의료비는 아래와 같이 크게 다섯 부분으로 나뉩니다.

의료비					
건강보험/의료급여			비급여		
건강보험공단부담분(건강보험급여) 혹은 의료급여 국가부담분	법정본인부담금		법정비급여	임의비급여	100분의 100

건강보험공단부담금 · 의료급여 국가부담금

이는 건강보험심사평가원에서 정한 급여항목에 대해서 제공받았을 경우 건강보험공단에서 병원에 지불하는 비용입니다. 일반적인 의료비에서 본인부담금을 제외한 액수입니다.

법정본인부담금

이는 환자가 지불해야 하는 금액입니다. 건강보험 혹은 의료급여인지 여부에 따라서 다릅니다. 외래, 입원, 약국 등에 따라서도 다르며 매년 조금씩 변동됩니다.

법정비급여

이는 국민건강보험법령에 따라 업무나 일상생활에 지장이 없는 질환, 신체의 필수 기능개선 목적이 아닌 경우에 실시 또는 사용되는 행위, 약제, 치료재료(성형수술 등), 예방진료, 보험정책상 급여로 인정하기 어려운 경우(상급병상 등)입니다. 즉 병원에서 이러한 처치를 하면 건강보험공단에서 돈을 지급해줄 수 없으니, 환자에게 전부 받으라는 것입니다. 비용도 병원마다 자율적으로 결정할 수 있습니다. 다만 이를 환자나 보호자가 쉽게 알아볼 수 있도록 게시해야 합니다. 대표적으로 상급병실료나 MRI 비용 등입니다.

100분의 100

국민건강보험법 시행령 별표2(요양급여비용 중 본인이 부담할 비용의 부담률 및 부담액) 제4호에 따라 아래의 어느 하나에 해당하는 경우는 100분의 100 범위에서 보건복지부령으로 정하는 금액을 부담하게 됩니다. 이는 국가에서 급여는 하지 않겠으나, 병원에서 얼마를 받아야 하는지는 급여기준에 맞추어서 전부 환자에게 받는 경우입니다. 과거에 군인이 외부 병원 진료를 하면 보험처리가 안 되어서, 군인에 대한 역차별 논란이 있고는 했습니다. 지금은 군 병원에서 적절한 서류를 가지고 가면 보험처리가 되기 때문에 이런 문제는 사라졌습니다.

✓ 보험료 체납으로 인한 급여 정지의 경우
✓ 군 현역병 및 무관후보생, 교도소 및 그에 준하는 시설에 수용된 경우

✓ 학교폭력 중 학생 간의 폭력에 의한 경우

✓ 보험재정에 상당한 부담을 준다고 인정되는 경우

✓ 그 밖에 보건복지부령으로 정하는 경우

100분의 100은 정신과 치료 중 특수한 경우에 사용되기도 합니다. 예를 들어 두세 가지 이상의 동종 약물을 투여하거나 혹은 통상적인 용법 이외에 약물 투여를 하는 경우입니다. 보험급여기준에 모든 의학적 치료방법을 다 담을 수 없기 때문에 특별한 치료방법의 경우에는 시행하되, 환자나 보호자와 협의를 거쳐서 비용을 직접 받으라는 것입니다. 이는 법정비급여에 해당합니다.

임의비급여

임의비급여는 법에 전혀 규정되지 않은 치료에 대해서 환자에게 100% 비용을 부담시키는 것을 말합니다. 승인받지 않은 치료기술 등에서 적용됩니다. 현행 법체계상에서는 사실상 불법입니다. 그러나 의료계에서는 이의 부당함을 주장하고 있고, 최근에는 법원에서도 임의비급여 문제에 있어서 병원의 손을 들어주고 있습니다. 현재는 제한적으로 인정되고 있습니다. 그러나 다음과 같은 요건을 충족해야 예외적으로 인정이 가능하다고 판결했습니다(대법원 전원합의체, 2012년 6월 18일 여의도성모병원이 보건복지부 장관과 국민건강보험공단을 상대로 낸 과징금 부과처분 취소소송 상고심 판결).

✓ 진료행위가 의학적 안전성과 유효성을 갖추고 있어야 한다.

✓ 그렇게 진료해야 할 의학적 시급성이 있어야 한다.

✓ 환자 등에게 미리 그 내용과 비용을 충분히 설명해 동의를 받아야 한다.

허가초과사용약제 비급여승인제도

허가용량 이상의 약물을 투여하는 경우 초과한 약물에 대해서 임의비급여나 100분의 100으로 처리하여 환자에게 청구하는 관행이 있습니다. 하지만 이보다 좋은 방법으로 허가초과사용약제 비급여승인제도라는 것이 있습니다.

이는 특정 의료기관에서 허가용량 이상의 약물을 투여하기 원하는 경우 병원 내 IRB(기관생명윤리위원회)에서 이에 대해 승인을 받고 이를 식품의약품안전청장에게 평가신청을 합니다. 그러면 식약청에서 이를 평가해서 60일 내에 요양기관 및 심평원장에게 통보합니다. 불승인 시 그날부터 약물 사용을 중지해야 하되, 통지 날까지는 비급여처리가 가능합니다. 승인이 되면 계속 비급여로 처방할 수 있지만 매년 3월 31일에 사용내역을 제출해야 합니다. 이렇게 절차가 복잡하기 때문에 많은 병원에서 임의비급여나 100분의 100으로 처리를 하는 경우가 많습니다. 현재 국회에서 임의비급여제도에 대한 개선된 입법이 논의되고 있다고 합니다.

본인부담액상한제가
무엇인가요?

A 본인부담금이 너무 많은 경우, 그 부담을 줄이기 위해서 일정 액수 이상의 부담액은 줄여주는 제도입니다.

이는 국민건강보험법 시행령 제22조에 의거하여 같은 병원에서 계속 입원진료를 하면서 건강보험 본인부담금이 연간 400만 원을 초과하는 경우, 병원은 400만 원만 환자 본인에게 청구하고 이 초과액은 공단에 청구하는 제도입니다. 그러나 400만 원에 비급여 비용은 포함되지 않습니다.

종종 병원에서 미리 적용이 안 되는 경우가 있습니다. 또한 여러 병원에서 치료를 받은 경우 이를 합산하는 것이 쉽지 않습니다. 이럴 때는 공단에서 상한액을 초과한 비용을 가입자에게 지급신청안내문으로 보내줍니다.

구비서류

공단지사에서 보내준 본인부담상한액초과금 지급신청서에 은행계좌와 예금주(신청인)의 인적 사항을 기재 후 가까운 공단지사에 접수(서면, 전화, FAX, 인터넷)하시면 신청 즉시 지급(단, 고객센터 유선접수 및 인터넷 접수 건은 1일 3회 접수 확인 후 지급)하여 드리며 신청 기간은 지급신청서를 받으신 날로부터 3년입니다.(www.nhic.or.kr)

적용 제외 및 환수대상

MRI 일부 금액, 선택진료비, 상급병실료 차액, 100분의 100 전액 본인부담진료 등 비급여 항목은 제외되며, 보험료체납 후 진료, 사위 기타 부당한 방법, 고의·중대한 과실에 의한 진료, 교통사고, 업무상 부상으로 인한 진료, 제3자 가해행위로 인한 진료, 병원의 착오 중복 청구 분 등으로 확인되었을 시 이미 지급해드린 금액의 전부 또는 일부가 환수될 수 있습니다. 이는 건강보험공단 포털사이트에서 쉽게 확인할 수 있습니다. 병원에서 실수로 착오 청구된 본인부담금도 환급받을 수 있는데, 미리 우편으로 알려줍니다.

그러나 400만 원으로 고정된 액수는 문제가 많았습니다. 그래서 최근에는 전년도 본인부담상한액에 전국소비자물가변동률을 감안한 값으로 적용하고 있습니다. 그 변동률이 100분의 5를 넘는 경우에는 100분의 5로 적용하고, 1만 원 미만은 절사한 값을 사용합니다. 또한 그 액수를 본인의 건강보험료 수준에 의거한 소득수준을 기준으로 7단계로 나누어서 적용하고 있습니다.

예를 들어서 직장보험료를 약 3만 원, 지역보험료를 9800원 이하로 부담하는 1단계 가입자는 상한액이 121만 원입니다. 이에 반해 직장보험료를 180,000원, 지역보험료를 190,000원 이상 부담하는 10분위 계층은 7단계에 해당하여 상한액이 514만 원입니다.(기준이 자주 바뀌기 때문에 조금 차이가 있을 수 있습니다.)

위에서 말한 제도는 2014년부터 시행되었는데, 여전히 저소득층의 부담이 적지 않다는 비판이 있었습니다. 소득하위 10% 가구의 연소득 대비 본인부담 상한액의 비율은 약 19.8%에 달했습니다. 그래서 보건복지부는 2018년부터 국민건강보험법 시행령 개정을 통해 소득하위 50% 계층에 대한 건강보험 의료비 상한액을 연소득의 약 10% 수준으로 인하하였습니다. 하위 1분위에 해당하는 10%의 가정에서 본인부담상한액이 대략 122만 원에서 80만 원으로 줄어들게 됩니다. 하위 2~5분위에 해당하는 가정도 약 50만 원정도 줄어듭니다. 이런 제도는 늘 바뀔 뿐 아니라, 병원의 종류에 따라서도 상이합니다. 자세한 것은 국민건강보험공단에 문의하시길 바랍니다.

Q

병원에 따라서
본인부담금이 다르다는데요?

A 그렇습니다. 진찰료 포함 여부, 병원의 종류, 의약분업 여부, 동지역 및 읍면지역에 따라서 다양합니다.

그렇습니다. 이는 매우 복잡한데 진찰료 포함 여부, 병원의 종류, 의약분업 여부, 동지역 및 읍면지역에 따라서 다양합니다. 대략적으로 말해서 30%에서 60%가 본인부담금입니다. 여기에 앞서 말한 가산율을 더하면 병원별로 의료비 차이가 나는 이유를 알 수 있습니다. 입원의 경우는 20%이지만 입원이 필요한 질병이라고 의사가 인정하지 않는 경우에는 40%입니다. 아래에 표를 제시하였습니다. 정확한 액수는 자주 바뀌기 때문에, 대략적인 참고만 하시면 좋겠습니다.

아래에는 2017년 개정된 국민건강보험법 제44조 및 같은 법 시행령 제19조에 해당하는 내용을 요약하였습니다. 정신과는 다른 임상과에 비해서 본인부담금이나 부담률이 제법 저렴한 편입니다.

표 1_ 외래 진료 시 건강보험 본인부담 기준

		상급종합병원
모든 지역	의약분업 예외환자	진찰료 총액+(요양급여비용 총액진찰료 총액)×60/100 • 임신부 외래진료 및 보건복지부장관이 정하는 정신건강의학과 외래진료(개인정신치료 및 집단정신치료)는 요양급여비용 총액의 40/100
	의약분업 예외환자	진찰료 총액+(요양급여비용 총액약가 총액진찰료 총액)×60/100+약가 총액×30/100 • 임신부 외래진료 및 보건복지부장관이 정하는 정신건강의학과 외래진료(개인정신치료 및 집단정신치료)는 (요양급여비용 총액약값 총액)×40/100+약값 총액×30/100

종합병원		
동 지역	일반환자	요양급여비용 총액×50/100 • 임신부 외래진료 및 보건복지부장관이 정하는 정신건강의학과 외래진료(개인정신치료 및 집단정신치료)는 30/100
	의약분업 예외환자	(요양급여비용 총액-약값 총액)×50/100 • 임신부 외래진료 및 보건복지부장관이 정하는 정신건강의학과 외래진료(개인정신치료 및 집단정신치료)는 (30/100)+약값 총액×30/100
읍.면 지역	일반환자	요양급여비용 총액×45/100 • 임신부 외래진료 및 보건복지부장관이 정하는 정신건강의학과 외래진료(개인정신치료 및 집단정신치료)는 30/100
	의약분업 예외환자	(요양급여비용 총액약값 총액)×45/100 • 임신부 외래진료 및 보건복지부장관이 정하는 정신건강의학과 외래진료(개인정신치료 및 집단정신치료)는 (30/100)+약값 총액×30/100

병원, 치과병원, 한방병원 및 요양병원		
동 지역	일반환자	요양급여비용 총액×40/100 • 임신부 외래진료 및 보건복지부장관이 정하는 정신건강의학과 외래진료(개인정신치료 및 집단정신치료)는 20/100
	의약분업 예외환자	(요양급여비용 총액약값 총액)×40/100 • 임신부 외래진료 및 보건복지부장관이 정하는 정신건강의학과 외래진료(개인정신치료 및 집단정신치료)는 (20/100)+약값 총액×30/100
읍.면 지역	일반환자	요양급여비용 총액×35/100 • 임신부 외래진료 및 보건복지부장관이 정하는 정신건강의학과 외래진료(개인정신치료 및 집단정신치료)는 20/100
	의약분업 예외환자	(요양급여비용 총액-약값 총액)×35/100 • 임신부 외래진료 및 보건복지부장관이 정하는 정신건강의학과 외래진료(개인정신치료 및 집단정신치료)는 (20/100)+약값 총액×30/100

의원 · 치과의원 (의약분업예외지역 제외) 및 보건의료원(한방과 제외)		
65세 이상	15,000원 이하	1,500원
	15,000원 초과, 20,000원 이하	요양급여비용 총액×10/100
	20,000원 초과, 25,000원 이하	요양급여비용 총액×20/100 • 보건복지부장관이 정하는 정신건강의학과 외래진료(개인정신치료 및 집단정신치료)는 10/100
	25,000원 초과	요양급여비용 총액×30/100 • 보건복지부장관이 정하는 정신건강의학과 외래진료(개인정신치료 및 집단정신치료)의 경우에는 10/100
65세 미만		요양급여비용 총액×30/100 • 임신부 외래진료 및 보건복지부장관이 정하는 정신건강의학과 외래진료(개인정신치료 및 집단정신치료)의 경우에는 10/100

의원 · 치과의원(의약분업 예외지역만 해당), 보건의료원(한방과만 해당) 및 한의원		
	15,000원 이하	1,500원
65세 이상	투약 처방을 하는 경우 15,000원 초과, 25,000원 이하 혹은 투약 처방을 하지 않는 경우 15,000원 초과, 20,000원 이하	요양급여비용 총액×10/100
	투약 처방을 하는 경우 25,000원 초과, 30,000원 이하 혹은 투약 처방을 하지 않는 경우 20,000원 초과, 25,000원 이하	요양급여비용 총액×20/100 보건복지부장관이 정하는 정신건강의학과 외래진료(개인정신치료 및 집단정신치료)는 10/100
	투약 처방을 하는 경우 30,000원 초과, 혹은 투약 처방을 하지 않는 경우 25,000원 초과	요양급여비용 총액×30/100 보건복지부장관이 정하는 정신건강의학과 외래진료(개인정신치료 및 집단정신치료)는 10/100
65세 미만		(요양급여비용 총액약값 총액)×30/100 임신부 외래진료 및 보건복지부장관이 정하는 정신건강의학과 외래진료(개인정신치료 및 집단정신치료)는 (10/100)+약값 총액×30/100

Q

입원비 외에도
간식비라는 것이 있나요?

A 입원 중에 필요한 세면도구나 간식, 담배 등의 비용이 들기도 합니다. 그 액수가 크지는 않지만, 판단력을 잃은 환자들은 종종 한꺼번에 써버리는 경우도 있습니다. 계획에 맞게 조금씩 쓰도록 합니다.

정신병원에 입원하면 대부분 개인적인 현금 소지가 제한됩니다. 도난 사고라든가 혹은 너무 많은 돈을 한 번에 써버리는 경우, 그리고 병원 내에서 도박을 하는 등의 문제로 인해서 제한하는 것입니다. 보통 일정 액수 이상의 현금은 병원 내 매점이나 간호사실에 맡겨두고 정해진 액수만 사용하도록 합니다. 이를 보통 간식비라고 하는데 적당한 수준만 맡겨두는 것이 좋으며, 큰 액수를 한꺼번에 보관하는 것은 바람직하지 않습니다. 인지가 떨어지는 환자(조현병 등)의 경우 병실 내에서 타 환자에게 사기를 당할 수도 있고, 내기 등을 하는 경우도 있기 때문입니다. 또한 해당 물품들은 환금성이 있어 내부 거래도 가능합니다. 따라서 이러한 위험성이 있을 때는 적당한 액수만 맡겨놓고, 1일 간식비를 의료진이 조절해주도록 부탁하도록 적용하는 것도 도움이 됩니다.

Q

의료급여란
무엇인가요?

A 우리나라의 의료보장은 공식적으로 건강보험과 의료급여로 이루어져 있습니다. 의료급여제도란 저소득층의 의료 이용을 보장하기 위해서 국가와 지방정부가 국민의 세금으로 운영하는 제도입니다.

우리나라의 의료보장은 공식적으로 건강보험과 의료급여로 이루어져 있습니다. 산업재해보험이나 사적 의료보험도 있습니다. 건강보험은 일반적인 직장가입자나 지역가입자로 이루어진 보험제도입니다. 과거에는 공무원이나 군인 등 일부 계층만 건강보험의 혜택을 받았으나 전국민건강보험이 시행되면서, 이제 모든 국민은 건강보험가입자이며 모든 의료기관은 요양기관으로 당연지정됩니다. 이는 건강보험제도를 이용하지 않고는 환자가 의료혜택을 받을 방법이 없으며, 의사도 의료행위를 제공할 방법이 없다는 의미입니다. 물론 예외가 있는데 군의료시설을 무료로 이용하는 군인, 혹은 교정기관에 수용된 재소자, 재난 시의 응급의료행위 등이 있습니다. 그리고 또 하나의 예외가 있는데 지금부터 설명하고자 하는 의료급여입니다.

의료급여제도란 저소득층의 의료 이용을 보장하기 위해서 국가와 지방정부가 국민의 세금으로 운영하는 제도입니다. 생활이 어려운 사람이라도 최소한의 의료는 제공받아야 한다는 정신에서 시작하는데, 국민기초생활보장법과 의료급여법에 근거하고 있습니다.

많은 정신장애인은 의료급여수급권자입니다. 현재 160만 명 이상이 수급권자로 등록되어 있는데, 이 중 많은 수가 정신의료기관을 이용하는 것으로 추정됩니다. 상당수의 정신병원 입원환자는 의료급여환자이며, 의료급여환자 비율이 90%를 넘는 경우도 종종 있습니다.

의료급여환자라고 하여 건강보험환자와 받는 서비스가 다르지는 않습니다. 그러나 의료비는 다소 차이가 있습니다. 건강보험수가보다 의료급여수가가 다소 낮기 때문에 병원에서는 같은 행위를 제공하고도 적은 수입을 얻게 됩니다. 특히 정신장애의 경우 일당 정액제를 적용하는데, 이는 환자에게 제공하는 의료행위나 약물에 상관없이 정해진 액수만을 병원에 지급하는 것입니다. 따라서 병원은 의료행위를 적게 하고 값싼 약물을 사용할수록 이득이 많이 남기 때문에 시정되어야 할 제도로 생각합니다.

아무튼 현재 의료급여재정은 연간 4조~5조 원 수준입니다. 그러나 정부의 예산은 이보다 부족하여 늘 연말이면 의료기관에 의료비 지급을 못하는 사태가 발생하고 있습니다. 이렇기 때문에 병원에서 의료급여 환자를 꺼리는 원인이 되고 있습니다.

또한 종별가산율도 다소 낮습니다. 이는 건강보험에서 대학병원, 종합병원, 병원, 의원에 각각 20%, 25%, 20%, 15%씩 가산해주는 것이, 의료급여에서는 각각 22%, 18%, 15%, 11%로 낮아집니다. 이러한 몇 가지 이유로 인해서 의료기관에서 의료급여 환자를 다소 차별대우한다는 주장이 있습니다. 실제로 의료급여환자의 진료를 꺼리는 경우도 많으며, 설령 좋은 치료를 해주어도 환자는 괜히 병원에 미안한 마음이 들어서 주눅이 들기도 합니다.

Q

의료급여 시 본인부담금은 얼마인가요?

A 아주 저렴한 편입니다.

건강보험에 비해 상당히 저렴합니다. 아래에서 입원과 외래로 나누어 설명하겠습니다.

입원

1종 수급권자는 모든 의료급여기관에서 입원비용이 무료(식대 제외)입니다. 2종 수급권자의 경우에 일반인은 의료급여비용 총액의 10%이며, 중증 치매나 고위험 임신부는 5%, 15세 이하의 아동은 3%만 내면 됩니다. 하지만 2종 수급권자라도 장애인이면 본인부담금이 없습니다(장애인 의료비에서 부담합니다). 또한 6세 미만의 아동과 자연분만, 행려환자, 노숙인도 본인 부담이 없습니다. 2종 수급권자 중에서 보건복지부 장관이 정하는 심장 및 뇌혈관 장애, 중증 외상, 제왕절개 분만의 경우 본인 부담이 면제됩니다.

CT, MRI 또는 PET 촬영도 1종 수급권자는 무료, 2종 수급권자는 10%만 내면 됩니다. 2종 수급권자 중에서도 중증치매 및 고위험 임신부는 5%, 15세 이하 아동은 3%만 내면 됩니다.

입원실은 2018년 7월 1일부터 상급종합병원의 경우 2인실은 50%, 3인실은 40%만 내면 됩니다. 종합병원은 각각 40%, 30%로 보다 저렴합니다.

식대는 조금 복잡한데, 중증질환자가 해당 질환으로 진료를 받으면 5%

만 내면 되고, 자연분만이나 6세 미만 아동, 행려환자는 면제입니다. 다만 노숙인의 경우 식대 혜택은 예외입니다. 그 외에는 20%입니다. 여기서 식대는 2017년 일반식 기준으로 3740원입니다. 즉 3740원에서 5~20%를 내는 것입니다. 하지만 정신과 정액수가를 적용받으면 정액수가에 식대가 포함되므로 해당 사항이 없습니다. 가정 간호는 1종 수급권자는 본인부담금이 없고, 2종 수급권자는 의료급여비용 총액의 10%를 내면 됩니다.

외래

외래는 제1차, 제2차, 제3차 의료급여기관에 따라서 본인일부부담금이 다릅니다. 하나씩 살펴보죠. 일단 제1차 의료급여기관은 보통 의원이라고 불리는 의료기관인데, 1종 수급권자와 2종 수급권자 공히 1000원입니다. 장애인은 250원입니다. 만약 원내 조제를 하면 500원씩 더 내야 합니다. 약국에서 내는 500원을 의원에서 받는 것이죠. 정신과 의원은 원내 조제가 많으니, 아마 의료급여 혜택을 받는다면 1500원이나 750원을 내는 경우가 많을 것입니다.

제1차 의료급여기관 중에서도 보건소는 무료입니다. 보건소를 이용하는 것이 바람직한 이유입니다만, 보건소에서는 정신장애 진료가 잘 안 되는 사례가 많다는 것이 흠입니다.

약국에서는 500원을 내면 됩니다. 하지만 100개 경증 질환은 500원이 아니라, 총 약제비의 3%를 내야 합니다. 필요 없는 약을 왕창 받아가는 일을 막기 위해서 정해진 제도입니다. 2015년 11월에 52개 경증 질환을 대상으로 시행되었다가, 2018년 11월부터 48개 질환이 추가되었습니다. 만약 약국에서 직접 조제를 한다면 900원입니다만, 의약분업 이후 직접 조제를 하는 것은 드문 편입니다. 보건소 약국에서 약을 타면 무료입니다.

병원급에 해당하는 제2차 의료급여기관의 경우 1종 수급권자는 1500

원(원내 조제는 2000원)입니다. 2종 수급권자는 총액의 15%인데, 만성 질환자는 1000원 혹은 1500원만 내면 됩니다. 물론 장애인은 면제입니다. 장애인의료비에서 부담하기 때문입니다.

상급종합병원에 해당하는 제3차 의료급여기관에서는 1종 수급권자는 2000원(원내 조제는 2500원)입니다. 2종 수급권자는 총액의 15%를 내야 합니다.

복잡해 보이지만, 급여환자가 외래 치료를 받을 때는 2500원 혹은 의료급여비용 총액의 15% 수준이 최대 본인부담금이라고 생각하면 크게 틀리지 않습니다. 게다가 행려환자, 선택의료급여기관 이용자, 18세 미만인 자, 20세 이하의 중고등학교 재학 중인 자, 임산부 또는 가정간호를 받고 있는 자가 외래를 이용하는 경우, 등록 결핵환자, 희귀난치성질환자 및 중증질환자, 장애인보장구를 지급받거나 응급환자인 선택의료급여기관 이용자, 노숙인 등은 1종 수급권자 중 본인부담금이 아예 면제됩니다. 다만 노숙인이 노숙인 진료시설을 이용하거나 응급, 분만인 경우 혹은 노숙인 진료시설에서 의뢰되어 제3차 의료급여기관을 이용한 경우만 면제됩니다.

정신질환 외래

의료급여환자가 정신질환으로 외래 치료를 받으면 어떻게 될까요? 일반 질환으로 외래 치료를 받는 것과 조금 다릅니다. 1종은 동일합니다. 그런데 2종 급여 환자가 의원급 기관을 이용할 때는 큰 차이가 없지만, 2차나 3차 의료기관을 이용할 경우 10%를 부담해야 합니다(조현병은 5%). 가급적 의원급 기관을 이용하는 것이 바람직합니다. 장기지속형 주사제는 1종과 2종 무관하게, 그리고 의료기관의 종류와 무관하게 10%를 부담해야 합니다.

정신질환 외래 본인일부부담금에 대해서는 아래 표에 정리하였습니다.

표 2_ 정신질환 외래 본인일부부담금

구분		1종 정신질환	1종 장기지속형주사제	2종 기타정신질환	2종 조현병	2종 장기지속형주사제	2종 장애인 기타정신질환	2종 장애인 조현병	2종 장애인 장기지속형주사제
1차 의료급여기관 (의원급)	원내직접조제	1500원	10%	1500원		10%	750원		10%
	기타외래진료	1000원		1000원			250원		
2차 의료급여기관 (병원, 종합병원급)	원내직접조제	2000원							
	기타외래진료	1500원		10%	5%		10% (장애인의료비에서부담)	5% (장애인의료비에서부담)	10% (장애인의료비에서부담)
3차 의료급여기관 (상급종합병원급)	원내직접조제	2500원							
	기타외래진료	2000원							

* 외래 본인부담면제자는 면제(행려환자, 선택의료급여기관 이용자, 18세 미만인 자, 20세 이하의 중고등학교 재학 중인 자, 임산부 또는 가정간호를 받고 있는 자가 외래를 이용하는 경우, 등록 결핵환자, 희귀난치성질환자 및 중증질환자, 장애인보장구를 지급받거나 응급환자인 선택의료급여기관 이용자, 노숙인 등)

Q

의료급여 수급권은
어떤 사람에게 주어지나요?

A 의료급여 수급권자는 기초생활보장법에 의한 해당자가 대표적입니다. 그 외에도 다양한 대상자가 있습니다.

우선 의료급여법에서 인정하는 행려환자나 그 외 보건복지부 장관이 인정하는 경우가 의료급여 수급권자로 인정됩니다. 예전에는 차상위계층, 희귀난치성질환자 등도 수급권이 있었으나 폐지되었습니다.

그리고 기초생활보장법의 규정에 의한 해당자나, 이재민, 의사상자, 18세 미만의 국내 입양아동, 국가유공자 및 가족, 중요무형문화재 보유자 및 가족, 탈북주민 및 그 가족, 5·18민주화운동 관련자 및 유족 등이 의료급여 대상자입니다. 기초생활보장법의 규정에 의한 경우를 제외하고는 모두 1종 수급권자가 될 수 있습니다.

Q

의료급여 수급권자의
병원 이용 방법을 알려주세요.

A 의료급여 수급권자가 상급병원의 진료가 필요한 경우, 의원이나 보건소 등에서 의료급여의뢰서를 받아 병원이나 종합병원에서 진료를 받을 수 있습니다. 3차 의료급여진료기관에서 진료를 받고 싶으면, 다시 2차 기관에서 의료급여의뢰서를 받아야만 합니다.

책의 다른 부분에서 간단히 설명한 바 있습니다만, 좀 더 자세하게 다루도록 하겠습니다. 의료급여 수급권자는 의원이나 보건기관(보건소, 보건지소, 보건진료소), 보건의료원을 이용할 수 있습니다. 상급병원의 진료가 필요한 경우 의료급여의뢰서를 받아 병원이나 종합병원에서 진료를 받을 수 있습니다. 더 큰 병원에서 진료가 필요한 경우 여기서 다시 의뢰서를 받아서 진료를 받을 수 있습니다(의뢰서 받은 후 7일 이내 진료).

다만 예외가 몇 가지 있습니다. 아래와 같은 경우입니다.

① 응급의료에 관한 법률 제2조 제1호에 해당하는 응급환자인 경우

② 분만의 경우

③ 혈우병 환자가 의료급여를 받고자 하는 경우

④ 제2차 의료급여기관 또는 제3차 의료급여기관에서 근무하는 수급권자가 그 근무하는 의료급여기관에서 의료급여를 받고자 하는 경우

⑤ 장애인복지법 제29조의 규정에 의하여 등록한 장애인이 장애인보장구를 지급받고자 하는 경우

⑥ 단순물리치료가 아닌 작업치료, 운동치료 등의 재활치료가 필요하다고 인정되는 자가 재활의학과에서 의료급여를 받고자 하는 경우

⑦ 한센병환자가 의료급여를 받고자 하는 경우

⑧ 장애인복지법 제29조의 규정에 따라 등록한 장애인이 의료급여를 받고자 하는 경우

⑨ 국민건강보험법시행령 제32조 제1호에 해당하는 지역의 의료급여 수급권자가 의료급여를 받고자 하는 경우

⑩ 국가유공자 등 예우 및 지원에 관한 법률시행령 제14조에 의한 상이등급을 받은 자가 의료급여를 받고자 하는 경우.

이중에서 1번부터 5번의 경우 제2차 또는 제3차 의료급여기관 진료가 가능하고, 6번부터 10번의 경우 제2차 의료급여기관 진료가 가능합니다.

다시 하급병원으로 보내는 경우에는 의사소견서와 함께 회송이 가능합니다.

아울러 2017년 4월 1일부터 3차 의료급여기관은 의료법 상의 상급 종합병원과 동일하게 지정되었습니다. 예전에는 건강보험과 의료급여 상의 기준이 달라 혼선이 있었는데, 바로 잡힌 것입니다. 과거에는 총 25개 주요 병원이 의료급여 3차 의료기관으로 지정되어 있었는데, 70페이지에 제시한 상급종합병원 목록을 참고하시면 좋겠습니다.

의료급여일수 및 연장신청에 대해서 알려주세요.

A 의료급여는 의료급여 수급권자가 의료급여를 받을 수 있는 정해진 일수를 말합니다. 의료급여일수를 초과하는 경우 발생한 비용을 전부 환자가 부담합니다. 단 예외가 있으므로 큰 걱정은 하지 않아도 됩니다.

의료급여는 의료급여 수급권자가 의료급여를 받을 수 있는 정해진 일수를 말합니다. 이는 병원비가 무료 혹은 거의 없다 보니 필요하지도 않는데 병원을 방문하여 약을 타는 사례가 많아서 생긴 제도입니다. 일부 환자는 난방비를 아끼기 위해서 겨울에 불필요하게 입원하기도 합니다. 심지어 1년 동안 입원과 내원일수가 900일에 달하고 투약일 수가 16,000일에 달하는 경우도 있습니다. 파스나 소화제를 잔뜩 처방 받아서 다른 사람에게 몰래 파는 사례도 적발된 바 있습니다.

따라서 의료급여일수를 초과하는 경우 발생한 비용을 전부 환자가 부담하도록 하는 제도가 있습니다. 그런데 두 개의 병원을 다니는 경우에는 불가피하게 급여일수가 초과할 수밖에 없습니다. 예를 들어 정신과 약물의 투약을 매일 하고 있으면 이미 급여일수가 365일입니다. 그러던 중 배가 아파 내과진료를 받으면 급여일수가 초과됩니다. 외래일수, 복약일수, 입원일수를 모두 합산하기 때문에 이런 일이 종종 발생합니다.

의료급여일수를 별도로 산정하는 만성질환은 다음과 같습니다.

✓ 보건복지부장관이 고시하는 107개 희귀난치성질환, 각 질환별로 연간 365일

✓ 11개 만성고시질환 365일

11개 만성고시질환에 정신과 코드가 포함되기 때문에 큰 걱정을 하지 않아도 됩니다. 만약 건강보험공단에서 급여일수 연장신청을 하라고 통보가 오면 동사무소에 제출하면 됩니다. 급여일수가 180일이 넘으면 분기에 한 번, 그리고 300일 이상 되면 매달 통지해줍니다. 그런데 연장승인신청서에 담당의사의 환자상태 및 연장사유가 들어가야 하기 때문에 미리 챙겨서 외래 진료일에 받아두면 좋습니다.

Q

건강생활유지비란
무엇인가요?

A 건강을 잘 유지하고 있는 급여 1종 해당자에게 유리한 제도입니다. 병원을 이용하지 않을 경우, 약 6000원씩 매달 지원하는 제도입니다.

앞서 말한 바와 같이 1종 수급권자가 병원을 이용할 경우 소정의 본인부담금이 있습니다. 그러나 이러한 본인부담금도 '부담'스러운 경우가 있습니다. 또한 스스로 건강을 지켜도 큰 이득이 돌아오지 않기 때문에 조금만 아파도 병원을 이용하려고 합니다.

그래서 정부에서는 의료급여 1종 수급권자에 한해서 매달 6000원씩 연간 72000원의 건강생활유지비를 지원하고 있습니다. 그리고 병원을 이용하면 가상계좌에서 본인부담금만큼 차감이 됩니다. 따라서 병원을 전혀 이용하지 않을 경우에는 최대 72000원이 다음 해 1월 15일까지 통장에 입금됩니다. 따라서 이 제도는 건강을 잘 유지하고 있는 급여 1종 해당자에게 유리한 제도입니다.

- 본인부담금 면제자, 급여제한자의 경우에는 건강생활유지비 지원 제외
- ✓ 본인부담금 면제자: 18세 미만인 자, 임산부, 희귀난치성질환자, 장기이식환자, 가정간호를 받고 있는 자, 행려환자, 선택병의원 이용자
- ✓ 현역사병, 전투경찰 등 군복무자는 복무기간 동안 매년 1월분 지원

Q

선택병의원 제도란
무엇인가요?

A 정신장애인은 복합질환 만성질환자에 해당되기 때문에 사실상 선택병의원 제도를 의무적으로 신청해야 합니다. 이 제도는 건강생활유지비 6000원이 나오지 않기 때문에 한 달에 최소 4회 이상으로 병의원 이용이 많은 경우 유리합니다.

정신장애인은 복합질환 만성질환자에 해당되기 때문에 선택병의원 제도를 의무적으로 하는 것이 필요합니다. 일반질환자도 자발적으로 참여할 수 있고 급여일수가 720일을 넘는 경우 당연적용자가 됩니다. 일반질환 자발적 참여자와 당연적용자는 의원급 1곳을 선택하여 본인부담을 면제받을 수 있습니다.

만성질환자는 의원급 1곳을 지정하고 또한 의료급여심의위원회 승인에 따라서 의원, 병원, 종합병원 중 1곳을 추가 지정할 수 있습니다. 이런 경우에도 본인부담금이 면제됩니다.

1. 진료절차 예외자는 해당 의료급여기관을 선택병의원으로 선정 가능
2. 복합질환으로 6개월 이상 치료가 필요한 자는 2차 의료급여기관까지 의료급여 심의를 거쳐 추가 선정 가능(진단서 첨부)
3. 치과의원, 한의원의 경우 각각 1곳씩 선정하여 이용하되 본인 일부 부담함

이 제도는 건강생활유지비 6000원이 나오지 않기 때문에 한 달에 최소 4회 이상으로 병의원 이용이 많은 경우 유리합니다. 상황에 따라서 본인에게 유리한 제도를 선택하면 됩니다. 정신장애인의 경우, 한 병원에서 꾸준히 치료받는 것이 좋기 때문에 선택병의원제를 하는 것이 좋습니다. 잘 모르겠으면 시, 군, 구청의 의료급여관리사의 도움을 받도록 합니다.

적용대상자

1. 암중증등록질환 중 1개의 질환으로 급여일수가 455일(365+90)을 초과하여 급여를 받고자 하는 자
2. 희귀난치성 질환 중 1개의 질환으로 급여일수가 455일(365+90)을 초과하여 급여를 받고자 하는 자
3. 11개 고시질환 중 1개의 질환으로 급여일수가 455일(365+90)을 초과하여 급여를 받고자 하는 자
4. 기타 질환(들)으로 545일(365+90+90)을 초과하여 급여를 받고자 하는 자
5. 자발적 참여자

Q

의료급여 본인부담 보상제와
본인부담 상한제가 무엇인가요?

A 일정 액수를 초과한 본인부담금에 대해서, 일부 혹은 전부를 돌려주는 제도입니다.

본인부담보상제는 의료급여 수급권자가 많은 비용을 본인부담금으로 내야 할 때 이를 지원해주는 것입니다. 초과 금액의 절반을 다시 받을 수 있습니다. 1종의 경우 매달 30일간 2만 원을 원 초과한 경우, 초과금액의 50%를 보상, 2종의 경우 매달 30일간 20만 원을 초과한 경우 50%를 보상해줍니다.

본인부담상한제는 어느 정도 이상의 본인부담금을 전액 돌려주는 제도입니다. 1종의 경우 매월 단위로 5만 원을 초과한 경우 초과금액의 전부, 2종의 경우 매 6개월간 80만 원을 초과한 경우 초과금액의 전부를 돌려줍니다. 따라서 본인의 진료비 영수증을 잘 보관해두었다가 지급안내문이 오면 시, 군, 구청에 신청하면 됩니다. 만약 착오로 안내문이 오지 않으면 직접 신청해도 됩니다.

위의 두 제도가 다 해당될 경우에는 보상제를 먼저 적용하고 상한제를 다시 재적용합니다.

예외

1. 장애인복지법에 의한 등록장애인으로 의료비 지원대상인 경우

2. 긴급복지지원법에서 의료비를 지원받은 경우

3. 보건소 희귀난치성질환자 지원, 소아암지원 사업 등의 대상자로 의료비를 지원받은 경우

4. 기타 사회복지공동모금회 등 공공기관 등에서 지원받는 진료비 등 수급권자 본인이 지급하지 아니하는 진료비

본인부담금임에도 지원하지 않는 항목

1. 100% 본인부담진료비(상한일수를 초과한 경우, 입원 식대 중 본인부담금). 단, 외래진료는 급여비용 총액의 100분의 70, 입원진료는 급여비용 총액의 100분의 80, 약국비용은 급여비용 총액의 100분의 70을 각각 의료기금에서 부담합니다.

2. 비급여로 진료를 받고 본인이 부담한 경우

3. 과실 혹은 속임수로 의료급여를 받은 경우

Q

의료급여 대불금 제도란
무엇인가요?

A 2종 급여환자가 입원진료 시 본인부담금이 20만 원을 초과하는 경우 이 액수의 일부를 국가에서 대신 지불하는 것입니다.

2종 급여환자가 입원진료 시 본인부담금이 20만 원을 초과하는 경우이 액수의 일부를 국가에서 대신 지불하는 것입니다. 그리고 나중에 시, 군, 구청장에게 분할상환하면 됩니다. 10만 원 미만은 3회, 30만 원 미만은 8회 그리고 그 이상은 12회에 나누어 갚으면 됩니다. 비급여 비용은 제외됩니다.

대불기준

1. 2종 수급권자가 의료급여기관에 입원하여 발생한 급여비용 중 본인 부담금이 20만 원을 초과한 경우
2. 20만 원을 초과한 금액 중 수급권자 본인 또는 부양의무자의 신청에 의해 보장기관이 승인한 금액

Q

중증환자등록제도가
무엇인가요?

A 암이나 심장, 뇌혈관질환 등으로 등록하면 최대 5년까지 2종 수급권자의 경우 본인 입원부담률이 5%로 낮아집니다.

의료급여 수급권자에 대해서 고가의 고난이도 시술이 필요한 중증 및 희귀난치성질환 진료에 대한 본인부담을 면제함으로써 의료보장성을 강화하는 제도입니다. 건강보험 산정특례제도와 비슷하지만 그 대상이 다릅니다. 그러나 주로 암, 희귀난치성질환자, 심장질환, 뇌혈관질환, 심장 및 뇌혈관질환으로 인한 재수술, 중증화상환자에 제한하여 적용됩니다.

Q

기초생활수급자 등록 기준을 알려주세요.

A 기초생활수급자가 되기 위해서는 첫째 소득이 낮아야 하고, 둘째 부양의무자 기준에 부합해야 합니다. 자세한 기준은 종종 바뀌고, 일반인이 알기에 어렵기 때문에 복지담당 공무원에게 문의하는 것이 좋습니다.

의료급여수급권자 중 가장 많은 경우가 기초생활보장법에 의한 것입니다. 국민기초생활보장제도를 통해서 의료급여뿐만이 아니라 급여도 지급받을 수 있습니다. 2016년 12월 말 기준으로 일반수급자와 시설수급자를 합해, 1,630,614명이 국민기초생활보장법에 의한 지원을 받고 있습니다. 이는 주민등록인구의 3.2%에 해당합니다.

일부는 사회복지공무원이 지역사회를 조사하여 직권으로 신청하기도 하지만, 본인이 신청하는 경우가 많습니다. 기초생활수급은 기본적으로 가구를 한 단위로 보고 있습니다. 기초생활수급자가 되기 위해서는 첫째 소득이 낮아야 하고, 둘째 부양의무자 기준에 부합해야 합니다. 다음과 같은 상황이라면 기초수급자가 될 가능성이 높습니다.

기초생활수급 주요 대상자

1. 일반적인 생활이 매우 어려울 정도로, 또는 세금을 납부하기 어려울 정도로 빈곤하거나 위태로운 경우.

2. 식생활을 제대로 못하거나 영양적으로 부족한 면이 있다고 판단되

는 경우.

3. 각종 건강 및 의료혜택을 제대로 볼 수 없거나 자가 재정난으로 의료혜택을 받을 수 없을 경우.

4. 생활고 등으로 교육 및 문화적 혜택을 제대로 받지 못한다고 판단되는 경우.

5. 자동차, 자가 토지 등 행정적 절차의 세금 대상에 포함되는 대상이 일체 없거나 본래부터 가지지 않은 경우.

6. 금전적 영향이 있는 부양가족 또는 주변인이 원래부터 없거나 포함되지 않은 경우.

7. 독거 중이거나 독신 상태로 있는 경우 또는 고령으로 자체 생활이 매우 어려울 경우.

구체적인 조건으로는 1. 근로능력, 2. 부양의무자, 3. 재산유무 등을 보고, 위의 대상자에 해당하는지를 판단합니다. 이에 대해서 몇 가지 개념을 정리하겠습니다.

근로능력

미성년자, 만 65세 이상 노인, 장애인, 심각한 지병이 있는 사람, 군복무자(의무복무), 공익근무요원은 일단 근로능력이 없다고 판단합니다. 그 외는 모두 근로능력을 가진 것으로 파악합니다. 건강한 성인도 자활근로를 하겠다고 약속하고, 조건부수급자를 신청할 수는 있습니다.

진단서

진단서는 급여여부를 결정할 때 활용됩니다. 급여여부는 시, 군, 구청장이 결정하는데 이때 필요한 서류는 고용임금확인서, 소득신고서, 진단서 혹은 소견서, 부채 관련 증빙서류, 임대차계약서입니다.

진단서는 가구 특성에 따른 지출요인과 명확하지 않은 수입을 조사하면서 사용됩니다. 즉 만성질환으로 6개월 이상 지출하는 의료비를 확인하고 근로활동이 어려웠다는 것을 증명하는 목적입니다. 따라서 진단서와 진료비 영수증을 같이 제출해야 합니다. 또한 근로능력에 대한 근거자료입니다. 근로무능력자로 판정을 받으려면 기한이 명시된 진단서를 받아가야 합니다. 기간이 지나면 근로능력평가를 다시 해야 합니다.

향후 지속적인 치료를 요하는 만성질환 진단서도 필요합니다. 11개 만성질환, 혹은 107개 희귀, 난치성 질환에 해당할 경우, 근로능력의 회복을 위한 성실한 치료 이행을 전제로 3개월의 근로능력판정 유예기간을 두고 이후 연 1회 이상 진단서를 갱신하도록 되어 있습니다. 즉 이러한 진단에 해당하는 진단서를 받으면 근로무능력자로 판단할 수 있습니다.

또한 근로능력자로 판단되는 경우에도 조건부과 제외자 혹은 조건제시 유예자인지를 구분합니다. 즉 미취학 자녀가 있거나 혹은 가족 중 치매환자가 있는 등의 경우, 그리고 정신장애와 같이 장애, 질병, 부상 등으로 간병을 해야 하는 경우, 질병 혹은 부상으로 2개월 이상 치료를 받고 회복한 경우가 조건부과 제외자입니다. 조건제시 유예자는 조건부 수급자나 사업시행 여건이 개선되지 않아 자활사업을 유예한 사람(3개월 이상의 진단서를 제출하지 못한 자) 등입니다.

3개월 이상의 진단이 나오지 않으면, 앞서 말한 바와 같이 자활근로를 참여해야 생계급여가 나옵니다. 65세 이상의 노인이나 18세 미만(혹은 20세 미만의 중고등학생), 그리고 4급 이상의 중증장애인이 아닌 경우에는 의사의 진단서를 받아야만 자활근로를 유예 받을 수 있습니다. 과거에는 별도의 진단서 양식이 없었지만 현재는 근로능력평가용 진단서 서식을 지정하여 사용하고 있습니다. 이에 대해서는 다른 부분에서 다시 자세하게 다루겠습니다.

소득인정액

이는 소득평가액이라는 개념을 통해서 산출하는데 다음과 같습니다.

소득평가액 = 실제소득 − 가구 특성에 따른 지출요인을 반영한 금품 − 근로활동을 통해 얻은 소득에 대한 공제액

(소득평가액에 재산의 소득환산액을 더하는데 이는 기본재산액과 부채를 감한 금액의 종류별 환산율을 구해서 얻어집니다. 금융자산, 차량, 부동산 등이 포함됩니다. 재산에 대해서는 아래에 다시 적습니다만, 아주 복잡하므로 자세한 산출 방법은 생략합니다.)

재산유무

재산액수에 이자율을 곱해서 소득으로 가정하는 것입니다. 대도시는 약 5000만 원, 농어촌은 약 3000만 원까지는 기본재산으로 인정하고, 이 기준을 넘기면 소득으로 환산되는 것입니다. 예금, 주식, 채권, 부동산, 전월세 보증금, 차량은 모두 재산에 포함됩니다.

특히 차량이 종종 문제가 되고는 하는데, 장애인의 경우에는 배기량 2000cc 이하의 승용차, 혹은 11~15인승의 승합차, 1톤 이하의 화물차, 휠체어 탑승설비가 갖추어진 2500cc 이하의 자동차는 허용됩니다. 비장애인의 경우에는 생계유지 수단으로서 1600cc 이하의 승용차와 11인승 이상의 승합차는 허용됩니다. 만약 그냥 이동 목적의 차량이라면, 1600cc 이하의 승용차 중에서 연식이 10년 이상 된 차량이나, 혹은 평가액이 150만 원 미만인 경우에만 인정합니다. 이외도 아주 복잡한 규정이 있는데,

담당부서에 문의하시면 자세하게 알려줄 것입니다.

부양의무자

이는 부양능력을 가진 부양의무자가 가족 내에 없어야 한다는 뜻입니다. 부양의무자가 없거나, 부양능력이 없거나 미약한 경우 혹은 그 외에도 어떤 경우라도 부양을 받기 어려운 상태입니다. 부양의무자는 배우자, 부모, 아들, 딸, 며느리, 사위까지입니다. 형제는 아닙니다. 직계혈족이나 그 배우자만 인정한다는 것입니다.

부양능력은 부양의무자 가구와 수급권자 가구의 최저생계비를 더한 값의 130%가 부양의무자의 가구소득과 같거나 넘는 경우입니다. 혹은 소득환산액이 최저생계비의 42% 이상인 경우도 포함됩니다. 만약 일부만 소득재산기준이 초과한다면, 부양비를 깎고 나머지 급여를 지급합니다.

기초생활수급자로 결정되면
어떤 도움을 받을 수 있나요?

A 수급자가 되면 생계급여, 주거급여, 의료급여, 교육급여, 해산급여, 장제급여 및 자활급여를 받습니다. 여러 혜택이 있습니다. 4인 가족 기준으로 평균 한 달에 25만 원가량을 현금으로 받습니다. 몇 만 원 수준의 주거급여도 받습니다. 그러나 많은 수급권자들은 의료급여를 가장 중요한 급여라고 생각합니다.

생계급여와 주거급여가 매월 지급됩니다. 또한 의료급여 혜택을 받기 때문에, 아주 저렴한 비용으로 의료서비스를 이용할 수 있습니다. 그 외에도 정부비축양곡을 저렴하게 구입할 수 있고(20kg에 2만 원가량), 다양한 요금 할인(전기, 수도, 통신, 수신료, 도시가스)도 가능합니다. 일부는 본인이 직접 따로 신청해야만 합니다.

그 외에도 휴대폰 요금 할인, 대중교통 할인, 각종 정부 보조사업의 우선 대상자로 선정, 국가근로장학생이나 국가장학금, 예비군 훈련 면제, 공공임대주택 입주권 등 다양한 혜택이 있습니다. 1년에 약 5만 원 정도의 문화쿠폰을 지원받습니다. 심지어는 9급 공무원 선발 시에도, 수급자를 위한 쿼터를 따로 두고 있습니다. 기회균등전형이라는 수급자 전용의 선발방법을 시행하는 대학교나 특목고도 있습니다.

그러나 많은 수급권자들은 의료급여를 가장 중요한 급여라고 생각합니다. 수급권자의 상당수는 일하고 싶어도 일할 수 없는 신체적, 정신적 질병을 가지고 있는 경우가 많습니다. 이들에게는 자유롭게 병원에서 의료서비스를 받을 수 있는 것이 아주 중요합니다. 특히 장기간의 입원이나 큰 수술 등을 받아야 하는 경우에는 아주 유용합니다.

또한 교육급여를 중요하게 여기는 경우도 있습니다. 이는 수급자 본인보다는 주로 자녀를 위한 급여입니다. 고등학교까지 무상교육이 가능하고, 대학에서도 2017년 기준으로 260만 원의 학기당 장학금을 받을 수 있기 때문에 상당히 큰 도움이 됩니다. 대개는 대학에서 나머지 학비도 면제해주기 때문에, 거의 무료로 대학까지 마칠 수 있습니다. 근로장학금이나 대학생전세임대주택도 제공해줍니다.

근로능력평가용 진단서는
어떻게 받을 수 있나요?

A　정식 명칭은 국민기초생활수급자 근로능력평가(의학적 평가 및 활동능력평가)제도입니다. 진단은 의사가 접수는 지자체가 그리고 평가는 국민연금공단에서 시행합니다. 다니고 있는 병원의 주치의에게 요청하면 발급해줍니다.

　근로능력평가에 따르는 여러 가지 갈등을 피하기 위해서 최근에 제도가 정비되었습니다. 정식 명칭은 국민기초생활수급자 근로능력평가(의학적 평가 및 활동능력평가)제도입니다. 진단은 의사가 접수는 지자체가 그리고 평가는 국민연금공단에서 시행합니다. 즉 본인이 주민센터를 통해서 신청을 하면, 국민연금공단에서 진단서와 진료기록부를 참고하여 1단계(경증)에서 4단계(중증)까지, 의학적 평가 단계를 결정합니다. 그리고 직접 공단 직원이 집으로 방문해서 총 15개 항목의 활동능력을 0~4점으로 평가하고, 이를 종합해서 근로능력의 유무를 판단합니다. 유효기간은 최대 2년까지 연장되었습니다.

　근로능력평가용 진단서는 근골격계 질환을 제외하고는, 오직 의사만이 할 수 있습니다. 특히 정신신경계 질환은 정신건강의학과 전문의만 진단할 수 있습니다. 의학적 평가가 3~4단계에 해당하면 근로능력이 없다고 평가합니다. 2단계의 경우는 활동능력평가에서 44점 이하, 1단계의 경우는 36점 이하를 받으면 근로능력이 없다고 판단합니다. 혹은 간이평가 3개 항목에서 총 3점 이하를 받은 경우에도 동일하게 판단합니다.

그림 4_ 근로능력평가 기준(출처: 국민연금공단 홈페이지)

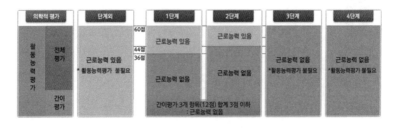

정신신경계 질환은 정신병적 증상을 동반한 정신질환(F20~F29), 양극성장애(F31), 우울장애 중 중증 삽화(F32.2, F32.3, F33.2, F33.3), ICD-10 기준에 부합하는 외상 후 스트레스 장애(F43.1), 강박장애(F42), 뇌영상 자료로 기질적 손상이 확인되는 정신 및 행동장애를 동반하는 뇌손상 후유장애(F00~F03, F06~F09), 의식소실이나 기질성 기억장애 등이 병력으로 확인되는 뇌진탕후 증후군(F07.2) 등이 포함됩니다. 다만, 알코올을 포함한 중독장애의 경우 증상의 심각성에 관계없이 1단계로만 평가하며, 중복장애가 있을 경우 중독장애는 다른 장애와 합산하지 않습니다. 인격장애는 해당이 없습니다.

평가방법

1. 정신과적으로 평가전 3개월 이상 충분한 치료를 시행하였음에도 증상이 지속되는 경우에 한해 평가를 시행합니다. 단, 자해 및 타해 등의 위험으로 인하여 시급한 입원치료 등이 필요한 경우는 예외입니다.

2. 지속적으로 진찰하고 진료했던 정신건강의학과 전문의가 발급합니다. 그러나 정신과 전문의가 없는 시, 군, 구에서는 일반의도 발급할 수 있습니다. 기질성 정신질환의 경우에는 신경과, 신경외과, 재활의

표 3_ 근로능력평가용 진단서(정신신경계 질환 상태 기준)

단계	상태 기준
1단계	정신질환으로 인한 사회적, 직업적 어려움은 없으나 증상의 재발을 막기 위해 유지치료와 안정가료가 필요한 경우
2단계	정신질환으로 인해 사회적, 직업적 어려움이 간헐적으로 나타나고 유지치료와 안정가료가 필요한 경우
3단계	• 정신분열 및 망상성장애(F20~F29), 뇌손상 후유장애(F00~03, F06~09)로 인해 사회적, 직업적 어려움이 지속적으로 나타나고 유지치료와 안정가료가 필요한 경우 • 양극성장애(F31), 우울장애 중 중증삽화(F32.2~32.3, F33.2~33.3), 강박장애(F42), 외상 후 스트레스 장애(F43.1)로 인해 과거 6개월 이내에 사회적, 직업적, 일상생활의 어려움이 지속적으로 나타나 입원이나 타인의 도움이 필요한 정도의 심한 증상이 진료기록 상 객관적으로 확인되며, 평가 당시 일상생활을 저해하는 중등도 이상의 증상이 유지되는 경우에 한함
4단계	• 정신분열 및 망상성장애(F20~F29), 뇌손상 후유장애(F00~03, F06~09)로 인해 사회적, 직업적 어려움이 지속적으로 나타나고 일상생활에 상당한 어려움이 객관적으로 확인되며 유지치료와 안정가료가 필요한 경우 • 양극성장애(F31), 우울장애 중 중증삽화(F32.2~32.3, F33.2~33.3), 강박장애(F42), 외상 후 스트레스 장애(F43.1)로 인해 6개월 이내에 자해(자살) 및 타해 등의 심한 증상이 명백히 관찰되거나, 평가 당시 일상생활*을 저해하는 심각한 증상이 유지되어 타인의 도움이 필요한 경우

✱ 일상생활의 수행 : 청결 유지, 가족관계 유지, 약물 복용, 간단한 물건 사기, 대중교통 이용하기 등 생명 유지를 위한 기본적인 능력

    학과 및 입원 중인 병원의 담당의사가 발급할 수 있습니다.

3. 2개월 이상의 진료기록부를 첨부하도록 되어 있으나, 통상적으로는 보다 긴 기간의 진료기록부를 발급받아 첨부하는 것이 좋습니다. 만약 진료 받은 기록이 없을 때는 질병이 고착되었다고 진단할 수 있는 경우에 한해서 해당 소견서를 첨부하여 진단서 발급이 가능합니다.

4. 진단서에는 1개의 질병만을 평가합니다. 질병의 발생일, 치료내용, 기간, 진찰소견, 검사소견, 약물에 대한 기록 등을 포함하여 발급합니다.

5. 기타 중독 장애와 중복 장애의 경우 1개월 이상 약물 중단이 확인되는 경우에 진단하며 그렇지 않거나 성격장애가 동반된 경우 1단계 차감합니다.

6. 알코올 등 중독장애의 후유증으로 발생한 정신병적 증상 또는 기억력 장애 등을 동반하는 경우 그에 따라 2단계 이상으로 평가할 수 있습니다.

Q

연말정산에 도움이 되는
진단서가 있나요?

A 비록 장애인복지법 상에서 규정한 장애인이 아니라고 하더라도, 항시 치료를 요하는 중증환자라면 연말정산에서 일정한 공제를 받을 수 있습니다. 소급적용도 가능하기 때문에 잘 따져보고 신청하도록 합니다.

연말정산 시 국세청 연말정산 사이트에 의료비 내역이 올라옵니다. 그래서 생각 없이 이것만을 출력해서 제출하는 경우가 많습니다. 그런데 여기에는 비급여 항목이 제외되기 때문에 비급여 진료를 많이 받았다면 직접 영수증을 떼서 제출하는 것이 좋습니다. 총 급여액의 3%가 넘을 때만 공제가 되기 때문에 병원비 지출이 많은 경우에만 이용하도록 합니다. 예를 들어 연간 총급여액이 5000만 원인 경우 병원비가 150만 원이 넘어야 공제가 가능합니다.

또한 연말정산 시 장애인 증명서를 제출하면 혜택을 받을 수 있습니다. 정신장애인 진단을 장애인복지법에 의거하여 받지 않은 경우에도 해당이 됩니다. 왜냐하면 세법상 장애인의 개념은 '장애인복지법상 장애인, 국가유공상이자, 항시 치료를 요하는 중증환자'로 규정하고 있습니다. "항시 치료를 요하는 중증환자"라는 추상적인 세법 내용만 가지고는 어느 병이 장애인에 해당되는지 일반인은 도저히 알 수 없습니다. 그러나 1년의 대부분을 치료 받아야 하는 정신장애인은 사실상 항시 치료를 요하는 중증환자에 해당하는 경우가 많습니다.

본인이 세법상 장애인일 경우 장애인공제 200만 원을 받을 수 있고, 부양가족의 경우 나이에 상관없이 기본공제 150만 원을 받을 수 있습니다. 한국납세연맹이 든 예에 따르면 연봉 7500만 원의 근로자가 소득이 없는 58세 아버지의 장애인공제를 받는다면 올해 소득공제 때 350만 원(기본공제, 장애인공제)에 대한 환급액이 92만 원에 달합니다. 여기에 의료비 절세액까지 합치면 100만 원 이상을 더 돌려받을 수 있습니다.

장애인 증명서를 제출하면 세금공제를 추가로 받는다는 사실은 거의 모르고 있습니다. 잘 챙겨서 조금이라도 절세를 하는 것이 좋습니다.

중증환자 요건으로 세금공제를 받기 위한 방법을 알려주세요.

A 당연한 말이지만 환자가 본인의 부양가족이어야 합니다. 기본공제 100만 원, 장애인공제 200만 원, 연봉의 3%를 초과한 의료비를 한도 없이 공제받을 수 있습니다.

당연한 말이지만 환자가 본인의 부양가족이어야 합니다. 아울러 그 환자의 연소득이 100만 원 이하여야 합니다. 하지만 본인이 환자인 경우에는 소득과 무관합니다. 또한 항상 치료를 필요로 하여야 합니다. 그래야 병원에서 장애인증명서(부록 3 참조)를 발급해주겠죠? 그리고 가족 중 한 사람만 공제를 받을 수 있습니다. 만약 환자와의 관계가 부모자식이 아니라 형제자매(처남, 처제, 시동생 포함)라면 같은 집에서 생활해야 합니다.

사실 의사나 병원에서도 잘 모르는 경우가 많습니다. 만약 의사가 이러한 증명서에 생소해서 발급을 꺼린다면, 이는 단지 연말정산 시에만 사용하려는 것이라고 설명하는 것이 좋겠습니다. 진단서를 악용하는 환자들이 많기 때문에 잘 모르는 내용에 대해서 의사가 경계하는 것은 당연한 일입니다.

공제율은 상당히 높습니다. 기본공제 100만 원, 장애인 공제 200만 원, 연봉의 3%를 초과한 의료비를 한도 없이 공제받을 수 있습니다.

한국납세자 연맹에서 지난 5년간의 장애인 등록 관련 환급을 대행해주고 있습니다. 근로소득원천징수영수증과 장애인증명서, 의료비영수증

을 납세자 연맹으로 보내면 도와줄 것입니다. 미리 확인해보고 신청하도
록 합니다.

Q

간단한 상담만 일단 받고 싶습니다.
유의사항을 알려주세요.

A　간단한 상담을 받는다면, F코드가 아니라 Z코드로 청구해달라고 요청하는 것이 좋습니다. 한두 번의 상담을 받았는데, F코드가 붙을 경우 나중에 의료보험(사보험) 가입 시 불이익이 있을 수 있습니다.

많은 의료보험에서 정신장애 진단을 가지고 있으면 가입 자체를 막고 있습니다. 잘 모르고 가입한 경우에도 나중에 지급을 받으려고 하면 이러한 사실을 들어서 보험금 지급을 거부하고는 합니다. 최근 수년간 관련 법의 개정으로 보험 가입의 어려움은 점점 사라지고 있긴 합니다만 여전히 정신장애인의 보험 가입을 막는 경우도 없지 않습니다.

또한 간단한 상담을 받으려고 해도 F코드가 붙으면 나중에 보험가입 시 불이익을 받을 수 있습니다. 따라서 상담 시에 Z코드로 해달라고 요청하는 것이 좋습니다. 이는 건강보험 청구 시 환자의 진단명을 나타내는 코드인데 Z코드 상의 Z71.9(상담)로 하면 됩니다. 그러나 면담 외에 투약이 필요한 경우는 도리 없이 F코드를 붙여야 합니다.

Q

의료비를 지원받을 수 있는 방법을 알려주세요.

A 국가에서 제공하는 긴급의료비지원제도를 활용할 수 있습니다. 또한 의료기관 자체적으로 운영하고 있는 자선기금이나, 외부의 독립된 지원프로그램을 이용할 수도 있습니다. 그 외 소아청소년 환자를 위한 지원프로그램, 무료 자선병원의 이용, 임상연구 참여, 학교 의료공제회 등을 이용할 수도 있겠습니다.

아래와 같은 다양한 방법이 있습니다. 하지만 현실적으로 크게 도움이 되지 않는 경우가 많습니다. 그래도 사정이 여의치 않다면, 일단 두드려 보는 것을 권유합니다.

의료기관 내부 자선기금

일단 의료기관 자체적으로 확보하고 있는 자선기금을 활용합니다. 기관 내부 절차에 의거하여 진행하지만 기금운용을 하지 않는 곳이 더 많습니다. 하지만 큰 병원에서는 자체적인 지원도 많기 때문에 알아보도록 합니다.

의료급여제도나 차상위 지원제도 활용

수급권자나 차상위 계층 등 저소득층의 경우, 해당 제도에 의거하여 진료비 지원을 받을 수 있는 방안을 모색할 수 있습니다. 이에 대해서는 책의 해당 부분에서 자세하게 설명했습니다.

412

긴급의료비 지원제도

긴급의료비지원사업이란 위기 상황(최근 6개월 이내에 발생한 중한 질병 또는 부상을 당한 경우)에 처한 자에게 일시적으로 신속하게 지원하는 것입니다. 거주지 관할 구청의 사회복지과, 복지지원과를 통해 신청하면 됩니다. 환자의 상태와 가족구성원의 소득, 재산, 주거형태 등을 조사하여 지원 여부를 결정합니다. 입원 전에 신청하는 것이 좋으나 입원 중이라도 신청할 수 있습니다. 그러나 지원 결정 전에 퇴원하거나 혹은 이미 납부한 의료비는 지원이 어렵습니다. 그리고 단 1회만 지원하는 것이 원칙입니다(1회 지원 후에도 위기상황이 계속 되는 경우에는 긴급지원심의위원회 심의를 거쳐 1회 가능). 추가지원은 별도의 심사를 거쳐야만 합니다.

이런 경우 10만 원에서 100만 원까지의 본인부담금은 면제, 200만 원까지는 5만 원, 300만 원까지는 10만 원만 내면 나머지를 지원해줍니다. 그러나 그 이상의 금액은 본인이 부담해야 합니다. 비급여 입원료 및 비급여 식대는 지원하지 않습니다. 규정이 자주 바뀌고 있는데, 악용하는 사람들로 인해서 관리가 강화되는 추세입니다.

1. 소득기준: 가구 내 소득이 기준 중위소득 75% 이하의 경우 신청(1인 기준 125만 4079원, 4인 기준 338만 9402원 이하)

2. 재산기준(금융 포함): 1억 3500만 원 이하(대도시 경우)

3. 금융기준: 500만 원 이하(주택청약저축과 보험 제외)

4. 제출서류: 재산과 소득 관련 서류(임대계약서, 급여명세서, 소득신고서 등), 금융정보제공동의서, 통장사본, 진단서, 입원확인서

5. 신청기관: 거주지(주소지) 구청 주민생활지원과 또는 동주민센터. 또는 보건복지콜센터 129로 전화해 신청.

응급대불금제도

이는 응급한 수준에만 이용할 수 있습니다. 응급수술이나 중환자실에 입원한 경우에 한하고 본인의 의사소통 수준이 거의 없을 정도여야 합니다. 응급진료비 미납확인서를 발급받아서 신청하면 최장 1년까지 분할하여 상환할 수 있습니다. 이자는 없습니다. 그러나 심각하게 생명이 위험한 환자만 이용할 수 있습니다.

각종 복지재단

추천서나 의뢰서를 작성하여 신청합니다. 그러나 이들 기관의 경우, 규모가 있는 사업에 대한 금액 지원이 많고 진료비 지원은 희귀 난치성 질환에 한정되어 있는 경우가 많습니다. 예를 들어 사회복지 공동모금회가 그렇습니다.(http: chest.or.kr)

언론매체 활용(KBS 사랑의 리퀘스트, ESB 나눔0700 등)

이 경우 개인적인 정보가 노출되기 때문에 최후의 수단이라고 할 수 있습니다. 정신장애인은 지원 순위에도 다소 밀리는 경향이나 신청해볼 수 있습니다.

소아청소년 환자 진단 및 치료비용의 국비지원

정신건강증진센터에서는 저소득층(국민기초생활수급대상자, 차상위계층 등) 가정의 아동청소년을 대상으로 센터당 600만 원 이내에서, 1인당 40만 원까지 확진을 위한 진단, 검사비용, 정신의료기관 외래치료 비용, 정신의료기관 및 상담기관 치료 및 개입프로그램 참여 비용을 지원하고 있습니다. 해당 행정구역의 정신건강증진센터에 문의하면 자세하게 알려줍니다.

초록우산 어린이재단

국내외에 여러 지원을 하고 있습니다. 저소득 가정의 어린이를 위한 의료비 지원도 하고 있으므로 참고하도록 합니다.(https://www.childfund.or.kr/main.do)

무료자선병원(요셉의원)

정신과 진료를 하는 무료 자선병원은 거의 없습니다. 그러나 예외가 있는데, 서울시 영등포구의 요셉의원은 오래전부터 무료 정신과 진료를 정기적으로 하고 있습니다. 다음 웹사이트를 참고하시기 바랍니다.(http://www.josephclinic.org/)

임상연구 참여

정신과에서 간혹 시행하는 신약 임상연구에 참여하는 방법이 있습니다. 이런 경우 약물을 무료로 제공하고 소정의 교통비도 지급합니다. 멀리서 택시를 타고 와도 될 정도로 교통비를 충분히 지급합니다. 그리고 필요한 검사를 무료로 제공받습니다. 하지만 충분히 안정성과 효과가 검증되지 않은 약물을 대상으로 한다는 것이 단점입니다.

학교 의료공제회

대학교에서는 학생건강공제회, 혹은 의료공제회라는 이름으로 학생을 위한 지원을 하고 있습니다. 10,000~20,000원 수준의 회비를 내면 한 학기 동안 여러 병원에서 받은 의료비 중에 본인부담금을 공제하거나 혹은 경감해줍니다. 지원 액수는 학교마다 다르지만 보통 20만 원(서울대)에서 많게는 100만 원(연세대)까지 지원해줍니다. 환자가 대학생이라면 적극적으로 이용하도록 합니다. 또한 학교에 설치된 보건소를 이용하는 방법이 있습니다. 서울대학교 보건진료소는 정신건강증진센터에서 매주 2회 정신건강의학과 전문의가 진료를 하고 있습니다. 그 외에도 부속보건소에서 간단한 상담을 제공하는 경우가 많습니다. 일부 대학교에서는 정신과 전문의를 고용하여, 상당한 수준의 정신과 상담과 진료 및 투약서비스까지 제공하고 있습니다.

실손의료보험

실손의료보험 혹은 실비보험이란 손해보험사나 생명보험사의 보장성 보험을 말하는데, 질병이나 상해로 입원, 통원시에 드는 비용을 보장해줍니다. 본인부담금을 입원비의 경우 10~20%, 통원비는 1~2만 원, 약제비는 8000원가량을 공제하고 지급해줍니다(정확한 액수나 조건은 보험사나 계약 조건에 따라서 다를 수 있습니다).

그러나 2015년까지는 정신장애가 보장 대상에서 제외되어 있어서, 정신장애인에게는 큰 도움이 되지 않았습니다. 하지만 금융감독원이 2016년 새로 실손의료보험 표준약관을 확정하면서, 일부 정신장애에 대한 보장성을 강화하였습니다. 해당하는 정신장애는 뇌손상, 뇌기능 이상에 의한 인격 및 행동장애 등(F04~09), 조현병이나 망상장애(F20~29), 기분장애(F30~39), 신체형장애나 스트레스성장애(F40~48), 소아 및 청소년기의 행동 및 정서장애(F90~98) 등입니다. 흔하게 입원하는 조현병, 양극성장애, 기질성 뇌손상이 포함되어 있을 뿐만 아니라, 외래 이용이 잦은 우울장애, 공황장애, 외상후 스트레스장애(PTSD), 그리고 소아청소년에게 흔한 주의력결핍과잉행동장애(ADHD), 틱장애 등을 포함하고 있습니다. 단 2016년 이후의 보험계약에만 적용되기 때문에, 기존 가입자는 혜택을 받지 못합니다.

산정특례가
무엇인가요?

A 건강보험환자를 대상으로 본인일부부담금 산정특례를 해주는 제도입니다. 이 제도를 이용하면 무시할 수 없는 의료비 절감 혜택을 볼 수 있습니다. 잘못된 편견으로 제도를 꺼리는 분이 많은데, 경제적인 이득이 적지 않으므로 가급적 등록하는 것을 권유합니다.

보건복지부 고시에 의한 본인일부부담금 산정특례에 대한 기준에 의하면 산정특례의 대상은 크게 다음과 같습니다.

첫째, 외래진료 시 산정특례

둘째, 가정간호 산정특례

셋째, 고가 특수의료장비 산정특례

넷째, 중증질환자 산정특례

다섯째, 희귀난치성질환자 산정특례

여섯째, 약국요양급여비용총액의 본인부담률 산정특례 등입니다.

이 중 정신과 환자에게 해당하는 것은 희귀난치성질환자 산정특례의 넷째 항목에 의한 경우, 외래 또는 입원 진료(질병군 입원진료 및 고가의료장비 사용 포함)시 요양급여 비용 총액의 100분의 10을 본인 일부 부담하는 경우입니다.

정신질환자가 해당상병(F20~29)으로 관련 진료를 받은 당일 외래 또는 입원 진료라고 명시되어 있습니다. 보통 등록날짜 기준으로 30일의 소급적용이 가능하고, 등록일로부터 5년간 유효합니다. 5년 후에도 계속 치료가 필요한 경우에는 재등록을 하면 계속 같은 혜택을 볼 수 있습니다. 간단히 말해서 일부 질환은 잘 낫지도 않고 병원비도 많이 들기 때문에 특별히 본인부담금을 줄여주는 제도입니다.

2018년 10월 이후 중증치매 산정특례 기준도 변경되었습니다. 중증치매(만65세 미만 조기 발병, 피크병 등)의 경우 산정특례 인정 시 다른 질병과 마찬가지로 5년간 지원을 받을 수 있습니다. 그 외 다양한 종류의 치매(알츠하이머병, 혈관성 치매 등)는 60일까지 혜택을 받을 수 있습니다(정신과, 신경과전문의 인정 시 60일 연장 가능). 뇌영상검사(MRI, CT), 신경심리검사(CERAD-K, SNSB, LICA) 및 치매평가(GDS, CDR, MMSE) 등으로 진단합니다. 일반인에게 어려운 내용입니다만, 대략 말해서 졸업한 고등학교의 이름을 기억하지 못하는 수준(GDS 5점)입니다. 아직 충분한 보장 수준은 아닙니다. 하지만 2017년 치매국가책임제 이후 점점 혜택이 늘어나고 있습니다. 자세한 내용은 주치의에게 문의하시면 안내받을 수 있습니다(http://치매국가책임제.nid.or.kr/).

정신과 영역에서는 F20~29에 해당하는 장애, 즉 조현병, 긴장증, 조현병 후 우울증, 조현 인격장애, 망상장애, 편집증, 급성정신증, 유발성 망상장애, 감응정신병, 조현정동장애 기타 정신증이 이에 해당합니다. 사실 우울장애나 양극성장애, 치매, 지적장애, 자폐장애 등도 심각한 난치성 정신장애이지만, 이러한 혜택을 받을 수 없습니다. 앞으로 공단의 재정 여건이 더 튼튼해져서, 더 많은 정신장애인이 이러한 혜택을 받을 수 있기를 바랍니다.

그런데 어떤 환자분이나 보호자분은 이러한 제도를 이용할 때, 거쳐야 하는 등록과정이 걱정된다고 하시고는 합니다. 이 제도를 이용하기 위해서는 건강보험 산정특례 신청서를 의료보험공단이나 혹은 요양기관, 즉 병원에 제출해야 합니다. 병원에 제출한 신청서는 병원에서 대신 제출해 줍니다. 신청서 양식은 부록 3을 참조하시면 됩니다.

대부분 이러한 신청서를 쓰는 과정에서 상당히 망설이고는 합니다. 신청서에 주민등록번호부터 진단명, 증상까지 다 나와 있으니, 나중에 정보가 새어나가서 취업에 불이익을 받지나 않을까 하는 우려를 보이고, 어떤 환자는 등록을 아예 포기하기도 합니다. 주로 아직 취업을 하지 않은 젊은 자녀를 둔 보호자 분이 가장 큰 걱정을 하는 것 같습니다. 그러나 신청서 뒷면을 보면 알 수 있겠지만, 해당 정보는 국민건강보험공단 및 기타 5개 기관 외에는 전달되지 않습니다. 그 기관은 다음과 같습니다.

1. 국민건강보험공단: 신청서를 받는 기관입니다.
2. 건강보험심사평가원: 보통 병원이나 의사의 의료급여 청구가 적정했는지 평가하는 기관입니다. 제도 자체가 요양급여 비용의 10%만 본인부담을 하도록 해주는 것이므로 건강보험심사평가원(이하 심평원)에 해당 자료가 들어가는 것은 당연합니다. 산정특례를 신청하지 않았어도, 사실 해당 진단명과 처방약물 등은 청구를 위해서 어차피 심평원에 전달될 수밖에 없습니다.
3. 요양기관: 치료받는 병원 혹은 의원을 말합니다. 치료받는 병원이나 담당의사가 이미 환자분의 진단명과 증상을 더 잘 알고 있으므로 전혀 문제가 되지 않을 것입니다.
4. 보건복지부: 보건복지부는 국가암사업이나 의료급여자 산정특례 연계를 위해서 개인정보를 이용합니다. 주로 암 환자에 대해서 역학연구나 통계자료를 구하기 위해서 자료를 확보합니다. 신청서에 보시면 암 환자의 진단에 대한 여러 가지 정보를 요구하는 것을 알 수 있습니다. 의료급여자 산정특례 연계란 의료급여 대상자의 부담률과

산정특례 환자의 부담률을 일치시키는 연구의 자료로 사용한다는 것
인데, 지금도 연구가 진행되고 있는지는 잘 모르겠습니다.

5. 지방자치단체: 의료급여 1종 취득과 관련한 업무를 위해서 정보를
   사용합니다. 따라서 의료급여를 신청하지 않는다면 걱정하실 필요가
   없습니다. 설령 의료급여 1종을 신청하더라도 어차피 근로능력평가
   진단서나 장애진단서 등 더 자세한 진단과 증상이 적힌 서류를 지방
   자치단체에 제출해야 하기 때문에 산정특례신청서는 큰 문제가 되지
   않을 것입니다.

6. 환경관리공단: 석면피해자 지원을 위해서 사용되므로, 정신장애인은
   해당이 없습니다.

따라서 건강보험 산정특례 등록신청서를 통해서 중요한 개인정보가
빠져나가거나 혹은 취업에 불이익을 받는 일은 없습니다. 물론 이렇게 설
명을 드려도, '혹시 모르는 것 아니냐?'라고 하면서 등록을 거부하시는 경
우도 있습니다.

개인정보 유출 사건이 심심치 않게 일어나고 있기 때문에, '비록 제도
적으로 정보가 다른 곳에 쓰이지 않는다고 하더라도 몰래 유출될 수 있는
것이 아닐까' 하고 걱정을 하시면 사실 할 말이 없습니다. 그러나 면접에
서 정신장애로 치료받은 적이 있는 지원자를 일부러 탈락시키기 위한 목
적으로 회사에서 몰래 국가정보망을 해킹하거나 공단의 서류를 몰래 훔
쳐서 산정특례 신청자료를 얻으려고 한다면 정말 괴상한 회사일 것입니
다. 그렇게 위험천만한 범죄를 해서 알 수 있는 것이라고는 고작 진단명
과 간단하게 두세 단어로 적힌 증상뿐입니다. 정말 1억 분의 1이라도 그
런 짓을 하는 회사가 있다면, 차라리 그런 회사는 가지 않는 것이 좋겠습
니다. 걱정하지 않으셔도 됩니다.

장애인 건강 주치의제도,
장애인 건강검진기관 지정제도가 무엇인가요?

A 2018년부터는 장애인들이 국가 건강검진을 보다 쉽게 이용할 수 있도록 국가 검진기관을 대상으로 '장애인 건강검진기관'을 지정, 운영합니다.

장애인 건강 주치의는 1~3급 중증장애인을 대상으로 거주지역 또는 이용하던 병원 의사를 주치의로 선택해 만성질환 또는 장애 관련 건강상태 등을 지속적이고 포괄적으로 관리받도록 한 제도입니다. 주로 장애 특성에 따른 주 장애관리 및 만성질환 등 일반건강관리, 일상적 질환의 예방 및 관리, 전문적 의료서비스 이용의 연계·조정 등의 서비스를 제공하게 됩니다.

일반건강관리의사와 주장애관리의사로 나뉘어, 장애인은 필요에 따라 원하는 유형의 주치의를 선택할 수 있습니다. 시범 사업을 마친 후, 곧 본격적으로 시행될 예정입니다. 아직 정신장애는 아직 포함하지 않고 있습니다만, 사업이 본격화되면 당연히 정신장애도 포함되어야 한다고 생각합니다.

또한 장애인의 검진 수검률 제고를 위해 장애인 편의시설, 검진장비, 보조인력 등을 갖추고 장애인을 위한 지원서비스를 제공하는 의료기관을 장애인검진기관으로 지정할 예정입니다. 이는 신체장애에 주로 해당하는 내용입니다만, 장애인의 의사소통과 이동편의를 지원하기 위한 보조인력 1명 이상을 두고, 주차구역, 출입구, 내부이동경로, 접수대, 화장실 등에 장애인을 위한 편의시설을 설치하게 됩니다. 또한 검진 안내 보조 동행서비스 제공, 청각 장애인 또는 발달장애인을 위한 서면안내문 비치, 시각 장애인을 위한 청각안내시스템 설치 등이 이루어집니다.

이와 더불어 장애인 재활의료기관 지정이나 장애인보건의료센터 등도 설립됩니다.

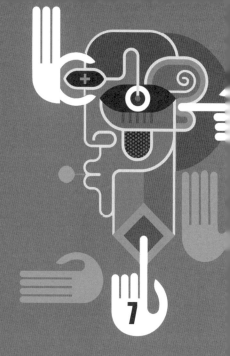

7

여성 환자의
임신과 출산

가임기 여성이 만성질환(정신과 질환, 류머티즘관절염, 뇌전증, 고혈압, 심장병, 천식, 당뇨병, 갑상선질환, 건선, 결핵 등)이 있으면 질병 자체뿐만 아니라 사용되는 약물들로 인한 기형유발성을 우려하여 임신을 주저하게 됩니다. 또한 이런 만성질환이 있는 경우 이를 치료하는 의료인들도 임신을 쉽게 권유하지 못하며 임신을 지연시키고 있습니다.

물론 이들 질환은 임신에 영향을 주어 기형아, 조산, 저체중아, 지능저하와 관련될 수 있습니다. 또한 노출되는 약물들도 일부는 기형아, 지능저하와 관련될 수 있습니다. 그러나 임신 전부터 이들 질환에 적합하고 태아에 안전한 약물을 선택하고 임신 중 이들 질환을 잘 관리할 수 있다면 건강한 아이를 출산할 수 있습니다. 비록 정신장애를 앓고 오랫동안 고생했지만, 이를 잘 극복하고 훌륭한 가정을 이루어 아기를 키운다면 가장 이상적인 치료 결과라고 할 수 있을 것입니다.

이번 장에서는 여성 환자의 임신과 출산에 대해서 현실적인 부분을 다루어 보겠습니다.

Q

임신 전에는 어떤 관리를
해야 하나요?

A 미리 주치의와 상담하여 태아에게 안전한 대체 약물로 바꾸거나 최소 용량으로 조절하는 지혜가 필요합니다. 무엇보다도 중요한 것은 계획되지 않은 임신을 막는 것입니다.

임신 중에도 질병의 경과에 따라 약물을 복용해야 할 때가 있기 때문에 임신 전에 미리 주치의와 상담하여 태아에게 안전한 대체 약물로 바꾸거나 최소 용량으로 조절하는 지혜가 필요합니다.

모든 임신의 50%가량이 비계획적 임신이며 정신질환을 앓는 여성에서는 이보다 더 높습니다. 계획되지 않은 임신일 경우 임신 초기부터 약물에 불가피하게 노출되는데 대부분 기형과 상관없음에도 심한 불안감에 결국 임신중절을 선택하는 경우가 많습니다. 따라서 무엇보다도 중요한 것은 계획되지 않은 임신을 막는 것입니다.

다음의 사항을 꼭 기억해야 합니다.

1. 정확하고 안전한 피임 방법에 대해 교육을 받습니다.
2. 월경 일이 지났을 때는 늘 임신 가능성을 염두에 두고 가능한 빨리 의사와 상의해야 합니다.
3. 임신을 계획 중이라면, 주치의와 반드시 상의하여 태아에게 안전한 약물치료 계획을 세웁니다.

Q

임신 중에는
약을 모두 끊어야 하나요?

A 임신 중에 반드시 모든 약물을 끊어야 하는 것은 아닙니다. 임신 주수와 약물의 종류, 그리고 정신과 신체적 상태에 따라서 종합적으로 이득과 손해를 가늠하여 결정해야 합니다.

임신 중 약물 사용이 무조건 해로운 것만은 아닙니다. 임신 중에 가능하면 약물 사용을 제한하고, 불필요한 약물을 복용하지 않는 것이 원칙이긴 하지만, 오히려 임산부와 태아의 건강을 위해 반드시 필요한 약물도 있습니다. 임신 중이라 하더라도 약물이 필요한 경우는 적절한 투약과 복용으로 최선의 결과를 얻을 수 있다는 사실을 이해해야 합니다.

Q

임신 중 정신과 약물을 유지해야 하는 경우가 있나요?

A 정신증상이 악화되거나 재발될 가능성이 높은 경우, 산모나 태아에게 위험할 행동을 할 가능성이 높은 경우, 산전 검사나 관리를 잘 받을 가능성이 낮은 경우에는 정신과 약물을 유지하는 것이 바람직합니다.

정신질환이 악화, 재발될 가능성이 높은 경우에는 약물을 유지하는 것이 필요할 수 있습니다. 정신증상이 악화되면 이로 인해 적절한 체중관리, 영양섭취의 어려움이 발생하고는 합니다. 또한 흡연이나 음주와 같은 태아에게 부정적인 영향을 미칠 수 있는 행동을 더 많이 하게 됩니다. 그리고 규칙적인 산부인과 방문이나 검사를 소홀히 하게 됩니다. 이러한 문제로 인해서, 약을 꾸준히 복용하는 것이 더 나은 경우가 많습니다.

약물을 끊으면 일부 환자의 경우 임신과 출산, 태아에 대한 망상이 생겨나 산모나 태아에게 모두 위험한 행동을 하기도 합니다. 임신을 하지 않았다고 믿고 위험한 행동을 하고(자해, 자살, 태아 위해 등), 출산 시기가 되지 않았는데 병원에 가서 아이를 낳겠다고 하기도 합니다. 아예 산부인과 진료 자체를 거부하기도 합니다.

적절한 산전 관리를 받지 않을 경우, 발생할 수 있는 문제들
1. 주산기 합병증
2. 저체중아나 미숙아의 출산

3. 자해나 타해의 위험

4. 모아 상호작용과 영아의 사회, 정서적 기능의 손상

5. 유소아기의 신경행동학적 이상

임신 중 적절한 약물치료를 받지 않아 생기게 되는 문제들이 이렇게 심각하기 때문에 무작정 약물치료를 하지 않는 것이 최선은 아닙니다.

또한 임신과 동시에 무조건적으로 약물 사용을 중단했다가 재발을 경험한 후에 불가피하게 약물치료를 재개하게 되는 사례가 흔히 발생하게 됩니다. 이런 경우 오히려 종전보다 약물의 용량이 늘어나게 되어 정신질환으로 인한 위해와 약물로 인한 위험성이 모두 증가하는 최악의 결과를 가져올 수 있습니다.

실제 환자가 약물 복용을 중단했을 때 증상 재발의 가능성이 있거나 이러한 과거력이 있다면 임신 중에 약물을 지속하는 것이 권장됩니다.

- 보통 임신 첫 4~10주는 약물을 일시적으로 중단하고 자주 병원에 다니면서 밀착 관찰을 하거나 필요한 최소한의 용량만을 사용합니다(산부인과 검사 병행).
- 임신 10주 이후부터는 비교적 안전하게 필요한 최소한의 용량을 사용하면서 관찰을 하게 됩니다.
- 출산 예정일 2주 전부터는 신생아의 약물 금단 증상 발생 가능성이 높아지기 때문에 대개는 약물 복용을 일시적으로 중단하고 병원에 입원을 하여 각종 검사와 분만 준비를 합니다.

임신 중 정신과 약물을 사용하면
태아에게 어떤 영향을 미칠 수 있나요?

A 이는 크게 세 시기로 구분할 수 있습니다. 그중에서 처음으로 임신 사실을 알게 되는 약 4주경부터, 10주 사이가 가장 중요한 시기입니다. 이 시기에는 가급적 약물을 끊거나 줄여서 복용하는 것이 필요합니다. 하지만 안전성이 확보되지 않은 약물이나 술 같은 물질은 시기와 무관하게 무조건 피해야 합니다. 약물학적인 관점에서만 본다면 임신 4~10주는 약물을 중단하는 것이 가장 좋습니다. 하지만 약물 중단이 태아와 산모에게 주는 위험성도 심각하므로 약물 복용으로 인한 이득과 손실을 가족, 주치의와 신중하게 따져보고 결정해야 합니다.

임신 중 약물이 태아에게 미치는 영향은 임신 시기별로 다릅니다.

- 착상 전기(임신 5주 이전까지)

  정자와 난자가 만나서 수정되어 1개의 세포를 형성해 계속 분열하면서 자궁 내에 착상하는 시기입니다. 이때 약물이나 방사선에 노출되어 수정체가 크게 손상을 입으면 유산이 될 수도 있지만, 세포들의 손상이 유산될 정도가 아니라면 완전히 회복되어 정상적으로 성장할 수 있습니다. 이를 우리말로 "모 아니면 도" 시기(all or none period)라 할 수 있습니다.

• 기관 형성기(임신 5주에서 10주까지)

체내 각 기관이 형성되는 시기이며 배아기라고도 합니다. 이 시기는 각 기관이 형성되는 때이므로 세포분열이 왕성하게 일어나 결과적으로 기형유발 약물이나 알코올, 방사선 등 외부의 유해물질에 가장 민감한 시기입니다. 따라서 이 시기에는 태아에 안정성이 확립되어 있지 않은 약물의 복용을 삼가야 하며, 만성질환이 환자의 생명을 위태롭게 하지 않는다면 이 시기에 약물 사용을 최소화함으로써 태아에 미치는 영향을 최소화할 수 있습니다. 하지만 이 시기에 고열이 있는 경우 타이레놀과 같은 안전한 해열제로 열을 떨어뜨리는 것이 신경관 결손증 같은 기형을 줄일 수 있는 것으로 알려져 있습니다.

• 태아기(임신 10주부터 출산까지)

이미 형성된 기관이 성장하고 발달하게 되는 시기입니다. 이 시기에 기형유발 물질에 노출된 경우에는 구조적인 기형보다는 성장 및 기능에 영향을 미쳐 정신지체나 행동장애를 일으킬 수 있습니다. 또한 외부 생식기는 이때 형성되고 발달을 하므로 이 시기에 여아가 남성 호르몬에 노출되면 성기의 모양이 변하여 남성화될 수 있습니다. 태아의 신경계는 임신 전 기간을 통틀어 계속 발달하므로 이 시기에 알코올에 의해 중추 신경계가 손상되면 정신박약을 일으킬 수 있습니다. 알코올은 정신박약의 가장 흔한 원인으로 알려져 있으므로, 임신 중에 알코올은 시기와 상관없이 절대적으로 삼가야 합니다.

기형유발 약물에 대해서 알려주세요.

A 다양한 종류의 기형유발 물질 혹은 약물이 있습니다. 그러나 일부 예외적으로 강력한 기형유발 물질을 제외하고는 잠시 노출된 정도로는 큰 문제가 되지 않는 경우도 많습니다.

기형유발 약물이란 영구적으로 태아의 형태나 기능에 변형을 일으키는 약물을 말합니다. 현재까지 확실하게 알려진 기형유발 약물은 약 20가지에 불과합니다. 이들은 임신 특정 시기에 노출되었을 때 특징적 기형을 유발할 수 있습니다. 이 약물들이 비록 기형을 유발한다고 하나 임신 시기와 노출 용량에 따라 기형 발생 정도나 여부가 달라지므로, 전문가와의 주의 깊은 상담이 필요합니다. 그 외에도 기형을 유발할 가능성이 높은 다양한 물질과 약물이 있습니다.

- 기형유발 물질로 알려진 물질: 알코올, 안지오텐신전환효소억제제, 안지오텐신전환효소차단제, 아미노프테린, 안드로겐, 벡사로텐, 보센탄, 카바마제핀, 클로람페니콜, 클로르바이페닐, 코카인, 코르티코스테로이드, 시클로포스파마이드, 다나졸, 디에틸스텔베스테롤, 이파비렌즈, 에트레티네이트, 이소트레티노인, 레프루노미드, 리튬, 메틸수은, 메토트렉세이트, 미소프로스톨, 파록세틴, 페노바비탈, 페니토인, 아이오다인, 리바비린, 스트렙토마이신, 타목시펜, 테트라사이

클린, 탈리도마이드, 담배, 톨루엔, 트레티노인, 발프로익산, 와파린

- 정신과 약물 중에서 기형유발 물질로 잘 알려진 물질: 카바마제핀, 리튬, 파록세틴, 페노바비탈, 페니토인, 발프로익산 등

이 약물들은 대부분 혈압약, 항암제, 항전간제, 여드름 치료제 등으로 일부 질환에 사용되는 약물입니다. 하지만 대부분의 약물은 임신 중에 노출되었을 때 기형 발생의 기본 위험률의 범위를 넘지 않습니다. 특히 임신 제 1삼분기를 지나서는 항암제를 사용하는 경우라도 태아기형 발생 기본 위험률을 벗어나지 않습니다. 실제로 약물에 의한 기형 발생률은 전체 원인 중 1% 정도에 불과한 것으로 알려져 있습니다.

일부 연구에 의하면, 한국에서 임신 사실을 모르고 약물에 노출된 임산부 중 약 7%가 임신중절을 선택했다고 합니다. 그런데 임신중절을 선택하지 않은 임산부 중 나중에 기형이 발생한 비율은 3.7%에 불과하였습니다. 이는 기본 위험률 1~3%와 통계적으로 큰 차이를 보이지 않는 수치입니다. 즉 상당수의 임신부들이 불안을 견디지 못해서 임신중절을 선택했지만, 결과적으로 불필요한 임신중절을 했을 가능성이 높다는 의미입니다.

Q

임신 기간 중 정신장애는
어떤 경과를 보이나요?

A 과거에는 임신 자체가 정신장애를 보호해주는 효과가 있다고 믿은 적이 있었습니다. 임신기간 중에는 정신장애가 거의 재발하지 않는다고 생각한 것입니다. 하지만 실제로는 임신기간 중 상당수의 환자들이 재발을 경험합니다. 물론 이는 임신 중, 가족의 배려나 지지 정도, 약물 유지 여부, 신체적 상태나 사회경제적 여건 등에 따라서 달라집니다. 남편이나 다른 가족이 평소보다 잘 챙겨주면서 관심을 보이고, 미래에 대한 희망도 가지게 되면서 전보다 더 잘 지내는 경우도 드물지 않습니다.

정신장애의 종류에 따라서 약간 다릅니다. 우울장애와 양극성장애, 조현병으로 나누어 설명하겠습니다.

- 우울장애
  임신 여성의 14~23%가 우울증을 경험하고, 미국에서는 약 13%의 여성이 임신 기간 중에 항우울제를 복용한 경험이 있습니다. 우울증의 과거력이 있는 여성의 약 반수에서는 임신 기간 중 재발을 경험합니다.
  ✓ 임신 중 우울증 환자의 재발률: 약물 유지군보다 약물 중단군이 약 2배~5배가량 높습니다.

따라서 필요한 경우, 임신 중에도 항우울제를 복용하는 것이 필요할 수 있습니다. 세로토닌 재흡수 차단제나 삼환계 항우울제 같은 대표적인 항우울제들은 수많은 연구를 통해 임신 기간 중 비교적 안전하게 사용할 수 있는 약물로 입증이 되었습니다(파록세틴 제외).

하지만 많은 임산부들은 작은 위험성도 회피하고 싶기 때문에, 항우울제를 모두 중단하고는 합니다. 경구약물 외에도 광치료나, TMS, 다양한 인지치료나 정신치료 등 대안적인 치료방법이 있기 때문에, 상당수의 우울장애 환자들은 재발 없이 건강하게 임신기간을 보내기도 합니다.

• 양극성장애

해당 장애를 가진 여성의 반 수 이상이 임신 기간 중 재발을 경험합니다. 심지어 임신 기간 중 약물을 유지하더라도 재발률은 상당한 것으로 보입니다.

√ 약물 중단 시 재발률 67%(~85%) VS 약물 유지 시 재발률 35%

게다가 임신기간 중 양극성장애의 재발은 산욕기 재발의 주요 예측인자입니다. 즉 아이를 낳고 바로 재발을 하기도 한다는 것입니다. 따라서 임신 기간 중에 약물을 유지하게 되거나, 중단했다가도 증상이 재발하여 임신 기간 중에 다시 써야하는 경우가 많습니다.

양극성장애에 사용하는 약물 중 발프로에이트(올필, 데파킨, 데파코트)는 기형 발생 위험률이 4~12%에 이릅니다. 다른 기분안정제도 기형을 유발할 가능성이 낮지 않습니다. 따라서 임신 계획이 있다면 반드시 주치의와 미리 상의하여 이러한 약물을 중단하고 안전한 약물로 교체해야 합니다.

특히 임신 전, 임신 기간 중 고용량의 엽산을 복용하는 것이 기형아 출산을 예방한다는 연구 결과가 많이 보고되고 있습니다. 가급적 임신 전부터 충분한 용량의 엽산을 복용하는 것이 좋습니다.

• 조현병

임신 자체가 경과에 미치는 영향은 규명된 바 없으나 임신 기
간 보다는 산욕기에 증상의 악화를 경험하는 비율이 높습니다(약
10~40%). 병의 경과상 약물을 중단했을 때 재발의 위험성이 높고,
재발을 했을 때 산전관리가 잘 되지 않고, 임신 유지 자체가 어려울
정도로 심각한 결과가 올 수 있기 때문에 임신 초기를 제외하고는
대체로 항정신병 약물을 사용하게 됩니다.

흔히 사용하는 항정신병 약물이 기형 발생에 미치는 효과에 대해서는
많은 연구가 이루어지지 않았으나, 지금까지 나온 결과를 바탕으로 볼 때
비교적 안전하다고 할 수 있습니다. 하지만 임신 4~10주 사이에는 가능
한 낮은 용량을 사용하도록 권장하고 있습니다. 또한 출산 예정일 2주 전
부터는 일시적으로 중단하기도 합니다.

Q

엽산을
꼭 먹어야 하나요?

A 구미 선진국에서는 임신 전 엽산 복용이 보편화되어 있습니다. 수용성 비타민의 하나로, 해는 없고 잠재적인 이득은 크기 때문에 특별한 이유가 없다면 반드시 복용하는 것이 필요합니다.

미국과 캐나다에서는 임신 전부터 엽산를 복용하는 것이 보편화되어 있습니다.

대부분의 여성이 임신을 확인하기 위해서 병원에 처음 방문하는 것이 임신 6~7주경인데, 이때는 이미 가장 흔하면서도 치명적인 무뇌아와 척추이분증 등 신경관 결손증이 발생하는 시기이며, 엽산은 이러한 기형을 예방할 수 있습니다(최고 85%의 예방효과). 특히 조울증에서 많이 사용하는 약물들은 이러한 신경관 결손증의 발생 위험을 높인다고 되어 있어, 일반여성들보다 그 필요성이 큽니다.

임신을 계획하고 있다면, 미리미리 엽산을 처방받아서 복용하는 것이 필요합니다. 우리나라 여성들은 임신 중에 철분제제를 복용하는 경우가 많은데, 엽산도 꼭 잊지 않도록 합니다.

- 엽산 복용량
- ✓ 기형아를 출산한 적이 없거나 가족력이 없는 모든 예비 임산부, 기임산부 및 수유부: 400μg

✓ 체질량지수가 30kg/m² 이상의 비만한 예비 임산부 및 임산부: 1mg(1000㎍)

✓ 무뇌아, 심장기형아, 척추이분증 등 신경관 결손증 아이를 낳았던 경우, 당뇨병이 있는 여성, 뇌전증 등 경련성 질환으로 항경련제를 복용하는 여성, 메토트렉세이트 계열의 항암제를 복용하는 여성, 엽산을 체내에서 과다 대사시키는 약물을 복용 중인 여성: 4mg(4000㎍)

Q

임신 중 약물에 대해서
보다 자세한 정보를 알고 싶어요.

A 주산기 정신의학에 경험이 많은 의사가 아니라면, 다양한 정신과 약물의 임신 중 위험성에 대해서 늘 자세하게 알고 있는 것은 아닙니다. 산부인과 의사도 정신과 약물의 위험성에 대해서 소상하게 알고 있지는 못한 경우가 많습니다. 또한 매번 의사를 찾아가서 문의를 하기도 어려운 일입니다. 몇 가지 유용한 사이트에서 필요한 정보를 얻을 수 있습니다.

다음과 같은 사이트를 참고할 수 있습니다.

식품의약품안정평가원: www.nifds.go.kr
식약청 온라인 복약정보방: medication.kfda.go.kr
한국 마더리스크프로그램: www. motherisk.or.kr
한국마더세이프 전문상담센터: http://www.mothersafe.or.kr/

Q

출산 후 관리 방법(수유)에
대해서 알려주세요.

A 적지 않은 산모들이 출산 후에 우울증이나 불안증을 호소합니다. 전보다 더 악화되는 경우도 적지 않습니다. 또한 수유를 하지 못하는 경우가 많기 때문에, 이에 대한 준비도 필요합니다.

출산 후 호르몬의 변화, 환경 변화, 수면 부족, 육아 스트레스 등으로 불안정한 심리상태를 경험하는 일이 흔합니다. 심각한 경우 산후 우울증, 산후 정신증으로 발전하기도 하고, 기존 정신질환이 악화되는 경우도 드물지 않습니다.

수유모에게 약물 요법이 필요한 경우 고려할 사항
1. 반감기가 긴 약물 선택은 피합니다.
2. 약 먹는 시간을 정하여 모유 내 최소한의 약물 농도가 존재하는 시기에 수유를 합니다(수유 후 곧바로 약을 복용하는 등의 방법).
3. 수유하는 아기에게 나타나는 이상 증상과 증세를 잘 살핍니다.
4. 모유 내 최소한의 농도로 유지되는 약물의 선택이 중요합니다.

그러나 최근에는 분유의 질이 상당히 우수하기 때문에, 정신과 약물을 유지해야 하는 경우에는 대개 모유 수유는 중단하는 추세입니다.

Q

정신장애는
유전되는 것이 아닌가요?

A 정신장애의 경우 이러한 가족적인 경향이 유전적 요소 때문에 일어나는지, 아니면 그 가족의 상호관계나 이들이 공유하는 환경적인 요소 때문인지를 구분하기란 쉽지 않습니다. 올바른 유전 상담이 이루어지기 위해서는 환자의 병에 대한 정확한 진단이 최우선으로 선행되어야 합니다. 그리고 환자뿐 아니라 가족 전반에 대한 정확한 진단과 정보수집이 필요합니다.

결론부터 말하자면 정신장애는 유전병이 아닙니다. 하지만 가족성이 있는 것도 사실입니다. 이는 일반인이 이해하기는 좀 어려운 개념입니다. 보통 유전병이라고 하면 피할 수 없는 질병이고 치료법도 없으며 자식은 100% 병에 걸린다는 식으로 생각하기 쉽습니다. 하지만 대부분의 정신장애는 그러한 유전병이 아닙니다. 그렇다면 가족성이 있다는 말은 무엇일까요? 지금까지의 연구에 의하면 특정한 정신장애에 잘 걸리는 가족이 있는 것 같습니다.

이에 대해서는 가족들이 공유하는 특징으로 설명하는 것이 좋습니다. 예를 들어 피부가 하얀 집안이 있을 수 있습니다. 모든 가족이 다 하얀 것은 아니지만, 다른 집안보다는 단연 피부가 하얀 사람이 많습니다. 그러므로 집안에 미인도 많고 외모도 좋은 편입니다. 하지만 가족들의 피부가 약한 편이고 햇볕에 쉽게 타는 편입니다. 그렇게 때문에 피부암 환자도 다른 집안에 비해서 많이 생기는 경향입니다. 그렇다고 해서 이 집안에 피부암 환자가 많은 것이 피부암이 유전이라서 그러는 것은 아닙니다. 평소에 피부 관리를 잘하고 선크림을 잘 발라주면, 피부가 검은 편인 가족과 마찬가지로 암에 걸리지 않고 잘살 수 있습니다.

조현병도 마찬가지입니다. 조현병 환자들의 가족 중에 일부는 천재성을 가지고 있는 경우가 많습니다. 알베르트 아인슈타인의 둘째 아들은 조현병이었습니다. 뷰티풀 마인드라는 영화의 실제 주인공인 존 내쉬는 노벨 경제학상을 받았고 리처드 다드라는 유명한 영국 시인도 조현병을 앓고 있었습니다. 양극성장애는 더욱 그러한 경향이 두드러집니다. 어니스트 헤밍웨이, 윌리엄 제임스, 빈센트 반 고흐는 모두 양극성장애를 앓고 있었습니다. 정신분석학의 아버지인 지그문트 프로이트와 발명왕 에디슨은 약물중독이었고 진화론의 아버지 찰스 다윈과 천재 감독 우디 앨런은 모두 불안장애를 앓고 있었습니다. 피부가 하얀 집안에 피부암도 많은 것처럼, 천재성의 다른 일면이 정신장애일까요? 이에 대해서는 아직 확실하지 않습니다. 하지만 지금까지의 연구 결과에 의하면 둘 사이의 밀접한 관련성이 있는 것 같습니다. 사실 값비싼 스포츠카는 속도도 빠르고 성능도 대단히 우수하지만, 보통 승용차에 비해서 고장도 많이 나고 자주 수리를 받아야 합니다.

아래에 몇 가지 주요 정신장애의 유전성에 대해서 설명하였습니다.

조현병

환자의 가족에서 조현병의 빈도가 일반 인구에서보다 의미 있게 높았고, 연구에 따라서 그 수치에는 차이를 보였습니다. 조현병 환자의 친족에는 정상인의 친족에 비해 조현병이 의미 있게 많으며, 친족 중에서도 환자와 혈연관계가 가까울수록 이 병에 걸릴 확률이 더 높았습니다.

일란성 쌍둥이에서 발병 일치율이 높게 나왔습니다(50% 이상). 동일한 유전자를 받고 태어난 일란성쌍둥이 간의 일치율이 100%에 미치지 못하는 것은 유전 외에 다른 요인도 존재함을 의미하지만, 일란성과 이란성 사이에 일치율 차이가 큰 것은 유전의 영향이 상당히 있다는 뜻이 됩니다.

입양 연구에서도 비슷한 결과를 보였습니다. 어린 시절에 다른 집에 양자로 간 조현병 환자의 가계를 조사하였을 때, 이들과 떨어져 산 환자의 친부모 형제 및 혈연친족은 일반 인구보다 의미 있게 높은 조현병 발병률을 보였습니다. 그러나 환자를 양육한 양부모 형제 및 이들의 친척에게는 조현병의 발병률이 일반 인구에 비해 높지 않았습니다.

이와 같은 결과들을 검토해 볼 때 조현병의 원인으로 유전적 요인이 어느 정도 관여할 것으로 추정되나, 실제 전체 조현병 환자를 놓고 보았을 때 환자의 약 80%는 부모나 형제에서 조현병을 발견할 수 없습니다. 또한 동일한 유전자를 가지고 태어난 일란성쌍둥이에서도 이 병이 100% 일치하지 않는다는 것은 유전 외적인 요인의 중요성을 시사합니다.

정동장애

양극성장애와 주요 우울증은 모두 어느 정도 가족적인 경향을 띠는 것으로 알려져 왔습니다. 가계 연구결과를 보면, 양극성장애가 주요 우울증 쪽보다 좀 더 높은 가족적 경향을 보였습니다. 입양 연구를 보면, 정동장애 환자의 친부모에게서 정동장애 발생률은 이들의 양부모나 일반 인구에 비해 의미 있게 높았습니다. 쌍둥이형제 연구에서도 양극성장애에 있어서 일란성쌍둥이 간의 발병 일치율은 60% 내외이고, 이란성쌍둥이 간의 일치율은 20% 내외로 나왔습니다.

물론 환자가계에서 일반에 비해 발병률이 높은 이유는 생후 환경의 영향 때문일 수도 있으므로, 이것이 단적으로 유전의 영향이라고 말하기는 곤란합니다. 정동장애에서도 정신분열병에서와 마찬가지로 이 질환에 잘 맞는 유전방식이 어떠한 것인지, 가족적인 경향이 정확히 어느 정도인지, 유전적 요소 외에 다른 어떤 요소들이 발병에 관여되는지에 대해서는 아직 정확히 알지 못하는 실정입니다.

Q

정신장애는 너무 천재라서
걸리는 것인가요?

A 정신장애에서 보이는 증상의 일부는 마치 천재적 능력과 비슷한 양상으로 나타나기도 합니다. 너무 똑똑해서, 혹은 너무 공부를 많이 해서 정신장애가 발병했다고 생각하는 사람들이 많습니다. 그러나 그보다는 정신장애인, 일반인, 천재들의 차이가 사실 별로 크지 않으며, 공유하는 인지적 특징이 훨씬 많다는 정도로 이해하면 좋을 것 같습니다.

정신장애와 천재성이 많은 관련이 있다는 연구가 있지만 그렇다고 천재들이 정신장애에 더 잘 걸리는 것은 아닙니다. 굳이 말하자면 정신장애를 앓는 사람들도 보통 사람만큼이나 천재적인 업적을 남길 수 있다고 하는 것이 좋겠습니다.

물론 양극성장애 환자들의 평균 지능이 일반인보다 높으며, 일부 자폐아들은 계산이나 기억력에서 컴퓨터 수준의 놀라운 능력을 보여주기도 합니다. 또한 조현병의 일부 증상이 카리스마적인 천재성과 관련이 있다는 발표들이 있습니다.

플라톤이 쓴 『알키비아데스』라는 책을 보면 소크라테스가 다음과 같은 말을 했다고 전합니다.

"하늘의 열성이 어린 시절 이후로 나를 떠나지 않는 경이로운 재능을 나에게 주었다. 어떤 목소리가 있는데, 그 목소리가 들릴 때면 나는 바로 그것 때문에 내가 하려고 하는 일로부터 벗어난 뒤 결코 그 일에 매달리지 못한다."

이것이 조현병 환자가 주로 호소하는 환청을 의미하는지는 확실하지 않습니다. 렐뤼라는 사람은 자신의 책에서 소크라테스가 '항상 사계절 동안 같은 옷을 입고, 맨발로 얼음 위를 걸으며 태양빛으로 뜨거워진 땅 위를 걸으며, 흔히 혼자서 이유 없이 그리고 변덕스럽게 춤을 추고 깡충거리고는 했다'고 전합니다.

한편 아리스토텔레스는 다음과 같은 말을 남겼습니다.

"어떤 이유로 인해서 철학과 정치학 및 시나 예술과 관련하여 예외적 인물이었던 모든 사람들은 눈에 띄게 우울하고 그중 어떤 이들은 흑담즙으로 인한 고통에 사로잡힐 정도가 된단 말인가?"

사실 일반인 중에 양극성장애의 진단을 받는 경우는 전체 인구의 1% 정도에 지나지 않으나, 예술가와 작가의 경우는 38%에 달합니다. 또 다른 연구에 의하면 예술가나 음악가의 경우 30%에 달하는 정신병의 과거력이 있었습니다. 이들이 성인이 되었을 때 이러한 비율의 차이는 더욱 심화되었고, 심각한 정신병을 경험하는 창조적인 천재들의 비율은 60%가 훨씬 넘는 것으로 보입니다.

그러나 정신증상이 천재성의 증거가 된다거나 혹은 환자의 기괴한 행동과 문제를 정당화할 수는 없습니다. 아울러 실제로 많은 정신과 환자들은 천재라기보다는 오히려 다소 둔하고 지적인 능력이 떨어져 보이기도 합니다. 광기를 보인 수많은 역사 속의 천재들은 정신증상 '덕분'에 천재가 된 것이 아니라 정신증상에도 '불구'하고 천재성을 보였다고 하는 것이 좋겠습니다.

Q

부모의 양육이
정신장애의 원인인가요?

A 아주 극단적으로 병적인 양육환경이라면, 정신장애의 원인이 되지 않는다고
하기는 어렵습니다. 그러나 일반적인 가정에서 일시적인 어려움이나 가정불화가
있었다고 해서 심각한 정신장애가 발생하지는 않습니다. 너무 지나친 죄책감을
가지는 것은 바람직하지 않습니다.

 부모의 양육방법의 문제, 혹은 가족의 불화가 정신장애의 원인이냐고
묻는 가족이 많습니다. 그러나 단언해서 말하는데 양육방식이 병의 원인
이 되지 않습니다. 그러므로 가족은 불필요한 죄책감을 가질 필요가 없습
니다. 오히려 환자의 병으로 인해서 가족들이 심적으로 스트레스를 받아
병이 나는 경우는 있습니다만, 잘못된 양육이 병을 만들었다든가 하는 식
의 이야기는 옳지 않습니다. 일부 전문가를 자처하는 사람들이 매스컴에
서 부모, 특히 어머니의 양육방식을 문제 삼으면서 병의 원인인 것처럼
이야기하기도 하는데 이는 매우 잘못된 일입니다. 가족들의 태도나 성격
이 이미 발병한 정신장애의 효과적인 치료에 영향을 미치는 경우는 있습
니다. 혹은 병의 양상이나 심각도에 영향을 줄 수도 있습니다. 예를 들어
봅시다. 부모가 정상적으로 다른 가정과 마찬가지로 음식을 잘 만들어 주
어도 아이는 당뇨병에 걸릴 수 있습니다. 하지만 일단 당뇨병에 걸렸거나
혹은 걸리기 쉬운 소인을 가지고 있는 경우라면 그에 맞는 식이요법을 하
는 것이 병의 발병과 악화를 막을 수 있는 것과 같은 이치입니다.

Q

난초론과 잡초론이
무엇인가요?

A 정신장애인을 난초로 생각하면, 그들의 잠재력, 그리고 취약성에 대해서 이해할 수 있을 것입니다. 난초는 아주 아름답지만, 신경을 써서 관리하지 않으면 이내 병들거나 죽어버립니다. 난초를 잡초처럼 키우면서, 왜 잘 크지 않느냐고 할 것이 아닙니다. 난초는 난초대로, 잡초는 잡초대로 키우는 방법이 다릅니다.

정신과에서는 흔히 난초론과 잡초론이라는 말을 합니다. 잡초는 누가 돌보지 않아도 잘 자랍니다. 아무리 열악한 곳이라도 잘 자랍니다. 짓밟히고 뽑혀도 다시 회복하여 씩씩하게 자라고 꽃을 피웁니다. 그에 반해서 난초는 참 키우기가 쉽지 않습니다. 매일 정성스럽게 관리해주어야 하고 온실 속에서 영양과 수분을 적당히 주어야 합니다. 조금만 신경을 게을리 했다가는 금방 죽어버립니다. 하지만 열심히 관리하면 잡초보다 더 아름다운 꽃을 피우기도 합니다.

정신과 환자들은 난초와 같은 사람들입니다. 작은 상처나 스트레스에도 쉽게 다치고 정신과의사의 관리와 투약이 필요하기도 합니다. 외부환경에도 약해서 병원이라는 울타리 안에서 잘 보호해주어야 할 때도 있습니다. 그러나 열심히 잘 관리하면 누구 못지않은 아름다운 삶을 만들어나가기도 합니다.

여러분의 가족들 중에는 정신과 환자가 있을 것입니다. 그들은 난초와 같은 사람들입니다. 왜 잡초처럼 잘 자라지 못하냐고 다그쳐봐야 소용이

없습니다. 잘 관리하는 방법을 배우고 전문가의 도움을 받는 것이 가장
좋은 대책입니다.

Q

정신장애를 가진 부모입니다.
자녀에게 무엇을 해주어야 할까요?

A 정신장애를 가졌다고 해서 자녀에게 정신장애가 훨씬 많이 생기는 것은 아닙니다. 하지만 유전이 아니라 해도, 정신장애를 가진 부모는 양육이나 자녀 교육에 다소 미흡한 부분이 있을 수 있습니다. 따라서 자녀의 건강한 양육을 위해서 보다 많은 신경을 써야 합니다.

정신질환자의 자녀의 정신건강에 대한 여러 연구 결과가 있습니다. 정신질환자의 자녀가 일반인 자녀에 비해 약 2배 정도 높은 심리적 스트레스를 겪는 것으로 조사되었습니다. 여러 가지 이유가 있겠지만, 정신장애를 가진 부모의 문제라기보다는 사회적 고립이나 편견, 경제적 어려움 등이 큰 요인으로 추정됩니다.

특히 우울감, 낮은 자존감, 고립감, 공격성, 사회성 저하, 주의력 저하 등의 문제가 많이 보고되고 있습니다. 앞서 말한 것처럼 보통은 부모의 정신장애가 유전되어서 그런 것이 아닙니다. 부모의 장애와 다른 종류의 정신질환에 걸리는 경우가 더 많았습니다. 예를 들어 조현병 부모의 자녀는 오히려 조현병(10%)보다 주의력결핍과잉행동장애(40%), 불안장애(23%), 우울장애(12%)에 이환될 위험성이 더 높게 나왔습니다. 이는 부모의 진단과는 독립적으로 정신질환자의 자녀가 다양한 생물학적 혹은 환경적 위험에 처해 있다는 것을 의미합니다.

최근 선진국을 중심으로 정신질환자 자녀를 위한 다양한 검진 및 예방

프로그램이 시도되고 있습니다. 비슷한 상황에 있는 청소년끼리 집단으로 경험을 공유하면서 서로 지지해주는 프로그램이 대표적입니다. 이를 또래 지지 프로그램(peer support program)라고 합니다. 부모와 갈등을 겪는 경우에는 부모-자녀 관계 개선을 위한 가족 중심 프로그램이 시행되기도 합니다. 양육 기술을 배우고 싶은 정신장애인 부모를 위해 부모역량강화프로그램을 시행하거나, 일대일의 개별 접촉을 통한 상담 프로그램, 즉 멘토링 프로그램 등이 시도되고 있습니다.

하지만 국내에서는 아직 이러한 종류의 프로그램이 일반적이지 않습니다. 일부 정신건강증진센터나 기업 사회공헌 프로그램을 통해서 이벤트성으로 진행된 적이 있기는 합니다. 그러나 예산 지원 및 홍보 부족, 정신장애인 부모의 낮은 관심 등으로 인해서 지속적인 운영이 되지 않고 있습니다.

다행스럽게도 최근 보건복지부 국립정신건강센터에서 정신질환자의 자녀를 대상으로 한 정신건강 프로그램 개발이 진행되고 있습니다. 성인 정신장애 환자분 중 자녀의 정신건강에 대한 평가나 상담을 원한다면, 프로그램 개발에 참여하는 방식으로 도움을 얻을 수 있습니다. 자세한 내용은 국립정신건강센터 소아청소년정신과에 문의하면 안내받을 수 있습니다.

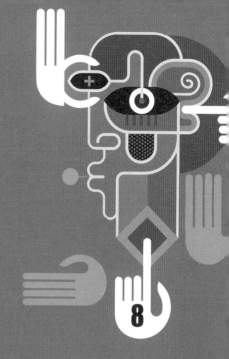

8

정신장애와
법

정신과는 다른 의학 분야와 달리, 법과 윤리의 문제가 더욱 두드러지는 경향이 있습니다. 과거에 자행되던 비인도적인 치료나 인권유린 등의 문제는 이제 많이 좋아진 편입니다. 그러나 아직도 임상현장에서는 정신과 입원 및 치료를 둘러싼 여러 법과 관행, 그리고 의학적 필요성 등이 충돌하는 경우가 흔히 있습니다. 이에 대해서는 정신의학 전문가들이 주로 고민해야 할 부분입니다만, 보호자 및 환자분도 알고 있으면 좋은 내용들이 있습니다.

특히 부당한 입원을 당하거나 혹은 입원 이후 퇴원이 안 되어 곤란을 겪으면 어쩌나 하는 걱정을 하시는 경우가 많습니다. 이 장에서는 부당한 입원 구제 절차에 대한 법적 내용을 다루도록 하겠습니다. 그리고 성년후견인제도, 이혼, 유기와 방임, 면책 등에 대해서도 이야기하겠습니다.

Q

퇴원 및 처우개선
심사청구하는 방법을 알려주세요.

A 보호입원을 한 경우에도, 환자 본인으로서는 도저히 수긍하기 어려운 때가 있을 수 있습니다. 혹은 입원에는 동의하지만 병원의 시설이나 진료의 질이 너무 열악한 경우도 있습니다. 이런 경우에는 퇴원 및 처우개선 심사청구를 할 수 있습니다.

앞서 정신보건법상의 보호입원 규정에 의하면 부부, 직계존속 혹은 비속, 혹은 생계를 같이 하는 4촌 이내의 혈족 중 2인 이상이 동의하면 정신과 전문의 진단에 의거하여 본인의 의사에 반하더라도 입원이 가능합니다. 그리고 곧 다른 정신건강의학과 전문의 추가 진단을 받게 됩니다.

그러나 만약 이렇게 동의입원을 했는데, 본인은 도저히 수긍하기 어렵다는 생각이 든다면 어떻게 해야 할까요? 사실 정신과 전문의 2명이 동일한 의견이며, 가족 중 2인이 동의한다면 사실 치료가 필요한 정도의 문제가 있다고 보는 것이 합당하겠지만, 항상 예외라는 것이 있을 수 있습니다. 이에 대해서 다음과 같은 구제절차가 있습니다.

먼저 자의입원의 경우에는 퇴원 신청서를 제출하거나 혹은 구두로 퇴원 의사를 밝히는 것만으로도 바로 퇴원할 수 있습니다.

동의입원도 본인이 원하면 바로 퇴원할 수 있습니다. 퇴원신청서가 있지만, 역시 구두 신청만으로도 가능합니다. 그러나 보호의무자의 퇴원 동의가 없거나, 정신건강의학과 전문의 진단 결과 환자 치료와 보호의 필요성이 있을 때는 72시간까지 퇴원이 거부됩니다.

보호입원의 경우는 그렇지 않습니다. 보호입원은 복잡한 과정을 거쳐서 진행되는데, 입원 당시부터 입원적합성심사에 따라 입원이 확정됩니다. 입원적합성심사를 통과하지 못하면 무조건 2주 이내에 퇴원이 이루어집니다. 게다가 초회 입원 기간은 3개월로 한정하고 있습니다. 본인의 의사에 반한 입원의 경우라도, 3개월이면 퇴원할 수 있습니다. 그러나 3개월 이상의 입원이 필요하다는 정신과전문의의 진단이 있고, 이에 보호의무자가 동의하면, 지자체장은 청구를 받아 정신건강심사위원회의 회의를 거쳐 3개월을 더 연장할 수 있습니다. 이후부터는 같은 절차를 거쳐 6개월 단위로 입원 기간이 연장될 수 있습니다.

보호입원을 하고 있는 환자, 혹은 보호자가 퇴원을 청구하였는데, 정신과 전문의가 보기에 도저히 퇴원하기 어려운 상태라고 평가할 수도 있습니다. 예를 들어 피해망상에 시달려서 당장 나가 누군가를 살해하겠다는 의사를 보이는 환자에 대해서 순순히 퇴원을 허락하면 큰 문제가 있을 수 있습니다. 자해 혹은 타해의 위험성이 명백한 경우는 비밀유지와 관련된 윤리적 의무나 혹은 신체의 자유를 제한할 수 있는데, 이는 더 큰 위험을 피하기 위함입니다.

1976년 미국에서는 상담 중에 다른 이를 살해하겠다고 이야기한 내담자(버클리대 학생, 포다)를 상담자가 신고한 사건이 있었습니다(타라쇼프 판례). 경찰은 처음에 포다를 구속했다 무혐의로 석방했는데, 며칠 후 포다는 타라쇼프를 살해했습니다. 그런데 경찰에 알렸음에도 불구하고 상담자가 충분한 조치를 취하지 않았다는 이유로 부모는 상담자를 고소했는데, 3심까지 간 끝에 원고 승소 판결을 받았습니다. 이후 자해나 타해의 위험이 있는 경우 상담자는 이를 막아야 하고, 경찰에 알려야 하며 또한 잠재적인 피해자에게 이를 알리거나 최소한 이를 시도하려는 노력을 기울여야 한다는 판례가 확정되었습니다.

하지만 주치의 의견과 추가진단전문의의 의견, 보호자의 의견에도 불구하고, 꼭 3개월 이내라도 반드시 퇴원하고 싶다는 경우도 있을 것입니다. 이런 경우에는 퇴원 및 처우개선 신청서를 작성하여 제출하면 됩니다. 절차는 입원 당시에 병원에서 다 알려주고, 종이서류로 지급해 줍니다. 그러면 해당 건에 대해서 지자체장은 정신건강심사위원회의 회의를 거쳐 퇴원 여부를 결정합니다.

퇴원까지는 아니더라도 처우개선에 대한 요구를 할 수도 있습니다. 예를 들어 전화가 제한된다든가 혹은 외출을 제한 받고 있는데, 이를 개선해 달라고 요청해도 받아들여지지 않으면 처우개선 요청도 동일한 방식으로 신청할 수 있습니다. 외래치료명령에 대해서도 만약 이러한 청구에도 불구하고 입원을 연장하도록 위원회가 결정한 경우에는 다시 재심사를 청구하는 방법이 있습니다. 혹은 정신건강심사위원회에서 내려진 외래치료명령에 불복하고 싶을 때도 재심사를 청구할 수 있습니다. 재심사는 시, 군, 구청장이 아니라, 시장 혹은 도지사에게 신청합니다. 이는 14일이내에 신속하게 진행됩니다. 기존의 정신건강심사위원회가 아니라, 보다 높은 수준의 광역정신보건심의위원회에서 다시 심사하여 결정을 내려줍니다.

Q

퇴원을 시켜주지 않는데, 그냥 병원을 나와서 집에 와버리면 안되나요?

A 퇴원은 주치의와의 상담을 통해서 정해진 규정에 의거하여 진행하는 것이 필요합니다. 무단으로 귀가하는 것은 좋은 방법이라고 할 수 없습니다.

일반적인 경우(정신장애가 아닌 경우)는 그냥 무단 퇴원하더라도 환자는 치료비에 대한 채무 외에 다른 책임을 지지는 않습니다. 병원에서 특별한 주의의무를 게을리 한 것이 아니며, 치료의 필요성을 설명했음에도 불구하고 본인이 치료를 거부하고 임의로 귀가하는 것을 막을 도리는 없습니다.

그러나 정신장애인의 경우는 개정 정신건강복지법에 따라 조금 다릅니다. 즉 '정신의료기관 등의 장은 입원 등을 하고 있는 정신질환자로서 자신 또는 타인을 해할 위험이 있는 자가 무단으로 퇴원 등을 하여 그 행방을 알 수 없는 때에는 관할경찰서장 또는 자치경찰기구를 설치한 제주특별자치도지사에게 다음 각 호의 사항을 통지하여 탐색을 요청할 수 있다'라고 정하고 있습니다.

따라서 자의입원, 동의입원, 보호입원을 막론하고 허락 없이 임의로 퇴원을 하였는데, 주치의가 자해 및 타해의 위험성이 있다고 판단한 경우에는 병원에서 환자의 성명, 주소, 성별, 생년월일, 입원일자 및 퇴원 일시, 증상의 개요, 인상착의, 보호의무자의 성명이나 주소를 경찰에 알릴 수 있습니다. 그리고 경찰은 환자를 탐색하고 경찰서 등에 24시간 동안 보호

456

할 수 있는 조항이 있습니다.

따라서 퇴원은 주치의와의 상담을 통해서 정해진 규정에 의거하여 진행하는 것이 필요합니다. 무단으로 귀가하는 것은 좋은 방법이라고 할 수 없습니다.

Q

정신건강의학과 전문의가 아니어도
입원 결정을 내릴 수 있나요?

A 부당한 입원은 처음부터 법적, 의학적으로 무효입니다. 정신보건법에서는 정신건강의학과 전문의의 진단과 입원 결정에 의하지 않으면, 정신의료기관으로의 입원을 하지 못하도록 정하고 있습니다. 다만 아주 급박한 상황에서는 단기간 예외규정이 있습니다.

어느 누구라 하더라도 정신과 전문의의 진단에 의하지 않으면 환자를 입원시킬 수 없습니다. 즉 정신의료기관에 입원하는 모든 결정은 정신과 전문의가 판단하여 이루어집니다. 비록 보호자 전원이 입원을 요청한다고 하더라도 정신건강의학과 전문의가 입원을 거부하면 입원은 불가능합니다.

하지만 아주 급박한 상황에서 정신과 전문의가 없는 경우에는 의사와 경찰관의 동의를 얻어서 72시간 내에 응급입원이 가능합니다. 그러나 이는 자해 혹은 타해의 위험이 큰 경우에 한정합니다. 또한 의사와 경찰의 서명이나 날인이 반드시 필요합니다. 자세한 내용은 응급입원에 관한 내용을 참고해주시기 바랍니다.

정신건강복지법 68조에 의하면, '누구든지 제50조에 따른 응급입원의 경우를 제외하고는 정신건강의학과전문의의 대면 진단에 의하지 아니하고 정신질환자를 정신의료기관등에 입원을 시키거나 입원의 기간을 연장할 수 없다'고 정하고 있습니다.

Q

정신병원에서 부당한
처우를 받을까 걱정입니다.

A 개정 정신건강복지법은 정신병원을 비롯한 정신의료기관에서 부당한 처우나 대우를 받지 않도록 아주 세세하게 규정을 정하고 있습니다. 법을 준수하는 기관 이라면, 부당한 처우를 받는 일은 거의 없습니다.

입원을 했을 때 혹시 의료진이나 병원 직원이 구타하거나 혹은 부당한 일을 강요하면 어떡하나 하는 걱정을 하기도 합니다. 실제로 임상현장 에서 그런 경우는 거의 없다고 생각합니다. 정신병원을 처음 찾는 환자나 보호자들이 그런 걱정을 하는 것을 이해하지 못하는 것은 아닙니다. 과거 에는 그런 일이 없지 않았고 방송에서 그런 내용을 보도한 바 있기 때문 에 대중의 불안이 큰 것도 사실입니다.

정신건강복지법은 이러한 부당한 처우를 막기 위해서 몇 가지 세세한 부분에 대해서 다음과 같이 정하고 있습니다.

권익보호의 의무

누구든지 정신질환자이거나 정신질환자였다는 이유로 그 사람에 대하 여 교육, 고용, 시설 이용의 기회를 제한 또는 박탈하거나 그 밖의 불공평 한 대우를 하지 못하게 하고 있습니다. 또한 정신질환자, 그 보호의무자 또는 보호를 하고 있는 사람의 동의를 받지 아니하고 정신질환자에 대하 여 녹음·녹화 또는 촬영을 하지 못하게 정하고 있습니다.

노동의 금지, 작업요법의 허용

정신건강의학과전문의의 지시에 따른 치료 또는 재활의 목적이 아닌 노동을 강요할 수 없도록 정하고 있습니다. 따라서 정신과 전문의가 의료나 재활 상 필요하다고 판단한 때를 제외하고는 노동을 강요해서는 안 됩니다. 재활 목적의 간단한 수공업이나 경작을 하는 경우가 있는데, 본인이 원하지 않으면 강요할 수 없습니다.

하지만 작업요법은 재활에 아주 효과적인 경우가 많습니다. 정신과 환자의 재활을 위한 치료는 달리 보면 강제 노동으로 보일 수도 있습니다. 따라서 이에 대해 자세한 규정을 정하고 있습니다.

기본적으로 건강을 해치지 않는 범위 내에서 공예품 만들기 등의 단순 작업을 할 수 있도록 정하고 있습니다. 그러나 이는 본인의 신청이나 동의가 있는 때에 한하여 실시됩니다. 또한 1일에 6시간, 1주에 30시간을 넘을 수 없습니다. 외부로 나가야 하는 경우는 하루에 2시간을 더 추가할 수 있습니다. 그리고 이에 적합한 시설을 갖추어야 하고, 수입은 각 환자의 통장에 개별적으로 지급하도록 되어 있습니다.

가혹행위의 금지

일단 정신장애인은 정신건강복지법에 의거한 시설이 아니면, 다른 곳에 수용될 수 없습니다. 무허가 기도원이나 수용소 같은 곳입니다. 또한 입원하거나 시설을 이용하는 정신질환자를 폭행하거나 가혹행위를 할 수 없도록 정하고 있습니다. 이를 어길 경우 폭행 등에 대해서 형법 등의 처벌을 받는 것 이외에 정신건강복지법에서 별도의 처벌을 따로 받게 됩니다.

특수치료의 제한

일부 중증 질환의 경우 뇌의 일부를 잘라내거나 혹은 전기충격치료 등을 하는 경우가 있습니다. 또한 마취 후에 최면을 거는 요법도 아주 드물게 이용됩니다. 폭력성을 지속적으로 보이면 이를 교정하기 위해서 보호실에서 일정 시간 격리하기도 합니다. 지금은 거의 사용되지 않지만 과거에는 인슐린으로 혼수상태를 유발하는 요법을 쓰기도 했습니다.

의학적으로는 이러한 치료가 그렇게 아주 위험하지는 않습니다. 어떤 환자들에게는 아주 좋은 치료방법입니다. 그러나 머리에 전기충격을 주거나 혹은 뇌를 잘라내는 것, 그리고 마취가 된 상태에서 최면을 거는 등의 치료는 아무래도 간단한 치료방법이라고 할 수는 없습니다. 따라서 가급적이면 본인이 거부하는 경우에 강제로 시행하지 못하게 되어 있습니다.

또한 환자가 동의하더라도 정신과 주치의 혼자만의 판단으로 시행하지 못하도록 되어 있습니다. 보통 3명에서 5명으로 구성된 협의체를 만듭니다. 이 협의체는 2명 이상의 정신과 전문의와 심리학, 간호학, 사회복지학, 혹은 사회사업학을 가르치는 전임강사 이상의 사람, 혹은 정신보건 전문요원으로 구성됩니다.

이들 중 3분의 2 이상이 동의하고, 보호자와 환자가 동의해야만 이러한 특수치료를 시행할 수 있습니다.

행동 제한의 금지

입원한 환자들은 자유롭게 통신, 면회의 자유를 누릴 수 있습니다. 즉 전화, 편지 등을 자유롭게 주고받고, 원하는 사람과 면회할 수 있습니다.

하지만 전화로 가족이나 다른 사람을 협박하거나 혹은 과대망상의 환자가 방송국이나 청와대 등에 계속 전화를 하는 경우가 있습니다. 또한 자신의 통장 계좌번호와 비밀번호를 적어 아무에게나 보내기도 합니다. 이런 위험한 상황에도 이를 무제한적으로 허용하는 것은 오히려 환자에게 해가 되기 때문에 최소한의 경우에는 사유를 적고 제한할 수 있습니다.

제한될 수 있는 기타 행동의 자유

정신병원이라고 하더라도 기본적인 행동의 자유는 보장됩니다. 하지만 종교행사, 종교적 집회, 결사, 선교, 학문과 예술, 사생활 등의 자유는 제한될 수 있습니다. 예를 들어 종교적 망상에 빠져서 병원 내에서 이상한 종교적 의식을 치르고, 다른 환자들을 끌어들이려고 하는 경우 행동은 제한될 수밖에 없을 것입니다.

격리의 제한

정신병원 하면 먼저 머리에 떠오르는 것 중 하나가 환자를 꽁꽁 묶거나 '독방'에 가두는 것입니다. 심각한 환자들에게 이러한 조치가 취해지는 것은 사실이나, 이러한 격리와 구속은 자신이나 다른 사람을 위험에 이르게 할 가능성이 뚜렷하게 높고 신체적 제한 외의 방법으로 그 위험을 회피하는 것이 뚜렷하게 곤란하다고 판단되는 경우에만 최소한으로 시행하도록 하고 있습니다. 그러나 이는 모두 정신과 전문의의 지시에 따라서 이루어져야 하고 이에 대한 기록을 모두 남겨야 합니다.

Q

정신장애로 인해서 폭행을 저질렀습니다. 어떻게 해야 하나요?

A 일반적인 편견과 달리 정신장애인은 거의 범법행위를 하지 않습니다. 만약 범죄를 저지른 경우에도, 의도한 것이 아니라 증상에 의한 것이라면 면책이나 형의 감경을 받을 수 있습니다.

자주 있는 일은 아니지만 종종 정신장애인이 큰 사고를 일으켜서 뉴스에 대서특필되기도 합니다. 이는 정신장애에 대한 일반인의 편견과 두려움을 반영하는 것입니다. 사실 통계에 의하면 일반인의 범죄율이 정신장애인보다 17배 이상 높습니다. '정신장애 = 잠재적인 범죄자'로 생각하는 것은 아주 잘못된 것입니다.

하지만 정신장애인의 범죄는 35%가 살인, 폭행 및 상해가 30% 등으로 강력범이 전체의 83%를 차지합니다. 이는 절도가 제일 많은 일반범죄자와 다른 양상입니다. 종종 망상과 공격성, 충동조절의 제한으로 인해서 이러한 형법상의 범죄를 저지르는 경우가 없지 않습니다. 미리 치료를 받고 예방하는 것이 최선이겠습니다만, 만약에 정신장애로 인한 증상으로 범죄를 저지른 경우에 어떤 점을 고려해야 하는지 살펴보겠습니다.

범죄는 다음과 같은 세 가지 성립요건을 만족해야 법적으로 인정을 받습니다.

1. 해당성: 무엇이 범죄인지 법이 정하고 있어야 한다는 뜻

2. 위법성: 법률상 허용되지 않는 행위라는 뜻

3. 유책성: 행위자를 비난할 수 있는 책임이 있어야 한다는 뜻

정신과 환자의 범죄에서는 마지막 유책성이 논란이 되고는 합니다. 즉 자신이 무슨 행동을 하는지 모르는 상태에서 저지른 죄는 범죄로 인정받지 않는다는 의미입니다.

형법 제10조에서는 다음과 같이 정하고 있습니다.

- 심신상실자는 생물학적 의미의 정신장애자로서 사물판별 능력과 의사결정 능력이 없는 자로 그 행위를 벌할 수 없다.
- 심신미약자는 이런 능력이 미약한 자로서 그 행위는 감경하여 원래의 형벌보다는 감소된 형벌을 받는다.

미국에는 맥노튼 규칙(M'Naughten rule)이라는 것이 있습니다. 만일 자신의 행동의 내용, 질 및 결과를 알지 못하는 정신질환 상태에서 범죄를 저질렀거나 또는 자신의 행동이 잘못이라는 사실을 깨달을 수 있는 능력이 결여되어 있다면, 그 정신질환 때문에 유죄가 될 수 없다는 법칙입니다. 또한 듀람(Durham)의 법칙이라는 것이 있는데, 이는 피고의 어떤 범죄가 정신질환이나 정신적 결함의 결과라면 그는 책임이 없다는 것입니다. 영국에서도 1922년 판례에 'policeman-at-the-elbow law'라는 것이 있습니다. 말 그대로 옆에 경찰이 있어도 그런 행위를 했을 것이라면, 즉 판단력이 없는 상태에서 저지른 잘못은 죄가 되지 않는다는 의미입니다.

이를 정리해서 1962년 미국 법의학회에서는 모범 형법검사(Model penal code test)라는 것을 정했는데, 이는 범법행위 당시에 정신질환 또

는 정신적 결함 때문에 그 행동의 범죄성 인지 능력의 결여 또는 이러한 법에서 요구하는 능력의 결여가 있는 경우 죄가 되지 않는다는 것입니다. 그러나 이러한 예외에서 반복 범죄나 반사회적 행동은 제외됩니다. 즉 '내가 사이코패스이므로 죄를 저지른 것은 벌을 받지 않는다'는 것은 잘못된 것입니다.

물론 이러한 것은 예외적으로만 적용되며 잘 인정되지 않은 편입니다. 또한 완전한 무죄보다는 형을 다소 감경하는 사유로 적용하는 수준입니다. 만약 가족 중 한 분이 정신증상에 의해 불가피하게 자신이 의식하지 못하는 사이 잘못을 저지른 경우 참고할 수 있을 것으로 보입니다. 하지만 미리 정신과 치료를 받아 이러한 문제를 예방하는 것이 가장 최선입니다.

Q

성년후견제도에 대해서
알려주세요.

A   과거의 후견인제도는 이제 성년후견제도로 바뀌었습니다. 시행 초기에는 다소 혼란도 있었지만, 이제는 안정기에 접어든 것으로 보입니다. 성년후견제도를 잘 활용하면, 정신장애인 가족에게 큰 도움이 될 수 있습니다.

과거 후견인제도에서 사용하던 금치산자, 한정치산자와 같은 용어는 이제 성년후견제도를 통해서 개정되었습니다. 본질적인 내용은 동일하지만 몇 가지 중요한 변경사항이 있습니다. 다음과 같이 정리해서 비교해 보겠습니다.

표 1_ 과거 후견인제도와 성년후견제도의 차이

과거 후견인제도	성년후견제도
심신박약자나 혹은 재산 낭비가 심한 경우에 한정	적용범위가 확대 (치매 노인 등 고령자를 포함)
후견인이 배우자, 직계혈족, 8촌 이내 친족 순으로 획일적	가정법원이 공정하게 선임
친족회가 후견인을 감독	친족회 폐지, 가정법원이 직접 후견감독인을 선임
후견인은 1인	복수 후견인 가능
금치산자, 한정치산자 용어	금치산, 한정치산자 용어 폐지

성년후견제도는 과거의 후견제도와 달리 많은 부분에서 더 복잡해졌습니다. 그러나 정신장애환자나 혹은 치매 노인을 둔 가족에게 매우 중요한 내용이므로 자세히 다루도록 하겠습니다.

용어정리

1. 제한능력자: 행위능력이 제한된 성인, 즉 보호가 필요한 사람을 모두 지칭하여 말합니다.

2. 피성년후견인: 후견인이 필요한 사람을 말합니다. 질병, 장애, 노령, 그 밖의 사유로 인한 정신적 제약으로 사무를 처리할 능력이 지속적으로 결여된 자, 부족한 자, 일시적 또는 특정 사무에 관한 지원 혹은 업무 대행이 필요한 자를 말하며, 구체적으로 지적장애인, 자폐성장애인, 정신장애인, 치매노인 등이 주 대상입니다.

3. 의사능력: 피성년후견인이 의사능력이 없는 상태에서 한 법률행위는 무효입니다. 여기서 의사능력은 "자신의 행위의 의미나 결과를 정상적인 인식력과 예기력을 바탕으로 합리적으로 판단할 수 있는 정신적 능력 내지는 지능"을 의미합니다. 일반적으로 말해서, 지적 장애인의 경우 1등급에서 3등급은 대부분 재산 거래에서 의사능력이 없다고 볼 수 있습니다.

4. 행위능력: 단독으로 유효한 법률행위를 할 수 있는 능력을 말합니다. 따라서 의사능력이 없으면 행위능력도 없습니다. 그리고 어떤 경우는 의사능력이 있어도 행위능력이 없는데, 대표적인 경우가 미성년자입니다. 미성년자는 아무리 똑똑해도 행위능력이 없는 것으로 간주합니다. 피성년후견인이 한 법률행위는 언제든지 취소할 수 있습니다.

5. 의사결정능력: 비록 피후견인의 의사능력이 부족하다 하더라도 의

사를 존중해주지 않아도 되는 것은 아닙니다. 따라서 보다 낮은 수준의 의사능력으로 의사결정능력이라는 개념을 사용하고 있습니다. 무엇이 좋은지 나쁜지 그리고 어떤 것을 하고 싶은지에 대한 단순한 희망과 욕구를 말하는 것입니다. 의사능력은 법률의 의미나 효과를 이해할 수 있는 능력을 말하고, 의사결정능력은 자신의 신상에 대해 정할 수 있는 능력을 말합니다. 개정된 민법에서는 이러한 의사결정능력을 폭넓게 보호하도록 규정하고 있습니다.

6. 성년후견인: 피성년후견인에게 후견 사무를 제공하는 사람을 말합니다. 광의의 '성년후견인'이란 성년후견제도에서 피성년후견인에게 1차적인 후견 사무를 하는 사람들의 총칭입니다. 성년후견제도에서 성년후견인은 피후견인의 잔존 능력에 따라 성년후견인, 한정후견인, 특정후견인으로 나눕니다. 협의의 '성년후견인'이란 잔존 능력이 매우 미약한 피후견인에게 부여되는 후견인을 말합니다.

7. 대리권: 후견인은 피후견인의 재산을 관리하고 그 재산에 관한 법률행위에 대하여 피후견인을 대리하는 권한을 가집니다.

8. 동의권: 후견인은 가정법원이 정한 범위 내에서 피후견인의 행위에 대하여 동의할 수 있습니다. 일부 중요한 사항에 대해서는 가정법원이 추후 허가하도록 하고 있습니다.

9. 취소권: 후견인이 가정법원이 정한 범위 내에서 피후견인의 법률행위를 취소할 수 있는 권한을 일컫습니다. 그러나 일상적인 작은 행위(시장에 가서 몇 가지 물건을 구입한 행위)등은 취소할 수 없습니다.

10. 사실행위와 법률행위: 다소 어려운 개념입니다만, 후견인이 피후견인의 법률행위를 후견해주어야 한다고 해서 사실행위(이발, 위생, 식사 등)의 행위도 대신해줄 의무가 있다는 것은 아니라는 개념입니다.

11. 후견감독인: 후견인을 감독하는 사람으로 성년후견감독인, 한정후

견감독인, 특정후견감독인으로 나뉩니다.

12. 법정후견제도: 과거의 금치산, 한정치산 제도를 물려받은 제도를 말합니다. 미리 후견인의 역할과 권한, 의무, 책임을 규정하고 이를 가정법원이 본인의 판단능력에 따라서 판정하는 것입니다. 성년후견, 한정후견, 특정후견으로 나뉩니다.

13. 임의후견제도: 이는 본인이 미리 자신의 미래에 후견인이 될 자를 정해서 그 내용을 공증하는 것을 말합니다. 불확실한 미래를 사전에 대비할 수 있는 제도로 법정후견제에 비해 보다 피후견인의 자기결정능력이 존중되는 장점이 있습니다.

Q

후견 신청하는 방법을
알려주세요.

A 관할 가정법원에 신청하면 됩니다. 가족이 신청하는 경우가 많습니다. 심판청구서를 작성하여 청구하면 몇 가지 절차를 거쳐서 심리가 진행됩니다.

후견 신청방법에 대해서 설명하겠습니다. 어떤 질병이나 노령, 장애 등의 사유로 인해서 후견이 필요할 것으로 보이는 성인에 대해서는 그 배우자, 4촌 이내의 친족, 미성년후견인, 미성년후견감독인, 한정후견인, 한정후견감독인, 특정후견인, 특정후견감독인, 검사 또는 지방자치단체의 장이 후견을 신청할 수 있습니다. 본인이 직접 신청할 수도 있습니다.

후견의 대상은 후견의 종류에 따라서 다소 다릅니다. 성년후견의 경우, 앞서 말한 바와 같이 사무처리 능력이 지속적으로 결여된 정신적 상태에 있는 사람을 대상으로 합니다. 신체적 장애로 인한 것은 포함하지 않습니다. 주로 치매, 발달장애, 정신분열병(조현병), 지적장애 등을 포함합니다. 그 외 사고로 인한 뇌손상이나 뇌졸중도 역시 해당됩니다.

가족이 있는 경우, 최초의 성년후견 개시심판은 대개 본인이나 혹은 배우자, 4촌 이내의 친족이 신청하게 됩니다. 관할 가정법원에서 진행하는데, 인터넷 신청도 가능합니다. 일단 '심판청구서'를 작성하여 접수합니다. 청구서에는 청구인, 인적사항, 취지, 원인사실 등을 기재하도록 되어 있습니다. 또한 사전현황설명서라는 서류를 첨부해야 합니다.

이렇게 후견을 신청하면 본인심문, 가사조사, 정신감정이라는 3단계

절차를 거쳐서 심리가 진행됩니다. 그러나 경우에 따라서는 다소 다를 수 있습니다. 대개는 본인의 진술을 직접 듣고, 가사조사관이 가족들을 조사하고, 의사의 감정을 받게 됩니다.

법원의 판정에 따라서, 판사는 심판을 내리게 됩니다. 심판이 확정되면, 성년후견인은 법률행위의 취소권, 법정대리권, 본인의 신상에 대한 결정권을 가지게 됩니다. 따라서 후견인은 피후견인의 법률행위를 취소하기도 하고, 대리하기도 합니다. 그러나 부동산을 팔거나 혹은 정신병원에 동의입원할 때는 법원의 허가를 받도록 하고 있습니다(한정후견이나 특정후견은 다소 다릅니다).

후견사무는 후견감독인이 감독하기도 하고, 법원이 직접 감독하기도 합니다. 대개는 법원의 직접 감독이 더 흔합니다. 후견인은 두 가지 보고 의무를 가지는데, 첫째 가능한 2개월 이내에 재산을 조사하여 재산목록보고서를 작성하는 것, 둘째 정기적으로 후견사무보고를 하는 것입니다.

Q

후견의 종류에 대해서
알려주세요.

A 성년후견이 대표적이지만, 한정후견과 특정후견이라는 것도 있습니다. 신청방법과 절차는 대동소이합니다만, 후견인의 권한이 다소 다릅니다. 또한 임의후견이라는 것도 있는데, 이는 법원이 아니라 사적 계약에 의한 후견입니다(하지만 법원에 등기는 해야 합니다).

후견의 종류는 대략 다음과 같습니다.

성년후견인

전면적인 대리권, 동의권 및 취소권을 가지는 후견인. 과거 금치산자의 경우와 유사합니다. 이 경우 일용품 구입 등 일상생활에 필요하고 그 대가가 과도하지 아니한 법률행위를 제외한 모든 법률행위에 후견인의 동의가 필요합니다. 그리고 아래에서 설명할 세 가지 사항을 제외하고는 모든 행위를 대리할 수 있습니다.

- 성년후견인이 법원에 사전허가를 받아야 하는 세 가지 항목
1. 치료 등의 목적으로 정신병원이나 그 밖의 장소에 격리하려는 경우
2. 의료행위의 직접적 결과로 사망하거나 상당한 장애를 입을 위험이 있는 경우
3. 피성년후견인이 거주하는 부동산에 대한 매도, 임대 등의 행위를 하

려는 경우

한정후견인

제한적인 대리권, 동의권 및 취소권을 가지는 후견인. 과거 한정치산자와 유사합니다. 성년후견인과 유사하나 대리권은 가정법원에서 따로 항목을 정해줍니다. 성년후견인과 가장 큰 차이는 후견인이 동의하면 피후견인이 직접적인 재산관리를 할 수 있다는 것입니다. 즉 보다 자율권을 많이 허용한다는 점이 다릅니다.

특정후견인

특정한 대리권, 동의권 및 취소권을 가지는 후견인. 행위에 대한 취소는 할 수 있으나 행위에 대한 동의는 본인의 의사를 반할 수 없고, 대리권도 법원이 정한 항목에 국한합니다. 응급의료에 관한 보호자 동의가 불가능한 경우 1회성 동의를 위해 많이 활용될 것으로 보입니다.

임의후견인

본인이 미리 공정증서로 계약을 한 후견인.

Q

정신과 환자 및 가족들에게
후견제도가 어떤 도움이 될 수 있을까요?

A 가장 현실적인 도움은 재산의 안전한 관리입니다. 상당수의 정신장애인은 재산을 제대로 관리할 능력이 부족합니다. 따라서 후견인의 도움을 받아서 재산을 낭비하지 않고, 합리적으로 관리할 수 있습니다. 또한 동의해줄 가족을 찾지 못해서, 심각한 증상에도 입원을 못하는 안타까운 경우를 미리 막을 수 있습니다.

가장 중요한 것은 환자의 행위가 재산상의 손실을 가져올 경우입니다. 과대망상이나 부적절한 감정 고양, 혹은 지적장애 등으로 재산을 낭비하는 경우 성년후견제도를 통해서 이를 미리 막을 수 있습니다. 또한 치료를 거부하는 때도 도움이 될 수 있습니다.

많은 중증 정신장애인은 혼인을 하지 못하고 자식도 없는 경우가 많습니다. 따라서 부모의 동의를 받아서 입원을 하는 사례가 많은데, 문제는 부모의 사후에 돌볼 사람이 없어진다는 것입니다. 이런 경우 부모가 물려준 재산을 낭비하거나 혹은 관리하지 못하고 병원에서 치료도 받지 못할까봐 많은 보호자들이 두려워합니다.

미리 형제, 자매 혹은 가까운 친척이나 믿을 만한 사람을 후견인으로 지정해두면 좋습니다. 특히 본인 스스로 병식이 없는 경우, 부모의 동의가 없으면 정신병원에 입원이 여러 가지로 까다로운 경우가 많습니다. 미리 형제나 친척이 후견인 신청을 해두면 어느 정도는 안심할 수 있습니다. 물론 형제나 친척이 동의할 수 있는 권리는 없으나 가정법원에 청구할 수 있는 권한이 생기게 됩니다.

또한 치매 초기에 질병의 경과가 걱정되는 때도 있을 것입니다. 이러한 경우 보통 배우자나 자식에게 의존하게 되는데, 임의후견제도를 활용하면 자신이 판단력을 잃었을 때 어느 요양원으로 보내고 재산은 어떻게 처분해 달라고 미리 후견인에게 정해 놓을 수 있습니다.◉

◉ 한국성년후견지원본부 웹사이트: http://kgso.mireene.com/

Q

정신장애로 인해서
이혼을 당할 수 있나요?

A 정신장애 자체는 이혼 사유가 되지 못합니다. 그러나 정신장애로 인한 다양한 행동 문제나 관계상의 어려움은 이혼 사유로 인정되고는 합니다. 또한 정신장애를 앓는다는 사실을 숨긴 때에는 아예 혼인 취소사유로 인정되기도 합니다.

이혼은 정신장애인이 겪는 또 다른 고통 중 하나입니다. 많은 정신과 환자들이 남편이나 부인으로부터 이혼을 당하고는 합니다. 이는 아주 불행한 일입니다만, 제삼자의 입장에서 한마디로 '옳다, 그르다'라고 쉽게 단정할 수 없는 문제입니다. 그러나 이에 대해서 잘 알아두면 가급적 혼인을 잘 유지할 수 있고, 설령 이혼하더라도 서로에게 보다 상처를 적게 줄 수 있을 것입니다.

먼저 혼인이 취소되는 사유에 대해서 알아보겠습니다. 혼인 무효란 보통 본인 의사와 반대로 혼인신고만 된 경우나 근친간 결혼 등의 경우입니다. 그런데 혼인 취소는 실제로 혼인 당시에는 그럴 의사가 있었지만, 다른 여건으로 인해서 이러한 것이 바뀐 경우나 혹은 사기 강박에 의한 혼인 등을 취소하는 것입니다. 예를 들어 자신이 엄청난 재력가라고 속이고 결혼한 경우나, 혹은 미성년자의 혼인, 알고 보니 유부남이거나 유부녀 즉 중혼이었던 경우 등입니다.

또 한 가지는 바로 '혼인 당시 당사자 일방에 부부생활을 계속할 수 없는 악질, 기타 중요한 사유가 있음을 알지 못한 때'인데, 이 조항이 정신장

476

애로 인한 혼인 취소 시 많이 인용됩니다. 즉 배우자와 결혼할 당시에는 정신장애가 있다는 사실을 몰랐으며, 아마 알았다면 혼인하지 않았을 것이라는 의미에서의 혼인 취소입니다. 이는 이혼과 달리 처음부터 혼인하지 않았던 것으로 혼인관계가 즉시 해소되며, 피해자는 손해배상을 청구할 수도 있습니다. 그러나 자녀는 그대로 자식의 지위를 가지고, 친권자는 법원이 정해줍니다.

배우자가 정신장애를 앓고 있다는 사실을 인지하게 된 후, 최소한 6개월 이내에 혼인 취소를 신청해야 합니다. 판례는 이보다 더 긴 경우에도 혼인 취소는 아니지만 이혼 판결을 내주는 사례도 있습니다. 특히 장애 사실을 숨기고 외국인 신부와 결혼한 경우가 대표적입니다.

장애를 가진 것은 죄가 아닙니다. 그리고 장애인도 충분히 결혼생활을 유지하고 아기도 낳아 단란한 가정을 가질 수 있습니다. 그러나 장애 사실을 숨기고 결혼한 때에는 그것이 빌미가 되어 나중에 큰 문제가 되기도 합니다. 따라서 결혼을 하기로 마음을 먹었다면, 솔직하게 이야기하는 것이 좋습니다. 진정으로 사랑한다면 그러한 결점까지도 감싸줄 것입니다. 상대가 도저히 받아들일 수 없다고 하면, 그것이 비록 편견에 의한 것이라 하더라도 억지로 혼인을 해달라고 할 수는 없는 일입니다.

Q

의료사고를 당한 것 같습니다.
어떻게 해야 하나요?

A 의료사고는 아주 불행한 일입니다. 그러나 의료사고에 대한 보호자의 입장과 병원, 주치의의 입장이 다른 경우가 많습니다. 종종 의료사고가 아닌데, 오해하는 경우도 있습니다. 반대로 명백한 의료사고인데, 그냥 넘어가는 경우도 있습니다. 사고를 당하면 감정적이 되기 쉽지만, 가능한 냉정하게 상황을 판단하는 것이 필요합니다.

정신과에서는 의료사고가 그리 흔한 편은 아닙니다만, 드물게 분쟁으로 비화하기도 합니다. 보통 의료사고로 생각하면, 환자 측에서는 즉시 병원이나 의사를 상대로 소송을 하고는 합니다. 하지만 소송 이외에도 다양한 분쟁 해결방법이 있습니다. 의료분쟁은 대략 다음과 같은 6가지 방법을 통해서 잘 해결될 수 있습니다.

1. 환자 측과 의사 측 사이의 합의, 화해를 위한 사적 분쟁
2. 법원 또는 의료분쟁조정중재원의 조정신청
3. 민사소송에 의한 손해배상청구
4. 형사고소, 고발을 통한 처벌 요구
5. 보건복지부 등 주무부서에의 민원이나 진정
6. 한국 소비자원이나 언론기관에의 호소

여기서는 이에 기초해서 의료분쟁이 발생할 경우 선택할 수 있는 조정 절차 등을 알아보겠습니다.

기본적으로 진료계약은 의사는 환자를 진료하고 환자는 그에 대한 보수를 지급하기로 하는 쌍무계약입니다. 의사는 진료계약에 따라 진료 당시의 의학지식과 기술을 기초로 정성을 들여 적절한 진료조치를 다해야 할 채무를 부담합니다. 그러나 이는 질병의 치유와 같은 결과를 반드시 달성해야 할 '결과채무'가 아니라 이른바 '수단채무'입니다. 즉 병이 낫지 않았다고 해서 의사가 책임을 다하지 않았다고 할 수 없습니다. 만약 그렇다면 난치성 질병에 대해서는 어떤 의사도 치료하려 하지 않을 것입니다.

또한 이러한 진료비 채권은 3년의 시효를 가집니다. 즉 의사가 진료의 대가를 요구하는 것도, 그리고 적절한 진료조치에 대한 환자의 채권도 3년이 지나면 효력이 상실됩니다. 만약 의료과오가 있었던 것으로 판단하면 환자나 가족은 의사에게 책임을 묻습니다. 그리고 의사가 병원에 소속된 경우에는 병원경영자가 환자에 대한 손해배상책임을 가집니다.

그러면 어떤 경우에 의사가 의료과오를 저질렀다고 판단될까요?

가장 중요한 기준은 바로 주의의무 위반입니다. 당시의 의학 수준이나 의학기술의 원칙에 따라서 의료인에게 요구되는 주의의무를 게을리 한 경우입니다. 이는 최소한의 주의의무를 말합니다. 여기에는 두 가지 의무가 있습니다. 첫째, 결과 예견 의무입니다. 이는 진단에 대한 것과 비슷합니다. 흔히 '오진'했다고 하는 경우가 이것입니다. 둘째, 결과 회피 의무입니다. 이는 수술을 실패했다고 하는 경우가 해당합니다.

위와 같은 의무를 말할 때, 적용되는 네 가지 제한 사항이 있습니다.

첫째, 의학 수준에 관한 것입니다. 세계 최고의 명의만이 보여줄 수 있는 의술을 말하는 것이 아니라, 기본적인 의사면허 소지자로서의 주의의무입니다. 눈길에 미끄러져 사고를 낸 택시운전사에게 왜 세계최고 드라이버 수준의 운전 실력을 가지지 못했냐고 탓할 수 없는 것과 같은 이치입니다.

둘째, 의료의 주체에 관한 것입니다. 전문의와 일반의, 의사와 간호사에게 요구되는 수준이 다릅니다. 간호사가 전문의 수준의 판단과 기술을 보여주지 못했다고, 주의의무를 게을리 한 것으로 간주하지 않습니다.

셋째, 진료 환경에 대한 것입니다. 응급상황에서 너무 급한 경우, 다소 위험을 무릅쓰고 치료를 시도하다 일어난 과실에 대해서는 책임을 묻지 않습니다. 혹은 산간 오지에서 적절한 의약품이 없어서 일어난 과실에 대해서도 책임을 묻지 않습니다.

넷째, 의료행위의 재량권에 관한 것입니다. 한 가지 질병에 대해서 여러 가지 치료법이 있는 경우 이를 선택하는 것은 의사의 재량에 속한 것입니다. 따라서 A라는 약을 사용했으면 병이 치료되었을지도 모르는데, B라는 약을 주어서 문제가 생겼다는 주장은 통하지 않습니다. 물론 여기서 재량권은 일반적인 치료의 범위에 속해야 하는 것이며, 희한한 특수 요법이나 신요법 혹은 부작용이 많은 요법에 대해서는 미리 환자에게 설명하고 승낙을 받아야 합니다.

이러한 조건을 만족한다고 생각되면, 의사나 병원에 대해서 몇 가지 이유를 들어 책임을 물을 수 있습니다. 다만 환자가 특이체질이어서 예상할 수 없는 부작용이었거나 혹은 스스로 과거력이나 증상을 숨기고 치료에 협조하지 않아서 생긴 문제는 과실상계가 될 수 있습니다.

마지막으로 의료진이 해야 하는 설명의 의무에 대해서 이야기해보겠습니다. 점차 치료에 있어서 환자의 참여를 강조하는 경향입니다. 따라서 의사의 설명의무도 과거에 비해서 강조되고 있습니다. 일반적으로 치료 방법, 완치율, 일반적인 후유증에 대해서 설명해주는 것이 필요합니다. 그러나 정신건강복지법에서는 환자의 상태가 너무 심할 경우, 설명의 의무가 일부 면제될 수 있습니다. 전염병이나 혹은 자타해의 위험이 있는 정신장애, 설명을 하는 것이 오히려 악영향을 미치는 경우, 일반 상식에 관한 내용, 혹은 환자 스스로 설명을 듣지 않겠다고 하는 경우 등은 설명의무가 제한됩니다.

Q

의료분쟁조정법에 대해서
알려주세요.

A 한국의료분쟁조정중재원은 불필요한 의료소송의 남발을 막고 원만한 합의를 유도하기 위한 기구입니다. 소송 이전에 합리적으로 판단하여, 가능한 양측이 만족할 수 있도록 중재, 조정을 도와줍니다.

의료분쟁은 갈수록 증가하는 경향입니다. 이를 다루기 위해서 정부는 한국의료분쟁조정중재원을 설치하였습니다. 이는 불필요한 의료소송의 남발을 막고 원만한 합의를 유도하기 위한 기구입니다. 조정 순서는 대략 다음과 같습니다.

1. 조정신청: 본인이나 가족, 변호사 등이 조정을 신청합니다. 조정신청은 해당 의료행위가 있은 후 10년 내, 그리고 이를 알게 된 후 3년 내 이루어져야 합니다.
2. 사건배당: 중재원 원장은 이를 위원회와 감정단에 통지하고 사건을 배당합니다. 그러나 법원에 소를 제기하거나 혹은 소비자분쟁조정위원회에 분쟁을 신청한 경우, 혹은 누가 봐도 의료사고가 아닌 것이 명백한 경우는 신청이 각하됩니다. 즉 의료분쟁조정 신청은 가장 최초에 이루어져야 하는 절차입니다.
3. 조사: 감정부는 의료분쟁에 대해서 조사합니다. 60일 이내에 감정서를 작성하여 조정부에 송부합니다.

4. 합의: 조정 중에 신청인은 피신청인과 합의할 수 있습니다. 합의 시 조정은 중단되고 종료됩니다. 조정부에서는 조정조서를 작성합니다.

5. 중재: 합의가 되지 않았지만, 당사자가 조정부의 중재에 따른다고 하면 중재 판결을 내립니다.

6. 조정성립: 합의가 되거나 혹은 중재가 된 경우에는 더 이상의 소를 제기할 수 없습니다. 그러나 합의에 실패하거나 중재가 되지 않으면 신청인은 앞서 설명한 다른 방법을 통해서 분쟁을 지속할 수 있습니다.

이외에도 의료사고가족연합회(http://www.malpractice.co.kr/), 의료사고피해자가족협회(http://www.epeople.go.kr/clubs/206), 의료사고상담센터(http://www.medioseo.or.kr/), 의료소비자 시민연대(http://www.medioseo.or.kr/)등 많은 민간 기구들이 있습니다. 또한 의료분쟁만 전문적으로 다루는 법무법인과 변호사 사무실이 많습니다. 하지만 아주 일부의 단체나 변호사 사무실에서는 자문료 명목으로 많은 돈을 요구하거나 승소가능성이 없는 분쟁을 부추기는 등 문제도 있기 때문에 잘 알아보고 문의하는 것이 필요합니다.

가급적이면 한국소비자원과 같은 경험이 많고 소비자보호법에 의해 설립되어 공익성이 있는 단체에 먼저 문의하는 것이 좋습니다. 다만 한국소비자원은 의료분쟁만을 다루고 있지는 않습니다. 한국소비자원에 설치된 소비자분쟁조정위원회에서 분쟁을 진행하는 방법도 있습니다.●

● 한국의료분쟁조정중재원 웹사이트: http://www.k-medi.or.kr/
의료사고가족협의회 웹사이트: http://www.lawmafa.com/
한국소비자원 웹사이트: https://www.kca.go.kr

Q

가정폭력이 심합니다.
법적 도움을 받고 싶습니다.

A 가정폭력, 유기, 방임, 성폭력 등은 심각한 정신적 후유증을 낳을 수 있어, 즉시 관계기관에 도움을 청해야 합니다. 가능한 초기에 적극적인 개입을 시도해야만, 이차적인 피해를 막을 수 있습니다.

일부 정신장애에 국한된 것이지만 정신장애가 가정폭력으로 이어지기도 합니다. 특히 알코올중독이나 인격장애 같은 경우는 가족들이 폭력으로 인해서 고통을 받는 사례가 적지 않습니다. 또한 자녀들은 적절한 양육을 받지 못하고 유기되거나 방임되어 이중, 삼중의 어려움을 겪고는 합니다.

가정폭력범죄의 처벌 등에 관한 특례법에 의하면서 '아동, 60세 이상의 노인, 기타 정상적인 판단능력이 결여된 자의 치료 등을 담당하는 의료인 및 의료기관의 장'이 직무를 수행하면서 가정폭력범죄를 알게 된 경우에는 정당한 사유가 없는 한 이를 즉시 수사기관에 신고하여야 합니다.

이 경우 비록 가해자가 부모라 하더라도 고소할 수 있습니다. 고소를 대신할 만한 법정대리인이나 친족이 없을 경우 검사가 10일 이내에 이를 지정해줍니다. 가정폭력의 피해자들은 우선 정신과에서 이에 대한 상담을 받을 수 있습니다. 혹은 다음과 같은 기관을 이용할 수 있습니다.

아동복지법에 따른 아동상담소

✓ 아동보호전문기관: http://korea1391.org/

✓ 서울특별시 아동복지센터 http://child.seoul.go.kr/

가정폭력방지 및 피해자 보호 등에 관한 법률에 따른 가정폭력관련 상
담소 및 보호시설

전국에 231개 전문상담소와 24개 통합상담소가 설치되어 있습니다.
1366 여성긴급전화를 이용하면 이에 대한 긴급 상담을 받을 수 있습니다.

✓ 1366 여성긴급전화 서울센터: http://www.seoul1366.or.kr/

✓ 전국 광역시 및 도 단위마다 설치

성폭력범죄의 처벌 및 피해자 보호 등에 관한 법률에 따른 성폭력피해
상담소 및 보호시설

성폭력에 대해서는 성폭력 방지본부에서 주관하여 몇 가지 센터를 운
영하고 있습니다. 성폭력 방지본부, 해바라기 아동센터, 여성/학교폭력피
해자원스톱지원센터, 해바라기 여성아동센터 등입니다.

✓ 한국여성인권진흥원 성폭력방지본부: http://www.stop.or.kr/

✓ 해바라기센터(서울) 지역별로 설치되어 있음: http://www.child1375.
or.kr/

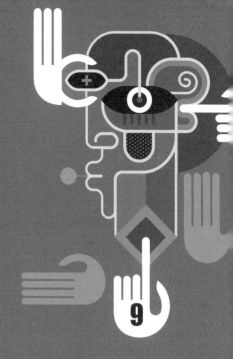

9

중독 및
의존성 장애

흔히 알코올 중독, 도박 중독이라고 하지만, 사실 의존성 장애가 더 정확한 용어입니다. 알코올 중독이라고 하면, 실수로 술을 너무 많이 마신 급성 중독을 말하는 것인지 혹은 매일매일 술을 마시는 의존성 상태를 말하는 것인지 구분이 어렵습니다. 하지만 일상뿐 아니라 전문서적에서도 구분 없이 쓰는 경향이므로, 이 책에서도 그때그때 문맥에 맞게 적었습니다.

중독은 참 이상한 병입니다. 알코올, 마약, 도박, 인터넷 등 중독이 된 상태에서 벗어나면, 전혀 정신과 환자라고 생각하기 어렵습니다. 그래서 자신은 전혀 멀쩡한 사람이니 치료를 받을 필요가 없다고 항변하기도 합니다. 자신이 정신과 환자라는 사실 자체를 받아들이지 않습니다. 심지어 제가 일하던 병원에서는 중독 환자들이, 다른 조현병이나 양극성 장애 환자들을 'M'이라고 하면서 무시하기도 하였습니다. 자신은 그들과 다르다는 것이지요.

하지만 환청과 망상, 기분 변동에 시달리는 조현병이나 양극성 장애 환자의 상당수는 꾸준히 치료를 받으면서 점점 나아집니다. 적지 않은 환자들이 평생 단 한번 입원할 뿐입니다. 요즘은 전혀 입원하지 않고 외래에서만 치료 받아서 거의 완쾌에 이르는 경우도 많습니다. 그러나 중독 환자의 상당수는 지속적으로 입퇴원을 반복하고, 점점 상태가 나빠집니다.

겉으로 볼 때는 말과 행동이 멀쩡하지만, 사실 속으로는 더 깊게 병들어 있는 것입니다.

이 장에서는 물질의존이나 도박, 게임, 인터넷, 마약 중독 환자의 가족을 위한 정보를 담았습니다. 중독 장애의 시작은 일단 병원을 찾는 것입니다. 개인의 결심으로 좋아지는 경우는 극히 드뭅니다. 다양한 치료기관 선택방법과 가족 모임에 대해서 정리했습니다.

중독정신질환으로 인한 가족의 어려움에 대해서 알려주세요.

A 도박중독은 경제적인 문제로 인해서 온 가족이 빚더미에 올라앉고, 자신뿐만 아니라 배우자와 자녀의 미래를 파멸시키는 무서운 문제입니다. 알코올중독은 정신장애의 일종이지만, 심각한 신체적 문제(간경화, 간암) 등을 유발하고 종종 돌이킬 수 없는 치매나 기질성 뇌장애로 진행되기도 합니다.

흔히 중독이라고 하지만 정확히 말하면 물질이나 행위에 심적, 육체적으로 의존하여 빠져 나오지 못하는 상태라고 하는 것이 정확할 것입니다. 알코올중독과 도박중독이 대표적입니다. 중독장애의 가장 큰 문제 중 하나가 바로 가족의 고통입니다. 알코올중독은 간경화나 간암, 운동장애 등의 신체적 증상을 유발할 뿐만 아니라 음주 상태에서 가족에게 폭력을 행사하는 경우가 적지 않습니다. 또한 주취 상태에서 법적인 문제에 연루되는 경우도 적지 않고 여러 가지 대인관계의 문제로 인해서 가족들이 몹시 창피하거나 속상할 만한 일들이 발생합니다. 도박중독은 가족들까지 경제적인 파탄에 이르게 하는 경우가 많습니다. 한창 돈을 벌어서 가족을 부양해야 하는 가장이 도박중독에 빠지게 되면 부인이 부득이하게 생활전선에 나서야 하고 자식들도 충분한 경제적 지원을 받지 못하게 됩니다. 또한 신용불량자가 되거나 가족까지 연대채무에 빠지게 되는 경우가 종종 일어납니다.

마약중독과 인터넷중독은 알코올중독이나 도박중독보다 다소 드물지만 점차 문제가 되고 있습니다. 특히 인터넷중독, 혹은 게임중독이라고 부르는 장애는 젊은 층을 중심으로 급격하게 증가하고 있습니다. 열심히 공부하고 친구들과 어울려야 하는 10대 청소년, 혹은 20대 젊은 성인들이 인터넷 게임 등에 시간을 허비하면서 사회적으로 위축되고 고립되는 사례가 많아지고 있습니다.

이러한 장애는 정신과적 치료가 반드시 필요하지만, 약물치료로 금방 호전되는 문제가 아니라는 것이 가족들을 힘들게 하고는 합니다. 대개 수 주에서 수개월간의 입원치료 혹은 외래 치료를 받고 다소 호전되지만, 환자 스스로의 꾸준한 노력과 가족들의 개입이 없이는 도로 의존상태에 빠지는 일이 매우 흔합니다. 그렇다고 마냥 입원을 할 수도 없는 일이라서 가족들은 복잡한 감정에 빠지는 일이 잦습니다.

Q

가족병, 공동의존이
무엇인가요?

A 가족의 한 구성원이 변화하면 모든 구성원들이 영향을 받게 됩니다. 중독은 한 개인에게 신체적, 심리적, 정신적인 악영향을 줄 뿐만 아니라 가족에게도 심한 악영향을 미치게 됩니다. 결국 온 가족이 병적인 심리상태와 가족관계에 점점 빠져들게 됩니다.

가족은 사회의 가장 기본적인 단위이자 서로 감정적으로 복잡하게 얽힌 체계입니다. 가족의 구성원들은 서로 의존하면서 밀접하게 연결되어 있습니다. 따라서 가족의 한 구성원이 변화하면 모든 구성원들이 영향을 받게 됩니다.

사람은 친숙한 형태의 가정환경에 안주하려는 경향이 있습니다. 비록 고통스러운 상황이어도 잘 변화하지 않습니다. 그래서 생각하기 어려울 정도의 가정폭력이나 지나친 학대와 같은 가정환경이 교정되지도 않고, 주위에 알려지지도 않은 채 오랫동안 지속될 수 있는 것입니다.

중독은 한 개인에게 신체적, 심리적, 정신적인 악영향을 줄 뿐만 아니라 가족에게도 심한 악영향을 미치게 됩니다. 가족은 중독자의 도박문제에 대해서 심한 두려움과 절망감, 그리고 책임감을 느낄 수밖에 없습니다. 그 결과, 문제가 되는 가족 구성원의 고통이나 책임을 대신 감당해주고는 합니다. 도박중독자의 빚을 갚아주거나 알코올중독자의 술주정을 눈감아주는 식으로 말이지요. 그러나 이러한 가족의 도움과 묵인은 결국

중독자가 자신의 행동을 지속하고 치료의 기회를 놓치게 하는 원인이 됩니다. 또한 결과에 대한 책임을 회피하게 만들고는 합니다.

중독 문제가 일어나면 많은 가족들은 스스로 치료하려고 노력합니다. 초기에는 설득하거나 회유하려고 합니다. 술을 마시지 않거나 도박을 하지 않으면 다른 보상을 준다고 하거나 혹은 이런 저런 이유를 들면서 열심히 설득하려고 합니다. 그러나 대개 이런 노력은 실패로 돌아갑니다. 종종 강요나 협박을 하기도 합니다. 이혼을 한다고 하거나 집에서 쫓아내겠다고 엄포를 놓기도 합니다. 심지어는 때리거나 가족 내에서 왕따를 시키는 경우도 있습니다.

그러나 중독자들은 자신을 보호하고 방어하기 위해서 기존의 병적 가족 구조를 어떻게든 유지하려고 합니다. 종종 아버지가 중독자인 경우에 이런 문제가 심해집니다. 자신의 문제를 부인이나, 남편 혹은 부모의 탓으로 돌리기도 합니다. 혹은 늘 살벌한 가정 분위기를 만들어서 다른 가족이 이런 문제를 감히 이야기하지 못하도록 합니다. 무슨 이야기만 꺼내도 버럭 소리를 지르거나 냉정한 태도를 취하면서 '감히 남편에게', 혹은 '감히 부모에게'라는 식으로 대하여 원천적으로 자유로운 이야기를 하지 못하게 합니다.

가족들은 자신의 행동이나 말이 별 소용이 없음을 깨닫게 됩니다. 몹시 절망하고 이러한 현실이 견디기 어렵고 고통스럽다는 생각을 하게 됩니다. 슬픔과 분노가 복잡하게 느껴집니다. 또한 이러한 가정에 대해서 다른 사람에게 말하는 것이 창피하기 때문에 집에 친구를 데리고 오거나 가족을 소개하는 일도 없어지게 됩니다. 점차 다른 가족들로부터 소외됩니다. 가족의 관심사는 오로지 중독자의 기분과 행동에 초점이 맞추어지고 다른 가족들은 이에 매달려서 자신의 삶이 크게 침해 받게 됩니다.

중독자 가족은 중독자의 행위를 막기 위해서 삶의 많은 부분을 희생합니다. 그러면서도 동시에 자신의 집에 중독자가 있다는 사실을 부정합니다. 종종 중독자의 잘못을 다른 가족 구성원이 떠맡으면서 문제가 고착되고 지속되게 합니다. 그리고 다른 사람에게 가족 내부의 일을 이야기하지 않고 점차 폐쇄적인 가족이 되어갑니다. 가족 간의 대화가 사라지고 정상적인 가정에서 느끼는 서로간의 지지와 도움, 행복감을 느끼지 못하게 됩니다.

한국중독정신의학회에서 펴낸 『중독정신의학 교과서』에서는 공동의존에 대해서 다음과 같이 언급하고 있습니다.

공동의존자는 정신건강상의 여러 가지 문제점을 나타낸다. 첫째, 알코올 의존자들의 음주를 조장하게 된다. 초기에 알코올 의존자들이 음주 문제를 나타낼 때는 알코올 의존자를 구해내고 싶다는 순수한 의도로 의존자를 보호하거나 격려하게 되지만 결국에는 의존 문제로 인해서 발생하는 문제를 경험할 수 있는 기회를 박탈하게 되어 궁극적으로 의존자들의 증상을 더욱 악화시키는 결과를 초래한다……

이처럼 공동의존 현상은 중독자의 가정에서 흔히 일어나는 일입니다. 가족들은 어떻게든 자신의 피해를 줄이면서 살아남기 위한 적응을 해나가는 과정에서 좋지 않은 적응을 해나가게 되는 것입니다.

Q

도박중독 환자의 가족을 위한
모임이 있나요?

A 앞서 말한 바와 같이, 중독문제는 환자 개인의 문제만이 아니라 가족 전체의 문제입니다. 따라서 환자를 위한 자조모임이 있는 것처럼, 환자 가족을 위한 자조모임도 운영되고 있습니다.

먼저 도박 문제를 가진 가족을 위한 모임을 안내하겠습니다. 한국 도박중독자 가족모임에서는 지역별로 크고 작은 가족모임을 가지고 있습니다. 도박중독자의 가족으로 살아오면서, 이해하기 어려운 중독자의 횡포로 인해 절망과 좌절, 배신과 분노로 힘들어 하는 가족들이 서로 모여 위로받고 도움을 받을 수 있는 방법을 찾고자 하는 모임입니다.

이러한 목적으로 모인 가족들이 그 목적을 이루는 데 특별한 힘을 가지고 있는 것으로 보입니다. 가족들의 모임을 통해서 나 자신에 대한 현재의 사실과 지식을 얻고 삶의 용기와 희망을 찾고자 하는 것이 모임의 목적입니다.

이 모임은 기본적으로 도박중독이나 알코올중독자에게 사용되는 12단계 프로그램에 기반하고 있습니다. 장기간 재발하는 중독 문제에 대한 가족들의 자조 모임은 그 자체로 치료 효과가 있을 뿐만 아니라 정서적으로 치유 받고 어디에서도 이야기하지 못했던 가족만의 비밀을 공유할 수 있는 장을 만들어 줍니다.◉ 아직은 주로 서울과 경기 지역에 많이 있습니다. 지역별로 모임이 있으니 연락을 해보는 것이 좋습니다. (대표전화 02-

855-5004, 이메일 pcsuk51@hanmail.net)

　이외에 한국 G.A & GAM-ANON에서 운영하는 가족모임도 별도로 있습니다. 역시 지역별로 여러 모임이 있으니 직접 참석해보고 분위기나 위치, 다른 참석자의 성향 등을 보고 선택하는 것이 좋습니다.◉

◉ 한국단도박모임: http://www.dandobak.co.kr/
　　단도박 가족모임: http://www.dandobakfamily.kr/
◉ 한국 G.A. & GAM-ANON: http://www.dandobak.or.kr/)

알코올중독 환자의 가족을 위한
모임이 있나요?

A 알코올중독 환자의 가족을 위한 모임은 오래전부터 상당히 활성화된 편입니다. 알코올중독 환자의 자식을 위한 모임도 있습니다.

이제 알코올중독자 가족모임에 대해서 알아보겠습니다. 알코올중독자들의 모임으로 익명의 알코올중독자들(A.A.) 모임이라는 것이 있습니다. 기독교 정신에 입각하여 1935년에 시작된 AA는 현재까지 가장 우수한 알코올중독 치료 자조 모임으로 발전해왔습니다. 앞서 말씀드린 익명의 도박중독자들(G.A.) 모임도 이에 기반한 것입니다.

'알아넌'이란 이러한 알코올중독자들의 가족이 만든 모임입니다. 음주 문제는 가족병이라는 사실에 기반하여 가족도 자조 모임에서 치료에 참여하려는 목적에서 만든 모임입니다. '알라틴'이란 가족 중 특히 취약한 어린 자식을 위한 모임입니다.◉

◉ 알아넌 코리아: http://www.alanonkorea.or.kr
한국 알아넌/알라틴 모임은 지역별로 모이고 있습니다.

Q

도박중독 지원기관에 대해서
알려주세요.

A 도박중독 환자 문제를 해결하기 위해서, 사행산업통합감독위원회에서는 이에 대한 다양한 정책을 내놓고 있습니다. 과거에는 다양한 기관에서 분산 운영했지만 지금은 하나로 통합해서 상담과 지원업무를 일원화하고 있습니다.

사행산업통합감독위원회에서는 한국도박문제관리센터를 설치하여 지역별로 상담과 지원 업무를 담당하고 있습니다.
  ✓ 사행산업통합감독위원회: http://www.ngcc.go.kr/
  ✓ 한국도박문제관리센터(본부): http://su.kcgp.or.kr/

경륜경정중독예방치유센터에서는 별도로 상담과 안내, 교육, 정보 등을 제공하고 있습니다. 가족프로그램도 운영하고 있습니다.
  ✓ 희망길벗: http://www.c-mclinic.or.kr/

강원랜드 중독관리센터(KLACC)는 카지노 중독을 중심으로 중독자에 대한 프로그램을 운영하고 있습니다. 위의 프로그램에 비해서 가장 활성화된 편입니다. 특히 전문 치료기관과 연계하여 치료비를 지원하고 있어서 병원비가 걱정되는 경우 도움을 받는 것이 좋습니다. 가족을 위한 치유캠프와 치유프로그램을 운영하고 있습니다.
  ✓ KL 중독관리센터: http://klacc.high1.com/

Q

알코올중독 지원기관에 대해서
알려주세요.

A 보건복지부에서는 알코올 상담센터를 운영하고 있습니다. 다양한 상담과 치료, 재활 등의 도움을 받을 수 있습니다.

알코올중독 환자를 위한 알코올 상담센터를 보건복지부에서 운영하고 있습니다. 지역사회 알코올 남용 및 의존자를 조기 발견하여 상담·치료·재활 및 사회복귀를 지원하고, 지역주민을 대상으로 음주폐해 예방 및 건전음주 교육·홍보를 실시하는 것을 목표로 하고 있습니다. 현재 총 45개소가 운영되고 있습니다.

서비스를 받을 수 있는 대상
지역사회 내 알코올의존자, 문제음주자와 그 가족 등 지역주민
✓ 해당 알코올상담센터는 관내의 주민을 우선 대상으로 하되, 상황에 따라 인근 지역주민에게도 관련서비스 제공이 가능합니다.
✓ 의료기관 또는 시설 등에서 퇴원(소)한 알코올 의존자로서 사회적응 훈련을 필요로 하는 알코올 의존 및 남용자
✓ 기타 알코올 관련 상담 및 재활훈련서비스가 필요한 자

가족을 위한 서비스
대부분의 상담센터에서는 별도의 가족모임을 가지고 있습니다. 가까운

센터로 방문해서 가족모임에 참여하는 것이 좋습니다.

✓ 신규 가족 발견 및 이용체계 구축

✓ 사례관리 서비스

✓ 가족교육 및 프로그램

✓ 위기관리 서비스

✓ 가족모임 지원 서비스

통합 홈페이지는 없습니다. 정신건강상담전화 1577-0199로 연락하면 관내의 센터에 대해서 안내해줍니다.

Q

중독치료 전문병원에 대해서
알려주세요.

A 국내에는 총 9곳의 알코올 전문병원이 있습니다.

보건복지부에서는 병원급 의료기관 중 특정 진료과목이나 특정 질환에 대한 난이도가 높은 의료행위를 하는 의료기관을 대상으로 전문병원으로 지정하고 있습니다. 정신과 영역에서는 알코올 전문병원이 유일합니다. 국내에 총 9곳의 알코올 전문병원이 있습니다. 아직 도박치료를 표방하는 병원은 없습니다.

현재 지정된 알코올 전문병원
✓ 부산 금정구 온사랑병원 : www.온사랑병원
✓ 광주 서구 다사랑병원 : http://dsrh.co.kr
✓ 경기 부천시 더블유진병원 : www.wjinhospital.com
✓ 경기 부천시 진병원 : http://www.jinhospital.com
✓ 경기 수원시 아주편한병원 : http://www.ajougoodhospital.co.kr/
✓ 경기 의왕시 다사랑중앙병원 : https://www.dsr5000.com
✓ 충북 청주시 예사랑병원 : http://www.yehospital.com/
✓ 충북 청주시 주사랑병원 : http://www.lovegod.co.kr/
✓ 경남 김해시 한사랑병원 : http://www.han-sarang.or.kr/

이는 2011년 처음 시행된 제도입니다. 당시에 선정기준은 주로 진료량, 환자 구성비율, 병상 수, 전문인력 수 등입니다. 따라서 전문의가 5인 이상이며 알코올 의존증 환자를 주로 입원시키는 병원 위주로 선정되었습니다. 그러나 의료의 질에 대해서는 평가기준이 부족했기 때문에 지정되지 않은 병원과 질적인 차이를 나타낸다고 보기는 어렵습니다. 다른 병원이 알코올중독 치료를 잘하지 못한다고 할 수는 없습니다. 아직까지는 참고사항으로만 생각하는 것이 좋습니다.

Q

중독치료를 위한
병원 선택 기준이 있나요?

A 시설은 안락한지, 내과적 질환에 대한 대응이 가능한지, 프로그램이 우수한지, 퇴원 이후 지역사회 연계가 가능한지, 병원비는 합리적인 수준인지 여부를 파악하여 선택하는 것이 좋습니다.

우선 건물이나 시설이 우수한 곳이 좋습니다. 중독은 일반적으로 몇 주에서 몇 개월 정도 장기간 입원하는 경우가 많습니다. 따라서 편안하게 지내기 위해서는 어느 정도의 시설은 되어야 합니다. 시설만 좋은 병원이라면 곤란하지만 가급적이면 공간도 넓고 안락한 병원으로 선택하는 것이 좋습니다.

내과질환이 있는 경우라면 내과 지원이나 검사가 가능한 병원으로 선택하는 것이 좋습니다. 최소한 외부 진료가 잘되는 곳으로 선택하는 것이 좋습니다.

프로그램은 가장 중요한 부분 중 하나입니다. 꼼꼼하게 병원에서 운영하는 프로그램을 살펴보고 얼마나 체계적으로 잘 되어 있는지 확인하도록 합니다. 그냥 시간만 때우는 식인지 아니면 여러 전문가가 잘 협력하여 프로그램을 진행하고 있는지 살펴보도록 합니다.

퇴원 이후에 지역사회에서 연계가 가능한지 알아보도록 합니다. 특히 낮병동이나 AA 등이 운영되고 있는 병원이 좋습니다. 또한 가족치료가 가능한 병원으로 선택하도록 합니다. 가족을 위한 프로그램이나 모임이 있는지 알아보고 선택하는 것이 좋습니다.

병원비도 중요한 요소 중 하나입니다. 물론 병원의 프로그램이나 시설이 좋으면 차액병실료나 비급여 진료비 등으로 인해서 병원비가 상승할 수밖에 없습니다. 하지만 입원비가 부담이 될 정도라면 곤란합니다. 감당할 수 있는 병원비인지 예상액을 확인해서 계산기를 잘 두드려보는 것이 좋습니다. 물론 병원비가 다소 비싸도 치료효과가 좋아 빠른 회복이 가능하다면 오히려 비용을 절약할 수 있겠습니다.

Q

인터넷중독에 대한
도움을 받고 싶습니다.

A 우리나라에서는 인터넷중독이 날이 갈수록 문제가 되고 있기 때문에 관련 기관도 많은 편입니다. 가장 대표적인 인터넷중독 상담기관으로는 인터넷중독대응센터를 들 수 있습니다.

인터넷중독이라고 했지만 게임중독, 사이버중독, 스마트폰중독을 모두 일괄하여 설명하도록 하겠습니다.

인터넷중독이란 인터넷 사용에 대한 금단과 내성을 가지고 있어서 일상생활에 장애가 유발되는 상태를 말하는 것입니다. 주로 청소년에 유병률이 높지만 성인과 아동도 심각한 수준의 중독을 보이는 경우가 적지 않습니다.

우리나라에서는 인터넷중독이 갈수록 문제가 되고 있기 때문에 관련 기관도 많은 편입니다. 보건복지부, 교육과학기술부, 여성가족부, 지방자치단체 및 각종 단체에서 다양한 프로그램을 운영하고 있습니다. 가장 대표적인 인터넷중독 상담기관으로는 인터넷중독대응센터(스마트쉼센터)를 들 수 있습니다. 인터넷중독대응센터는 한국정보화진흥원에서 운영하며 인터넷중독 해소를 목적으로 설치된 국가기관입니다. 전체적인 정보를 포괄하고 있으며 상담전화와 지역별 상담센터를 운영하고 있습니다.

✓ 스마트쉼센터: http://www.iapc.or.kr

아이윌센터는 서울시에서 위탁받아 운영되는 기관입니다. 따라서 서울에만 있으며 광진, 명지, 보라매, 창동, 강북, 강서 등 6개소가 운영되고 있습니다. 인터넷중독대응센터가 주로 상담과 검사 및 정보제공의 역할을 하고 있다면 아이윌센터는 직접적인 상담과 프로그램 및 캠프 등을 통해서 치료적인 개입을 하고 있다는 점이 특징입니다.

√ 아이윌센터: http://www.iwill.or.kr/

위센터는 교육청 기반으로 학교에서 운영하는 기관입니다. 각 학교마다 위클래스가 있어서 상담교사에서 지원을 받을 수 있습니다. 필요한 경우에는 지역별 위센터나 위스쿨로 연계되어 보다 집중적인 상담을 받을 수 있습니다. 학교폭력이나 왕따, 기타 부적응 문제를 폭넓게 다루는 장점이 있지만 초중고등학생만 이용할 수 있습니다.

√ 위센터: http://www.wee.or.kr/

한국청소년상담복지개발원은 여성가족부 기반의 인터넷중독 프로그램을 운영하고 있습니다. 인터넷 치유학교와 인터넷중독 가족 캠프 등 청소년 미디어중독 예방 및 해소사업을 진행하고 있습니다.

인터넷 치유학교는 11박 12일의 인터넷중독 기숙형 치료 캠프입니다. 약 25명의 청소년과 전문가 30인이 모여서 캠프활동을 통해 인터넷 문제를 치유하려고 합니다. 국내에서는 가장 효과적인 프로그램 중 하나입니다. 권역별 인터넷 치유학교 운영센터를 통해서 신청자를 받고 여러 가지 검사와 선정기준을 적용하여 참가자를 모집합니다. 국번 없이 1388 혹은 02-730-2000으로 문의하거나 혹은 홈페이지에서 자세한 정보를 찾을 수 있습니다. 최근에는 활동이 다소 적은 편입니다.

√ 한국청소년상담복지개발원: https://www.kyci.or.kr

게임문화재단에서는 게임과몰입힐링센터를 운영하고 있습니다. 허브센터와 경북, 전라, 충청권에 각각 지역센터를 두고 있습니다. 주로 검사와 상담 위주로 진행되고 있지만 비정기적으로 치유캠프 프로그램이 진행되기도 합니다.

- √ 허브센터 수도권 게임과몰입힐링센터(중앙대학교병원)

  http://www.game-clinic.org/
- √ 경북권 게임과몰입힐링센터 (대구가톨릭대학교병원)

  http://www.dcwee.co.kr/business/business5.html
- √ 경남권 게임과몰입힐링센터(양산부산대학교병원)
- √ 전라권 게임과몰입힐링센터(국립나주병원)
- √ 충청권 게임과몰입힐링센터(건국대학교충주병원)

Q

마약중독 환자를 위한
치료기관을 알려주세요.

A 아직 한국에서 마약중독은 크게 관심을 받고 있지 못하지만, 점차 마약사범의 수가 늘고 있는 실정입니다. 마약중독을 위한 전문기관은 국립부곡병원의 약물 중독진료소가 있습니다. 한국마약퇴치운동본부에서 다양한 정보를 제공하고 있습니다.

마약중독은 다른 중독보다 습관성과 내성이 가장 강력한 중독이라고 할 수 있습니다. 도박중독이나 알코올중독보다 환자 수는 적지만, 많은 중독자들이 고통을 받고 있습니다. 전문적인 마약중독 치료기관도 많지 않고 일반인을 위한 정보도 많지 않은 편입니다.

그러나 2010년 기준으로 지난 5년간 검거된 마약사범이 4만 명에 달합니다. 주로 처벌 위주로 처리되고 있어 재활과 치료는 미흡한 실정입니다. 식품의약품안전청에서 지정한 24개의 마약 중독자 치료보호기관이 있지만 거의 진료 실적이 없고 2016년 기준으로 전체 치료 252건 중 강남을지병원이 146건, 국립부곡병원이 86곳으로 92%를 차지하고 있습니다.

보건복지부에서는 전국 22개 병원을 마약중독치료병원으로 지정했지만, 대부분은 국립부곡병원에서 담당하고 있습니다.

√ 국립부곡병원: http://www.bgnmh.go.kr/

마약에 대한 일반적인 정보는 한국마약퇴치운동본부 홈페이지에서 찾아볼 수 있습니다. 그러나 주로 상담, 교육, 홍보 등에 치우쳐져 있고 직접적인 환자 치료는 담당하고 있지 않습니다.

　✓ 한국마약퇴치운동본부: http://www.drugfree.or.kr/

　마약중독 치료에서는 국립부곡병원의 약물중독진료소가 가장 규모가 크고 치료 경험이 많은 곳입니다. 마약 중독자의 자발적 입소가 가장 많고 또한 마약사범의 경우 검찰에서 주로 부곡병원으로 송치하기 때문에 많은 수의 환자들을 치료한 경험이 있는 전문기관이라고 할 수 있습니다.

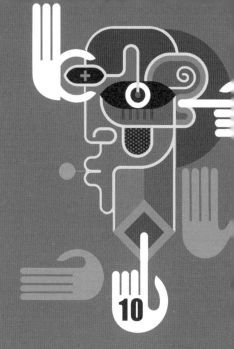

10

소아청소년
환자

소아청소년은 성인과 아주 다른 몸과 마음을 가지고 있습니다. 정신장애도 마찬가지입니다. 소아기에 주로 발병하는 발달장애와 주의력결핍과잉행동장애는 물론이고, 조현병이나 양극성장애, 우울장애도 소아청소년기에 발병하면 그 경과와 예후가 다른 경우도 많습니다. 치료 방법도 다른 경우가 많은데, 약물 치료 외에도 놀이 치료, 사회기술훈련과 같은 다양한 비약물치료를 시도합니다.

자신의 아이가 정신장애를 앓는다는 사실을 알게 되면, 부모는 정말 하늘이 무너진 듯한 절망에 빠집니다. 특히 열 살 이전에 진단받는 발달장애의 경우는 더욱 그렇습니다. 보호자 모임에 가면, 웃으면서 시작했다가 결국 울음바다로 끝나는 경우도 적지 않습니다.

소아청소년 환자는 일반 정신과의사도 진료할 수 있습니다. 그러나 중증 환자의 경우, 앞서 말씀드린 비약물 치료가 필요할 수 있습니다. 또한 부모-자녀 간의 갈등으로 중재가 필요한 경우도 있을 수 있습니다. 이러한 경우에는 가족치료나 부모 교육의 경험이 많은 소아청소년정신건강의학과를 찾는 것이 좋습니다. 또한 소아청소년 환자만을 위한 시설과 인력을 갖추어진 곳에서 전문적인 치료를 받는 것이 바람직합니다.

이 장에서는 소아청소년 환자 및 가족을 위한 각종 시설과 서비스를 다루겠습니다. 특히 병원학교와 대안학교, 위센터, 사회복귀시설, 상담복지센터를 중심으로 이야기하겠습니다.

Q

소아청소년 시기에 흔한
정신장애는 무엇인가요?

A 발달단계에 맞는 발달을 하지 못하면, 건강하지 못하다고 합니다. 소아청소년 시기에 잘 이환되는 정신장애는 크게 발달장애, 정서 및 기분장애, 행동장애, 생리기능장애, 기타 장애로 나눌 수 있습니다.

아동기는 정신건강에 필요한 여러 가지 능력을 기르는 시기입니다. 아이가 처한 발달단계를 고려하여, 그 발달단계에 맞는 발달을 하고 있는 아동이 정신적으로 건강한 아동입니다. 따라서 정신적으로 건강치 않은 어린이란 그 단계에 적합한 발달과제를 이루지 못하고 발달이 정지 또는 지연되거나 왜곡되는 어린이라고 할 수 있습니다.

소아청소년 시기에 잘 이환되는 정신장애는 다음과 같습니다.

발달장애

- 정신지체
- 전반적 발달장애(자폐증)
- 특정발달장애(학습장애, 운동기술장애, 의사소통장애)

정서 및 기분장애

- 분리불안장애
- 신체형장애

- 우울장애
- 양극성장애

행동장애
- 주의력결핍 과잉행동장애(ADHD)
- 반항장애
- 품행장애

생리기능 장애
- 수면장애(야경증)
- 배설장애(야뇨증, 유분증)
- 식사장애

기타 장애
- 틱 및 뚜렛장애
- 정신병
- 적응장애
- 기질성 정신장애
- 중독장애(알코올 및 물질 남용)

Q

소아청소년 정신과를 찾고 있습니다.
어떻게 해야 하나요?

A 일반적인 정신건강의학과는 소아청소년 진료도 같이 병행합니다.

소아청소년 정신건강 관련 어려움을 경험하고 있거나, 소아청소년 정신건강관련 상담과 진료를 원하는 경우에는 일단 가까운 정신건강의학과를 찾으시면 진료를 받을 수 있습니다. 대개는 주의력결핍과잉행동장애(ADHD), 틱장애, 발달장애, 학습장애, 소아우울 및 불안장애 등입니다.

일반적인 경우는 소아청소년 분과 전문의가 아니더라도 진단과 치료가 가능합니다. 만약 전문적인 소아청소년 정신과 치료가 필요한 상황이라면, 가장 적합한 병의원으로 의뢰해 줄 것입니다. 아울러 대한소아청소년정신의학회 홈페이지(www.kacap.or.kr-일반인공간)에 들어가시면 전국 376개의 소아청소년정신의학 관련 정보를 확인하실 수 있습니다.

Q

소아청소년도 정신건강복지센터를
이용할 수 있나요?

A 그렇습니다. 상당수의 지자체에서는 소아청소년 환자를 전담하는 아동청소년 사업을 진행하고 있습니다.

대부분의 지자체에 설치된 정신건강복지센터에서는 ADHD, 조현병, 우울증 등의 정신질환을 경험하고 있는 아동청소년의 사례 관리를 시행하고 있습니다. 주로 아동청소년, 보호자, 교사를 대상으로 한 상담, 교육 프로그램입니다. 서울시에서는 총 26개소가 운영되고 있으며, 대부분 아동청소년 대상으로 한 특별한 사업을 진행하고 있습니다.

Q

소아청소년을 위한 사회복귀시설을 알려주세요.

A 소아청소년을 위한 사회복귀시설은 아직 충분하지 않습니다. 그러나 일부 기관에서 아동청소년을 위한 복귀시설을 운영하고 있습니다.

조기 발병 조현병이나 양극성장애의 아동 청소년은, 일반적으로 증상이 심하며 점점 악화되는 경과를 밟습니다. 따라서 초기에 적극적인 치료와 함께, 사회복귀를 위한 특별한 프로그램을 진행하는 것이 좋습니다. 아쉽게도 아직 소아청소년 정신증 환자를 위한 사회복귀시설은 충분하지 않습니다. 아래에 현재 설치된 두 개의 전문시설을 안내하였습니다.

- 비상: 서울 관악구, 청소년 전용 사회복귀시설(14세-24세), http://visang.or.kr
- 행복정신건강센터: 서울 강동구, 성인반/청소년반 운영(15-25세), http://www.happy2u.or.kr/

Q

지적장애의 기준을
알려주세요.

A 지적장애는 지능이 70 미만인 경우를 말합니다. 또한 적응행동의 장애가 관찰되어야 하고, 18세 이전에 발현된 경우에 지적장애로 진단할 수 있습니다.

지적장애는 과거에 정신지체로 부르기도 했지만, 현재는 지적장애라는 이름으로 변경되었습니다. 낮은 지능(IQ70 미만)을 보이고, 적응행동의 장애가 동반되는 제반 증상이 18세 이전에 발현될 경우에 진단할 수 있습니다. 70 미만은 경도, 50 미만은 중등도, 35 미만은 고도, 20 미만은 최고도로 나눕니다.

〈표 1〉은 보건복지부에서 제시하는(장애인복지법에 따른) 지적장애 장애등급 기준입니다.

2012년까지는 '사회성숙도 검사상, 사회성숙지수가 지능지수와 서로 다른 급으로 산출된 경우, 더 높은 점수를 기준으로 판단한다'라고 하였으나, 2013년부터 '지적장애 판정의 경우, 객관성이 높지 않은 사회성숙지수를 판정 기준에서 제외한다'고 변경되어 보다 많은 소아환자들이 혜택을 받고 있습니다.

표 1_ 지적장애 장애등급 판정 기준(보건복지부 고시 제2013-56호)

장애등급	장애 정도
1급	지능지수와 사회성숙지수가 34 이하인 사람으로 일상생활과 사회생활의 적응이 현저하게 곤란하여 일생 동안 타인의 보호가 필요한 사람
2급	지능지수와 사회성숙지수가 35 이상 49 이하인 사람으로 일상생활의 단순한 행동을 훈련시킬 수 있고, 어느 정도의 감독과 도움을 받으면 복잡하지 아니하고 특수기술을 요하지 아니하는 직업을 가질 수 있는 사람
3급	지능지수와 사회성숙지수가 50 이상 70 이하인 사람으로 교육을 통한 사회적, 직업적 재활이 가능한 사람

Q

전반적 발달장애(자폐장애)의 기준에 대해서 알려주세요.

A 사회적 관계나 의사소통, 행동 등에 심각한 문제를 일으키는 장애를 말합니다. 대개 생애 초기부터 발생하여 오랫동안 지속됩니다.

전반적 발달장애란 자폐장애, 레트장애, 아스퍼거장애 등을 일컫는 용어입니다. 이 가운데 대표적인 자폐증은 1943년 미국의 카너(Kanner) 교수에 의해 처음 기술되었으며, 사회적 관계나 의사소통, 행동 등에 심각한 문제를 일으키는 장애입니다. 자폐증은 주로 뇌의 이상으로 생기는 질환으로 대개 3세 이전에 문제가 나타나기 시작하여 평생 지속됩니다.

자폐증의 원인은 아직 완전히 밝혀지지 않았으며, 한 가지 원인만으로 설명할 수 없는 여러 가지 원인에 의한 복합적인 장애인 것으로 생각되고 있습니다. 신체적, 뇌기질적 요인, 유전적인 요인, 정보처리 과정의 이상 등 여러 요인들이 작용하여 발생하는 것으로 보입니다. 부모의 부적절한 양육에 의해 자폐증이 생긴다는 것은 옳지 않습니다.

타인과의 사회적 관계가 발달하지 않고, 의사소통 및 언어장애를 보이며, 상동행동이나 고집, 특정 물체에 집착하는 등 세 가지 증상이 반드시 있어야 자폐증이라고 진단을 내릴 수 있습니다.

아래는 자폐성 장애의 판정 기준입니다.

표 2_ 자폐성장애 판정 기준(보건복지부 고시 제2013-56호)

장애등급	장애 정도
1급	• ICD-10의 진단 기준에 의해 '전반적 발달장애'로 진단을 받았으며, 정상 발달의 단계가 나타나지 않았을 것. • IQ가 70 이하일 것. • '능력장애 측정기준' 20문항 중 12문항 이상이 해당되거나, GAS (Goal Attainment Scale) 점수가 20점 이하일 것.
2급	• ICD-10의 진단 기준에 의해 '전반적 발달장애'로 진단을 받았으며, 정상 발달의 단계가 나타나지 않았을 것. • IQ가 70 이하일 것. • '능력장애 측정기준' 20문항 중 8문항 이상이 해당되거나, GAS (Goal Attainment Scale) 점수가 20점 이상 40점 이하일 것.
3급	• ICD-10의 진단 기준에 의해 '전반적 발달장애'로 진단을 받았을 것. • IQ가 71 이상일 것. • '능력장애 측정기준' 20문항 중 4문항 이상이 해당되거나, GAS (Goal Attainment Scale) 점수가 40점 이상 50점 이하일 것.

Q

발달장애의 경우 어떤 서비스를
받을 수 있나요?

A 중앙장애아동·발달장애인지원센터(www.broso.or.kr)에서 모든 지원 시설과 프로그램을 확인할 수 있습니다.

발달장애인지원센터는 장애아동과 발달장애인을 위한 맞춤형 복지를 위해, 2013년 보건복지부 주관으로 한국장애인개발원이 위탁운영하고 있는 기관입니다. 장애아동·발달장애인 대상 서비스의 종합 안내 및 연계를 담당하며, 그 외 맞춤형 복지서비스 개발도 진행하고 있습니다.

영유아기, 학령기, 성인기, 중장년기, 노년기에 맞추어 연령에 맞는 서비스를 제공 혹은 연계하고 있습니다. 경제, 고용, 건강 및 안전, 일상 지원, 재활 및 발달, 교육, 정보, 가족 지원, 권익옹호, 여가활용 등 다양한 서비스를 제공합니다. 홈페이지 www.broso.or.kr혹은 02-3433-0748로 연락하셔서 상담받을 수 있습니다.

Q

발달장애환자의 가족을 위한 서비스를 알려주세요.

A 발달장애 및 관련 유사장애 환자 가족을 위한 서비스는 대략 발달재활서비스, 언어발달지원, 장애아가족양육지원, 발달장애인 부모심리상담 서비스 등으로 나눌 수 있습니다.

발달재활서비스

만 18세 미만의 시각, 청각, 언어, 지적, 자폐성, 뇌병변 장애아동 대상

✓ 목적: 성장기의 정신적·감각적 장애아동의 인지, 의사소통, 적응행동, 감각·운동 등의 기능향상과 행동발달을 위한 적절한 발달재활서비스 지원 및 정보 등을 통해 높은 발달재활서비스 비용으로 인한 장애아동 양육가족의 경제적 부담 경감

✓ 소득기준: 평균소득기준으로 150% 이하

✓ 본인부담금: 면제~8만 원

✓ 신청방법: 주민센터에 신청하면, 관내의 지정 기관을 안내해줍니다.

언어발달지원

만 12세 미만의 비장애아동(부모가 시각, 청각, 언어, 지적, 자폐성, 뇌병변 장애인인 경우)

✓ 목적: 감각적 장애 부모의 자녀에게 필요한 언어발달지원 서비스를 제공하여 아동의 건강한 성장지원 및 장애 가족의 자체 역량 강화

✓ 특징: 부모의 장애로 인해서 소아가 겪는 부적절한 언어발달에 대한
지원입니다.

✓ 소득기준: 평균소득기준으로 100% 이하

✓ 본인부담금: 면제~6만 원

✓ 신청방법: 주민센터에 신청하면, 제공기관을 안내해줍니다.

장애아가족양육지원

만 18세 미만의 1~3급 장애인과 거주를 같이하는 가정

✓ 목적: 장애아동 가족의 일상적인 양육부담을 경감하고 보호자의 정상
적인 사회활동을 돕기 위하여 돌봄 및 일시적 휴식지원 서비스 제공.

✓ 돌봄서비스: 돌보미를 월 80시간까지 가정으로 파견해줍니다.

✓ 휴식지원프로그램: 가족을 대상으로 한 교육, 문화, 상담, 자조모임,
정보제공 프로그램을 운영합니다.

✓ 소득기준: 돌봄서비스에 한해서 평균소득기준으로 100% 이하

✓ 신청방법: 주민센터에 신청합니다.

발달장애인 부모심리상담 서비스: 부모에 대한 심리적 상담서비스를 제공

✓ 목적: 과중한 돌봄 부담을 가지고 있는 발달장애인 부모에게 집중적
인 심리·정서적 상담 서비스를 제공하여 우울감 등 부정적 심리상태
를 완화시켜 궁극적으로 발달장애인 가족의 기능 향상을 도모.

✓ 제공서비스: 월 4회, 회당 50분의 개인심리상담을 12개월간 제공하
며, 상황을 고려하여 12개월(1회) 연장 제공합니다.

✓ 비용: 4천 원~4만 원

✓ 신청방법: 주민센터에 신청하면 관내 지정 기관을 연계해줍니다.

Q

청소년상담복지센터가 무엇인가요?

A 학업 중단, 가출, 인터넷 중독 등 위기에 처한 청소년에게 지역사회 자원을 연계하여 상담, 보호, 교육, 자립 등 맞춤형 서비스를 제공합니다.

학교를 가지 않거나 집을 나온 청소년 혹은 과도한 인터넷, 게임 중독에 빠진 9~24세 아동 청소년을 대상으로 다양한 상담사업과 진로지원 사업을 시행하고 있는 여성가족부 산하 공공기관입니다. 약 5000원에서 10000원 정도의 비용으로 개인상담이나 집단상담을 받을 수 있습니다. 평가에 따라서 필요하면 청소년 일인당 30만 원까지 의료비도 지원할 수 있습니다. 상담 외에도 각종 청소년 프로그램, 학습 지원, 진로 상담, 일시 보호와 긴급 구조, 부모 교육, 상담자 교육 등 다양한 서비스를 제공합니다. 청소년상담복지센터 외에 청소년지원센터 꿈드림이 있는데 학교 밖 청소년을 위해 두 가지 진로트랙(학업복귀, 사회진입)으로 나갈 수 있도록 교육의 기회를 제공하고 있습니다.

대부분의 단위 지자체에 설치되어 있습니다. 가까운 구청이나 보건소에 연락하시면 친절하게 알려줍니다. 청소년 전화 1388로 문의하면 가까운 센터를 연결해줍니다. 간단한 상담은 청소년 전화에서 바로 진행할 수도 있습니다. 다음 홈페이지(www. kyci.or.kr)를 통해 전국의 상담복지센터와 꿈드림에 대한 자세한 정보를 확인할 수 있습니다.

Q

위(WEE)센터에 대해서
알려주세요.

A   Wee프로젝트는 2008년 교육청을 중심으로 시작된 위기학생 예방 및 종합지원 체계입니다. 학교, 교육청, 지역사회 간의 긴밀한 협력을 통해서 학생의 적응력을 향상시키는 다양한 상담서비스를 제공하는 학교안전망 구축사업의 하나입니다.

Wee프로젝트의 주 대상은 학습부진 및 학교 부적응 학생입니다. 그러나 일반학생들도 많이 이용하고 있습니다. Wee프로젝트에 참여하는 학생은 주로 교사의 선정, 부모님의 권유, 혹은 본인 스스로 원하는 경우 등입니다. 모든 Wee 서비스는 무료입니다. 센터를 이용하는 시간은 수업시간으로 인정됩니다.

Wee 프로젝트는 단위별로 다음과 같이 나눌 수 있습니다.

• 1차 Safe-net Wee 클래스

학교에서 운영하는 Wee 클래스는 학교생활에 어려움을 겪는 학생들이 고민을 털어놓고, 이야기할 수 있는 공간입니다. 예전에 학교 상담실을 생각하시면 비슷합니다.

√ 단위학교에 설치됩니다.

√ 대상: 다양한 고민 및 학교생활에 어려움이 있는 학생이면 누구든지 이용 가능합니다.

√ 신청방법: 직접 방문하거나 담임선생님과 상의하여 이용할 수 있습

니다.

✓ 이용시간: 학교 운영시간 내에 가능(사전 요청 시 방과 후도 가능)

• 2차 Safe-net Wee 센터

다양한 정신건강전문가들이 참여하는 상담소입니다. 학교 안에서 해결하기 어려운 근본적 어려움을 진단 및 상담, 치료하며 필요 시 전문치료시설에 연계하는 곳입니다.

✓ 교육청이나 교육지원청 산하에 설치됩니다.

✓ 대상: 관내 초·중·고등학생, 학부모, 교사

✓ 신청방법: 전화로 사전접수 후 직접 방문, 학교를 통해 공문으로 신청.

✓ 이용시간: 평일 09:00~18:00(Wee센터별로 주말에도 이용 가능함.)

• 3차 Safe-net Wee 스쿨

주로 기숙학교 형태로 운영되는 장기위탁기관입니다. 위탁기간 동안 다양한 평가와 치료, 교육을 받게 되며, 전 기간이 수업 일수로 인정되는 장점이 있습니다.

✓ 시도교육청 차원에서 설치.

✓ 대상: 장기적인 치유 교육이 필요한 고위기학생

✓ 신청방법: 소속 학교에서 해당 학생을 위탁 의뢰합니다. 사전 상담을 거쳐서 심의하고, 위탁 학생이 최종 선정되면, 중장기교육과정에 참여하면서 평가하게 됩니다.

✓ 이용시간: Wee 스쿨은 기숙, 등하교 등의 유형으로 나뉘어 있습니다. 해당지역 Wee 스쿨에 문의하는 것이 좋습니다.

◉ 위센터 홈페이지: https://wee.go.kr

Q

학교폭력을 당하면
어떻게 해야 하나요?

A   적지 않은 정신장애인이 학창시절부터 왕따나 이지메 등 학교폭력을 당했다고 이야기합니다. 학교폭력이 정신장애의 원인이자, 또한 결과로 작용하면서 추후에 회복하기 어려운 트라우마를 남기기도 합니다. 학교폭력을 당하면 즉시 학교나 117에 신고하여 이차적인 피해를 막아야 합니다.

학교폭력이란 학교 내외에서 학생을 대상으로 한 상해, 폭력, 감금, 협박, 약취, 유인, 명예훼손, 모욕, 공갈, 강요, 강제적인 심부름이나 성폭력, 따돌림, 사이버 따돌림, 정보통신망을 이용한 음란, 폭력 정도 등으로 피해를 주는 모든 행위를 말합니다(학교폭력 예방 및 대책에 관한 법률). 이러한 학교폭력은 고의적, 반복적, 지속적인 특징이 있으며, 이로 인해 정서적 불안, 신체적 증상, 대인관계의 어려움, 등교 거부, 의욕 저하, 과장된 행동이나 우울증, 학습성취도 하락, 복수심, 자살충동 등 다양한 어려움이 발생할 수 있습니다.

학교폭력이 발생하면 즉시 학교 선생님이나 117에 신고합니다. 117학교폭력신고센터에서는 교육청, 경찰청, 여성가족부에서 합동으로 이러한 신고를 받아서 경찰청이나 학교폭력원스톱지원센터로 연결합니다. 경찰청에서는 필요한 경우 즉시 조치하거나 수사를 개시하고, 원스톱지원센터에서는 상담을 통해서 해당 내용을 학교장에게 통보합니다. 학교장은 피해학생과 가해학생을 격리하고, 필요하면 가해학생의 출석을 정지한 상태에서 학교폭력대책자치위원회를 거쳐서 필요한 조치를 취하게 됩니다.

자치위원회는 위원장 1명과 간사 1명, 5인 이상 10인 이하의 위원으로 구성됩니다. 위원은 교감, 교사, 학부모, 법조계 인사, 경찰공무원, 의료계 전문가 등으로 구성됩니다. 과반수를 학부모 전체 회의에서 직접 선출한 학부모 대표로 위촉합니다. 가해학생 및 피해학생에 대한 조치는 대개 다음과 같은 것이 있습니다.

- 피해학생에 대한 조치
1. 심리상담 및 조언
2. 일시 보호
3. 치료를 위한 요양
4. 학급 교체
5. 그 밖에 피해 학생의 보호를 위하여 필요한 조치

- 가해학생에 대한 조치
1. 서면 사과
2. 접촉, 협박, 보복행위 금지
3. 학교봉사
4. 사회봉사
5. 특별교육 이수 혹은 심리치료
6. 출석 정지
7. 학급 교체
8. 전학
9. 퇴학

이외에도 사안이 중대할 경우, 형법 및 소년법에 의해 처벌받을 수 있습니다. 가해학생이 14세 이상인 경우에는 형사처벌의 대상이 될 수 있습니다. 가해학생이 14세 미만이면 형사미성년자로 취급되기 때문에 형벌법령을 위반하더라도 형법에 따라 형사처벌 되지는 않지만, 10세 이상 14세 미만인 경우에는 소년법에 따라 보호처분될 수 있습니다

- 소년법 보호처분 대상
1. 집단적으로 몰려다니며 주위 사람들에게 불안감을 조성하는 성벽(性癖)이 있는 것
2. 정당한 이유 없이 가출하는 것
3. 술을 마시고 소란을 피우거나 유해 환경에 접하는 성벽이 있는 것

소년법에 의해서 다음과 같은 보호처분이 내려질 수 있습니다.

- 소년법 보호처분 내용
1. 보호자 등에게 감호 위탁(6개월)
2. 수강 명령(100시간 이내/12세 이상)
3. 사회봉사 명령(200시간 이내/14세 이상)
4. 단기 보호관찰(1년)
5. 장기 보호관찰(2년)
6. 소년보호시설 감호 위탁(6개월)
7. 소년의료보호시설 위탁(6개월)
8. 1개월 내 소년원 송치
9. 단기 소년원 송치(6개월)
10. 장기 소년원 송치(2년/12세 이상)

그 외에도 폭력행위를 했을 경우에는 '폭력행위 등 처벌에 관한 법률'에 의해서, 그리고 재산이나 신체적, 정신적 손해를 끼쳤다면 민법상의 손해배상 책임을 질 수 있습니다.

다음은 학교폭력 관련하여 지원을 받을 수 있는 기관입니다.

√ 117 학교폭력신고센터: http://safe182.go.kr/

√ 교육부 도란도란StopBullying: http://www.dorandoran.go.kr/

√ 푸른나무 청예단: http://www.jikim.net/

√ 스쿨로: http://schoolaw.lawinfo.or.kr/

Q

아이가 하루 종일 인터넷만 합니다.

A 인터넷의 건강한 사용은 학업, 대인관계, 사회성, 인지 발달 등 다양한 도움을 줄 수 있습니다. 무조건 못하게 하는 것이 정답은 아닙니다. 다만 부적절한 사이트를 이용하거나 장시간 과도한 집착을 보이는 경우라면 득보다 실이 클 수 있습니다. 소아나 청소년에게는 건강하고 절제된 인터넷 사용 습관을 가르치는 것이 중요합니다.

인터넷 중독은 크게 일반 인터넷 중독(Generalized Internet Addiction)과 특정 인터넷 중독(Specific Internet Addiction)으로 구분할 수 있습니다. 전자는 주로 소통, 정보 교류 목적의 인터넷 접속 자체에 빠져 있는 상태입니다. 고립감이 심하거나 사회적 지지 체계가 약한 경우에 흔히 발생합니다. 부정적인 감정을 잊기 위해 과도하게 인터넷에 몰입하는 것입니다. 후자는 특정 인터넷 어플리케이션에 병적으로 중독되어 있는 경우입니다. 주로 인터넷 게임, 인터넷 도박, 포르노 중독 등이 대표적입니다. 인터넷이라는 도구의 특성이 아니라, 해당 사이트가 제공하는 부적절한 콘텐츠에 중독이 된 상태라고 할 수 있습니다. 그런데 현실세계의 부적절한 도박장이나 게임장, 포르노 영화관 등에 비해서 청소년도 접근하기가 쉽고, 한번 빠지면 무제한적인 접근이 가능하기 때문에 보다 더 쉽게 중독이 되곤 합니다.

최근 디지털 미디어 이용 습관에 대한 연구 결과에 따르면, 스마트폰의 위험도가 컴퓨터의 위험도를 능가하는 것으로 나타나고 있습니다. 컴퓨터는 보통 자신의 방에서만 사용할 수 있는데 반해 스마트폰은 언제 어디서나 휴대하고 다니면서 인터넷 접속이 가능하기 때문에 중독의 위험성이 더 높습니다.

뇌의 대부분은 소아기 초기에 발달이 이루어지지만, 이마 위쪽의 뇌는 20세 초반까지 성숙이 진행됩니다. 그런데 전두엽, 특히 전전두엽이라고 하는 뇌의 부분이 행동의 통제, 자기 조절, 추론, 공감, 판단 등 고위 기능을 담당합니다. 따라서 소아나 청소년은 성인에 비해 행동을 스스로 통제하는 힘이 약합니다. 게다가 사회적인 경험이나 훈련도 부족하기 때문에 자극적인 인터넷 콘텐츠에 쉽게 중독됩니다. 따라서 아이에게 스마트폰을 사주고 알아서 쓰라고 하면 곤란합니다.

젓가락질이나 연필 쥐는 법을 배울 때도 상당한 노력이 필요함은 잘 알고 있을 것입니다. 화장실을 쓰거나 신발끈을 묶는 법도 가르쳐야 합니다. 스마트폰이나 컴퓨터도 마찬가지입니다. 부모의 교육과 지도가 필요합니다.

한번 굳어지면 잘 바뀌지 않기 때문에 특히 어린 나이부터 건강한 사용 습관을 만드는 것이 중요합니다. 초등학교 고학년이나 중학생이 되면 주체성에 대한 욕구가 커지고, 부모에 대한 반항심이 생기게 됩니다. 이는 정상적인 발달 과정이지만, 이때 행동이나 습관을 교정하려고 시도하면 심한 갈등이 생길 수도 있습니다. 따라서 이러한 갈등이 생기기 전에 필요한 훈육을 충분히 하는 것이 필요합니다.

만약 아이가 인터넷 혹은 스마트폰 중독에 빠진 것 같다면, 일단 한국 정보화진흥원에서 개발한 연령별 인터넷 중독 자가진단이나 관찰자 척도(K-척도), 스마트폰 중독 자가진단 척도(S-척도)를 통해 아이가 얼마나 디지털 기기에 빠져 있는지 진단해 보는 것이 좋겠습니다. 종종 크게 문제되지 않는 수준임에도 불구하고 부모의 과도한 우려로 건강한 인터넷 사용도 못하게 하여 갈등이 생기기도 하기 때문입니다. 자세한 척도는 부록에 실었습니다.

만약 자기 척도에서 '잠재적 위험 사용자' 혹은 '고위험 사용자군'에 속한다면, 보다 전문적인 도움이 필요할 수 있습니다. 아래는 인터넷 중독 청소년에 대한 프로그램을 운영하는 기관입니다.

√ 서울시 인터넷중독예방상담센터(아이윌센터)

√ 강서 http://www.gsiwill.or.kr

√ 창동 http://www.cdiwill.or.kr

√ 광진 http://www.gjiwill.or.kr

√ 보라매 http://www.brmiwill.or.kr

√ 강북 http://www.gbiwill.or.kr

√ 서대문 http://www.sdmiwill.or.kr

√ 한국정보화진흥원 스마트쉼센터 http://www.iapc.or.kr/
   상담대표전화 1500-0075

√ 청소년미디어중독예방센터 http://www.misocenter.or.kr

이러한 지역사회 기관에서 도움을 받기 어렵거나 효과가 없는 경우에는 기숙형 인터넷 중독 치료 프로그램을 이용해보는 것도 좋습니다.

국립 청소년 인터넷 드림 마을이라는 프로그램은 가장 역사가 깊은 프로그램입니다. 전북 무주에서 진행하는 합숙 프로그램으로, 비슷한 문제를 가진 아이들이 모여 1~4주간 같이 숙식을 하며 치료를 받습니다. 스마트폰과 단절된 환경에서 지내면서 생활 전반의 부적응적 행동 패턴을 교정하고 중독 문제 해결을 위한 인지행동치료, 동기강화상담, 문제해결프로그램을 집중적으로 제공받습니다. 더불어 가족상담, 가족 활동 등을 통해 가족 기능을 회복할 수도 있습니다.

만약 미디어 기기 중독으로 인해 학교생활이나 일상생활에 심각한 지장이 있는 경우라면 보다 적극적인 치료가 필요합니다. 예를 들어 식사도 거르면서 게임에만 몰두하는 경우나 아예 학교를 가지 않는 경우 등입니다. 혹은 인터넷 사용과 관련한 폭력 행위나 심각한 금전적 문제가 있는 경우 혹은 우울장애 등 다른 정신장애가 함께 있는 경우도 포함합니다. 이렇게 심각한 경우에는 가급적 신속하게 가까운 정신과에 방문하여 외래 치료를 받아야 합니다. 경우에 따라 입원이 필요할 수도 있습니다. 자세한 내용은 홈페이지(http://nyid.kyci.or.kr)를 통해 확인하시기 바랍니다.

보건복지부 국립정신건강센터에서는 비교적 심각한 인터넷 중독 청소년 환자(대학생 포함)를 대상으로 2주간의 인터넷 중독 입원치료 프로그램(HORA, 호라)을 진행하고 있습니다. 자기 조절을 위한 인지행동 치료, 상상력 강화를 위한 독서 치료와 보드게임 요법, 공감과 힐링을 위한 동물 매개 치료나 숲 치료 등 다양한 요법을 사용하여 잃어버렸던 자율성을 회복하고, 왜곡된 시간과 공간에 대한 감각을 회복하며, 자발적인 변화에 대한 동기를 배워 나가는 프로그램입니다. 자세한 내용은 국립정신건강센터 소아청소년 정신과에 문의하시면 안내 받을 수 있습니다.

Q

병원 학교에 대해서
알려주세요.

A 병원 학교란 장기입원이나 통원치료로 인해 학교 교육을 받을 수 없는 학생들의 수업을 돕기 위해 병원 내에 설치된 학교를 말합니다. 일반적으로 큰 병원에 설치된 학교나 혹은 원격수업시스템 등에 대해서 통칭하여 부르고 있습니다. 질병으로 인해서 3개월 이상 장기입원해야 하는 경우가 주 대상입니다.

병원 학교를 통해서 치료를 받는 학생은 교육 기회를 확보하고, 나중에 수업을 따라가지 못하는 부담을 덜고, 또래관계도 지속할 수 있게 됩니다. 출석 인정을 받아서 유급하는 걱정을 덜 수 있는 장점이 있습니다. 초등학교는 최소 1시간, 중고등학교는 최소 2시간 이상 매일 수업을 진행해야 합니다만, 실제로는 이보다 길게 수업을 편성하여 진행합니다.

또한 병원에 입원한 상태는 아니지만 건강장애로 인해서 학교를 가기 어려운 학생은 원격수업을 받을 수 있습니다. 웹캠을 사용하여 주당 6~16시간까지 수업을 진행합니다.

• 신청방법

필요 서류를 구비하여 소속된 학교에 신청합니다. 신청 받은 학교에서는 입교을 원하는 병원 학교를 기재하여 교육청에 보내고, 교육청에서는 입교대상자 명단을 확인해서 각 학교로 보내고, 각 병원 학교와의 협의를 통해서 수업이 진행됩니다.

- 신청서류

1. 특수교육 대상자 진단, 평가 의뢰서

2. 건강진단서

3. 병원학교 입원신청서(위탁교육신청서)

대개 병원 학교는 만성 소아질환을 가진 소아청소년을 대상으로 합니다. 특히 정신장애를 가진 소아청소년 환자를 대상으로 한 병원 학교는 다음과 같습니다.

✓ 국립정신건강센터(구 국립서울병원) 참다울학교
✓ 국립공주병원 병원학교
✓ 국립나주병원 느티나무학교
✓ 대구 대동병원 나래교실
✓ 서울 성모샘병원 치유학교 샘
✓ 전국병원학교 홈페이지: http://hoscholl.ice.go.kr

Q

대안학교에 대해서
알려주세요.

A 대안학교는 정규학교 교육과는 다른 형태와 내용의 교육과정을 운영하는 학교를 말합니다. 행동문제를 보이는 자녀를 둔 부모님들이 대안학교를 고민하고는 합니다만, 선택에 있어서는 신중을 기해야 합니다.

대안학교는 위탁형과 비위탁형으로 나눌 수 있습니다. 위탁형은 원적학교에서 의뢰, 위탁하여 운영하는 방식의 학교입니다. 비위탁형은 원적학교와 무관하게 운영되는데, 학력을 인정받는 인가학교와 학력을 인정받지 못하는 비인가학교로 나눌 수 있습니다.

위탁형 대안학교는 원래 다니던 학교의 졸업장을 받을 수 있고, 비교적 관리도 잘 되기 때문에 많은 위기 학생이 선택하고 있습니다. 이러한 위탁형 대안학교는 전체 교육과정의 3분의 2를 인성, 소질, 적성, 진로 교육 등 대안교과로 편성하여 구성하고 있습니다. 위탁형 대안학교에 대해서는 현재 다니는 학교에 문의하시면 자세하게 알려줄 것입니다. 만약 이미 학교를 퇴학한 상태라면, 학적을 다시 회복한 후에 위탁교육을 받을 수 있습니다. 교육청에서 감독하기 때문에, 교육과정이 잘 정비되어 있는 장점이 있습니다.

 ✓ 서울시교육청 대안교육지원센터: http://www.daeancenter.or.kr
 ✓ 부산시교육청 대안교육지원센터: http://www.pena.go.kr/
 ✓ 광주시교육청 대안교육지원센터: http://daean.gen.go.kr/

비인가 대안학교는 위치에 따라서, 전원형 혹은 도시형으로 나뉩니다. 공립시설이나 민간단체에서 운영하는 형태의 대안학교이며, 학력을 인정받기 위해서는 검정고시를 치러야 합니다. 위탁형 대안학교에서 품지 못하는 학생, 학교를 떠난 청소년에게 올바른 발달과 성장, 학습을 돕는 목적의 학교라고 할 수 있습니다. 아주 많은 도시형 대안학교가 있지만, 그 위치와 시설, 대상, 교육과정 등이 천차만별이므로 잘 따져보고 확인하는 것이 좋습니다. 학비도 기관에 따라서 무료로 제공하는 학교부터, 수백만 원에 이르는 학교까지 있습니다.

✓ 서울시학교밖청소년지원센터: http://seoulallnet.org/

다문화시대를 맞이서 외국에서 입국한 학생의 적응을 돕는 다문화 예비학교가 있습니다. 주로 중도입국 학생, 다문화가정자녀, 외국인근로자자녀를 대상으로 하는 학교입니다. 일반학교에 특별학급으로 운영되는 예비학교, 혹은 위탁형 대안교육 예비학교 등이 있습니다. 대개 초등학교는 6개월, 중고등학교는 2학기 동안 예비학교에서 적응기간을 거친 후에, 일반 학교로 돌아오게 됩니다. 서울시에는 5개의 초등학교와 2개의 중학교, 2개의 고등학교가 다문화 예비학교로 지정되어 있습니다. 중학교까지는 무료이며, 고등학교도 지원을 받아서 사실상 무료입니다. 이외에 귀국학생 특별학급을 운영하는 곳이 일부 있습니다.

Q

아이존, 푸른존이
무엇인가요?

A 정서행동문제를 가진 아동청소년이 이용하는 전문적인 정신보건시설입니다. 아이존은 6세 이상의 초등학생, 푸른존은 초등학교 5학년부터 중학교 3학년까지가 대상입니다. 단 자타해의 위험이 있는 정도의 심각한 학생은 다루지 않습니다.

아이존, 푸른존은 주로 타 기관에서 의뢰받은 정서적 어려움이 있는 소아청소년에게 심리검사 및 놀이, 음악, 미술, 인지, 학습치료 등을 제공하는 공간입니다. 정서, 행동문제와 관련하여 정신건강의학과에서 진단을 받은 적이 있으며 자해 및 타해의 위험이 없는 만 6세 이상의 초등학생은 아이존, 정신건강의학과에서 진단을 받은 적이 있으며 자해 및 타해의 위험이 없는 초등학교 5학년~중학교 3학년의 학생은 푸른존에서 담당합니다.

현재 서울시에는 아이존이 7개, 푸른존이 1개 설치되어 있습니다. 소아청소년 정신과보다 비용이 저렴하기 때문에, 경제적으로 어려운 경우 생각해 볼 만합니다. 한 달 이용료는 대개 5~10만 원 수준입니다.

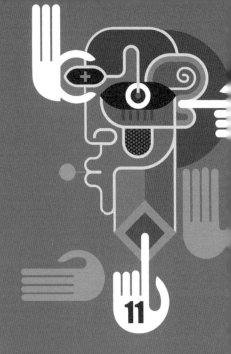

11

노인과
치매

급속도로 진행되는 고령화 사회가 개인의 삶에도 깊숙한 영향을 미치고 있습니다. 한집 건너 한집이 어르신을 모시는 집입니다. 각종 퇴행성 질환을 하나둘은 가지고 있지만, 무엇보다도 걱정은 바로 치매와 뇌졸중입니다. 이 두 질병보다는 차라리 심장마비로 죽는 것이 낫겠다고 하는 사람도 있습니다. 특히 치매는 인간의 존엄성을 손상시키고, 기존의 친밀한 관계도 무너뜨리기 때문에 많은 사람들이 두려워하는 병입니다.

하지만 아직 치매를 완치할 수 있는 방법은 없습니다. 어쩔 수 없이 치매 환자의 간병을 가정과 사회, 국가가 나누어 질 수밖에 없습니다. 최근 치매국가책임제가 시행되면서, 치매 가정을 위한 각종 지원책이 늘어나고 있습니다. 그러나 이용하는 가정이 그리 많지 않습니다. 어떻게 신청하는지 모르는 경우도 많습니다. 이 장에서는 노인장기요양보험과 치매의료비 지원, 치매국가책임제 등을 이야기하도록 하겠습니다.

노인 정신건강 문제가
왜 심각한가요?

A   고령화 사회로 접어들면서, 노인인구에 대한 적절한 부양과 건강서비스 제공에 대한 사회적 논의가 활발해지고 있습니다. 그러나 상당수의 어르신들이 치매로 인해서, 어려운 노년을 보내고 있는 실정입니다.

    우리나라는 이미 고령화 사회로 접어들었습니다. 과거에 비해서 노인인구가 크게 증가하고 있으며, 이에 따른 여러 가지 의료, 복지 등의 문제가 대두되고 있습니다. 2011년 기준으로 생존하고 있는 1971년생 남성의 약 절반(47.3%)은 94세까지, 그리고 여성은 절반(48.9%)이 96세를 넘기는 것으로 나타났습니다(〈조선일보〉 2011년 1월 3일자 기사). 바야흐로 장수의 시대라고 할 수 있습니다. 그러나 현실로 다가온 90년 장수가 과연 축복이라고 할 수만은 없습니다. 노인이 되면서 가장 두려워하는 질병 중 하나인 치매는 장수시대를 재앙으로 만드는 중요한 이유 중 하나입니다.

    우리나라에서는 치매환자가 매년 급증하면서 이에 대한 치료 및 관리 비용이 크게 증가하고 있습니다. 이에 대해서 노인장기요양보험법, 치매관리법 등이 있지만 아직 이에 대한 국가적인 수준의 대응은 미흡한 실정입니다. 따라서 가족들이 직접 치매 노인에 대한 치료와 간병, 그리고 재정적인 부담을 해야 하는 경우가 많습니다.

    물론 점차 치매환자에 대한 전문기관도 많이 생기고, 전문인력도 양성되는 경향입니다. 하지만 노인 돌봄의 가장 일차적인 책임자는 가족입니다. 가족이 나 몰라라 하면 노년기의 삶은 상당히 어두워지게 됩니다. 그러나 시대가 변화함에 따라라 가족 기능의 변화, 핵가족화, 가족 내 여성의 역할 변화 등으로 인해서 전통적인 효 사상에만 기대서는 고령화 문제에 대처할 수 없습니다.

Q

치매의 경과에 대해서
알려주세요.

A 치매는 크게 알츠하이머씨 치매와 혈관성 치매로 나눌 수 있습니다. 경과는 다양하지만 대개는 약 10년간에 걸쳐서 점진적으로 제반 인지기능의 광범위한 손상이 발생하게 됩니다. 혈관성 치매는 이보다 더 급격한 악화가 일어나기도 합니다.

2015년 기준으로 우리나라의 치매노인은 약 65만 명입니다. 그리고 2050년에는 213만 명의 노인이 치매를 앓을 것으로 보입니다. 노인 7명 중 1명은 치매에 걸릴 것이라는 부정적인 전망도 있습니다. 따라서 치매를 이미 앓고 있는 노인, 혹은 그 가족뿐 아니라 젊은 사람들도 미리 이에 대해서 잘 알아두는 것이 좋습니다.

과거에는 노망 혹은 망령이라고 하여 노인성 치매에 대해 나이가 들면 자연스럽게 겪게 되는 기억력 상실 정도로 보았습니다. 또한 노망난 노인에 대한 관리는 전적으로 가족에게 맡겨져 있었습니다. 그러나 노인성 치매는 뇌의 질병입니다. 그리고 단지 노화에 따른 기억력 저하를 의미하지도 않으며, 부적절한 행동문제가 반드시 동반되는 것도 아닙니다.

치매는 정상적으로 생활하던 사람이 점차 후천적으로 기억, 언어, 판단 등 여러 인지 영역의 능력이 저하되는 현상입니다. 또한 치매는 여러 질병에 의해 일어날 수 있는 임상 현상을 뭉뚱그려서 일컫는 말입니다. 치매의 가장 중요한 증상 중 하나는 바로 기억력 저하입니다. 초기에 많이 나타나게 됩니다. 많은 환자분이 건망증에 대해서 이야기하면서 치매의 초기 증상이 아닌지 걱정하고는 합니다.

전 세계적으로 치매는 약 5~10%(65세 이상)의 노인이 앓고 있는 질병입니다. 그리고 65세 이후 5세마다 환자 수는 2배로 늘어나는 경향을 보입니다. 이른바 알츠하이머씨 병이 전체 치매 환자의 약 70%을 차지하며, 혈관성 치매환자는 약 25% 정도입니다. 한국에서는 혈관성 치매의 비율이 이보다 더 높습니다. 물론 혈관성 치매와 알츠하이머씨 치매가 같이 오는 경우도 적지 않습니다. 그 외에도 다양한 이유에 의해서 발생하는 것으로 알려져 있습니다. 예를 들면 우울성 치매, 갑상선 기능 저하증, 비타민 결핍, 당뇨병 등도 치매를 유발합니다. 이러한 치매는 전체 치매의 10~15%에 불과하며, 원인이 치료되면 치매도 자연스럽게 회복되는 경우가 많습니다. 그러나 알츠하이머씨 치매는 비가역적인 장애이며, 혈관성 치매도 잘 낫지 않기 때문에 장기적으로 큰 문제가 되는 경우가 많습니다.

치매의 상당 부분은 경도 치매입니다. 하지만 치매는 점차 증상이 악화되는 경로를 밟으며 정상으로 회복되는 일은 극히 드물기 때문에 치매의 경과를 알아 두는 것은 가족들에게 미래를 준비하고 예상할 수 있도록 해줍니다. 그러면 알츠하이머 치매의 일반적인 경과에 대해서 알아보도록 하겠습니다.

초기단계(최경도~경도: 발병 후 1~3년)

가장 먼저 발생하는 증상은 기억력의 감퇴입니다. 특히 최근 기억부터 사라지게 됩니다. 물론 지내는 데는 별로 문제가 없고 직장생활이나 사회적 관계도 그런대로 유지합니다. 엉뚱한 판단을 하는 경우는 많지 않습니다. 식사나 세수, 위생, 양치 등도 평소처럼 잘하는 편입니다.

그러나 조금씩 조짐이 보여서 본인 스스로 당황하거나 가까운 가족에 의해 발견되기도 합니다. 조금 전에 한 일을 잊고 같은 행동을 두 번 하기도 합니다. 보관해둔 열쇠나 돈을 찾지 못해서 고생하기도 하고, 마트에 가서 무슨 물건을 살지 기억을 하지 못해 다시 돌아오기도 합니다. 약속을 종종 잊고, 잘 알던 사람의 이름을 떠올리지 못합니다. 구체적인 낱말을 사용하지 않고, '그것' 등으로 표현하거나 우물쭈물하기도 합니다.

매사에 무기력하고 귀찮아하고 이런 부분을 지적하면 대수롭지 않다는 듯이 이야기하기도 합니다. 적당히 둘러대면서 상황을 모면하려고 하는데, 낯선 환경에서는 어떻게 행동해야 할지 몰라서 화를 내거나 상황과 어울리지 않는 말을 하기도 합니다. 일부에서는 의처증이나 의부증이 생기기도 합니다.

중기단계(중등도: 2∼10년)

기억력 저하는 더욱 악화되고 언어 능력이 상당히 떨어집니다. 옷 입기나 씻는 것도 도움이 필요하게 됩니다. 사회적 판단력이 없어지며, 더 이상 계산을 하지 못하게 됩니다. 핸드폰 사용을 잘하지 못하고, 텔레비전의 작동도 서툴러집니다. 음식 만들기, 청소 등도 어려워지고 심지어는 수도꼭지를 잠글 때도 어려움을 겪습니다. 혼자서 외출하는 것이 어려워지고, 길을 잃어 경찰 등이 가족에게 연락을 주기도 합니다. 날짜와 장소에 대한 인지능력이 떨어집니다. 사람을 알아보지 못하지만 가족은 아직 알아봅니다. 어색한 낱말을 구사하고 부적절한 말을 합니다. 대충대충 아무렇게나 대답하기도 하고, 그런 것을 묻느냐면서 화를 내기도 합니다. 내용을 알지 못하는 때 지난 신문과 잡지를 들고 읽기도 하지만, 이해하지는 못합니다.

말기단계(고도치매: 8～12년)

모든 지적 능력이 심하게 손상되고 일상생활이 잘 되지 않습니다. 대소변 가리기가 안되며 식사도 스스로 하지 못합니다. 걷지 못하게 되며 가만히 누워 있거나 앉아서 시간을 보냅니다. 거의 모든 활동에 대해서 전적인 도움이 필요합니다.

대부분의 기억이 상실되고 가족도 알아보지 못합니다. 자신이 누군지도 알지 못하고 나이나 고향도 기억하지 못합니다. 중얼거리기는 하지만 무슨 말인지 알 수 없으며, 한 가지 말이나 행동만 반복하기도 합니다. 결국 아무 말을 하지 않는 함구증으로 진행합니다. 몸이 굳어가고 근육이 위축되며, 표정도 없어집니다. 뇌전증 발작을 하기도 합니다.

물론 모든 알츠하이머 치매가 위와 같은 경과를 보이는 것은 아닙니다. 증상의 순서가 개인에 따라 다르기도 하며, 발생 시간도 이보다 더 빠르거나 혹은 더 느리기도 합니다. 적절한 치료를 하면 최대한 진행을 막을 수 있습니다.

혈관성 치매의 경우는 증상이 계단형으로 악화되는 경향을 보입니다. 또한 문제가 있는 혈관의 위치에 따라서 특징적인 국소증상이 나타나기도 하며, 대개는 성격 변화가 두드러지게 나타납니다. 증상도 알츠하이머씨 병과 달리 갑자기 악화되는 양상을 보입니다.

그렇다면 혈관성 치매란 무엇일까요? 이는 뇌에 산소와 영양을 공급해주는 혈관이 어떤 이유로 인해 막히거나 터져서 생기는 치매입니다. 흔히 말하는 중풍 후 후유증에 해당할 수 있겠습니다. 큰 혈관이 막히면 몸의 절반을 잘 사용하지 못하거나 말을 못하는 등의 증상이 나타나지만, 작은 혈관이 막히는 경우는 알츠하이머씨 병과 구분하기 어려운 경우도 있습니다. 또한 같이 발병하는 경우도 있어서 정밀검사가 필요합니다. 중풍을

앓고 나도 절반 이상은 치매 증상을 보이지 않기 때문에 사람에 따라서
정말 다양한 경과를 보인다고 하겠습니다.

Q

노인장기요양보험에 대해서
알려주세요.

A 노인장기요양보험제도는 고령이나 노인성 질병을 앓는 노인 등에게 신체활동이나 가사활동 지원 등의 급여를 제공하는 제도입니다. 요양시설, 방문 요양과 목욕 보조 등 다양한 서비스를 제공합니다.

건강한 삶은 행복을 위한 기본적인 조건입니다. 돈이 아무리 많아도 몸이 아프면 행복하기 어렵습니다. 열심히 일하고 공부하여 아름다운 은퇴를 하고 노년을 즐길 나이에, 건강이 나빠진다면 매우 불행할 것입니다. '긴 병에 효자 없다'라는 말이 있듯이 보호자에 의한 간병 기간이 길어지면서 가족 간의 갈등이 증가하기도 합니다.

노인장기요양보험제도는 고령이나 노인성 질병으로 인해 거동이 불편하여 일상생활을 혼자 하기 어려운 노인 등에게 신체활동이나 가사활동 지원 등의 급여를 제공하여 노후의 건강증진 및 생활안정을 도모하고 그 가족의 부담을 덜어주어 국민의 삶의 질을 높여주는 제도를 말합니다.

기존의 국민건강보험제도와는 다른 별도의 제도이며 고령이나 노인성 질병 등으로 인해 혼자 힘으로 일상생활을 영위하기 어려운 대상자에게 요양시설이나 재가기관을 통해 신체활동 또는 가사지원 등의 서비스를 제공하는 제도입니다.

기존에 이미 노인복지법에 의한 노인요양지원제도가 있지만 이는 주로 국민기초생활보장수급자 등 특정 저소득층을 대상으로 국가나 지방자치단체가 공적부조 방식으로 제공하는 서비스 위주로 운영되어 왔습니다. '노인장기요양보험법' 상의 서비스는 소득에 관계없이 심신기능 상태를 고려한 요양 필요도에 따라 장기요양 인정을 받은 자에게 제공되는, 보다 보편적인 체계로 운영되고 있습니다. 형편이 어렵지 않은 사람도 지원을 받을 수 있습니다.

비용은 주로 건강보험가입자에게 징수하는 장기요양보험료와 국가 부담 및 본인 일부 부담금으로 마련됩니다. 따라서 여러분이 내는 건강보험료에는 이미 장기요양보험료가 포함되어 있습니다. 그리고 재가급여는 15%, 시설급여는 20%의 본인부담금을 지불하여야 하며, 의료급여수급자나 일정 수준 이하로 소득과 재산이 적은 자는 부담금을 절반으로 경감해 줍니다.

자세한 경감 기준은 매우 복잡하기 때문에 생략합니다. 대략 재산과표액 2억 4천만 원 이하이고, 가입자 수가 1명인 가정에서 직장보험료액이 20,000원 이하인 경우에 해당합니다. 지역가입자는 1명인 경우 13,400원 이하의 지역보험료를 내는 경우입니다. 감경은 자동으로 이루어지기 때문에 특별히 신청하지 않아도 됩니다.

Q

노인장기요양보험에서는 어떤 종류의 급여를 받을 수 있나요?

A 크게 재가급여, 시설급여, 현금급여 등으로 나뉩니다.

다음과 같은 급여를 받을 수 있습니다.

재가급여
- 방문요양: 장기요양 요원이 수급자의 가정을 방문하여 세면, 배설, 화장실 이용, 갱의, 머리 감기 등 신체활동과 취사, 청소, 정돈 등을 도와줌
- 방문목욕: 장기요양 요원이 목욕설비를 갖춘 장비로, 직접 방문하여 목욕을 도움
- 방문간호: 장기요양 요원(간호사)이 방문하여 진료 보조, 상담, 혹은 구강위생을 제공
- 주야간 보호: 하루 중 일정한 시간 동안 장기요양기관에 보호하여 신체활동 지원 및 심신기능의 유지, 향상을 위한 교육, 훈련을 제공
- 단기보호: 일정 기간 동안 단기보호시설에 보호하여 신체활동을 지원하고 심신기능의 유지, 향상을 위한 교육, 훈련을 제공
- 기타 재가급여(복지용구): 일상생활, 신체활동 지원에 필요한 용구로 보건복지부 장관이 지정한 것을 제공 혹은 대여(휠체어, 전동·수동침대, 욕창 방지 매트리스·방석, 욕조용 리프트, 이동 욕조, 보행기 등)

시설급여

- 장기요양기관에 장기간 입소하여 여러 서비스를 제공(이는 뒤에서 자세히 다루겠습니다.)

특별현금급여

- 가족요양비: 장기요양기관이 부족한 도서, 벽지에 거주하는 경우나 천재지변 등으로 장기요양급여가 어려운 경우, 혹은 신체, 정신, 성격 등의 사유로 가족들에게 직접 방문요양에 상당하는 장기요양을 받은 경우 직접 현금 150,000원을 지급(등급과 무관)
- 특례요양비, 요양병원 간병비: 아직 시행하고 있지 않습니다.

위에서 말한 것과는 별개로 최초 장기요양 등급을 받은 모든 치매수급 자는 전문 간호인력이 직접 가정을 방문하여 건강관리 등 치매 돌봄 정보를 제공하는 방문간호서비스를 등급판정 후 첫 2개월간 최대 4회까지 무료로 제공받게 됩니다.

치매국가책임제가 무엇인가요?

A 치매를 국가 차원의 관리시스템으로 전환하겠다는 정책입니다. 기존의 치매 관련 건강정책을 더 다듬고, 일부 새로운 제도도 같이 시행됩니다.

치매 국가책임제는 치매로 인한 가족의 고통을 최소화하고, 국가의 지원을 늘리려는 정책입니다. 2018년부터 단계적으로 시행됩니다.

일단 치매예방 프로그램을 시행하고, 24시간 치매안심콜센터(1899-9988)를 운영합니다. 필요한 경우에는 언제든지 도움을 받을 수 있습니다. 전국 보건소에 치매안심센터를 설치해서, 맞춤형 상담과 검진, 관리 등을 통합하는 것입니다. 센터에는 치매단기쉼터와 치매카페도 있습니다. 이 센터에서는 치매노인등록관리시스템을 도입하여, 다른 치매센터에 가도 동일한 서비스를 연속적으로 받을 수 있게 됩니다.

그리고 중증 치매환자는 산정특례로 지정되어 의료기관 이용 시 본인부담률이 10%로 경감되었습니다. 65세 이상 노인은 국민건강검진에 인지기능검사를 포함시켜 2년 주기로 치매검사를 받을 수 있게 되었습니다. 약 15개 항목의 검사를 전 국민이 받게 되는 것입니다. 또한 치매를 진단하기 위한 뇌자기공명(MRI) 검사에 건강보험이 적용됩니다. 대략 40만 원 수준입니다. 매달 6~10만 원 정도 비용이 들던 기저귀도 지급합니다. 경증 치매환자도 장기요양서비스 이용이 가능하도록 기존의 1등급~5등급 외에 '인지지원 등급'이 신설됩니다. 이에 대해서는 뒤에서 다시 다루겠습니다.

Q

인지지원등급이란 무엇인가요?

A 경증 치매 환자를 위한 장기요양보험 제도를 말합니다.

과거에는 신체기능을 중심으로 1등급부터 5등급까지 장기요양등급을 판정하였습니다. 따라서 치매가 있어도 신체기능이 양호한 경증치매 어르신은 등급판정에서 탈락하는 일이 흔했습니다. 새로 도입된 인지지원등급제도는 치매가 확인된 환자에게 신체 기능과 무관하게 '인지지원등급'을 부여하고, 치매 증상 악화 지연을 위한 주·야간보호 인지기능 개선 프로그램 등 인지서비스를 제공하는 제도입니다.

구체적으로는 장기요양인정점수가 45점 미만인 자로서 치매로 확인을 받은 자를 대상으로 '인지지원등급'을 등급판정기준에 신설합니다. 유효기간은 2년입니다.

요양인정점수

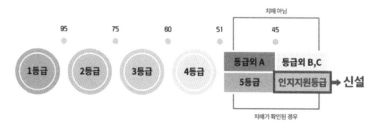

인지지원등급을 받으면 월 한도액 범위 내에서 주야간보호급여를 받

을 수 있습니다. 하루 8시간까지 보호를 받을 수 있는데, 월한도액으로 약 50만 원을 예상하면, 한 달에 12회를 사용할 수 있습니다. 즉 한 달에 12회는 하루 8시간까지 돌봄을 받을 수 있습니다.

치매가족휴가제가 무엇인가요?

A   노인장기요양보험 수급자인 치매 노인을 단기 보호시설에 입소시키거나, 요양보호사가 가정을 방문해 24시간 1대 1 요양서비스를 제공하여, 간병으로 지친 가족에게 잠시 쉴 시간을 주는 제도입니다.

2014년 7월 처음 도입된 치매가족휴가제는 노인장기요양보험 수급자인 치매 노인을 단기 보호시설에 입소시키거나, 요양보호사가 가정을 방문해 24시간 1대 1 요양서비스를 제공하는 것을 말합니다.

연간 최대 6일 사용이 가능하며, 한번 사용할 때는 최소 1박 2일을 사용해야 합니다. 비용은 경제적 수준에 따라 다른데, 기초생활수급자는 무료이며, 많아도 6500원(일당) 수준입니다. 방문급여, 즉 요양사가 집에 와서 봐주는 서비스는 약 2만 원(일당) 수준입니다.

단 휴가제를 이용하려면 같은 달에 시설급여나 단기보호급여를 이용하지 않아야만 합니다. 그리고 치매 등급은 1~2등급만 해당됩니다. 또한 대상자 인정조사표에 '치매'가 있고 폭언, 망상 등의 문제행동이 1개 이상 있어야 하는데, 문제 행동은 주로 의사소통장애, 망상, 불규칙한 수면, 도움에 저항, 길 잃음, 폭언, 폭행, 밖으로 나가려 함, 불결한 행동을 말합니다.

Q

노인장기요양보험 이용절차를 알려주세요.

A 보험공단의 노인장기요양보험 운영센터에 방문하여, 신청하시면 됩니다. 신청이 이루어지면 인정조사와 판정 등의 순서에 따라 절차가 진행되고, 진단서 등 몇 가지 서류가 필요할 수도 있습니다.

우선 정확한 치매 진단을 받아야합니다. 정신건강의학과에 환자 및 보호자와 내원하여 의사의 판단 하에 진단이 내려져야 합니다. 이때, 신경심리검사(MMSE, GDS, CDR, CERAD-K, SNSB)나 뇌영상검사(BRAIN MRI나 CT)를 받는 것이 정확한 진단을 위해서는 좋습니다. 이후 치매에 대한 소견서/진단서를 의사에게 발부받은 뒤, 지역 건강보험공단을 방문하는 것이 좋습니다. 국민건강보험공단의 노인장기요양보험 운영센터에 방문하거나 우편, 팩스, 홈페이지 등을 통해서 신청할 수 있습니다. 65세 이상의 노인이나 혹은 65세 미만으로 노인성 질병(치매, 뇌혈관성 질환, 파킨슨 병)을 가진 경우입니다.

장기요양보험 가입자 및 그 피부양자나 의료급여수급권자 누구나 장기요양급여를 받을 수 있는 것은 아닙니다. 일정한 절차에 따라 장기요양급여를 받을 수 있는 권리(수급권)가 부여되는데 이를 장기요양인정이라고 합니다. 장기요양인정 절차는 먼저 공단에 장기요양인정 신청으로부터 출발하여 공단직원의 방문에 의한 인정조사와 등급판정위원회의 등급판정 그리고 장기요양인정서와 표준장기요양이용계획서의 작성 및 송부로 이루어집니다.

✓ 장기요양보험 홈페이지: http://www.longtermcare.or.kr

신청절차

본인이나 가족이 이러한 장기요양급여를 받고 싶으면 우선 별도의 신청서를 작성하여 신청하면 됩니다. 이는 홈페이지에서 다운받을 수 있습니다. 혹은 각 건강보험공단 지사에 방문하여 신청할 수 있습니다. 본인이 방문하기 어려운 경우에는 대리인(가족, 친족, 이해관계인, 사회복지전담공무원 및 시·군·구청장이 지정하는 자)이 신분증을 제시하여 신청할 수 있습니다.

의사소견서

신청 시에는 반드시 장기요양신청서를 담당 정신건강의학과 전문의에게 받아 첨부해야 합니다. 이때 장기요양신청서를 받기 위해 외래 방문 시 반드시 환자 본인이 가야 합니다. 65세 이상의 노인의 경우 등급판정위원회에 자료제출 전까지, 그리고 그 미만 중 노인성질환을 가진 경우는 신청서 제출 시 같이 제출하여야 합니다.

의사소견서 제출 제외자

노인장기요양보험법시행령 제4조(1차 판정결과 1등급 또는 2등급을 받을 것으로 예상되는 자로서 보건복지부장관이 정하여 고시하는 '거동불편자'에 해당하는 자, 보건복지부장관이 고시하는 도서·벽지 지역 거주자)에 해당하는 자입니다. 그 외는 예외 없이 제출해야 합니다.

발급비용 환급

발급비용에 대해서 일부를 보전받을 수 있습니다. 그러나 보전을 받기 위해서는 미리 의사소견서 발급의뢰서를 공단에서 발급받아 의료기관에 제출하여야 합니다. 반드시 방문하지 않아도 됩니다. 장기요양신청서를 먼저 제출하면 공단직원이 방문하여 조사하고 2~3일 후 의사소견서 발급의뢰서를 보내드리고 의사소견서 제출에 대한 안내를 합니다. 만약 의뢰서 없이 소견서를 발부하려고 한다면, 우선 전액을 본인이 납부하고 이후 나머지 금액을 환급받을 수 있습니다.

발급비용은 일반의료기관, 보건의료원은 27,500원 내외이며, 보건소, 보건지소는 18,000원 내외입니다. 이 비용에는 초진료, 진찰료, 일반 신경학적 검사비가 포함되어 있어 추가 검사는 특별히 필요하지 않습니다. 그럼에도 불구하고 예외적으로 추가검사를 하는 경우 그 비용은 전액 본인이 부담합니다.

조사 절차

건강보험공단 소속 직원이 직접 조사합니다. 지리적 사정 등으로 직접 조사하기 어려울 때는 시·군·구에 조사를 의뢰하거나 공동으로 조사할 것을 요청하기도 합니다. 일반적으로 간호사나 사회복지사 자격을 가진 직원들이 방문합니다. 미리 방문일을 통보하며 원하는 시간과 장소는 논의하여 정할 수 있습니다.

조사 내용

기본적 일상생활활동(ADL), 인지기능, 행동변화, 간호처치, 재활영역 등 요양 욕구 5영역(52개 항목)의 기능 상태와 환경적 상태, 서비스 욕구 등을 종합적으로 조사합니다. 이를 통해서 산출된 장기요양 인정점수가

95점이 넘으면 1등급, 75~94는 2등급, 51~74는 3등급을 받게 됩니다. 등급판정은 "건강이 매우 안 좋다", "큰 병에 걸렸다" 등과 같은 주관적인 개념이 아닌 "심신의 기능상태에 따라 일상생활에서 도움(장기요양)이 얼마나 필요한가?"를 지표화한 장기요양 인정점수를 기준으로 합니다.

등급판정위원회 심의와 판정

위의 점수가 그대로 반영되는 것이 아니고, 방문조사 결과, 의사소견서, 특기사항을 기초로 신청인의 기능상태 및 장기요양이 필요한 정도 등을 등급판정 기준에 따라 심의 및 판정합니다. 등급위원회는 시·군·구 단위로 위원장을 포함한 15인으로 구성됩니다.

등급판정위원회가 장기요양인정 및 등급판정의 심의를 완료한 경우에는 장기요양인정서를 작성하여 수급자에게 통보하게 됩니다.

장기요양인정서

장기요양인정자에게 장기요양등급과 유효기간 등을 안내합니다(장기요양인정서 양식은 부록 3 참조).

장기요양인정 유효기간

최소 1년입니다. 유효기간 종료 90일 전부터 30일 전까지 갱신 신청할 수 있습니다. 유효기간 경과 매년 연속하여 2회 이상 1등급으로 판정된 경우 2회부터 유효기간은 2년으로 합니다. 유효기간 경과 매년 연속하여 3회 이상 동일등급(1등급 제외)으로 판정된 경우 3회부터 유효기간은 2년으로 합니다. 갱신 신청결과 직전등급과 같은 등급으로 판정된 경우 유효기간 연장을 승인합니다(1등급은 3년, 2, 3등급은 2년입니다).

표준장기요양이용계획서 송부

부록 3에 있는 표준장기요양이용계획서를 송부하여 이용자에게 정보를 전달합니다.

Q

장기요양 인정점수
산정방법을 알려주세요.

A 매우 전문적인 부분입니다만, 이의를 제기하거나 혹은 대략적인 점수를 미리 가늠해볼 수 있는 방법을 아래에 실었습니다.

이는 매우 전문적인 부분으로 일반인이 알기는 어렵습니다. 그러나 이의를 제기하거나 혹은 대략적인 예상점수를 판정하기 위해서 아래에 산정방법을 제시하겠습니다.

1. 장기요양 인정조사표에 따라 작성된 심신상태를 나타내는 52개 항목 조사
2. '영역별 점수 합계' 구함
3. '영역별 100점 환산 점수' 산정
4. 52개 항목 조사 결과와 영역별 100점 환산점수는 수형분석(Tree Regression Analysis)에 적용하여 장기요양 인정점수 산정 후 합계를 구함
5. 장기요양 인정점수의 합을 등급 판정기준에 의해 장기요양등급 판정

대략 다음 정도의 수준이라고 보면 됩니다.

1등급

와상상태로 거의 일상생활이 불가능한 상태입니다. 하루 종일 침대에 누워 있거나 움직일 수 없습니다. 식사, 배설, 갱의 등이 모두 다른 사람의 전적인 도움을 받아야 가능합니다.

2등급

일상생활이 곤란한 중증의 상태입니다. 휠체어를 이용하지만 앉은 자세를 유지하지 못하며, 식사, 배설, 갱의 등에 다른 사람의 완전한 도움이 필요합니다. 대부분의 시간을 침대 위에서 보냅니다.

3등급

상당한 장기요양보호가 필요한 상태입니다. 식사, 배설, 갱의 등에서 다른 사람의 부분적인 도움이 필요합니다.

노인요양시설에 입소를 원합니다.
시설급여에 대해서 자세하게 알려주세요.

A 시설급여는 노인요양시설에 입소하여 관리를 받는 것을 말합니다. 많은 분들이 관심을 가지는 부분이 바로 시설급여입니다. 하지만 대개는 1, 2등급을 받아야만 입소가 가능합니다.

입소가 필요한 정도의 심한 노인에게 제공되는 시설급여부터 알아보겠습니다.

시설급여는 일종의 시설에 입소하여 관리를 받는 것을 말합니다. 과거에는 노인요양시설, 실비노인요양시설, 유료노인요양시설, 노인전문요양시설, 유료노인전문요양시설 등으로 다양한 시설이 있었지만, 지금은 노인요양시설로 통합되었습니다. 그리고 노인요양공동생활가정이 신설되었으며, 이외에 노인전문병원이 있습니다. 그러나 노인전문병원은 장기요양기관 지정대상이 아닙니다.

보호서비스

월 15일 이내로 정하고 있습니다. 다만, 가족의 여행, 병원 치료 등 예외적인 경우 15일 이내에서 연간 2회까지 연장 가능합니다.

대상자 자격기준

✓ '노인장기요양보험법' 제15조에 따른 수급자(장기요양급여수급자)

✓ 신규입소자는 1, 2등급만 가능합니다. 혹은 3등급 중에서 일부는 가능한데 다음과 같은 사유를 만족해야 합니다.

　가. 동일세대의 가족구성원으로부터 수발이 곤란한 경우(동일세대의 가족구성원으로부터 방임 또는 유기되거나 학대받을 가능성이 높을 때, 가정폭력 등으로 인해 가족과 함께 원만한 가정생활이 곤란하게 된 때)

　나. 주거환경이 열악하여 시설입소가 불가피한 경우(화재 및 철거 등 거주하는 주택 또는 건물에서 생활하기 곤란하게 된 때)

　다. 심신상태 수준이 재가급여를 이용할 수 없는 경우(배회나 폭행 등의 문제행동으로 보호자가 생계를 위해 직장에 있는 동안 하루 종일 밖에서 문을 잠가 두어야 하는 상태에 있는 때, 치매증상이 심하여 수발자가 24시간 지켜보아야 하고, 가족의 수발 부담이 크고 스트레스가 심한 상태에 있는 때)

✓ 65세 이상 기초수급자 및 부양의무자로부터 적절한 부양을 받지 못하는 자

✓ 입소자로부터 입소비용의 전부를 수납하여 운영하는 시설(기존 유료시설)의 경우 60세 이상의 자

Q

재가노인복지서비스에 대해서
자세하게 알려주세요.

A 직접 집으로 방문하여 관리해주는 서비스를 말합니다. 상당수의 노인요양서비스는 이 재가노인복지서비스의 형태로 제공됩니다.

이제 재가노인복지서비스를 알아보겠습니다. 현재는 방문요양, 주야간보호, 단기보호, 방문목욕 등이 시행되고 있습니다.

이용대상자 자격기준
✓ '노인장기요양보험법' 제15조에 따른 수급자(장기요양급여수급자)
✓ 장기요양급여수급자(1~3등급)이거나, 65세 이상의 기초생활수급자 및 부양의무자로부터 적절한 부양을 받지 못하는 자 중 혼자 일상생활을 수행하기 어려워 재가서비스의 제공이 필요한 자
✓ 신규 이용자 선정 시에는 노인돌보미바우처(저소득노인 중 장기요양 4, 5등급), 가사간병도우미 파견 사업(기초수급자 중 장기요양 4, 5등급), 독거노인생활지도사 등 타 서비스 제공가능 여부를 판단하여 지원토록 하며, 타 서비스를 받지 못하는 노인의 경우 재가노인복지시설 이용을 지원하고 있습니다.
✓ 심신이 허약하거나 장애가 있는 65세 이상의 자
✓ 이용자로부터 이용비용의 전부를 수납하여 운영하는 시설(기존 유료시설)의 경우 60세 이상의 자

Q

치매의료비 지원제도에 대해서 알려주세요.

A 요양시설 입소보다 치매치료제를 조기에 사용하여, 삶의 질을 향상시키고 입소율을 낮추는 것이 목적입니다. 약제비의 상당 부분을 지원받을 수 있습니다. 단 소득수준에 따라서 지원받기 어려울 수도 있습니다.

치매를 조기에 지속적으로 치료, 관리하여 효과적으로 치매증상을 호전시키고 증상 심화를 막아 삶의 질을 올리는 것이 목적인 제도입니다. 실제로 치매를 조기에 치료할 경우 요양시설 입소율이 70% 감소하고 경제적 부담을 줄일 수 있다는 연구결과에 의거하고 있습니다. 치매관리법 제12조에 치매환자의 의료비 지원사업에 대한 규정에 근거하여 시행되고 있습니다.

대상

치매치료제를 복용중인 치매환자
- √ 원칙적으로 60세 이상 경우이며, 초로기 치매환자도 예외적으로 선정 가능하지만 다른 기준을 모두 만족해야 합니다.
- √ 소득과 재산 등이 전국 가구 평균소득의 100% 이하인 사람은 의료비를 지원받을 수 있습니다. 2013년 현재 4인 가족 기준 전국 가구 평균소득은 473만 6천 원입니다. 대략 이 정도 소득이 안 된다고 판단되면, 지원하는 것이 좋습니다. 직장가입자는 건강보험료를 한달에

15만 원 이하, 지역가입자는 17만 원 이하로 납부하고 있다면 지원대상일 가능성이 높습니다.

지원내역

치매 치료를 위한 진료비와 진료 시 처방받은 약제비에 대한 보험급여분 중 본인부담금에 대해 월 3만 원(연간 36만 원) 한도 내에서 지원받습니다.

✓ 한 달 이상 장기 처방을 한 경우에는 해당 개월 수에 해당하는 한도 내에서 지원받을 수 있습니다.

지원 신청방법

✓ 치매환자 의료비를 지원받으려는 사람은 관할 보건소장에게 다음의 서류를 제출하여 지원 신청을 해야 합니다.

* 지원신청서

* 대상자 본인 명의 입금 통장 사본 1부

* 치매치료제가 포함된 약처방전(해당 년도에 발행된 것에 한함) 또는 약품명이 기재된 약국 영수증

✓ 의료비 지원 신청을 받은 보건소장은 관계 기관에 의료비 지원 대상자의 소득·재산 등에 관한 자료제출을 요청할 수 있습니다.

해당 약품

✓ 치매치료제(F00~03, G30의 진단을 받은 경우): 도네페질, 갈란타민, 리바스티그민, 메만틴

✓ 혈관성 치매치료제(F01의 진단을 받은 경우): 아스피린, 실로스타졸, 클로피도그렐, 티클로피딘, 와파린

✓ 상기 약품이 1개 이상 포함되면 지원합니다. 소급적용은 하지 않습니다(해당 월 비용은 지원)

대상자 선정 제외

✓ 장애인의료비 지원 대상자나 보훈대상자 의료지원 대상은 제외됩니다. 또한 의료급여본인부담금상한제나 의료급여본인부담금보상제 대상도 제외되고 긴급복지의료지원 대상자도 제외됩니다.

치매 무료검진 사업에 대해서
알려주세요.

A 치매 조기 검진을 위한 사업입니다. 치매 선별검사를 통해서, 필요한 환자에게 검사비용을 지원하는 사업입니다.

정부에서는 치매관리종합계획을 수립하여 이 계획에 따라 치매를 조기에 발견하기 위한 검진사업을 6개월을 주기로 시행하고 있습니다. 치매의 위험이 높은 60세 이상의 노인은 치매검진을 받고 치매를 조기에 발견하고 관리할 수 있습니다.

검진 대상
건강보험가입자 및 피부양자/의료급여수급권자

검사 내용
1단계: 보건소에서 선별검사(MMSE-DS)
2단계: 협약병원에서 진단검사(신경인지검사, 전문의 진찰료, 치매척도 검사비, 일상생활수행척도검사 등)
√ 상한액 8만 원
√ 비급여 항목이 있으므로 전액 지원
3단계: 협약병원에서 감별검사(혈액검사 및 뇌영상 촬영 등)
√ 일반혈액검사, 간기능검사, 신장기능검사, 갑상선 기능검사, 전해질

검사, 매독, 요검사, 뇌 전산화단층촬영(MRI 검사시 CT 비용만 지원)

✓ 의원, 병원, 종합병원 상한 8만 원, 상급종합병원은 상한 11만 원

✓ 본인 부담 부분만 지원

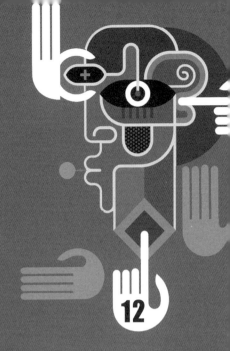

12

특별한 경우들

끝으로 사회복귀와 재활을 위한 정보와 식이장애 관련 정보, 치료감호소, 자해와 자살 예방, 군 정신보건서비스, 건강가정지원센터에 대해서 다루겠습니다.

사실 사회 복귀와 재활이야말로 정신장애 치료의 마지막 꽃입니다. 이것만으로도 두꺼운 책을 여러 권 쓸 수 있을 정도입니다. 사회 복귀를 더 자세하게 다뤄 달라는 요청도 있었습니다. 그러나 정신장애인의 재활은 책으로 그 방법을 보는 것보다는, 직접 관련 시설에 가서 몸으로 참여하며 시행착오를 겪는 것이 더 빠른 길입니다. 마지막 장에서는 사회복귀시설을 찾아 도움을 청하는 방법을 안내하는 정도로 정리하였습니다.

Q

치매안심센터에 대해서
알려주세요.

A 주로 시·군·구에 설치되고 치매의 조기 발견과 치매의 예방·교육 및 치매환자와 그 가족에 대한 관리 업무를 수행하고 있습니다.

지역사회 치매예방 및 관리사업에 대한 수행을 위해서 상담과 지원 등의 서비스를 제공하고 있습니다. 이는 치매관리법 제17조에 의거한 것으로 1998년부터 시행되고 있습니다. 2018년 5월 치매관리법이 개정되어 치매국가책임제에 부응하는 치매안심센터와 치매안심병원 설치 운영이 제도화되었습니다. 치매안심센터란 과거 치매상담센터를 개칭한 것인데, 치매지원센터도 같이 통합되었습니다.

대상자
✓ 관할구역에 거주하는 만 60세 이상의 치매노인과 가족
✓ 기타 보건소장이 치매 예방 및 관리를 위해서 필요하다고 인정하는 자

치매안심센터 인력과 네트워크
✓ 보건소장이 겸직합니다. 부센터장은 간호사나 사회복지사 1급, 임상심리사 등 전문 자격소지자가 맡는데, 5년 이상 노인 관련 경력이 있어야 합니다. 그 외 다양한 경력과 자격의 간호사 사회복지사, 임상심

리사, 작업치료사 등이 협업하여 치매안심센터를 이끌어 갑니다. 외부적으로 치매안심센터는 분당서울대병원에 설치된 중앙치매센터 및 17개 시도 권역치매센터(계속 늘어나고 있습니다), 타 보건소, 치매거점병원 등과 협력하여 서비스 강화 및 필요한 자문을 응하고 있습니다.

치매안심센터 주요 활동

- 상담 및 등록관리: 치매·고위험·정상군, 가족 등 등록관리, 대상별 맞춤 서비스 제공 및 연계, 집중사례 관리, 치매안심통합관리시스템 데이터 입력 및 통계 자료 확보

  √ 상담 및 안내: 치매 문제와 관련하여 전화, 내소, 방문, 인터넷 등을 통해 치매안심센터에 접촉한 자를 일차적으로 상담하여 관련 정보 제공 또는 서비스 연계 및 안내

  √ 인지기능 저하자 대상 선별, 진단검사 실시, 상담 후 대상자 등록, 욕구 파악, 치매 어르신 및 가족 맞춤형 서비스 제공 계획 수립, 치매 어르신 및 가족들이 안심하고 살아가도록 전담 코디네이터를 1:1로 매칭하여 필요한 서비스를 연계하고, 전체 돌봄 경로 관리

  √ 치매지원서비스 관리사업: 배회 가능 어르신 인식표 발급, 저소득층 치매치료관리비 지원, 조호 물품 제공(기저귀, 방수 매트, 식사용 에이프런, 미끄럼방지 양말 등, 기준 중위소득 120% 이하인 자)

- 치매조기검진 및 예방관리사업: 초기 상담 및 치매 조기검진, 1:1 사례관리, 치매 단기쉼터 및 치매 카페 운영, 관련 서비스 안내 및 제공 기관 연계

  √ 일반 조기검진: 치매안심센터 주소지 관할 거주 만 60세 이상 모든 노인을 대상으로 한 선별검사, 선별검사 결과 '인지 저하'로 판정된 자, 치매 의심증상이 뚜렷한 자를 대상으로 한 진단검사, 치

매 진단검사 결과, 치매의 원인에 대한 감별검사가 필요한 자를 대상으로 한 감별검사.

✓ 고위험군 집중 검진: 치매 선별검사 결과 '인지 저하'로 분류되어 진단검사를 받지 않은 자를 대상으로 한 집중 검진, 만75세 이상 독거노인을 대상으로 한 독거노인 집중 검진, 만 75세 진입자를 대상으로 한 집중 검진.

✓ 치매예방 관리사업: 치매예방수칙 3·3·3, 치매예방운동법, 모바일 어플리케이션 '치매체크' 등 콘텐츠

- 쉼터 운영

✓ 상담 이후 서비스 연계 전까지 초기 안정화(3~6개월)를 위한 단기 이용 시설인 치매 단기쉼터 설치

✓ 낮 시간 동안 치매환자를 보호하여 치매환자 및 가족의 삶의 질 향상 도모, 가족의 부양 부담 경감

- 가족 지원

✓ 치매 가족 지원사업: 돌봄부담분석 및 치매환자가족 상담, 가족교실 운영, 치매가족 자조모임 지원

✓ 치매가족 카페 운영: 치매 어르신이 쉼터를 이용하는 동안 치매 가족이 정보교환, 휴식, 자조모임 등을 할 수 있는 치매 카페를 설치하여 정서적 지지 기반 마련

- 치매 인식개선 및 교육·홍보
- 치매 인식개선사업
- 치매 파트너 양성사업
- 지역사회 자원 강화사업

가까운 치매센터 찾기

√ 각 행정구역에 소속된 보건소에 문의하면 찾을 수 있습니다. 서울
시에서는 치매통합관리 시스템을 통해서 통합된 정보를 제공하고
있습니다.

√ 치매통합관리시스템(서울): http://www.seouldementia.kr

사회복귀시설에 대해서
알려주세요.

A 사회복귀시설은 병원이나 요양시설이 아니라, 사회복귀를 위해서 특화된 시설입니다. 개정 정신건강복지법에서는 정신재활시설로 칭하는데, 보통 사회복귀시설이라고 합니다. 주로 생활시설, 지역사회재활시설, 직업재활시설, 기타 시설 등으로 구분되는데, 다양한 형태의 재활프로그램과 거주형태, 대상의 특징, 재활의 목적 등에 따라서 아주 많은 종류의 시설이 있습니다. 퇴원을 앞두게 되면 사회복귀시설에 대해서 고민하게 됩니다.

정신질환자를 정신의료기관에 입원시키거나 정신요양시설에 입소시키지 아니하고 사회복귀 촉진을 위한 훈련을 행하는 시설로, 그 기능별로는 생활시설, 지역사회재활시설, 직업재활시설, 기타 시설로 구분되고, 이용 형태별로는 공동생활가정, 심신수련시설, 입소생활시설, 주간재활시설, 주거제공시설, 중독자재활시설, 직업재활시설, 생산품판매시설, 정신질환자 종합시설로 분류될 수 있습니다.

대표적인 사회복귀시설은 생활시설입니다. 가정에서 생활하기 어려운 정신질환자에게 주거, 생활지도, 교육, 직업재활훈련 등의 서비스를 제공하며, 가정으로의 복귀, 재활, 자립 및 사회적응을 지원하는 시설을 말합니다. 쉽게 말하면, 정신장애인이 같이 어울려서 사는 집이라고 생각할 수 있습니다. 입소생활시설과 주거제공시설로 나눌 수 있습니다. 첫째, 입소생활시설은 가정생활이 어려운 정신질환자가 주거를 하면서, 생활에 대한 지도와 교육, 직업재활훈련을 제공받는 곳입니다. 다소 증상이 심한 분이 이용하는 곳이라고 생각할 수 있습니다. 둘째, 주거제공시설은 어느 정도의 자기관리 능력은 있지만, 여전히 가정생활이 어려운 정신질환자를 위한 시설입니다. 입소생활시설과 비슷하지만, 교육이나 훈련보다는 주거의 제공이 더 큰 목적입니다. 그러나 개별 시설에 따라서 성격이 많이 다르기 때문에, 이를 일률적으로 나누기는 어렵습니다.

　또한 가정에서 지내는 것이 가능한 경우에는, 지역사회재활시설을 고려할 수 있습니다. 주간재활시설, 공동생활가정, 지역사회전환시설, 직업재활시설, 아동, 청소년 정신건강지원시설을 묶어 재활훈련시설이라고 합니다. 대표적으로 주간재활시설이 있는데, 작업·기술지도, 직업훈련, 사회적응훈련, 취업지원 등의 서비스를 제공하는 시설입니다. 학교처럼 주간에 같이 모여서 직업훈련이나 사회적응훈련을 받고, 취업도 지원, 알선해 주는 역할을 합니다. 심신수련시설은 재활보다는 문화적 경험이나 예술적 치유, 취미활동, 수련활동을 할 수 있도록 특화된 시설입니다. 공동생활가정은 생활시설과 다소 비슷한데, 독립적 생활이 어려운 정신장애인들이 공동생활을 하면서 자립을 도모하는 새로운 의미의 가정입니다. 지역사회전환시설은 지역 내 정신질환자등에게 일시 보호 서비스 또는 단기 보호 서비스를 제공하고, 퇴원했거나 퇴원계획이 있는 정신질환자등의 안정적인 사회복귀를 위한 기능을 수행하며, 이를 위한 주거제공, 생활훈련, 사회적응훈련 등의 서비스를 제공하는 시설을 말합니다.

　재활의 궁극적인 목적은 자신의 가정을 꾸리는 일, 그리고 직업을 가지는 일이라고 할 수 있습니다. 정신질환자 직업재활시설은 특정한 직업적 훈련을 받고, 직업생활에 필요한 노하우를 익히며 기능을 배워가는 시설입니다. 본격적인 직업전선에 뛰어들기 전에 준비하고 배우는 곳이라고 하겠습니다. 또한 아동이나 청소년을 위한 아동, 청소년 정신건강지원시설도 있습니다. 말 그대로 정신질환 아동, 청소년을 대상으로 한 상담, 교육 및 정보제공 등을 지원하는 시설입니다.

그 외에 만든 물건을 팔 수 있는 공간으로서의 생산품판매시설이 있습니다. 정신질환자등이 생산한 생산품을 판매하거나 유통을 대행하고, 정신질환자등이 생산한 생산품이나 서비스에 관한 상담, 홍보, 마케팅, 판로개척, 정보제공 등을 지원하는 시설을 말합니다. 중독환자들에게 특화된 중독자재활시설은 알코올중독, 약물중독 또는 게임중독 등으로 인한 정신질환자등을 치유하거나 재활을 돕는 시설입니다.

끝으로 위에서 말한 시설 중 2개 이상의 정신재활시설이 결합되어 정신질환자에게 생활지원, 주거지원, 재활훈련 등의 기능을 복합적, 종합적으로 제공하는 시설을 종합시설이라고 합니다.

현재 약 300여 개의 사회복귀시설이 활동하고 있습니다. 대부분의 시설은 주거시설이 가장 많고, 주간재활시설도 적지 않은데, 이 두 가지가 전체의 70%를 차지합니다. 궁극적인 재활을 도울 수 있는 직업재활시설은 다소 부족한 실정입니다. 특히 서울과 경기에 전체 시설의 절반 정도가 모여 있고, 직업재활시설의 80%가 수도권에 있습니다. 지역간 불균형이 심한 것도 문제 중 하나입니다.◉

◉ 한국사회복귀시설협회: http://www.kpr.or.kr/

Q

사회복귀시설을 어떻게 찾을 수 있나요?

A 사회복귀시설은 해당 지역의 정신건강증진센터에서 안내 받을 수 있습니다. 병원의 정신보건사회복지사에게 문의하여도 적당한 시설을 안내해 줍니다. 주요 클럽하우스를 아래에 제시하였습니다.

사회복귀시설은 해당 지역의 정신건강증진센터에서 안내 받을 수 있습니다. 병원 사회사업과를 방문하셔서 정신보건사회복지사에게 문의하여도 적당한 시설을 안내해 줍니다. 혹은 한국 사회복귀시설협회 홈페이지에서 회원시설 안내를 검색하면, 주간재활시설을 확인할 수 있습니다. (http://www.kpr.or.kr/sub.php?menukey=38)

참고로 국내 주요 클럽하우스를 일부 안내드립니다.

서울

· 서대문구: 사회복지법인 동방사회복지회 서대문해벗누리(http://www.sdmhb.or.kr, 02-375-5042)

· 마포구: 태화샘솟는집(http://www.fountainhouse.or.kr, 02-392-1155)

· 강남구: 사회복지법인 감리회 태화복지재단 태화해뜨는샘(http://www.i-sunrising.org, 02-2040-1780~5)

· 강서구: 새벗클럽하우스(http://sbhouse.or.kr, 02-3662-9004)

인천/경기

- 인천: 해피투게더(http://www.clubhappy.or.kr, 032-545-7585)
- 경기(오산): 경산복지재단 늘푸름(http://nulpoorum.org, 031-373-1900)
- 경기(화성): 경산복지재단 사랑밭재활원(http://www.sarangbat.or.kr, 031-376-5690)
- 경기(수원): 사회복지법인 경기사회봉사회 마음샘정신재활센터(http://ikpr.or.kr, 031-242-0877)

대전/충청

- 대전: 사회복지법인 한국생명의전화 대전지부 생명의터(http://www.life-nest.co.kr, 042-274-1982)
- 충남(천안): 비타민(http://www.vitaminch.kr, 041-578-4774)

광주/전라

- 광주(서구): 광주해피라이프(http://www.gjw.or.kr/kjhappylife, 062-364-7437)
- 광주(남구): 천주의 성요한 의료봉사 수도회 요한빌리지(http://www.johnvillage.or.kr, 062-367-3369)

대구/경상/부산

- 대구(남구): 사회복지법인 베네스트 비콘(http://www.benest.or.kr, 053-628-5868)
- 대구(북구): 사회복지법인 베네스트 대구위니스(http://www.benest.or.kr, 053-958-0234)

- 포항: 사회복지법인 브솔시냇가복지재단 브솔시냇가(http://besorravine.co.kr, 054-275-0303)
- 부산(해운대구): 송국클럽하우스(http://songguk.tistory.com, 051-747-0578)
- 부산(동래구): 양산병원 참살이(http://www.chamsari.or.kr, 051-554-0562)

식이장애를 전문으로 보는
병원을 알려주세요.

A 식이장애는 독특한 정신장애 중 하나입니다. 식이를 거부하여 심각한 기아상태로 발전해 내과적인 치료가 병행되어야 할 수도 있습니다. 또한 다양한 성격상의 어려움을 동반하기 때문에, 이에 숙련된 경험 많은 의료진이 필요할 수도 있습니다.

거식증, 폭식증 등의 식이장애는 종종 생명을 위협하는 내과적 상태를 동반합니다. 그리고 정서, 행동, 충동 조절상의 문제, 성격적인 어려움과 대인관계의 곤란 등 다양한 정신장애가 동반되고는 합니다. 난치성으로 진행하는 경우가 적지 않고, 이에 특화된 치료 프로그램과 식이장애에 숙련된 의료진이 필요합니다. 증상이 심각한 경우라면, 주치와 상의하여 전문적인 식이장애 프로그램을 운영하는 병원을 고려하는 것이 필요할 수 있습니다.●

● 서울백병원 섭식장애 클리닉: http://www.paik.ac.kr/bh/da/jin/eatingclinic/
서울백병원 섭식장애 클리닉 카페: http://cafe.naver.com/eatingclinic
나눔 클리닉: http://www.nanumclinic.com/
백상 식이장애 클리닉: http://www.stopdiet.co.kr/
마음과 마음 식이장애 클리닉: http://www.eatingdisorder.co.kr/
연세 엘 식이장애클리닉: http://yonseil.co.kr/

Q

치료감호소에 대해서
알려주세요.

A 치료감호소의 정확한 명칭은 국립법무병원입니다. 하지만 치료감호소라는 명칭도 병행하여 사용합니다. 주로 정신질환을 가진 범법자를 수용하는 병원이자, 교정기관입니다.

치료감호소는 법무부 산하의 국립법무병원입니다. 국내 유일의 정신질환 범죄자 치료기관입니다. 일반환자도 진료하지만 대개는 수형자나 범죄자 등을 대상으로 하여 수용, 보호 및 치료하는 역할을 합니다. 또한 사회보호위원회가 위탁한 보호감호자를 치료하거나 법원, 경찰, 검찰이 의뢰한 환자에 대해 정신감정을 하기도 합니다. 소규모의 마약병동, 알코올 병동도 운영하고 있습니다.

Q

자해와 자살 예방을 위한
도움을 받고 싶어요.

A   한해 자살자가 15000명에 이르고 하루에 42명이 자살로 목숨을 끊고 있습니다. 한국사회의 심각한 자살문제는 어제 오늘의 문제는 아닙니다. 이 책의 주제와는 다소 맞지 않지만, 자살을 생각하는 가족이나 동료가 있을 경우에 도움을 받을 수 있는 방법을 안내합니다.

자살을 시도하는 환자는 대개의 경우 경고 신호를 보입니다. 다음과 같은 경고 신호를 보인다면, 혹시 자살의 위험이 있는지 생각해 보아야 합니다.

자살의 경고 신호(경기광역정신건강증진센터 자료 참조)

1. 수면 문제: 평소보다 많이 자거나 적게 잠. 잠들기 어렵거나 뒤척임
2. 식욕 문제: 평소보다 덜 먹거나 더 많이 먹음
3. 흥미 감소: 평소 재미있던 활동들을 더 이상 하지 않음, 성욕 감소
4. 집중력 감소, 결정을 내리지 못함
5. 자살하는 방법에 대해 질문을 함
6. 자살한 사람들에 관한 이야기를 꺼냄
7. 자살이나 살인, 죽음에 대해 이야기함
8. 평소보다 음주나 흡연량이 증가함
9. 주변 사람들과 어울리지 않거나 자주 다투거나 강한 적대감 보임
10. 평소와 달리 기괴하거나 비일상적 행동을 보임

11. 감정상태: 죄책감, 수치심, 절망감, 무기력감, 외로움, 무가치감, 화, 짜증, 슬픔, 우울, 멍한 모습

이러한 경고 신호가 다양한 촉발 사건(이혼, 갈등, 다툼, 가족이나 친지의 죽음, 실직, 비난, 투자 손실, 신체적 질병, 구타, 학대, 결별 등)과 동반되어서 나타난다면 더욱 큰 관심이 필요합니다. 특히 다음과 같은 신호를 보인다면, 즉각적인 조치가 필요합니다.

심각한 경고 신호
1. 자살하겠다고 말함.
2. 자살을 암시하는 행동을 함.
3. 자살에 필요한 도구나 물건을 구입함.
4. 유서를 작성함.
5. 소중한 물건을 다른 사람에게 주고, 신변을 정리함.

자살 위험성이 보이면, 즉시 주치의와 상의하는 것이 필요합니다. 만약 주치의가 없거나, 다른 도움을 청하기 어려우면 정신건강 상담전화 1599-0199에 연락하면 필요한 도움을 받을 수 있습니다.

군에서 상담이나 정신건강의학과 진료를 받고 싶은데 어떻게 해야 하나요?

A 최근 군에서는 장병 정신건강에 대해 큰 관심을 가지고 다양한 서비스를 제공하고 있습니다. 각급 부대와 군병원에서 전문적인 상담과 진료가 가능합니다.

군에서는 상담을 전문적으로 수행하는 병영생활전문상담관이 각 부대별로 총 380여 명이 있습니다. 민간근로자이며 민간에서 발행한 상담자격증을 갖추고 있습니다. 마음의 고민이나 심리적인 어려움이 있거나 부조리 등 스트레스 요인이 있을 때 언제든지 상담을 요청할 수 있습니다. 부대 곳곳에 상담관의 연락처가 비치되어 있어, 개인적으로 도움을 청할 수 있습니다. 또한 부대 간부에게 상담 연계를 요청할 수 있습니다.

본인이 정신건강의학과 진료를 원하거나 부대 간부, 병영생활전문상담관이 진료가 필요하다고 판단되는 경우는 정신건강의학과 진료를 받을 수 있습니다. 전방 사단에는 대부분의 의무대에 정신건강의학과 군의관이 배치되어 있어 진료접근성이 높습니다. 최근 민관군 병영문화혁신 사업을 일환으로 군병원 정신건강증진센터를 전방병원 중심으로 확대하고 진료 서비스 질을 높이려고 하고 있습니다. 센터가 개소된 수도병원, 국군대전병원, 국군양주병원 등은 외래 예약 대기 없이 당일 진료가 가능하며, 다른 군병원은 군병원 정신건강의학과 외래에 예약 전화를 하면 외래 진료를 받을 수 있습니다. 정신건강증진센터가 개소된 군병원은 응급환자가 발생한 경우 24시간 응급진료를 받을 수 있습니다.

Q

군 병원에 입원하는
절차를 알려주세요.

A 군에서는 다양한 형태의 의료기관과 병원을 운영하고 있습니다. 병원급 이상에는 정신과 병동이 설치되어 있기도 합니다. 군의 특성상 일반 병동도 군 지휘체계에 따라서 후송과 입원이 결정됩니다.

군 보건의료기관은 주로 사단급 이하의 의무시설이나 직할부대 의무실을 말합니다. 군 복무를 마친 분은 알겠지만, 부대 안에 군의관 혹은 의무부사관과 몇 명의 의무병이 근무하는 규모의 시설입니다. 사단의무대는 몇 개의 전문과목이 설치되어 있는 경우도 있습니다. 군 병원은 의무사령부 소속의 병원과 해군 소속의 포항병원, 해양의료원, 공군 소속의 항공우주의료원을 말합니다. 군 안의 종합병원이라고 할 수 있습니다. 특히 국군수도병원은 중증질환에 특화된 진료를 제공하는데, 상급종합병원이라고 생각하면 비슷합니다.

비용

당연한 말이지만 군 병원의 모든 진료는 무료입니다. 다만 위탁검사를 할 때는 소정의 비용을 지불하기도 합니다.

외래진료절차

군 병원도 마치 민간의료기관처럼, 진료전달체계를 밟아서 진행됩니다. 가장 가까운 말단 보건의료기관에서 1차 진료를 받고, 외진이 필요하다고 판단되면 군의관에게 외진의뢰서를 받아서 2차 군 보건의료기관으로 의뢰합니다. 2차 기관에서는 진료받은 결과를 외진의뢰서 후면에 적어서 환자를 돌려보내거나, 혹은 민간기관의 검사를 의뢰합니다. 필요한 경우 진단서를 발급하여 입원 처리합니다.

입원절차

사단급 이하에서는 소속 부대나 군 병원 군의관의 소견서에 근거하여 입실합니다. 이때는 입원이라고 하지 않고, 입실이라고 합니다. 군 병원 입원은 군 병원장 발행의 군의관 진단서를 근거로 근거로 합니다. 정신건강의학과 전문 입원 시설은 의무사 예하 군병원에만 있습니다. 입원이 필요하다는 진단서가 발행되면, 각 소속부대에서는 입원명령을 발령합니다.

일반적으로 정신증상을 보일 경우, 본인 혹은 지휘관에 의해서 각급 의무실에 진료를 의뢰받고, 가까운 군 병원 정신병동에 입원하거나 혹은 외래 치료를 받게 됩니다. 심각한 정신장애로 진단받으면, 군 병원에서 치료를 지속하거나 민간병원에 위탁합니다. 혹은 복무 부적합 판정을 받고 조기에 전역하기도 합니다.

군병원에서 치료가 어려운 경우나, 기타 예외적인 경우에는 자비 위탁 제도를 활용할 수 있습니다. 이는 군병원에서 시행하기 어려운 진단적 검사나 치료가 요구되는 경우, 본인부담을 전제로 민간병원에 검사를 의뢰하는 제도입니다. 군병원에 본인부담금을 납부하고, 군병원은 배정된 예산 범위 내에서 이에 대한 비용을 민간 기관 등에 지불합니다. 군병원 의료진에 문의하시면 자세하게 안내해 드릴 것입니다. 증상이 심각하지 않은 경우에는 관심병사를 위한 프로그램인 그린캠프, 비전캠프, 블루캠프 (해군) 등에서 별도의 교육 및 상담프로그램을 받기도 합니다.

군 병원 말고 민간병원에서
치료를 받고 싶어요.

A 군 병원에 대한 사회적 불신으로 인해서, 심각한 질병일 경우에는 민간병원 진료를 원하는 경우가 많습니다. 그러나 군 병원도 과거와 달리 시설과 인력을 확충하고, 보다 적극적인 태도로 진료에 임하고 있어서 큰 걱정을 할 필요는 없다고 생각합니다. 군 병원의 민간 위탁진료와 관련한 내용은 아래와 같습니다.

위탁치료는 군 병원의 진료능력을 초과하여 진료가 어려운 경우이나, 너무 위독하여 즉각적인 민간병원 진료를 받아야 하는 경우에 진행됩니다. 기간은 5일로 한정하고 있으며, 그 이상 치료가 필요한 경우에는 군 병원으로 이송하여야 합니다. 만약 5일 이상 민간병원에서 치료를 지속하고 싶으면, 그에 해당하는 질병으로 이미 규정에 정하고 있거나 혹은 별도의 승인을 받아야 합니다.

만약 승인을 받지 않거나 규정에 맞지 않게, 자의적으로 민간병원에서 위탁치료를 받은 경우에는 위탁진료비를 군에서 지급하지 않고, 본인이 지불해야 할 수 있습니다.

따라서 군 병원 정신과에서 진료를 받는 중 민간병원 진료가 필요하다고 생각하면, 반드시 담당 군의관 및 소속 부대의 지휘관과 상의하여 결정해야 합니다. 임의로 외부에서 진료를 받는 것은 좋은 방법이 아닙니다.

Q

건강가정지원센터에 대해서
알려주세요

A 건강가정지원센터는 여성가족부에서 시행하는 가족정책의 주요 전달체계 중 하나입니다. 다양한 가족지원정책을 지원하고 있는데, 건강가정사에 의해서 다양한 가족문제의 예방과 해결을 돕고 있습니다.

건강가정지원센터는 가족문제의 예방과 해결을 위한 가족돌봄나눔사업, 생애주기별 가족교육사업, 가족상담사업, 가족친화문화조성사업, 정보제공 및 지역사회 네트워크 사업을 추진하고 있는 여성가족부 주관의 지원센터입니다.

일반가족은 물론 한부모가족, 조손가족, 다문화가족, 일탈청소년가족, 군인가족, 수용자가족, 맞벌이가족, 이혼 전후 가족 등 다양한 가족의 지원을 위한 상담, 교육 및 문화 프로그램이 결합된 맞춤형 통합서비스를 제공하며, 아이돌보미 지원, 공동육아나눔터사업 등의 돌봄지원사업, 취약가족과 위기가족을 위한 취약·위기가족지원사업, 미혼모부자가족지원사업, 기타 타 부처와 유관기관과의 협력사업 등을 통해 다양한 가족 사업을 수행하고 있습니다(건강가정지원센터 홈페이지 참조).

비록 정신장애인 환자의 가족을 위한 프로그램은 아니지만, 다양한 형태의 가족교육과 상담, 지원을 하고 있기 때문에, 가정 내 문제가 심각할 경우 도움을 받을 수 있습니다.

특히 이혼, 가정폭력, 자살, 사망, 사고, 경제적 위기 등 다양한 위기상황에서 심리, 정서 지원, 가족돌봄 지원, 역량 증진 지원을 제공하고 있습니다. 장기간의 정신장애로 인해서 가족 간의 갈등과 어려움이 고착된 가정에서, 필요한 경우 지원을 신청하여 실질적인 도움뿐 아니라, 적절한 지지와 상담을 받을 수 있습니다.◉

◉ 건강가정지원센터: http://www.familynet.or.kr/

책을 마치며

 이 책은 2013년, 성안드레아 병원에서 시작한 '정신병원에 입원한 환자 보호자를 위한 월례 무료 강의'에서 시작되었습니다. 당시 이상윤 베드로 원장신부님의 강력한 지지와 격려로 새로운 가족 프로그램을 병원에 도입할 수 있었습니다. 홍보실 김성 세례자요한 신부님의 소개와 중재 노력을 통해, 가족교육 관련 내용에 대해 언론과 인터뷰하였고, 몇몇 주요 일간지에 홍보를 할 수 있었습니다. 사회사업과의 지강원 다니엘 수사님과 이영훈 계장님이 번갈아가며 참석해, 보호자 질의응답을 받아주고 강의 진행을 도와주었습니다. 아울러 정신보건사회복지사 관련 내용도 검토해주었습니다.

 이수민, 김주연, 김계남, 최윤정, 심수연 선생님은 2014년부터 고노다이 모델을 적용하여 자조모임 형식으로 매주 진행한 토닥토닥 가족교실에서 실무간사로 참여해주었습니다. 참여 가족의 연락 및 관리, 모임의 준비, 마무리 등 많은 일들을 믿을 수 없이 헌신적인 태도로 도와주었습니다. 최용성 소장님과 신경철 부장님, 최영숙 의국장님은 변함없이 지지적인 태도로 지원해주었습니다. 지금은 각자의 길을 가고 있지만, 해내탕아의 김건종, 고석만, 이상민, 현준 선생님은 환자와 가족에 대한 나의 고민과 질문에 대해 늘 멋진 대답을 해주었습니다. 특히 김건종 선생님은 책을 쓰도록 격려해주었고, 이상민 선생님은 훌륭한 강의를 하나 맡아서 해주었습니다. 국군수도병원의 백명재 선생님과 자살예방 전문가 임미래 선생님은 유용한 자료를 보내주었습니다. 의국의 신용진, 이호선, 이건석, 오규수 선생님은 늘 관심을 표하며, 종종 보호자를 의뢰해주었습니다. 김숙자 간호부장님, 이화영 과장님, 강미영, 장효순, 김미옥, 김옥화, 강미옥, 박신숙, 김아현 수간호사님, 김승욱 보호계장님 및 그 외 일일이 이름을 언급할 수 없는 수많은 간호사님과 보호사님이 토닥토닥 가족교실을 보호자에게 알려주고, 안내해주었습니다. 정소라 간호사는 정신보건간호사 관련 내용을 정리해주었습니다. 박미진, 오세정, 이솔이, 김연숙 간호사는 외래에서 홍보를 도와주었습니다. 관리부의 홍진표 부장님과 변원호 니콜라오 수사님, 이진수 계장님 및 일일이 이름을 언급할 수 없는 많은 관리직원 분들이 강의실의 사용과 관리, 보호자 안내를 도와주고, 각종 사무용품, 배너간판을 지원해주었으며, 고진희 선생님은 예쁜 팸플릿을 만들어주었습니다. 원목실 제춘홍 베드로마리아 신부님, 이건욱 안토니오 신부님, 고상선 스테파노 신부님, 정종훈 사도요한 신부님은 항상 환자 가족에게 깊은 신앙적 지지를 해주었고, 김잔디 계장님은 전화안내를 늘 도와주었습니다. 임상심리과 몇몇 선생님들은 임상심리사 관련 부분에 대해서 조언을 해주었습니다. 약국, 경리과, 원무과, 임상병리과, 전산실, 영양과, 차량반, 미화반 및 그 외 부서에서도 멀리서 지지해주었을 것이라고 믿습니다. 특히 홍보실 박준현 루카 신부님은 가족교실 모임에 직접 참여하였고, 가족에게 조언을 해주었습니다. 시종일관 가족교실을 마치 자신의 일처럼 홍보해주고 지지해주었습니다. 토닥토닥 가족교실의 강력한 후원자였던, 김선규 프란치스꼬 원장수사님은 정신장애인과 그 가족의 권익 옹호를 위한 사회적 움직임을 만들자는 비전에 앞장서면서,

인권, 가족, 치유, 예술, 교육, 연구, 직장공동체 등 다양한 영역에서 끊임 없는 자극이 되어 주었습니다.

대한신경정신의학회에서 연구비를 지원해주어, 필요한 책과 자료를 살 수 있었습니다. 한일정신의학회의 이와타니 준(Jun Iwatani) 선생님과 스 즈키 무네유키(Muneyuki Suzuki) 선생님은 일본 가족교육과 관련한 책 자를 보내주었고, 2015년에는 가족교육을 주제로 세계정신의학회 심포 지엄에서 발표를 할 수 있도록 지원해주었습니다. 아시아 각국에서 가족 교육에 매진하고 있는 인도네시아의 시홈빙 티오(Tiur Sihombing), 태국 의 다루지 애니와타나퐁(Daruj Aniwattanapong), 대만의 제인 페이 첸 장(Jane Pei-Chen Chang) 선생님께 존경을 표합니다. 한국 얀센의 강승 연 선생님은 일본 책자를 한글로 번역해주었습니다. 강정빈 변리사님은 저작권 문제를 해결해주었습니다. 이현곤 변호사님은 성년후견제도에 관 한 책을 보내주었습니다. 이름을 밝힐 수 없지만 아름다운 동행 카페 여 러 운영진들은 자신과 가족의 이야기를 직접 들려주었고, 다른 환자 가족 의 이야기를 들을 수 있는 귀중한 기회를 만들어주었습니다. 코리안매니 아에서도 가족교실 홍보를 허락해주었습니다. 코리아헤럴드의 존 파워 (John Power) 기자님와 연합뉴스의 김태식 기자님, 중앙일보 신준봉 기 자님, 한겨레 조현 기자님, 연합뉴스 장하나 기자님은 가족교실에 대해서 기사를 써주었습니다. 동아사이언스의 김규태 기자님과 한국일보의 송강 섭, 김치중 기자님은 정신건강에 대한 깊은 관심과 함께 여러 편의 관련 기사와 칼럼을 허락해주었습니다. 이현주 선생님은 출판을 도와주었고, 에이도스 출판사의 박래선 대표님은 부실한 원고를 깜짝 놀라도록 멋진 책으로 만들어주었습니다.

부친께서는 원고의 초안을 전부 검토해주셨고, 조심스러운 부분에 대 해서는 지혜로운 의견을 주셨습니다. 최정원 선생님은 소아청소년 부분과 여성환자의 임신과 출산 부분을 같이 썼고, 관련 강의를 두 개 맡아서 해주었으며, 책 전체를 꼼꼼하게 검토해주었습니다. 대신 아이를 봐줄 사람을 찾지 못해서, 당시 다섯 살, 세 살이던 사언이와 수언이는 병원에 같이 와서 강의를 들어주었습니다. 말 그대로 '가족교실'이었습니다.

무엇보다도 지난 3년간 토닥토닥 가족교실에 참석해주신 수백 명의 정신장애인 가족께 깊이 감사드립니다. 누구에게도 이야기하기 어려운 은밀한 가정사, 개인적인 슬픔과 기쁨을 전해주었습니다. 그 분들의 지지와 격려가 아니었으면, 절대로 계속해 나가지 못했을 것입니다.

『토닥토닥 정신과 사용설명서』는 2016년 봄에 처음 출간되었습니다. 지금 생각해보면 꽤 무리한 시도였습니다. 이 책은 정신과를 이용하지 않는 분에게는 전혀 필요하지 않습니다. 책이 필요한 분의 숫자는 한정되어 있습니다. 게다가 '정신과 사용설명서'를 샀다고 주변에 이야기하는 것은 '자신 혹은 자신의 가족이 정신장애를 앓고 있다'는 것을 알리는 것이나 다름없습니다. 입소문이 절대 날 수 없는 책입니다. 그렇다고 크게 광고를 할 수도 없는 책입니다.

요즘 출판계에는 심리에세이가 넘쳐납니다. 자신의 마음을 달래고 위로하는 책들입니다. 직장 스트레스, 대인관계의 어려움, 가벼운 우울과 불안, 삶의 의미에 대한 고민, 이성 교제의 어려움 등을 심리와 종교, 뇌과학, 인문학, 사회학 등 다양한 관점에서 다루고 있는 책이죠. 정말 고르기가 어려울 정도로 많은 심리에세이가 쏟아지고 있고, 베스트셀러의 상위권을 차지합니다(사실 이 책의 저자 중 한 명도 가벼운 심리에세이를 내면서 그러한 행렬에 동참했죠. 물론 베스트셀러의 상위권을 차지하지는 못했습니다만).

하지만 안타깝게도 정신적 어려움을 앓는 분을 위한 조금은 진지한 책은 별로 없습니다. '진지한'이라는 표현이 적당한지 모르겠습니다만, 여하튼 실정이 이렇습니다. 물론 지금까지 정신장애인이나 가족을 위한 몇몇 책이 나오기는 했습니다. 그러나 역시 안타깝게도 대부분 바로 절판되었습니다. 2쇄라도 나온 책은 손에 꼽습니다. 이 세상에 꼭 필요하긴 하지만, 그리 많이 필요하지는 않은 책들이 이내 사라져 갑니다. 안타까운 일입니다. 그래서 무리하게 전자책도 같이 냈습니다. 전자책이라면 최소한 절판되는 일은 없지 않을까 싶었고, 단 한 명이라도 필요한 분에게 책의 내용을 전달할 수 있을 것 같아 꾀를 부린 것이죠.

『토닥토닥 정신과 사용설명서』는 기대 이상으로 과분한 사랑을 받았습니다(물론 이런 류의 책 기준에서 그렇다는 것입니다). 그리고 이제 개정판을 내게 되었습니다. 에이도스 출판사 박래선 대표님의 도움이 대단히 컸습니다. 정신보건 관련 전문가 분들도 뜻밖에 좋은 평가를 해주었습니다. 정신장애인의 편에 서서 목소리를 크게 내줄 수 있는 유일한 집단입니다. 정말 감사한 일입니다. 정신장애인의 가족이나 당사자 집단도 예전처럼 음지에만 숨어 있지 않습니다. 당당하게 권리를 주장하며 목소리를 내고 있습니다. 반가운 일입니다. 개정판을 내면서 여러 가지 도움을 주신 정신장애인 당사자 선생님, 정신장애인 가족 이진순 선생님께 깊이 감사드립니다. 또한 다양한 정신장애 권리 활동에서 뵙게 된 일일이 열거할 수 없는 수많은 당사자와 가족 여러분께도 고마움을 전하고 싶습니다.『토닥토닥 정신과 사용설명서』 개정판은 2013년부터 지난 6년간 수많은 분의 작은 도움이 모인 결과입니다. 초판의 '책을 마치며'에서 언급한 모든 분께도 다시 한 번 깊은 감사를 드립니다.

개정판에는 저자가 한 명 늘었습니다. 전반적인 정신장애인 입원 및 관련 제도, 치료 등을 집필한 박한선 선생님과 소아청소년 및 여성 환자에 대한 내용을 담당한 최정원 선생님에 이어서, 외래 치료와 관련된 내용을 집필하고 새로 개정된 정신건강복지법 및 건강보험 관련 제도 변화를 꼼꼼하게 더하고 수정해주신 이재병 선생님입니다. 1판의 내용을 전부 리뷰하고, 수정과 개선이 필요한 부분을 예리하게 찾아 고쳐주었습니다. 이재병 선생님의 합류가 없었다면 개정판의 출간이 불가능했을 것입니다.

앞서 말한 것처럼 이러한 책은 후기를 남기기도 어렵고, 책을 사보았다고 주변에 말하기도 어렵습니다. 그럼에도 불구하고 책에서 도움을 받았다는 이야기를 적지 않게 들었습니다. 당사자도 있고, 가족도 있습니다. 미래의 정신보건 전문가가 될 대학생들이 이 책으로 공부했다고도 합니다. 정말 믿을 수 없이 감사한 일입니다. 저자 모두의 마음을 모아 이름을 알 수 없는 수많은 독자께 깊은 고마움을 전합니다.

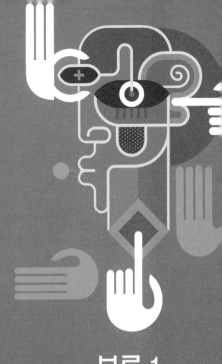

부록 1

정신건강증진및정신질환자복지서비스지원에관한법률(약칭: 정신건강복지법)

• 일러두기

1. 본 법은 2017년 5월 30일부터 시행되고 있습니다. 따라서 시행 이전에 있었던 법적 행위(입퇴원 포함)는 구 정신보건법의 적용을 받습니다.

2. 본 부록에는 환자 및 보호자 분께 도움이 될 만한 일부 법 조항과 규정을 발췌, 수록하였습니다. 전체 법률이 포함되어 있지 않습니다. 법령 전문은 국가법령정보센터(www.law.go.kr)에서 확인할 수 있습니다.

3. 정신건강복지법은 법률, 시행령, 시행규칙으로 나뉘어 있습니다. 여기서는 (법), (령), (칙)으로 표기하였습니다. (해)는 관련 내용을 『토닥토닥 정신과 사용설명서』 집필진이 알기 쉽게 풀어 해석한 것입니다.

4. 특별자치시장·특별자치도지사·시장·군수·구청장으로 표기된 부분은 시장·군수·구청장으로 줄여서 표기하였습니다. 경찰관과 119구급대원도 간략하게 표기하였습니다.

• 정의

(법)

제3조 (정의) '정신질환자'란 망상, 환각, 사고(思考)나 기분의 장애 등으로 인하여 독립적으로 일상생활을 영위하는 데 중대한 제약이 있는 사람을 말한다.

(해)

법 적용 대상인 정신질환자의 정의를 '독립적으로 일상생활을 영위하는데 중대한 제약이 있는 사람'으로 한정했습니다. 즉, 가벼운 우울증이나 불면증 등은 정신질환자가 아닙니다.

· **국민의 의무**

(법)

제5조 (국민의 의무) 모든 국민은 정신건강증진을 위하여 국가와 지방
자치단체가 실시하는 조사 및 정신건강증진사업 등에 협력하여야 한다.

(해)

환자나 보호자들 중, 혹은 일반 국민들 중에서도 정신건강시책에 대한
불만과 불편함을 느낄 수 있습니다. 그러나 이러한 국가의 조사 및 정신
건강증진사업에 대하여 협력하는 것은 국민의 의무입니다.

· **기록의 보존**

(법)

제30조

① 정신건강증진시설의 장은 다음 각 호의 사항에 관한 기록을 보건복
지부령으로 정하는 바에 따라 진료기록부 등에 작성·보존하여야 한다.

1. 입원 등 당시의 대면 진단 내용

2. 제41조 제3항 및 제42조 제4항에 따른 퇴원 등의 의사 확인

3. 제42조 제2항에 따른 퇴원 등의 신청 일시 및 퇴원 등의 거부 사유

4. 제43조 제6항에 따른 입원 등의 기간 연장에 대한 심사 청구 및 결과

5. 투약 등의 치료 내용을 적은 진료기록

6. 제73조에 따른 특수치료에 관한 협의체의 회의 내용

7. 제74조에 따른 통신과 면회의 자유 제한의 사유 및 내용

8. 제75조에 따른 격리시키거나 묶는 등의 신체적 제한의 사유 및 내용

9. 제76조에 따른 작업요법의 내용 및 결과

10. 그 밖에 보건복지부령으로 정하는 사항

② 정신건강증진시설의 장은 입원 등을 한 사람이 제1항에 따른 기록의 열람·사본발급 등 그 내용 확인을 요구하면 그 요구에 따라야 한다.

③ 정신건강증진시설의 장은 〈의료법〉 제21조에도 불구하고 보호의무자가 입원 등을 한 사람의 동의서와 보호의무자임을 확인할 수 있는 서류를 제출하고 제1항에 따른 기록의 열람·사본발급 등 그 내용 확인을 요구하면 그 요구에 따라야 한다. 다만, 입원 등을 한 사람이 사망하거나 의사능력이 미흡하여 보호의무자가 입원 등을 한 사람의 동의를 받을 수 없는 경우에는 보건복지부령으로 정하는 서류로 그 동의서를 갈음할 수 있다.

④ 정신건강증진시설의 장은 제3항에도 불구하고 입원 등을 한 사람에게 해가 되는 경우로서 대통령령으로 정하는 경우에는 제3항에 따른 보호의무자의 요구에 따르지 아니할 수 있다.

(칙)

제23조

② 정신건강증진시설의 장은 법 제30조 제1항에 따라 작성한 기록을 다음 각 호의 구분에 따른 기간 동안 보존하여야 한다.

1. 입원기록지, 입원기간 연장 심사청구 및 결과지, 투약 기록: 10년

2. 통신·면회 제약 내역, 격리 및 강박 내역, 작업요법 기록 등: 5년

3. 퇴원에 대한 동의, 특수치료 내역 등: 3년

(해)

따라서 정신건강의학과 입원 기록은 항목에 따라 다르지만 최소 3년~

최대 10년까지 보관되어 있습니다. 환자가 기록 열람 요구 시 정신과의사는 그 요구에 응해야 합니다. 또한 보호의무자가 입원 환자의 동의서 및 보호의무자임을 확인할 수 있는 서류 제출 요구 시에도 기록 열람을 허용해야 합니다. 단, 입원 환자가 특정 보호의무자의 기록 열람을 서면으로 명시하여 거부하거나, 해당 보호의무자가 입원환자와 법적 소송 등 다툼의 여지가 있을 경우는 의사는 보호의무자의 열람 요구를 따르지 않아도 됩니다.

• 보호의무자

(법)

제39조

① 민법에 따른 후견인 또는 부양의무자는 정신질환자의 보호의무자가 된다. 다만 다음과 같은 제한이 있는 경우는 불가.

1) 피성년후견인 및 피한정후견인

2) 파산선고를 받고 복권되지 않은 사람

3) 해당 정신질환자를 상대로 한 소송이 계속 중인 사람 또는 소송한 사실이 있었던 사람과 그 배우자

4) 미성년자

5) 행방불명자

6) 그 밖에 보건복지부령으로 정하는 부득이한 사유로 보호의무자로서의 의무를 이행할 수 없는 사람

② 제1항에 따른 보호의무자 사이의 보호의무의 순위는 후견인·부양의무자의 순위에 따르며 부양의무자가 2명 이상인 경우에는 〈민법〉 제976조에 따른다.

(칙)

제39조 1항 6)의 보건복지부령: 수감 중이거나, 질병, 장애, 고령 등으로 의무 수행이 불가능하다는 의사의 소견 혹은 법원의 판정을 받았거나, 정신질환자에 대한 부양의무를 서면으로 포기한 사람. 병역 수행 중, 3개월 이상의 해외체류, 실종신고 절차가 진행 중 등

(해)

보호의무자의 자격에는 제한이 있습니다. 드문 경우는 아니겠지만, 미성년자이거나 파산 신고를 받은 후 복권이 되지 않는 사람, 군복무 중, 질병으로 인한 판정을 받는 등 법의 조항에 해당되거나 법원의 인정 시에는 보호의무자 자격이 없거나 후순위로 밀립니다.

- **자의입원**

(법)

제41조

① 정신질환자나 그 밖에 정신건강상 문제가 있는 사람은 보건복지부령으로 정하는 입원 등 신청서를 정신의료기관 등의 장에게 제출함으로써 그 정신의료기관 등에 자의입원 등을 할 수 있다.

② 정신의료기관 등의 장은 자의입원 등을 한 사람이 퇴원 등을 신청한 경우에는 지체 없이 퇴원 등을 시켜야 한다.

③ 정신의료기관 등의 장은 자의입원 등을 한 사람에 대하여 입원 등을 한 날부터 2개월마다 퇴원 등을 할 의사가 있는지를 확인하여야 한다.

(칙)

제32조

자의입원을 원하는 환자는 자의·동의입원 등 신청서에 본인의 주민등록증 사본 또는 주민등록표등본 1부를 첨부하여 정신의료기관 또는 정신요양시설의 장에게 제출하여야 한다.

(해)

①항의 경우 자의입원이 가능한 대상을 '정신질환자와 정신건강상 문제가 있는 사람'으로 분류하고 있습니다. 자의·동의·보호입원 중 가장 광범위한 대상입니다. 따라서 스스로 정신적으로 힘들다고 느끼고, 정신건강의학과 전문의의 판단 상 정신건강에 문제가 있다고 판단되면 자의입원이 가능합니다. ②항을 보면 자의입원 시에는 환자가 퇴원 의사를 밝히면 지체 없이 퇴원을 시켜야 한다고 합니다. 즉, 보호자의 의사와 상관없이 환자가 원한다면 무조건 퇴원 시켜야 합니다. 물론, 병원비 문제 등은 해결되어야 합니다. ③항에 따르면 설사 스스로 원하여 입원한 자의입원 환자의 경우에도 지속적으로 퇴원 의사를 확인해야 합니다.

· **동의입원**

(법)

제42조

① 정신질환자는 보호의무자의 동의를 받아 보건복지부령으로 정하는 입원 등 신청서를 정신의료기관 등의 장에게 제출함으로써 그 정신의료기관 등에 입원 등을 할 수 있다.

② 정신의료기관 등의 장은 제1항에 따라 입원 등을 한 정신질환자가 퇴원 등을 신청한 경우에는 지체 없이 퇴원 등을 시켜야 한다. 다만, 정신질환자가 보호의무자의 동의를 받지 아니하고 퇴원 등을 신청한 경우에는 정신건강의학과전문의 진단 결과 환자의 치료와 보호 필요성이 있다

고 인정되는 경우에 한정하여 정신의료기관 등의 장은 퇴원 등의 신청을 받은 때부터 72시간까지 퇴원 등을 거부할 수 있고, 퇴원 등을 거부하는 기간 동안 제43조 또는 제44조에 따른 입원 등으로 전환할 수 있다.

③ 정신의료기관 등의 장은 제2항 단서에 따라 퇴원 등을 거부하는 경우에는 지체 없이 환자 및 보호의무자에게 그 거부 사유 및 제55조에 따라 퇴원 등의 심사를 청구할 수 있음을 서면 또는 전자문서로 통지하여야 한다.

④ 정신의료기관 등의 장은 제1항에 따라 입원 등을 한 정신질환자에 대하여 입원 등을 한 날부터 2개월마다 퇴원 등을 할 의사가 있는지를 확인하여야 한다.

(칙)
제33조
동의입원을 원하는 환자 및 보호의무자는 자의·동의입원 등 신청서에 다음 각 호의 서류를 첨부하여 정신의료기관 등의 장에게 제출하여야 한다.
1. 정신질환자의 주민등록증 사본 또는 주민등록표등본 1부
2. 보호의무자임을 증명하는 서류 1부

(해)
①항의 경우를 보면 동의입원은 정신질환자에만 해당됩니다. 즉 제3조 ①항의 '정신질환자'란 망상, 환각, 사고(思考)나 기분의 장애 등으로 인하여 독립적으로 일상생활을 영위하는 데 중대한 제약이 있는 사람의 경우에만 동의입원이 가능합니다. 또한 자의퇴원과 마찬가지로 환자가 원할 시 즉시 퇴원시켜야 합니다. 단, 보호자의 동의가 없을 때 그리고 정신

건강의학과 전문의의 진단 시 72시간까지 퇴원을 늦출 수 있고 그 사이에 환자, 보호자와 합의 하에 보호의무자에 의한 입원이나 시장·군수·구청장에 의한 입원으로 전환하여야 합니다. 일종의 안전장치라 할 수 있겠습니다.

- **보호입원**

(법)

제43조(보호의무자에 의한 입원 등)

① 정신의료기관 등의 장은 정신질환자의 보호의무자 2명 이상(보호의무자 간 입원 등에 관하여 다툼이 있는 경우에는 제39조 제2항의 순위에 따른 선순위자 2명 이상을 말하며, 보호의무자가 1명만 있는 경우에는 1명으로 한다)이 신청한 경우로서 정신건강의학과전문의가 입원 등이 필요하다고 진단한 경우에만 해당 정신질환자를 입원 등을 시킬 수 있다. 이 경우 정신의료기관 등의 장은 입원 등을 할 때 보호의무자로부터 보건복지부령으로 정하는 바에 따라 입원 등 신청서와 보호의무자임을 확인할 수 있는 서류를 받아야 한다.

② 제1항 전단에 따른 정신건강의학과전문의의 입원 등 필요성에 관한 진단은 해당 정신질환자가 다음 각 호의 모두에 해당하는 경우 그 각각에 관한 진단을 적은 입원 등 권고서를 제1항에 따른 입원 등 신청서에 첨부하는 방법으로 하여야 한다.

1. 정신질환자가 정신의료기관 등에서 입원치료 또는 요양을 받을 만한 정도 또는 성질의 정신질환을 앓고 있는 경우

2. 정신질환자 자신의 건강 또는 안전이나 다른 사람에게 해를 끼칠 위험(보건복지부령으로 정하는 기준에 해당하는 위험을 말한다)이 있어 입원 등을 할 필요가 있는 경우

③ 정신의료기관 등의 장은 정신건강의학과전문의 진단 결과 정신질환자가 제2항 각 호에 모두 해당하여 입원 등이 필요하다고 진단한 경우 그 증상의 정확한 진단을 위하여 2주의 범위에서 기간을 정하여 입원하게 할 수 있다.

④ 정신의료기관 등의 장은 제3항에 따른 진단 결과 해당 정신질환자에 대하여 계속 입원 등이 필요하다는 서로 다른 정신의료기관 등에 소속된 2명 이상의 정신건강의학과전문의(제21조 또는 제22조에 따른 국립·공립의 정신의료기관 등 또는 보건복지부장관이 지정하는 정신의료기관 등에 소속된 정신건강의학과전문의가 1명 이상 포함되어야 한다)의 일치된 소견이 있는 경우에만 해당 정신질환자에 대하여 치료를 위한 입원 등을 하게 할 수 있다.

⑤ 제4항에 따른 입원 등의 기간은 최초로 입원 등을 한 날부터 3개월 이내로 한다. 다만, 다음 각 호의 구분에 따라 입원 등의 기간을 연장할 수 있다.

1. 3개월 이후의 1차 입원 등 기간 연장: 3개월 이내

2. 제1호에 따른 1차 입원 등 기간 연장 이후의 입원 등 기간 연장: 매 입원 등 기간 연장 시마다 6개월 이내

⑥ 정신의료기관 등의 장은 다음 각 호의 모두에 해당하는 경우에만 제5항 각 호에 따른 입원 등 기간의 연장을 할 수 있다. 이 경우 정신의료기관 등의 장은 입원 등 기간을 연장할 때마다 관할 시장·군수·구청장에게 대통령령으로 정하는 기간 이내에 그 연장에 대한 심사를 청구하여야 한다.

1. 서로 다른 정신의료기관 등에 소속된 2명 이상의 정신건강의학과전문의(제21조 또는 제22조에 따른 국립·공립의 정신의료기관 등 또는 보건복지부장관이 지정하는 정신의료기관 등에 소속된 정신건강의학과전문의가 1

명 이상 포함되어야 한다)가 입원 등 기간을 연장하여 치료할 필요가 있다고 일치된 진단을 하는 경우

　2. 제1항에 따른 보호의무자(즉, 신청 보호의무자라 한다) 2명 이상(제1항에 따른 입원 등 신청 시 신청 보호의무자가 1명만 있었던 경우에는 1명으로 한다)이 제5항에 따른 입원 등의 기간 연장에 대한 동의서를 제출한 경우

　⑦ 정신의료기관 등의 장은 제6항에 따른 입원 등 기간 연장의 심사 청구에 대하여 시장·군수·구청장으로부터 제59조(제61조 제2항에서 준용하는 경우를 포함한다)에 따라 퇴원 등 또는 임시 퇴원 등(일시적으로 퇴원 등을 시킨 후 일정 기간이 지난 후 다시 입원 등 여부를 결정하는 조치를 말한다) 명령의 통지를 받은 경우에는 해당 정신질환자를 지체 없이 퇴원 등 또는 임시 퇴원 등을 시켜야 한다.

　⑧ 정신의료기관 등의 장은 제1항이나 제3항부터 제5항까지의 규정에 따라 입원 등을 시키거나 입원 등의 기간을 연장하였을 때에는 지체 없이 입원 등을 한 사람 및 보호의무자에게 그 사실 및 사유를 서면으로 통지하여야 한다.

　⑨ 정신의료기관 등의 장은 입원 등을 한 사람 또는 보호의무자가 퇴원 등을 신청한 경우에는 지체 없이 그 사람을 퇴원 등을 시켜야 한다. 다만, 정신의료기관 등의 장은 그 입원 등을 한 사람이 제2항 각 호에 모두 해당하는 경우에는 퇴원 등을 거부할 수 있다.

　⑩ 정신의료기관 등의 장은 제9항 본문에 따라 입원 등을 한 사람을 퇴원 등을 시켰을 때에는 지체 없이 보호의무자에게 그 사실을 서면으로 통지하여야 하고, 제9항 단서에 따라 퇴원 등을 거부하는 경우에는 지체 없이 정신질환자 본인과 퇴원 등을 신청한 보호의무자에게 그 거부사실 및 사유와 제55조에 따라 퇴원 등의 심사를 청구할 수 있다는 사실 및 그 청

구 절차를 서면으로 통지하여야 한다.

⑪ 제4항 및 제6항 제1호에 따른 서로 다른 정신의료기관 등에 소속된 2명 이상의 정신건강의학과전문의의 진단은 해당 지역의 정신의료기관 등 또는 정신건강의학과전문의가 부족한 사정이 있는 경우에는 보건복지부령으로 정하는 바에 따라 구체적인 시행방안을 달리 정하여 진단하도록 할 수 있다.

(칙)

● 보호입원 시에는 시행령 34조에 해당되는 보호입원 등 신청서에 다음 각 호의 서류(전자문서를 포함한다)를 첨부하여 정신의료기관 등의 장에게 제출하여야 한다.

1. 정신질환자의 주민등록증 사본 또는 주민등록표등본 1부

2. 보호의무자임을 증명하는 서류 1부

3. 별지 제16호 서식의 진단 결과서가 포함된 입원 등 권고서 1부

● 보호입원 해당 기준: 다음의 보건복지부령 해당.

1. 본인 또는 타인의 건강 또는 안전에 중대하거나 직접적인 위해를 가하는 경우

2. 본인 또는 타인의 건강 또는 안전에 중대하거나 직접적인 위해를 가할 개연성이 높다고 인정되는 경우

3. 본인 또는 타인의 건강 또는 안전에 상습적인 위해를 가하는 경우

4. 본인의 건강이나 안전에 중대하거나 급박한 위험이 있는 경우

5. 본인의 건강이나 안전에 중대하거나 급박한 위험의 개연성이 높다고 인정되는 경우

(해)

환자의 인권문제와 밀접한 보호의무자에 의한 입원이니 가장 규제가 많습니다. 우선 피치 못할 사정을 제외하고는 보호의무자 2인에 의한 동의가 반드시 필요합니다. 입원 대상 역시 자의입원에서는 정신질환자와 정신건강상 문제가 있는 사람, 동의입원에서는 정신질환자로 정해져 있지만, 보호의무자에 의한 입원은 입원 치료나 요양을 받아야 할 정도의 정신질환자로 좁혀지고 있습니다.

또한 보호의무자에 의한 입원 시 입원 요건과 절차를 강화하여 진단입원 제도를 도입하고, 계속 입원 진단 전문의 수 및 소속을 서로 다른 정신의료기관에 소속된 정신과 전문의 2명 이상(그중 국공립 정신의료기관 또는 보건복지부장관이 지정하는 정신의료기관에 소속된 정신과 전문의가 1명 이상 포함)으로 하며 계속 입원 심사 주기도 단축되어 있습니다. 따라서 이 두 경우를 모두 만족해야 보호의무자에 의한 입원 가능합니다. 입원 결정 역시 정신건강의학과 전문의 2인 이상의 진단이 요구되며, 공정성을 위해 국공립 정신의료기관의 전문의가 1명 이상 포함되는 것이 원칙입니다. 또한 빠른 결정을 위해 2주 이내에 2인 이상의 진단이 이루어져야 합니다.

입원 후 기간 연장 역시 첫 입원과 1차 입원기간 연장이 3개월마다, 그 이후가 되어야 6개월마다 입원기간 연장을 할 수 있도록 되었습니다. 과거에는 6개월마다 연장을 했는데 기간이 좀 더 줄어든 셈입니다. 물론 자동적인 연장이 아닌 보호의무자의 동의 및 정신건강의학과 전문의 2인의 진단이 필요합니다.

관련 시행규칙의 경우, 두 항목의 조건을 모두 만족해야 보호의무자에 의한 입원이 가능합니다. 입원 결정 역시 정신건강의학과 전문의 2인 이상의 진단이 요구되며, 공정성을 위해 국공립 정신의료기관의 전문의가 1

명 이상 포함되는 것이 원칙입니다. 또한 빠른 결정을 위해 2주 이내에 2인 이상의 진단이 이루어져야 합니다.

• 행정입원

(법)

제44조(시장·군수·구청장에 의한 입원)

① 정신건강의학과전문의 또는 정신건강전문요원은 정신질환으로 자신의 건강 또는 안전이나 다른 사람에게 해를 끼칠 위험이 있다고 의심되는 사람을 발견하였을 때에는 시장·군수·구청장에게 대통령령으로 정하는 바에 따라 그 사람에 대한 진단과 보호를 신청할 수 있다.

② 경찰관은 정신질환으로 자신의 건강 또는 안전이나 다른 사람에게 해를 끼칠 위험이 있다고 의심되는 사람을 발견한 경우 정신건강의학과전문의 또는 정신건강전문요원에게 그 사람에 대한 진단과 보호의 신청을 요청할 수 있다.

③ 제1항에 따라 신청을 받은 시장·군수·구청장은 즉시 그 정신질환자로 의심되는 사람에 대한 진단을 정신건강의학과전문의에게 의뢰하여야 한다.

④ 정신건강의학과전문의가 제3항의 정신질환자로 의심되는 사람에 대하여 자신의 건강 또는 안전이나 다른 사람에게 해를 끼칠 위험이 있어 그 증상의 정확한 진단이 필요하다고 인정한 경우에 시장·군수·구청장은 그 사람을 보건복지부장관이나 지방자치단체의 장이 지정한 정신의료기관, 즉 지정정신의료기관에 2주의 범위에서 기간을 정하여 입원하게 할 수 있다.

⑤ 시장·군수·구청장은 제4항에 따른 입원을 시켰을 때에는 그 사람의 보호의무자 또는 보호를 하고 있는 사람에게 지체 없이 입원 사유·기간

및 장소를 서면으로 통지하여야 한다.

⑥ 제4항에 따라 정신질환자로 의심되는 사람을 입원시킨 정신의료기관의 장은 지체 없이 2명 이상의 정신건강의학과전문의에게 그 사람의 증상을 진단하게 하고 그 결과를 시장·군수·구청장에게 서면으로 통지하여야 한다.

⑦ 시장·군수·구청장은 제6항에 따른 진단 결과 그 정신질환자가 계속 입원할 필요가 있다는 2명 이상의 정신건강의학과전문의의 일치된 소견이 있는 경우에만 그 정신질환자에 대하여 지정정신의료기관에 치료를 위한 입원을 의뢰할 수 있다.

⑧ 시장·군수·구청장은 제7항에 따른 입원 의뢰를 한 때에는 보건복지부령으로 정하는 바에 따라 그 정신질환자와 보호의무자 또는 보호를 하고 있는 사람에게 계속하여 입원이 필요한 사유 및 기간, 제55조에 따라 퇴원 등 또는 처우개선의 심사를 청구할 수 있다는 사실 및 그 청구 절차를 지체 없이 서면으로 통지하여야 한다.

⑨ 시장·군수·구청장은 제3항과 제4항에 따라 정신질환자로 의심되는 사람을 진단하거나 입원을 시키는 과정에서 그 사람이 자신의 건강 또는 안전이나 다른 사람에게 해를 끼칠 위험한 행동을 할 때에는 119구급대의 구급대원에게 호송을 위한 도움을 요청할 수 있다.

⑩ 지정정신의료기관의 지정기준, 지정취소 및 지정취소 기준, 지정 및 지정취소 절차 등에 관하여 필요한 사항은 보건복지부령으로 정한다.

(령)

제19조(시장·군수·구청장에 의한 입원)

① 법 제44조제1항에 따라 정신건강의학과전문의 또는 정신건강전문요원이 시장·군수·구청장에게 정신질환자로 의심되는 사람에 대한 진단

및 보호를 신청하려면 다음 각 호의 사항을 적은 진단 및 보호신청서를 시장·군수·구청장에게 제출하여야 한다.

1. 신청인의 성명, 자격 및 연락처

2. 정신질환자로 의심되는 사람의 성명, 주소 및 생년월일(해당 사항을 파악할 수 있는 경우만 해당한다)

3. 정신질환자로 의심되는 사람의 증상 및 증세

4. 정신질환자로 의심되는 사람의 보호의무자 또는 보호를 하고 있는 사람이 있는 경우에는 그 성명, 주소 및 연락처(해당 사항을 파악할 수 있는 경우만 해당한다)

5. 진단과 보호의 신청을 요청한 경찰관의 성명, 소속, 직위 및 연락처(법 제44조 제2항에 따라 경찰관이 진단 및 보호의 신청을 요청한 경우만 해당한다.)

② 법 제44조 제2항에 따라 경찰관이 정신건강의학과전문의 또는 정신건강전문요원에게 진단 및 보호의 신청을 요청하려면 다음 각 호의 사항을 정신건강의학과전문의나 정신건강전문요원에게 알려야 한다.

1. 진단과 보호의 신청을 요청하는 경찰관의 성명, 소속, 직위 및 연락처

2. 제1항 제2호부터 제4호까지의 사항

(해)

보호의무자가 없거나 찾기 어려울 경우 지방자치단체장에 의한 입원 역시 가능합니다. 경찰관의 요청에 따라, 환자가 전문의 또는 정신건강전문요원에게 인계되면 진단 및 보호 신청서를 작성하여 지자체장(시군구청장)에게 제출합니다. 지자체장은 전문의에게 진단의뢰하고, 전문의는 이를 기반으로 진단결과서 작성합니다. 지정정신의료기관 보호입원과 유사하게 2주 이내 진단 후, 최대 3개월 입원 가능하며 이후 1차 연장 시 3

개월, 2차 연장 때부터 6개월마다 연장이 가능합니다. 보호입원과 마찬가지로 연장 시 정신건강의학과 전문의 2인 이상의 진단이 필요하며, 정신건강심사위원회의 승인이 필요합니다.

- **입원적합성심사**

(법)

제45조(입원 등의 입원적합성심사위원회 신고 등)

① 제43조 또는 제44조에 따라 입원 등을 시키고 있는 정신의료기관 등의 장은 입원 등을 시킨 즉시 입원 등을 한 사람에게 입원 등의 사유 및 제46조에 따른 입원적합성심사위원회에 의하여 입원적합성심사를 받을 수 있다는 사실을 구두 및 서면으로 알리고, 입원 등을 한 사람의 대면조사 신청 의사를 구두 및 서면으로 확인하여야 한다.

② 제1항에 따른 정신의료기관 등의 장은 입원 등을 한 날부터 3일 이내에 제46조에 따른 입원적합성심사위원회에 입원 등을 한 사람의 주민등록번호를 포함한 인적사항, 입원 등 일자, 진단명, 입원 등 필요성, 대면조사 신청 여부 및 그 밖에 대통령령으로 정하는 사항을 신고하여야 한다.

(해)

동의입원 및 행정입원으로 입원한 환자의 경우, 보호의무자의 동의 및 정신건강의학과 전문의 2인의 진단을 통해 입원 결정 및 연장이 가능합니다. 그러나 이러한 절차를 거쳐 입원 기간이 연장되었다 하더라도 환자가 입원적합성신고위원회에 의해 입원적합성심사를 요청할 경우, 심사를 거쳐 퇴원할 수도 있습니다.

· 응급입원

(법)

제50조(응급입원)

① 정신질환자로 추정되는 사람으로서 자신의 건강 또는 안전이나 다른 사람에게 해를 끼칠 위험이 큰 사람을 발견한 사람은 그 상황이 매우 급박하여 제41조부터 제44조까지의 규정에 따른 입원 등을 시킬 시간적 여유가 없을 때에는 의사와 경찰관의 동의를 받아 정신의료기관에 그 사람에 대한 응급입원을 의뢰할 수 있다.

② 제1항에 따라 입원을 의뢰할 때에는 이에 동의한 경찰관 또는 구급대원은 정신의료기관까지 그 사람을 호송한다.

③ 정신의료기관의 장은 제1항에 따라 응급입원이 의뢰된 사람을 3일(공휴일은 제외한다) 이내의 기간 동안 응급입원을 시킬 수 있다.

④ 제3항에 따라 응급입원을 시킨 정신의료기관의 장은 지체 없이 정신건강의학과전문의에게 그 응급입원한 사람의 증상을 진단하게 하여야 한다.

⑤ 정신의료기관의 장은 제4항에 따른 정신건강의학과전문의의 진단 결과 그 사람이 자신의 건강 또는 안전이나 다른 사람에게 해를 끼칠 위험이 있는 정신질환자로서 계속하여 입원할 필요가 있다고 인정된 경우에는 제41조부터 제44조까지의 규정에 따라 입원을 할 수 있도록 필요한 조치를 하고, 계속하여 입원할 필요가 없다고 인정된 경우에는 즉시 퇴원시켜야 한다.

⑥ 정신의료기관의 장은 제3항에 따른 응급입원을 시켰을 때에는 그 사람의 보호의무자 또는 보호를 하고 있는 사람에게 입원이 필요한 사유·기간 및 장소를 지체 없이 서면으로 통지하여야 한다.

(칙)

제39조(응급입원)

① 법 제50조 제1항에 따라 응급입원을 의뢰하려는 사람은 별지 제18호 서식의 응급입원 의뢰서(전자문서로 된 의뢰서를 포함한다)에 의사와 경찰관의 동의서를 첨부하여 정신의료기관에 제출하여야 한다.

② 법 제50조 제2항에 따라 구급대원이 정신질환자로 추정되는 사람을 호송하는 경우에는 경찰관이 함께 호송할 수 있다.

(해)

시행령 제39조에 따르면, 구급대원이 정신질환자로 추정되는 사람을 호송하는 경우에는 경찰관이 함께 호송할 수 있습니다. 응급입원의 입원 기간은 공유일을 제외한 3일입니다(금요일 입원 시 토, 일 제외하여 월화 입원 가능. 수요일 중 퇴원해야 함). 그 안에 자의입원, 동의입원, 보호의무자에 의한 입원, 행정입원 등으로 변경을 해야 합니다. 행정입원으로 전환 시 '진단 및 보호신청서'를 지자체장에게 통지하는 것으로 행정입원 절차가 시작됩니다. 만약, 해당 병원이 지정정신기관이 아닐 경우에는 환자를 지정정신기관으로 이송하여 진단 및 입원 절차를 밟아야 합니다.

• **퇴원 심사 청구, 처우개선 심사 청구**

(법)

제55조(퇴원 등 또는 처우개선 심사의 청구)

① 정신의료기관 등에 입원 등을 하고 있는 사람 또는 그 보호의무자는 관할 시장·군수·구청장에게 입원 등을 하고 있는 사람의 퇴원 등 또는 처우개선(제76조에 따른 작업요법의 적정성 여부를 포함한다)에 대한 심사를 청구할 수 있다.

② 제1항에 따른 청구절차 등에 관하여 필요한 사항은 대통령령으로 정한다.

제56조(정신건강심의위원회에의 회부)

시장·군수·구청장은 제43조 제6항 및 제55조 제1항에 따른 심사 청구를 받았을 때에는 지체 없이 그 청구 내용을 소관 정신건강심의위원회 회의에 회부하여야 한다.

제57조(퇴원 등 또는 처우개선의 심사)

① 정신건강심의위원회가 제56조에 따른 회부를 받았을 때에는 지체 없이 이를 정신건강심사위원회에서 심사하여 그 결과를 시장·군수·구청장에게 보고하여야 한다.

② 정신건강심사위원회가 제1항에 따라 심사를 할 때에는 심사 대상자가 입원 등을 하고 있는 정신의료기관 등의 장의 의견을 들어야 한다. 다만, 제55조 제1항에 따른 처우개선에 관한 사항의 심사를 할 때에는 그 의견을 듣지 아니할 수 있다.

③ 정신건강심사위원회가 제1항에 따라 심사를 할 때에는 〈의료법〉 제21조에도 불구하고 정신의료기관 등의 장이나 심사 대상자 또는 그 보호의무자에게 진료기록부와 제30조 제1항 각 호에 해당하는 기록의 제출을 요구할 수 있다.

(령)

제29조(퇴원 등 또는 처우개선 심사의 청구)

법 제55조 제1항에 따라 퇴원 또는 퇴소나 처우개선(법 제76조에 따른 작업요법의 적정성 여부를 포함한다)에 대한 심사를 청구하려는 사람은 다음 각 호의 사항이 포함된 심사청구서(전자문서로 된 청구서를 포함한다)에 보건복지부령으로 정하는 서류(전자문서로 된 서류를 포함한다)를 첨부하여 시장·군수·구청장에게 제출하여야 한다.

1. 정신의료기관 등에 입원 등을 하고 있는 사람의 성명·주소 및 생년월일

2. 보호의무자의 성명·주소·생년월일 및 입원 등을 하고 있는 사람과의 관계(청구인이 보호의무자인 경우만 해당한다)

3. 청구 내용 및 사유

4. 정신의료기관 등의 명칭, 소재지 및 연락처

(해)

입원환자가 퇴원 요구나 처우개선을 원할 시 시행령 29조에 따른 서식을 지자체장에게 제출하고, 소관 정신건강심의위원회 회의에 회부 및 심사가 완료되면 지자체장에게 해당 결과를 보고해야 합니다. 즉, 입원환자의 요구에 보다 빨리 대응해야 할 의무를 부과한 것입니다. 단 결과가 환자의 요구와 일치하지 않을 수는 있습니다.

• **퇴원 명령**

(법)

제59조(퇴원 등 명령의 통지 등)

① 제57조 제1항에 따라 정신건강심의위원회로부터 보고를 받은 시장·군수·구청장은 심사 청구를 접수한 날부터 15일 이내에 다음 각 호의 어느 하나에 해당하는 명령 또는 결정을 하여야 한다. 이 경우 제4호 또는 제5호의 명령 또는 결정은 심사 대상자인 입원 등을 하고 있는 사람의 청구 또는 동의가 있는 경우에 한정하여 할 수 있다.

1. 퇴원 등 또는 임시 퇴원 등 명령

2. 처우개선을 위하여 필요한 조치 명령

3. 3개월 이내 재심사

4. 다른 정신의료기관 등으로의 이송

5. 제41조의 자의입원 등 또는 제42조의 동의입원 등으로의 전환

6. 제64조에 따른 외래치료 명령

7. 입원 등 기간 연장 결정

8. 계속 입원 등 결정

② 제1항 각 호 외의 부분 후단에 따른 입원 등을 하고 있는 사람의 청구 또는 동의는 정신건강의학과전문의가 그 사람의 의사능력이 미흡하다고 판단하는 경우에는 보호의무자의 청구 또는 동의로 갈음할 수 있다.

③ 시장·군수·구청장은 제1항에도 불구하고 부득이한 사유로 같은 항 각 호 외의 부분 전단에 따른 기간 내에 명령 또는 결정을 하지 못할 때에는 10일의 범위에서 그 기간을 연장할 수 있다.

④ 시장·군수·구청장은 제43조 제6항 및 제55조 제1항에 따른 심사 청구를 한 사람, 해당 정신질환자 및 해당 정신의료기관 등의 장에게 지체 없이 제1항에 따른 명령 또는 결정의 내용을 서면으로 통지하여야 한다. 다만, 제3항에 해당하는 경우에는 기간 연장의 사유와 그 기간을 통지하여야 한다.

(해)

정신건강심의위원회의 결정 유형을 퇴원, 임시퇴원, 처우개선 조치 외에도 외래치료명령 조건부 퇴원, 3개월 이내 재심사, 다른 정신의료기관 등으로 이송, 자의입원 또는 동의입원으로의 전환 등으로 다양화하여 환자의 정신질환의 심각도, 주변 상황에 맞는 다양한 치료적 옵션을 제공하

여 선택의 폭을 넓히게 되었습니다.

· **외래치료 명령**

(법)

제64조(외래치료 명령 등)

① 정신의료기관의 장은 제43조와 제44조에 따라 입원을 한 정신질환자 중 정신병적 증상으로 인하여 입원을 하기 전 자신 또는 다른 사람에게 해를 끼치는 행동을 한 사람으로서 대통령령으로 정하는 사람에 대해서는 보호의무자의 동의를 받아 시장·군수·구청장에게 1년의 범위에서 외래치료 명령을 청구할 수 있다.

② 시장·군수·구청장은 제1항에 따른 외래치료 명령의 청구를 받았을 때에는 소관 정신건강심의위원회의 심의를 거쳐 1년의 범위에서 기간을 정하여 외래치료를 받도록 정신질환자에게 명령할 수 있다.

③ 시장·군수·구청장은 제2항에 따라 외래치료 명령을 한 때에는 지체 없이 정신질환자 본인 및 그 보호의무자와 외래치료 명령을 청구한 정신의료기관의 장 및 외래치료 명령을 수행하게 될 정신의료기관의 장에게 그 사실을 서면으로 통지하여야 한다.

④ 시장·군수·구청장은 제2항에 따라 외래치료 명령을 받은 사람이 그 외래치료 명령에 따르지 아니하고 치료를 중단할 때에는 그 사람이 자신의 건강 또는 안전이나 다른 사람에게 해를 끼칠 위험이 있는지를 평가하기 위하여 그 사람에게 지정정신의료기관에서 평가를 받도록 명령할 수 있다. 이 경우 해당 명령을 받은 사람은 명령을 받은 날부터 14일 이내에 지정정신의료기관에서 평가를 받아야 한다.

⑤ 시장·군수·구청장은 제4항에 따라 외래치료 명령을 받은 사람에게 평가를 받도록 명령하는 경우 구급대원에게 그 사람을 정신의료기관까지

호송하도록 요청할 수 있다.

⑥ 시장·군수·구청장은 제4항에 따라 평가한 결과 외래치료 명령을 받은 사람이 자신의 건강 또는 안전이나 다른 사람에게 해를 끼칠 위험이 없다고 인정되는 경우에는 외래치료 명령을 철회하고, 자신의 건강 또는 안전이나 다른 사람에게 해를 끼칠 위험이 있다고 인정되는 경우에는 다음 각 호의 어느 하나에 해당하는 조치를 하여야 한다.

1. 제41조에 따라 자의입원 등을 신청하게 하는 것

2. 제42조에 따라 동의입원 등을 신청하게 하는 것

3. 보호의무자에게 제43조 제1항에 따른 입원 등 신청을 요청하는 것

4. 제44조 제7항에 따라 입원하게 하는 것(제1호부터 제3호까지의 조치에 따르지 아니하는 경우만 해당한다)

⑦ 국가와 지방자치단체는 외래치료 명령에 따라 발생하는 비용의 전부 또는 일부를 부담할 수 있다.

(령)

제31조(외래치료 명령 청구대상)

법 제64조 제1항에서 '대통령령으로 정하는 사람'란 다음 각 호의 어느 하나에 해당하는 사람을 말한다.

1. 〈의료급여법〉에 따른 수급권자

2. 〈공무원 재해보상법〉, 〈산업재해보상보험법〉, 〈국가유공자 등 예우 및 지원에 관한 법률〉 등 다른 법령에 따라 진료비 지원을 받을 수 있는 사람 중 보건복지부장관이 정하여 고시하는 사람

3. 보호의무자(〈국민건강보험법〉에 따른 건강보험 가입자만 해당한다)가 외래치료 비용을 지급하기로 한 사람

(해)

입원 전 정신병적 증상으로 자해·타해의 위험 행동을 했던 환자들은 보호의무자의 동의를 받아 지자체장들이 최대 1년간 강제로 외래치료를 받도록 명령할 수 있습니다. 명령 후 14일 내에 방문해야 하고, 비협조 시 구급대원에게 정신의료기관까지 동반하도록 요청할 수 있습니다. 그러나 정신건강의학과 전문의의 진료를 통해 위험성이 없다고 판단되면 중단할 수 있습니다.

• **차별의 금지와 권익보호**

(법)

제69조(권익보호)

① 누구든지 정신질환자이거나 정신질환자였다는 이유로 그 사람에 대하여 교육, 고용, 시설이용의 기회를 제한 또는 박탈하거나 그 밖의 불공평한 대우를 하여서는 아니 된다.

② 누구든지 정신질환자, 그 보호의무자 또는 보호를 하고 있는 사람의 동의를 받지 아니하고 정신질환자에 대하여 녹음·녹화 또는 촬영하여서는 아니 된다.

③ 정신건강증진시설의 장은 입원 등을 하거나 정신건강증진시설을 이용하는 정신질환자에게 정신건강의학과전문의의 지시에 따른 치료 또는 재활의 목적이 아닌 노동을 강요하여서는 아니 된다.

(해)

과거 다리가 부러진 적이 있다고 하여 운동할 때 차별대우하는 것이 말도 안 되는 것처럼, 한때 정신질환자였다는 이유로 차별을 하는 것은 불법입니다. 이는 취업 등에서도 마찬가지입니다.

• 수용 및 가혹행위 금지

(법)

제72조(수용 및 가혹행위 등의 금지)

① 누구든지 이 법 또는 다른 법령에 따라 정신질환자를 보호할 수 있는 시설 외의 장소에 정신질환자를 수용하여서는 아니 된다.

② 정신건강증진시설의 장이나 그 종사자는 정신건강증진시설에 입원 등을 하거나 시설을 이용하는 사람에게 폭행을 하거나 가혹행위를 하여서는 아니 된다.

제75조(격리 등 제한의 금지)

① 정신의료기관 등의 장은 입원 등을 한 사람에 대하여 치료 또는 보호의 목적으로 정신건강의학과전문의의 지시에 따라 하는 경우가 아니면 격리시키거나 묶는 등의 신체적 제한을 할 수 없다.

② 정신의료기관 등의 장은 치료 또는 보호의 목적으로 정신건강의학과전문의의 지시에 따라 입원 등을 한 사람을 격리시키거나 묶는 등의 신체적 제한을 하는 경우에도 자신이나 다른 사람을 위험에 이르게 할 가능성이 뚜렷하게 높고 신체적 제한 외의 방법으로 그 위험을 회피하는 것이 뚜렷하게 곤란하다고 판단되는 경우에만 제1항에 따른 신체적 제한을 할 수 있다. 이 경우 격리는 해당 시설 안에서 하여야 한다.

(해)

많은 환자나 보호자들이 걱정하는 것처럼 정신병원에 입원하는 동안 환자의 사생활을 침해하는 행동이나 강제적인 노동, 폭력적 행동은 법으로 막고 있습니다. 몇몇 영화에서 볼 수 있는 환자에 대한 격리 및 강박

역시 법으로 엄정하게 규정하고 있습니다. 따라서 정신과 입원에 대하여 너무 불안해하지 않아도 됩니다.

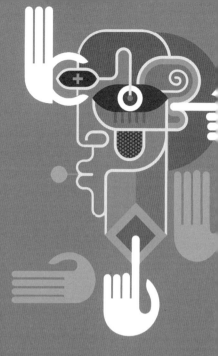

부록 2

| **정신장애를 앓는 환자 및 가족에게 도움이 되는 책** |

1. 정신의학 전반

『사랑하는 사람이 정신질환을 앓고 있을 때』(리베카 울리스 지음, 강병철 옮김,
여름언덕, 2009)

『멘탈 싸인: 내 마음이 보내는 50가지 이상신호』(제임스 휘트니 힉스 지음, 임옥
희 옮김, 김문두 감수, 밈, 2011)

『행복의 조건: 그들은 어떻게 오래도록 행복했을까?』(조지 베일런트 지음, 이덕남
옮김, 이시형 감수, 프런티어, 2010)

『정신의학의 탄생: 광기를 합리로 바꾼 정신의학사의 결정적 순간』(하지현 지음,
해냄, 2016)

『정신과의사가 들려주는 마음의 병 23가지』(보르빈 반델로 지음, 김태희 옮김, 교
양인, 2014)

『행복의 역습: 행복강박증 사회가 어떻게 개인을 병들게 하는가』(로널드 W. 드워
킨 지음, 박한선·이수인 옮김, 아로파, 2014)

『정신장애인과 가족, 함께 살아가기』(서미경 지음, 양서원, 2014)

2. 조현병

『조현병, 마음의 줄을 고르다』(대한조현병학회 지음, 군자출판사, 2013)

『100문 100답 정신분열병』(Lynn E. DeLisi 지음, 이지연·최영민 옮김, 하나의학
사, 2010)

『정신분열증을 대처하는 방법: 환자 가족을 위한 안내서』(최명기 지음, 하나의학
사, 2007)

『망상과 환상 속에서 사는 아이들: 정신분열병』(Raquel E. Gur, Ann Braden
Johnson 지음, 현명호·신정원 옮김, 학지사, 2010)

『그는 사랑의 씨앗을 남기고 갔습니다: 종수이야기, 그 이후』(이진순, 이종수 지
음, 지와사랑, 2014)

『종수이야기』(이진순 지음, 지와사랑, 2000)

3. 양극성장애

『조울병, 나는 이렇게 극복했다』(케이 레드필드 재미슨 지음, 박민철 옮김, 하나의
　학사, 2005)

『100문 100답 양극성장애(조울증)』(Ava T. Albrecht, Charles Herrick 지음, 이
　지연·강제욱 옮김, 하나의학사, 2010)

『조울증은 회복될 수 있다: 우울증과 조울증(양극성장애)을 넘어서기까지』(정안식
　지음, 다문, 2012)

『조울병으로의 여행, 기분이 불안정한 당신을 위하여』(박원명, 손인기, 윤보현, 신
　영철 지음, 시그마북스, 2015)

4. 우울장애

『고독의 위로』(앤터니 스토 지음, 이순영 옮김, 책읽는수요일, 2011)

『한낮의 우울: 내면의 어두운 그림자 우울의 모든 것』(앤드류 솔로몬 지음, 민승
　남 옮김, 민음사, 2004)

『100문 100답 우울증』(Ava T. Albrecht M.D., Charles Herrick 지음, 김진 옮김,
　하나의학사, 2010)

『우울증에 반대한다』(피터 D. 크레이머 지음, 고정아 옮김, 플래닛, 2006)

『우울할 땐 뇌과학』(알렉스 코브 지음, 정지인 옮김, 심심, 2018)

『죽고 싶은 사람은 없다』(임세원 지음, 알키, 2016)

『왜 나는 우울한 걸까』(롤프 메르클레 지음, 장혜경 옮김, 생각의날개, 2010)

『Dr. 우의 우울증 카운슬링』(우종민 지음, 웅진리빙하우스, 2009)

『우울증 심리학』(가모시타 이치로 지음, 최선임 옮김, 지식여행, 2011)

『우울증 스스로 극복하기』(폴 A. 호크 지음, 박경애, 김희수 옮김, 사람과사람,
　2005)

5. 불안장애, 강박장애

『사로잡힌 뇌, 강박에 빠진 사람들』(제프리 M. 슈워츠 지음, 강병철 옮김, 마티,
　2010)

『한없이 외로운 불안: 불안의 방에 갇힌 내 영혼 구하기』(오동재 지음, 행성B잎새,
　2013)

『불안한 당신에게』(대한불안의학회 지음, 생각속의집, 2013)

『강박증을 극복한 JOE의 이야기』(조 웰스 지음, 김세주, 김민석 옮김, 시그마 프레스, 2010)

6. 중독장애

『도박중독』(마크 발뢰르·크리스티앙 뷔쉐르 지음, 최의선 옮김, 김성이 감수, NUN(눈), 2010)

『100문 100답 알코올중독』(Charlotte A. Herrick, Charles Herrick 지음, 천영훈 옮김, 하나의학사, 2010)

7. 식이장애

『황금새장 속에 갇힌 소녀』(HILDE BRUCH 지음, 하나의학사, 1990)

『몸에 갇힌 사람들: 불안과 강박을 치유하는 몸의 심리학』(수지 오바크 지음, 김명남 옮김, 창비, 2011)

『100문 100답 식이장애』(Carolyn Costin 지음, 김봉석·김혜영 옮김, 하나의학사, 2010)

8. 소아청소년 정신의학

『위기의 청소년: 부모와 교사는 그들과 이렇게 만나라』(장-다비드 나지오 지음, 임말희 옮김, NUN(눈), 2015)

『개로 길러진 아이: 사랑으로 트라우마를 극복하고 희망을 보여준 아이들』(브루스 D. 페리·마이아 샬라비츠 지음, 황정하 옮김, 민음인, 2011)

『십대답게 살아라: 내 삶에 태클 거는 바이러스 퇴치법』(문지현 지음, 뜨인돌, 2008)

『자해를 하는 아이들: 어른들이 꼭 알아야 할 우리아이 정신건강 클리닉 7』(옹세 이허우 지음, 문희경 옮김, 문지현 감수, 즐거운상상, 2009)

『경계선 지능을 가진 아이들』(박찬선, 장세희 지음, 이담북스, 2015)

9. 노인 정신의학

『치매를 산다는 것』(오자와 이사오 지음, 이근아 옮김, 이아소, 2009)

『치매노인의 심리증상과 케어』(후쿠나가 토모코 지음, 황재영 옮김, 노인연구정
　보센터, 2011)

10. 재정 및 기타
『시민을 위한 의료급여 건강보험 이용 안내』(김창보·방현주·서상희·성남희·윤현
　옥 지음, 밈, 2009)
『성년후견제도의 이해와 활용』(이현곤 지음, 법률신문사, 2015)

|　정신장애를 앓는 환자 및 가족에게 도움이 되는 웹사이트　|

토닥토닥가족교실홈페이지: www.todak.co.kr
　책의 내용에 대한 질의와 응답, 개선점, 추가되길 원하시는 내용을 올리실 수
있습니다.

환자, 보호자 자조모임
패밀리링크: http://www.familylink.or.kr
아름다운동행(조현병 환우 및 가족 까페): http://cafe.daum.net/blueskyap/
코리안 매니아(양극성장애 자조모임 까페): http://www.koreanmania.com/
파란마음 하얀마음(정신장애인 자조모임): http://cafe.daum.net/imissu486
사랑믿음의 공황장애 완치: http://cafe.naver.com/lovefaithjkc
새로운 인생을 찾아서-우울증 극복 프로젝트: http://cafe.naver.com/bodymind
The hoper 희망을 꿈꾸는 사람들 우울증, 히키코모리, 외톨이 까페: http://cafe.
　naver.com/244454
경계성 성격장애를 겪는 이들의 모임: http://cafe.naver.com/bpdbpd
여성 정신질환자 모임: http://cafe.naver.com/mentaldisease
희망바라기(조현병, 조울병, 우울병-부산, 경남, 울산 모임): http://cafe.naver.
　com/busanmania
정신병원피해자 인권찾기 모임: http://cafe.naver.com/jpmjpm

사라의 열쇠(조현-조울-우울): http://cafe.daum.net/saraskey

한국조현병환우회(심지회, 초록의집): http://cafe.daum.net/greenofhome

우기모임(조현병): http://cafe.daum.net/ookiconsulting

내 마음의 일기장(조울병, 우울장애): http://cafe.daum.net/manicdiary

조울증을 이겨낸 사람들: http://cafe.daum.net/bipolar21c

마음치료를 위한 공간(대인공포): http://cafe.daum.net/daeingongpo

우울 톡, 희망 톡톡: http://cafe.daum.net/jung7711

| 행정기관 관련 |

국가법령정보센터: http://www.law.go.kr/

보건복지부 홈페이지: http://www.mw.go.kr/

건강보험심사평가원 홈페이지: www.hira.or.kr

국민건강보험공단: www.nhic.or.kr

응급의료정보센터: www.1339.or.kr

의료기관위치정보시스템: http://www.hospitalmaps.or.kr

식품의약품안전평가원: www.nifds.go.kr

식약청 온라인 복약정보방: medication.kfda.go.kr

국립서울병원: http://www.snmh.go.kr/

국립춘천병원: http://www.cnmh.go.kr

국립나주병원: http://www.najumh.go.kr

국립공주병원: http://www.knmh.go.kr

국립부곡병원: http://www.bgnmh.go.kr

경기도립노인전문병원: http://www.silvernet.or.kr

국군수도병원: http://afmd.mnd.go.kr/mbshome/mbs/afmd/

| 병원, 의사 정보 관련 |

대한의사협회: http://www.kma.org/

대한신경정신의학회: http://www.knpa.or.kr

온마음닷컴: www.onmaum.com

대한정신건강재단: http://www.mind44.com

정신의학신문: http://www.psychiatricnews.net/

굿닥: goodoc.co.kr/

코리아메디 의사정보시스템: www.kormedi.com/dictionary/doctor

| 여성, 임신, 출산 관련 |

한국 마더리스크프로그램: www. motherisk.or.kr

한국마더세이프 전문상담센터: http://www.mothersafe.or.kr/

1366 여성긴급전화 서울센터: http://www.seoul1366.or.kr/

한국여성인권진흥원 성폭력방지본부: http://www.stop.or.kr/

해바라기터(서울): http://www.child1375.or.kr/

| 의료 소비자 단체 |

의료사고가족연합회: http://www.malpractice.co.kr/

의료사고피해자가족협회: http://www.epeople.go.kr/clubs/206

의료사고 상담센터: http://www.medioseo.or.kr/

의료소비자 시민연대: http://www.medioseo.or.kr/

한국의료분쟁조정중재원 웹사이트: http://www.k-medi.or.kr/

의료사고가족협의회 웹사이트: http://www.lawmafa.com/

한국소비자원 웹사이트: https://www.kca.go.kr
한국정신장애연대: http://kami.ne.kr/
한국정신장애인협회: http://cafe.daum.net/kpra
한국정신장애인자립생활센터: http://kmdpcil.com/
대한정신장애인가족협회: http://www.kfamd.or.kr/
정신질환: 혐오받는 우리들의 목소리: https://www.facebook.com/ stophatementalillness
좋은의자: https://www.facebook.com/stophatementalillness
복지넷: https://www.bokji.net
에이블 뉴스: http://www.ablenews.co.kr/
한국환자단체연합회: http://www.koreapatient.com/

| 도박, 중독 관련 |

한국단도박모임: http://www.dandobak.co.kr/
단도박 가족모임: http://www.dandobakfamily.kr/
한국 G.A. & GAM-ANON: http://www.dandobak.or.kr/
사행산업통합감독위원회: http://www.ngcc.go.kr/
한국도박문제관리센터(본부): http://su.kcgp.or.kr/
희망길벗: http://www.c-mclinic.or.kr/
KL 중독관리센터: http://klacc.high1.com/
다사랑병원: http://gjdsr.co.kr/
다사랑중앙병원: http://dsr5000.com/
진병원: http://www.jinhospital.com
예사랑병원: http://www.yehospital.com/
한사랑병원: http://www.han-sarang.or.kr/
주사랑병원: http://www.lovegod.co.kr/

스마트쉼센터: http://www.iapc.or.kr

허브센터 수도권 게임과몰입힐링센터(중앙대학교병원): http://www.game-clinic.org/

경북권 게임과몰입힐링센터(대구가톨릭대학교 부속병원): h t t p : / / w w w . dcwee.co.kr/business/business5.html

한국마약퇴치운동본부: http://www.drugfree.or.kr/

| 소아 청소년 관련 |

중앙장애아동, 발달장애인지원센터: https://www.broso.or.kr

아이윌센터: http://www.iwill.or.kr/

위센터: http://www.wee.or.kr/

청소년 전용 사회복귀시설 비상: http://visang.or.kr

행복정신건강센터: http://www.happy2u.or.kr/

한국청소년상담복지개발원: https://www.kyci.or.kr

117 학교폭력신고센터: http://safe182.go.kr/

교육부 도란도란 StopBullying: http://www.dorandoran.go.kr/

푸른나무 청예단: http://www.jikim.net/

스쿨로: http://schoolaw.lawinfo.or.kr/

전국병원학교 홈페이지: http://www.ice.go.kr/

서울시교육청 대안교육지원센터: http://www.daeancenter.or.kr

부산시교육청 대안교육지원센터: http://www.pena.go.kr/

광주시교육청 대안교육지원센터: http://daean.gen.go.kr/

서울시학교밖청소년지원센터: http://seoulallnet.org/

초록우산 어린이재단: https://www.childfund.or.kr

| 노인 관련 |

장기요양보험 홈페이지: http://www.longtermcare.or.kr
치매통합관리시스템(서울): http://www.seouldementia.kr

| 재활 |

한국사회복귀시설협회: http://www.kpr.or.kr/
한울정신건강복지재단: http://hanwool.org/
태화샘솟는집: http://www.fountainhouse.or.kr/
한국클럽하우스: http://cafe.daum.net/koreachc
한국정신사회재활협회: http://www.kapr.or.kr/
한국클럽하우스: http://cafe.daum.net/koreachc
국제클럽하우스연맹: http://www.clubhouse-intl.org
클럽하우스 개발을 위한 국제센터: http://www.iccd.org/

| 취업 |

향기내는 사람들, 히즈빈즈: http://www.hisbeans.co.kr/
발달장애인 일터 베어베터: http://www.bearbetter.net/
EM 실천: http://www.em21c.com/
MOA 사회적협동조합: https://www.facebook.com/MOAcoop/
함께하는 사회적협동조합: https://www.facebook.com/MOAcoop/

| 식이, 기타 |

서울백병원 섭식장애 클리닉: http://www.paik.ac.kr/bh/da/jin/eatingclinic/

서울백병원 섭식장애 클리닉 카페: http://cafe.naver.com/eatingclinic

나눔클리닉: http://www.nanumclinic.com/

백상식이장애 클리닉: http://www.stopdiet.co.kr/

마음과마음 식이장애 클리닉: http://www.eatingdisorder.co.kr/

연세 엘 식이장애클리닉: http://yonseil.co.kr/

건강가정지원센터: http://www.familynet.or.kr/

담은마음클리닉: http://blog.naver.com/dameunp

고석만정신건강의학과: http://gogle.clinic/

담은정신건강의학과: http://www.dameun.net/

마인드스파(서울시정신건강증진센터): https://www.mindspa.kr:6004/index.
asp

요셉의원: http://www.josephclinic.org/

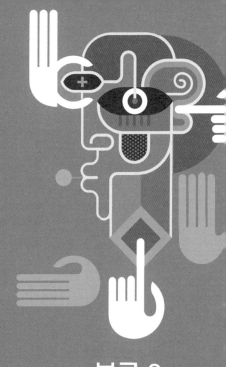

부록 3

■ 정신건강증진 및 정신질환자 복지서비스 지원에 관한 법률 시행규칙 [별지 제14호서식]

([ ]자의 [ ]동의) 입원등 신청서

※ 해당되는 [ ]에 √표시를 하시기 바랍니다.

신청인 (환자)	성명	주민등록번호	전화번호
			(남, 여)
	주소		

보호 의무자	성명	주민등록번호	전화번호
			(남, 여)
	주소		환자와의 관계

동의 입원 ·입소	신청인의 [ ]입원 [ ]입소 신청에 동의합니다.	보호의무자 (서명 또는 인)

「정신건강증진 및 정신질환자 복지서비스 지원에 관한 법률」 제41조제1항 및 같은 법 시행규칙 제32조 또는 같은 법 제42조제1항 및 같은 법 시행규칙 제33조에 따라 귀 ([ ] 정신의료기관 또는 [ ] 정신요양시설)에 $\begin{bmatrix} 자의\ 입원\ [\ ] & 동의\ 입원\ [\ ] \\ 자의\ 입소\ [\ ] & 동의\ 입소\ [\ ] \end{bmatrix}$ 를 위하여 위와 같이 신청합니다.

년   월   일

신청인: (서명 또는 인)

정신의료기관의 장 / 정신요양시설의 장 귀하

자의 입원 또는 입소시 첨부서류	입원 또는 입소를 하려는 사람 본인의 주민등록증 사본 또는 주민등록표등본 1부
동의 입원 또는 입소시 첨부서류	1. 입원 또는 입소를 하려는 사람 본인의 주민등록증 사본 또는 주민등록표등본 1부 2. 「정신건강증진 및 정신질환자 복지서비스 지원에 관한 법률 시행규칙」 제33조에 따른 보호의무자임을 증명하는 서류 1부

백상지(80g/㎡) 또는 중질지(80g/㎡)

보호입원등 신청서

(앞쪽)

신청인	보호의무자(I) [ ]후 견 인 [ ]부양의무자	성명		주민등록번호	전화번호	
					(남, 여)	
		주소				환자와의 관계
	보호의무자(II) [ ]후 견 인 [ ]부양의무자	성명		주민등록번호	전화번호	
					(남, 여)	
		주소				환자와의 관계

[ ] 후 견 인 있음	[ ] 후 견 인 없음

환자	성명	주민등록번호	전화번호
			(남, 여)
	주소		

「정신건강증진 및 정신질환자 복지서비스 지원에 관한 법률」 제43조제1항 및 같은 법 시행규칙 제34조
제1항에 따라 (정신의료기관 [ ] 정신요양시설 [ ])에 위와 같이 [ ]입원 또는 [ ]입소를 신청합
니다.

년   월   일

보호의무자(I):　　　　　　　　(서명 또는 인)

보호의무자(II):　　　　　　　　(서명 또는 인)

정신의료기관의 장 / 정신요양시설의 장 귀하

첨부서류	1. 입원 또는 입소를 하려는 사람 본인의 주민등록증 사본 또는 주민등록표등본 1부 2. 「정신건강증진 및 정신질환자 복지서비스 지원에 관한 법률 시행규칙」 제34조제1항제2호에 따른 보호의무자임을 증명하는 서류 1부 3. 「정신건강증진 및 정신질환자 복지서비스 지원에 관한 법률 시행규칙」 별지 제16호 서식에 따른 진단 결과서 1부

백상지(80g/㎡) 또는 중질지(80g/㎡)

(뒤쪽)

유의사항

1. 「정신건강증진 및 정신질환자 복지서비스 지원에 관한 법률」에 따른 보호의무자는 후견인 또는 「민법」상 부양의무자이고, 「민법」상 부양의무자는 배우자, 직계혈족 및 그 배우자(며느리, 사위 등), 생계를 같이 하는 친족입니다.

2. 「정신건강증진 및 정신질환자 복지서비스 지원에 관한 법률」 제39조제1항에 따라 다음에 해당하는 사람은 보호의무자가 될 수 없습니다.
   가. 피성년후견인 및 피한정후견인
   나. 파산선고를 받고 복권되지 아니한 사람
   다. 해당 환자를 상대로 소송계속 중인 사람 또는 소송한 사실이 있었던 사람과 그 배우자
   라. 미성년자
   마. 행방불명자

3. 「정신건강증진 및 정신질환자 복지서비스 지원에 관한 법률 시행규칙」 제31조에 따라 보호의무자의 지위에 있으나 다음에 해당하는 사람은 보호의무자로서 입원신청을 할 수 없습니다.
   가. 「형의 집행 및 수용자의 처우에 관한 법률」 및 「치료감호 등에 관한 법률」 등에 따른 교정시설 또는 치료감호시설 등에 수용되어 있는 경우
   나. 고령, 질병, 장애 등으로 입원에 대한 신청이나 동의 등의 의사결정을 할 능력이 부족하다는 의사의 소견 또는 법원의 결정 등이 있는 경우
   다. 환자에 대한 부양의무의 이행을 서면으로 거부 또는 포기한 경우
   라. 그 밖에 보건복지부장관이 정하여 고시하는 경우

646

(앞쪽)

진단 결과서

환자	성명		주민등록번호		
					(남, 여)
	주소			전화번호	
	환자가 서술하는 현재 상태				

기존 진단명(ICD-10)	
최종 진단명(ICD-10)	
증상	[ ] 환각　　　　[ ] 망상　　　[ ] 흥분, 충동성 [ ] 우울, 무기력, 정신운동지체　[ ] 조증상태　[ ] 의식장애, 혼미 [ ] 행동조절장애 [ ] 그 밖의 증상 (　　　　　　　　　　)
정신의료기관등에서 입원치료 또는 요양을 받을 만한 정도 또는 성질의 정신질환을 앓고 있는지 여부	▷ [ ] 있음　[ ] 없음　[ ] 파악하기 어려움 근거:
자신의 건강 또는 안전이나 다른 사람에게 해를 끼칠 위험이 있는지 여부	▷ 자신의 건강·안전 위험([ ] 있음　[ ] 없음　[ ] 파악하기 어려움) 근거: ▷ 타인의 건강·안전 위험([ ] 있음　[ ] 없음　[ ] 파악하기 어려움) 근거:

부록 3

647

그 밖의 의견	
최종 소견	[ ] 입원·입소 필요 [ ] 입원·입소 불필요

년   월   일

정신건강의학과 전문의	의사 면허번호			
	전문의 면허번호			
	성명		서명	(서명 또는 인)

「정신건강증진 및 정신질환자 복지서비스 지원에 관한 법률」 제43조제2항·제4항·제6항제1호, 제44조제3항·제6항, 제62조제2항 및 같은 법 시행규칙 제34조제3항·제36조제2항에 따라 위와 같이 작성합니다.

210mm×297mm[백상지(80g/㎡) 또는 중질지(80g/㎡)]

진단 및 보호 신청서

※ 해당되는 [ ]에 √표시를 하시기 바라며, 진하게 칠해진 부분은 작성하지 않습니다.

접수번호		접수일	접수기관	

신청인	성명		소속기관명	전화번호
	자격 [ ] 정신건강의학과전문의 　　　[ ] 정신건강전문요원			

피신청인	성명	생년월일 (남, 여)		전화번호
	주소			
	증상·증세 및 행동의 개요 ※ 해당사항은 파악할 수 있는 경우만 적습니다.			

보 호 의무자 또는 보호자	성명	주소	전화번호
	피신청인과의 관계		
	※ 해당사항은 파악할 수 있는 경우만 적습니다.		

경찰관	성명	소속	직위	전화번호
	※ 경찰관이 정신건강의학과전문의 또는 정신건강전문요원에게 신청한 경우만 적습니다.			

「정신건강증진 및 정신질환자 복지서비스 지원에 관한 법률」 제44조, 같은 법 시행령 제19조제1항 및 같은 법 시행규칙 제36조제1항에 따라 위와 같이 진단 및 보호를 신청합니다.

년　　　월　　　일

신청인:

(서명 또는 인)

특별자치시장·특별자치도지사·시장·군수·구청장 귀하

백상지(80g/㎡) 또는 중질지(80g/㎡)

■ 정신건강증진 및 정신질환자 복지서비스 지원에 관한 법률 시행규칙 [별지 제18호서식]

응급입원 의뢰서

※ 해당되는 [ ]에 √표시를 하시기 바라며, 진하게 칠해진 부분은 작성하지 않습니다.

접수번호		접수일	접수기관		처리기간	즉시

신청인	성명	전화번호		
	주소			

피신청인	성명	생년월일 (남, 여)		전화번호
	주소			
	현재 소재지			
	증상 및 행동의 개요			
	※ 해당 사항은 파악할 수 있는 경우만 적습니다.			

보호의무자 또는 보호자	성명	환자와의 관계	전화번호
	※ 해당사항은 파악할 수 있는 경우만 적습니다.		

응급입원 동의 의사	면허번호:	위 응급입원 의뢰에 동의합니다.
	소속기관:	성명: (서명 또는 인)
응급입원 동의 경찰관	직위:	위 응급입원 의뢰에 동의합니다.
	소속:	성명: (서명 또는 인)

「정신건강증진 및 정신질환자 복지서비스 지원에 관한 법률」 제50조제1항 및 같은 법 시행규칙 제39조제1항에 따라 위와 같이 입원을 의뢰합니다.

년   월   일

신청인: (서명 또는 인)

정신의료기관의 장 귀하

신상정보 조회요청서

※ 해당되는 [ ]에 √표시를 하시기 바라며, 진하게 칠해진 부분은 작성하지 않습니다.

접수번호		접수일		접수기관			
성명			주민등록번호			지문채취자	
주소			직 업			소 속	
의뢰 사유						직 위	
						성 명	인
보호의무자	성 명		주 소			전화번호	
	성 명		주 소			전화번호	

왼쪽손가락회전지문	둘째손가락	셋째손가락	넷째손가락	다섯째손가락	첫째(엄지)손가락
오른쪽손가락회전지문	둘째손가락	셋째손가락	넷째손가락	다섯째손가락	첫째(엄지)손가락

평면압날	왼쪽손가락회전지문	왼쪽손가락엄지	오른쪽손가락엄지	오른쪽손가락평면지문

1. 우리 정신건강증진시설에 입원·입소하거나 이용하려는 위 대상자에 대하여 「정신건 강증진 및 정신질환자 복지서비스 지원에 관한 법률」 제51조 및 같은 법 시행규칙 제40조에 따라 신상정보의 조회를 요청하오니 그 결과를 통보하여 주시기 바랍니다.

※ 관할 행정기관의 장이 신상정보를 확인할 수 없는 경우에는 「정신건강증진 및 정신 질환자 복지서비스 지원에 관한 법률」 제51조제3항에 따라 관할 경찰서장에게 신상 정보의 조회를 의뢰하실 수 있습니다.

년   월   일

정신건강증진시설의 장 [인]

특별자치시장·특별자치도지사·시장·군수·구청장·관계기관의 장 귀하

※ 지문날인은 대상자의 성명·주소·보호의무자 등의 신상정보를 확인할 수 없는 경우만 해당합니다.

210mm×297mm[백상지 80g/㎡]

퇴원등 사실 통보서

환자	성명		주민등록번호	(남, 여)	전화번호
	진단명(ICD-10)			입원등 기간	
	퇴원등 이후 주소 또는 거소				

1.주요 치료 경과

2.투약 내용 및 향후 치료소견

3.그 밖의 특이사항

「정신건강증진 및 정신질환자 복지서비스 지원에 관한 법률」법 제52조 및 같은 법 시행규칙 제41조에 따라 위와 같이 통지합니다.

년   월   일

정신의료기관/정신요양시설의 장   인

정신건강복지센터장 / 보건소장   귀하

환자 동의서

본인은 「정신건강증진 및 정신질환자 복지서비스 지원에 관한 법률」법 제52조 및 같은 법 시행규칙 제41조에 따라 퇴원 또는 퇴소 사실에 대하여 해당 정신건강복지센터 및 보건소에 통지하는 것에 동의합니다.

년   월   일   성명: (서명 또는 인)

보호의무자 동의서

본인은「정신건강증진 및 정신질환자 복지서비스 지원에 관한 법률」 제52조 및 같은 법 시행규칙 제41조에 따라 위 환자의 퇴원 또는 퇴소 사실에 대하여 해당 정신건강복지센터 및 보건소에 통지하는 것에 동의합니다.

년   월   일   성명: (서명 또는 인)

환자와의 관계: (전화번호:)

※ 보호의무자의 동의서는 정신건강의학과전문의가 환자의 의사능력이 미흡하다고 판단한 경우만 작성합니다.

백상지(80g/㎡) 또는 중질지(80g/㎡)

■ 정신건강증진 및 정신질환자 복지서비스 지원에 관한 법률 시행규칙 [별지 제21호서식]

퇴원등 또는 처우개선 심사청구서

※ 해당되는 [ ]에 √표시를 하시기 바라며, 진하게 칠해진 부분은 작성하지 않습니다.

접수번호		접수일	
청구인	[ ] 입원·입소자　　　[ ] 보호의무자		
입원·입소자	성명	생년월일　　　　　(남, 여)	전화번호
	주소		
보호의무자	성명	환자와의 관계	전화번호
	주소		
[ ] 정신의료기관 [ ] 정신요양시설	시설 명칭		
	주소		

■ 청구내용 (복수로 기재하는 것도 가능합니다)

■ 청구사유 :

「정신건강증진 및 정신질환자 복지서비스 지원에 관한 법률」 제55조제1항, 같은 법 시행령 제29조 및 같은 법 시행규칙 제43조에 따라 위와 같이 심사를 청구합니다.

년　　　월　　　일 [

[ ] 입원(입소)자　성명
[ ] 보호의무자　성명

(서명 또는 인)

특별자치시장·특별자치도지사·시장·군수·구청장 귀하

이 청구서는 아래와 같이 처리됩니다.

처 리 절 차

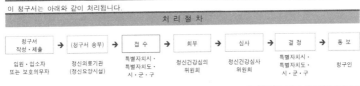

백상지(80g/㎡) 또는 중질지(80g/㎡)

재심사 청구서

※ 해당되는 [ ]에 √표시를 하시기 바라며, 진하게 칠해진 부분은 작성하지 않습니다.

접수번호		집수일	

청구인	성명	생년월일 (남, 여)	전화번호
	주소		환자와의 관계

환자	성명	주민등록번호 (남, 여)	전화번호
	주소		

재심사대상	[ ] 「정신건강증진 및 정신질환자 복지서비스 지원에 관한 법률」 제59조제4항에 따른 심사결과에 불복하는 경우 (통지서 수령일:　　년　월　일, 청구번호:　　　　호) [ ] 「정신건강증진 및 정신질환자 복지서비스 지원에 관한 법률」 제59조제1항 및 제3항에 따른 심사기간 내에 심사를 받지 못한 경우 [ ] 「정신건강증진 및 정신질환자 복지서비스 지원에 관한 법률」 제64조제2항의 외래 치료명령에 불복하는 경우

입원등 기관·시설	명칭
	주소

■ 재심사 청구내용

■ 재심사 청구사유

「정신건강증진 및 정신질환자 복지서비스 지원에 관한 법률」 제60조제1항, 같은 법 시행령 제30조제2항 및 같은 법 시행규칙 제45조제1항에 따라 위와 같이 재심사를 청구합니다.

　　　　　　　　　　　　　　　　　　　　　　　　　　　　　　　　년　　　월　　　일

청구인 성명

(서명 또는 인)

시 · 도지사 · 특별자치시장 · 특별자치도지사 귀하

첨부 서류	1. 「정신건강증진 및 정신질환자 복지서비스 지원에 관한 법률 시행규칙」 제45조제2항에 따른 해당 심사 기간 또는 연장 기간 내에 심사를 받지 못하였음을 입증하는 서류 1부 (심사기간 또는 연장기간 내에 심사를 받지 못한 경우만 해당합니다) 2. 「정신건강증진 및 정신질환자 복지서비스 지원에 관한 법률 시행규칙」 별지 제22호서식에 따른 심사결과 통지서 사본 1부 (심사결과 또는 외래치료 명령에 불복하는 경우만 해당합니다)	수수료 없음

백상지(80g/㎡) 또는 중질지(80g/㎡)

외래치료명령 청구서

※ 해당되는 [ ]에 √표시를 하시기 바라며, 진하게 칠해진 부분은 작성하지 않습니다.

접수번호	접수일	접수기관	처리기간	즉시

환자	성명		주민등록번호 (남, 여)	[ ]급여 1종 [ ]보험 [ ]급여 2종 [ ]기타
	주소			전화번호
	진단(ICD-10)			입원 횟수(다른 기관에 입원한 횟수를 포함합니다) 회
	금회 입원일 년 월 일	입원 만료예정일 년 월 일		
	입원유형	[ ] 보호입원		[ ] 행정입원
	입원 전 자·타해 행동 여부	[ ] 있음		[ ] 없음
	외래치료기관 추천	[ ] 청구 정신의료기관		[ ] 다른 지정정신의료기관
	외래치료명령 청구기간	[ ] 1개월 [ ] 3개월 [ ] 6개월 [ ] 1년		
보 호 의무자	성명	생년월일		전화번호
	주소			환자와의 관계

위 환자에 대해 아래 정신의료기관에서 외래치료명령을 청구하는 것에 대해 동의하고, 그 비용을 부담하겠습니다.

년   월   일

보호의무자: (서명 또는 인)

「정신건강증진 및 정신질환자 복지서비스 지원에 관한 법률」 제64조제1항 및 같은 법 시행규칙 제47조제1항에 따라 위와 같이 외래치료명령을 청구합니다.

년   월   일

정신의료기관의 장 [인]

특별자치시장·특별자치도지사·시장·군수·구청장 귀하

청구인 첨부서류	정신건강의학과전문의 소견서 1부

이 청구서는 아래와 같이 처리됩니다.

처 리 절 차

청구서 작성	→	접 수	→	심 사	→	보 고	→	결 정	→	통 보
정신의료기관의 장		특별자치시·특별자치도·시·군·구		정신건강심사위원회		특별자치시·특별자치도·시·군·구		특별자치시·특별자치도·시·군·구		정신의료기관의 장, 환자, 보호의무자

백상지(80g/㎡) 또는 중질지(80g/㎡)

요양급여의뢰서			
건 강 보 험 증 번 호 (사 업 장 기 호)			
가입자 또는 세 대 주	성 명	주민등록(관리)번호	
환 자	성 명	주민등록(관리)번호	
주 소		(전화 :)	
상 병 명		상병분류기호	
진 료 기 간	. . . ~ . . .	진료구분	1. 입원 2. 외래
환 자 상 태 및 진 료 소 견 (구체적으로 기술)			(뒷면 계속)

국민건강보험요양급여의기준에관한규칙 제6조제3항의 규정에 의하여 위와
같이 요양급여를 의뢰합니다.

년   월   일

요양기관   기 호 :
소재지 :
대표자 :   [인]
담당의사 성 명 :   (서명 또는 인)

요양기관대표자   귀하

주 : 1. 이 요양급여의뢰서는 요양급여를 행함에 있어 적절한 요양급여를
        위하여 다른 요양기관으로 의뢰하는 경우에 담당의사로부터 무상으
        로 교부됩니다.
     2. 환자상태 및 진료소견란에는 현증상, 검사, 투약 등 주요진료내용
        을 구체적으로 기재하기 바라며, 해당란이 부족한 때에는 뒷면을
        활용하기 바랍니다.

210mm×297mm
(일반용지 60g/㎡(재활용품))

의 료 급 여 의 뢰 서

사용구분 (해당항목에□에 √표기)	□ 선택의료급여기관 미적용자를 다른 의료급여기관으로 의뢰하는 경우 (「의료급여법 시행규칙」제3조제2항에 따른 의료급여 진료절차) □ 선택의료급여기관에서 다른 의료급여기관으로 의뢰하는 경우 (「의료급여법 시행규칙」별표 1 제1호다목에 따른 의료급여 진료절차) □ 선택의료급여기관으로부터 의뢰된 후 다른 의료급여기관으로 재의뢰하는 경우 (「의료급여법 시행규칙」별표 1 제1호라목에 따른 의료급여 진료절차)		
보장기관기호		보장기관명	
세대주성명		생 년 월 일	
수급권자성명		주민등록번호	-
주 소			
상 병 명		상병분류기호	
진 료 기 간	. . . ~ . . .	진 료 구 분	입원 · 외래
환자상태 및 진료의견			

「의료급여법 시행규칙」 제3조제2항 및 별표 1에 따라 의료급여를 의뢰합니다.

년   월   일장

의료급여기관 기호 :

소 재 지 :

대 표 자 :   (인)

담당의사 :   (서명 또는 인)

의료급여기관 대표자 귀하

첨부서류	없음	수수료 없음

유의사항
1. 환자상태 및 진료의견란에는 현재 증상, 검사, 투약 등 주요 진료내용을 구체적으로 적으시기 바라며 여백 부족 시에는 뒤쪽을 활용하기 바랍니다.
2. 수급자는 의사의 발급일로부터 7일 이내(공휴일 제외)에 의료급여기관에 제출하여야 합니다.

210mm×297mm(일반용지 60g/㎡(재활용품))

■ 소득세법 시행규칙 [별지 제38호서식] <개정 2014.3.14>

장 애 인 증 명 서

1. 증명서 발급기관

① 상 호		②사업자등록번호			–		–			
③ 대표자(성명)										
④ 소 재 지										

2. 소득자 (또는 증명서 발급 요구자)

⑤ 성 명		⑥ 주민등록번호	–
⑦ 주 소			

3. 장애인

⑧성 명		⑨주민등록번호				–				
⑩ 소득자와의 관계	의	⑪장애예상기간 (또는 장애기간)	[ ] 영구 (. . .부터) [ ] 비영구(. . .부터 . . .까지)							
⑫장애내용	제 호	⑬용 도	소득공제 신청용							

위 사람은 「소득세법」 제51조제1항제2호 및 같은 법 시행령 제107조제1항에 따른 장애인에 해당함
(또는 소득공제 받으려는 과세기간 중에 장애인이었으나 치유가 되었음)을 증명합니다.

년   월   일

진 료 자   (서명 또는 인)

발 행 자   (서명 또는 인)

귀 하

작성방법

⑪ 장애예상기간(또는 장애기간)란을 작성할 때 비영구적 장애로서 장애예상기간을 예측하기 어려운 경우에는
   소득공제를 받으려는 과세기간의 말일을 장애예상기간의 종료일로 적습니다.

⑫ 장애내용란에는 다음의 해당 번호를 적습니다.
   1. 「장애인복지법」에 따른 장애인: 1
   2. 「국가유공자 등 예우 및 지원에 관한 법률」에 따른 상이자 및 이와 유사한 자로서 근로능력이 없는 자: 2
   3. 그 밖에 항시 치료를 요하는 중증환자: 3

210mm×297mm[백상지 80g/㎡(재활용품)]

의료급여 (암) 산정특례 등록 신청서

※ 뒷면의 유의사항 및 작성방법을 참고하여 작성해 주시기 바랍니다.　　　　　※ 해당란에 ☑표기　　(앞 면)

산정특례등록번호	*보장기관기재사항		접수일자	*보장기관기재사항

진료받은 사람	① 보장기관명		② 세대주 성명	
	③ 성명		④ 주민(외국인)등록번호	
	⑤ 휴대전화번호		⑥ 자택전화번호	
	⑦ 이메일주소		⑧ 등록결과 통보방법　　□ SMS　　□ 이메일	
	⑨ 주소			

【의료급여기관 확인란】

① 신청구분　□ 신규암　　□ 재등록암　　□ 중복암

② 진료과목		③ 구분 □ 입원 □ 외래	④ 진단확진일·입원초일이 있는 경우 함께 기재
⑤ 상병명 (□ 원발 □ 전이)		⑥ 상병코드	⑦ 특정기호 V193

⑧ 최종확진방법　　※중복체크가능
　□ 1. 조직학적 검사
　□ 2. 세포학적 검사
　□ 3. 영상검사　□ MRI　　　　　□ CT (소견 :　　　　　　　　　　　)
　　　　　　　　　□ Sono　　　　　□ 기타 (　　　　　　　　　　　　)
　□ 4. □ 특수 생화학적 검사　□ 면역학적 검사　□ 혈액학적 검사
　□ 5. 조직검사 없는 진단적 수술
　□ 6. 기타(　　　　　　　　　　)

⑨ 조직학적·세포학적 검사 필수인 상병에서 조직학적·세포학적 검사 불가하여 등록기준 미충족한 경우에만 작성*
　* 상병별 등록기준을 미충족한 경우에는 전문의가 환자상태 및 진료소견을 구체적으로 기재 후 신청서를 발행하여야 함

⑨-1 조직학적·세포학적 검사 미실시 사유　　※중복체크가능
　□ 1. 전신상태가 ECOG performance status 3 이상인 경우
　□ 2. 출혈 위험성이 큰 경우
　□ 3. 검사를 위한 전신마취 및 수술을 견딜 수 없는 경우
　□ 4. 감염 위험성이 높은 경우
　□ 5. 기타(　　　　　　　　　　　　)

⑨-2 환자상태 및 진료소견(확진의견을 포함하여 구체적으로 기재)

위의 기록한 사항이 사실임을 확인합니다.
　　　　　　　　　　　　　　　　　　　년　　　　월　　　　일
　　　　　　　　의료급여기관명(기호) :　　　　　　　(　　　　　　) (직　　　인)
　　　　　담당의사(면허번호/전문의 자격번호) :　　　　(　　/　　) (서명 또는 인)
　　　　　　　　　　　　담당의사 전문과목 :

상기와 같이 의료급여 산정특례 등록을 신청합니다.　　신청일　　　　년　　　월　　　일
　　　　　　　　　　　　　　　　　　　　　　　　　신청인　　　　(서명 또는 인)
　　　　　　　　　　　　　　　　　진료받은 사람과의 관계 (　　　　　　　　　)

　시장·군수·구청장 귀하

(뒷 면)

개인정보 수집 및 제공 안내

1. 「의료급여법」제10조(급여비용의 부담)
2. 「의료급여법 시행령」제13조(급여비용의 부담), 제21조(민감정보 및 고유식별정보의 처리)
3. 「의료급여수가의 기준 및 일반기준」(보건복지부 고시)
   - 보장기관은 위 법령 등에서 정하는 소관 업무수행을 위하여 세대주 성명, 진료받은 사람 성명, 주민등록번호, 외국인등록번호, 전화번호, 이메일주소, 주소, 신청인 성명, 진료받은 사람과의 관계, [의료급여기관 확인란]에 기록된 신청구분, 진료과목, 진료구분, 진단확진일, 상병명, 상병코드, 특정기호, 최종확진방법, 조직학적·세포학적 검사 미실시 사유, 환자상태 및 진료소견을 수집·이용할 수 있습니다.
   - 보장기관이 수집·이용하고 있는 개인정보는 「개인정보보호법」에 따른 경우에만 제3자에게 제공됩니다.
   - 본인일부부담을 인한 적용을 위해 의료급여기관에 등록자료 제공 및 암환자의료비지원사업 수행시 활용됩니다.

유 의 사 항

1. 「의료급여법」제23조(부당이득의 징수)
   - 산정특례 등록신청서에 기재된 [의료급여기관 확인란]이 허위로 기재된 경우 위 법령 및 의료관계법령(의료법 제66조 등)에 의거, 제1항 및 제3항에 의해 속임수나 그 밖의 부당한 방법으로 의료급여를 받은 사람이나 급여비용을 받은 의료급여기관에 대하여 해당 의료급여비용을 부당한 것으로 확인·결정하여 의료급여 비용의 전부 또는 일부를 징수할 수 있습니다.
2. 「의료급여수가의 기준 및 일반기준」(보건복지부 고시)
   - 고시 제17조의2 제6항 및 제7항에 의해 보장기관에서 산정특례 등록 자료의 확인이 필요하다고 인정되는 경우 산정특례 등록특자 및 의료급여기관에 검사내역 등 자료를 제공하도록 요청할 수 있습니다.
3. 산정특례 등록신청서 발급에 대한 비용은 등록신청인 또는 보장기관에 별도로 청구할 수 없습니다.
4. 의료급여기관 확인란은 반드시 해당 상병으로 확진한 의료급여기관 및 담당의사가 작성 후 자필서명·확인하여야 합니다.
5. 산정특례는 진단확진일로부터 30일 이내 신청 시 확진일로부터 소급하여 적용하고, 30일 이후에 신청 시 신청일부터 적용됩니다. 다만, 고시 제17조의2제8항 각호의 경우는 그러하지 않습니다.
6. 산정특례 등록신청서의 기재사항이 사실과 상이할 경우, 산정특례 등록내역이 원천 취소될 수 있습니다.
7. 등록신청은 의료급여기관 수급권자 조회 시 [산정특례 대상자 조회]와 연관되므로 본인서명이 필수로 요구됩니다.
   ※ 단, 진료받은 사람이 미성년인 경우 또는 중증치매·정신질환의식불명 등으로 진료받은 사람 본인의 인지능력이 저하되거나 의사판단이 어려워 위임이 불가한 경우 대리인의 동의가 필요하므로 신분증과 보장기관 전산 또는 가족관계서류를 확인(징구) 후 등록함
   - 미성년자 : 부모(법정대리인) - 인지능력과 의사판단이 어려워 위임이 불가한 경우 : 배우자 또는 성년인 직계존비속
8. 산정특례 등록 이후 모든 의료급여기관에서 수급권자 자격조회를 통해 수급권자의 산정특례 등록정보를 확인할 수 있습니다.

작 성 방 법

【진료받은 사람】
①,② : 산정특례 등록 신청자의 보장기관명과 세대주 성명을 각각 기재합니다.
③,④ : 산정특례 신청인의 성명을 한글로, 주민(외국인)등록번호를 아라비아숫자로 기재합니다.
⑤ : 등록결과 통보 등을 위해 진료받은 사람 또는 그 대리인의 연락 가능한 휴대전화번호를 기재합니다.
⑥ : 진료받은 사람 또는 그 대리인의 연락 가능한 자택전화번호를 기재합니다.(부재시 생략 가능)
⑦ : 등록결과 통보 등을 위해 진료받은 사람 또는 그 대리인의 연락 가능한 이메일 주소를 기재합니다.
⑧ : 등록결과를 통보 받을 방법(휴대전화번호-SMS 또는 이메일)을 선택하여 필수적으로 "✔" 표시합니다.
⑨ : 신청 시점에서의 진료받은 사람의 주소를 기재합니다.

【의료급여기관 확인란】
① : 신규암, 재등록암, 중복암 신청 여부를 해당란에 "✔" 표시합니다.
② : 진료과목을 기재합니다.
③ : 입원 또는 외래 여부를 해당란에 "✔" 표시합니다.
④ : 최종 진단방법에 의하여 의사가 해당질환으로 판정한 날을 아라비아숫자로 기재합니다.(입원초일이 있는 경우 함께 기재)
⑤,⑥,⑦ : 확진한 질환의 상병명, 상병코드, 특정기호를 기재합니다.
⑧ : 최종확진방법 작성 시, 해당 상병의 등록기준(검사기준 및 필수검사항목)을 확인하여 기재합니다.
   - (검사항목) 1~6에 해당하는 내역을 "✔" 표시 또는 텍스트 형태로 기재합니다.
⑨ : 해당 상병의 등록기준에 조직학적·세포학적 검사가 필수인 상병에서 조직학적·세포학적 검사 불가하여 암 산정특례 등록기준을 미충족한 경우에만 작성합니다. 이 경우에는 전문의가 의료급여 (암) 산정특례 등록신청서를 작성 및 발행해야 합니다.
   ⑨-1 : 조직학적·세포학적 검사가 불가한 사유를 한 가지 이상 "✔" 표시 또는 텍스트 형태로 기재합니다.
   ⑨-2 : 확진 의견을 포함하여 진료내역에 대한 의학적 소견을 구체적으로 기재합니다.

660

[별지 제20-1호 서식]

의료급여 (희귀, 중증난치) 산정특례 등록 신청서

※ 뒷면의 유의사항 및 작성방법을 참고하여 작성해 주시기 바랍니다.　　　　　　　　　　　　　　(앞 면)

□ 희귀질환		□ 중증난치질환	※ 해당란에 ☑표기
산정특례번호 *보장기관기재사항		접수일자 *보장기관기재사항	

진료받은 사람	① 보장기관명	② 세대주 성명	
	③ 성명	④ 주민(외국인)등록번호	
	⑤ 휴대전화번호	⑥ 자택전화번호	
	⑦ 이메일주소	⑧ 등록결과 통보방법　□ SMS　□ 이메일	
	⑨ 주소		

【의료급여기관 확인란】

① 신청구분　　□ 신규등록　　□ 재등록

② 진료과목　　　　　　　③ 구분　　□ 입원　□ 외래　　④ 진단확진일
*입원초일이 있는 경우 함께 기재

⑤ 상병명　　　　　　　⑥ 상병코드　　　　　　⑦ 특정기호

⑧ 최종확진방법　　　　※ 중복 체크 가능

　□ 1. 영상검사　□ X-ray　□ CT　□ Sono　□ MRI　□ 기타 (　　　　　　　　)

　□ 2. 특수생화학/면역학, 도말/배양검사 등

　□ 3. 유전학적 검사

　□ 4. 조직학적 검사

　□ 5. 임상적 소견

　□ 6. 기타 (　　　　　　　검사)

⑨ 질병정보 - 가족력　　　　　　※ 희귀질환(극희귀·상세불명 희귀·기타염색체 이상질환 포함) 필수

　□ 없음　□ 있음 (　□ 조부　□ 조모　□ 외조부　□ 외조모　□ 부　□ 모　□ 동성형제　□ 이성형제　□ 자　□ 녀)

위의 기록한 사항이 사실임을 확인합니다.　　　　년　　　월　　　일

　　　　의료급여기관명 (기호) :　　　　　　(　　　　　) 　　(직　　　인)

　　　　담당의사 (면허번호/전문의 자격번호) :　　(　　/　　) 　　(서명 또는 인)

　　　　　　　담당의사 전문과목 :

상기와 같이 의료급여 산정특례 등록을 신청합니다.　　　신청일　　　년　　　월　　　일

　　　　　　　　　　　　　　　　　　　　　신청인　　　　　　　(서명 또는 인)

　　　　　　　　　　　　진료받은 사람과의 관계 (　　　　　　　　　　　)

시장·군수·구청장 귀하

유 의 사 항

1. 「의료급여법」제23조(부당이득의 징수)
   - 산정특례 등록신청서에 기재된 [의료급여기관 확인란]이 허위로 기재된 경우 위 법령 및 의료관계법령(의료법 제66조 등)에 의거, 제1항 및 제3항에 의해 속임수나 그 밖의 부당한 방법으로 의료급여를 받은 사람이나 급여비용을 받은 의료급여기관에 대하여 해당 의료급여비용을 부당한 것으로 확인·결정하여 의료급여 비용의 전부 또는 일부를 징수할 수 있습니다.
2. 「의료급여수가의 기준 및 일반기준」(보건복지부 고시)
   - 고시 제17조의2 제6항 및 제7항에 의해 보장기관에서 산정특례 등록 자료의 확인이 필요하다고 인정되는 경우 산정특례 등록자 및 의료급여기관에 검사내역 등 자료를 제공하도록 요청할 수 있습니다.
3. 산정특례 등록신청서 발급에 대한 비용은 등록신청인 또는 보장기관에 별도로 청구할 수 없습니다.
4. 의료급여기관 확인란은 반드시 해당 상병으로 확진된 의료급여기관 및 담당의사가 작성 후 자필서명·확인하여야 합니다.
5. 산정특례는 진단확진일로부터 30일 이내 신청 시 확진일로부터 소급하여 적용하고, 30일 이후에 신청 시 신청일부터 적용됩니다. 다만, 고시 제17조의2제8항 각호의 경우는 그러하지 않습니다.
6. 산정특례 등록신청서의 기재사항이 사실과 상이할 경우, 산정특례 등록내역이 원천취소될 수 있습니다.
7. 등록신청은 의료급여기관 수급권자 조회 시 [산정특례 대상자 조회]와 연관되므로 본인서명이 필수로 요구됩니다.
   ※ 단, 진료받은 사람이 미성년인 경우 또는 중증치매·정신질환의식불량 등으로 진료받은 사람 본인의 인지능력이 저하되거나 의사판단이 어려워 위임이 불가한 경우 대리인의 동의가 필요하므로 신분증과 보장기관 전산 또는 가족관계서류를 확인(청구) 후 등록함
   - 미성년자 : 부모(법정대리인) - 인지능력과 의사판단이 어려워 위임이 불가한 경우 : 배우자 또는 성년인 직계존비속
8. 산정특례 등록 이후 모든 의료급여기관에서 수급권자 자격조회를 통해 수급권자의 산정특례 등록정보를 확인할 수 있습니다.

작 성 방 법

【진료받은 사람】
①,② : 산정특례 등록 신청자의 보장기관명과 세대주 성명을 각각 기재합니다.
③,④ : 산정특례 신청인의 성명을 한글로, 주민(외국인)등록번호를 아라비아숫자로 기재합니다.
⑤ : 등록결과 통보 등을 위해 진료받은 사람 또는 그 대리인의 연락 가능한 휴대전화번호를 기재합니다.
⑥ : 진료받은 사람 또는 그 대리인의 연락 가능한 전화번호를 기재합니다.(부재시 생략 가능)
⑦ : 등록결과 통보 등을 위해 진료받은 사람 또는 그 대리인의 연락 가능한 이메일 주소를 기재합니다.
⑧ : 등록결과를 통보 받을 방법(SMS 또는 이메일)을 선택하여 필수적으로 "✔" 표시합니다.
⑨ : 신청 시점에서의 진료받은 사람의 주소를 기재합니다.

【의료급여기관 확인란】
① : 신규등록 또는 재등록 신청 여부를 해당란에 "✔" 표시 합니다.
② : 질환의 확진을 실시한 진료과목을 기재합니다.
③ : 의료급여기관 확진 시 입원 또는 외래 구분을 해당란에 "✔" 표시 합니다.
④ : 최종확진방법에 의하여 의사가 해당질환으로 판정한 날을 아라비아 숫자로 기재합니다.(입원초일이 있는 경우 함께 기재)
⑤,⑥,⑦ : 확진한 질환의 상병명, 상병코드, 특정기호를 기재합니다.
⑧ : 최종확진방법 작성 시, 해당 상병의 등록기준(검사기준 및 필수검사항목)을 확인하여 기재합니다.
   - (검사항목) 1~6에 해당하는 내역을 "✔" 표시 또는 텍스트 형태로 기재합니다.
⑨ : 가족력 여부를 해당란에 "✔" 표시 합니다.
   - 가족력이 없는 경우 '없음'에 표시하고, 있는 경우 '있음'에 표시 후 해당 사항을 체크합니다.

의료급여 희귀질환 및 중증난치질환 산정특례 제도 안내

1. 제도 목적 : 희귀질환 및 중증난치질환의 치료에 소요되는 고액 진료비 부담 완화
2. 희귀질환 및 중증난치질환 산정특례 등록대상
   - 희귀질환 : 보건복지부 고시 「본인일부부담금 산정특례에 관한 기준」[별표4]의 해당상병 중 산정특례 검사기준 및 필수검사항목을 충족하는 것으로 확진된 희귀질환 환자
   - 중증난치질환 : 보건복지부 고시 「본인일부부담금 산정특례에 관한 기준」[별표4의2]의 해당상병 중 산정특례 검사기준 및 필수검사항목을 충족하는 것으로 확진된 중증난치질환 환자
   ※ 신생아의 호흡곤란(상병코드 P22.0) 상병은 생후 24개월 이내 신청 가능, 최초 등록 후 재등록 불가
      인체면역바이러스질환(상병코드 B20~B24)는 등록불가 하지 않고 산정특례 적용
3. 해당 희귀질환 및 중증난치질환으로 산정특례 등록한 사람은 등록기간 중 모든 상병 진료에 대한 급여대상 본인부담금 면제
   ※ 비급여, 100분의100본인부담항목, 선별급여 등은 산정특례 적용대상에서 제외
4. 적용기간 : 산정특례 적용시작일로부터 5년째 되는 날의 전날(상세불명희귀질환의 경우 적용시작일로부터 1년째 되는 날의 전날)

의료급여 (결핵, 중증화상) 산정특례 등록 신청서

※ 뒷면의 유의사항 및 작성방법을 참고하여 작성해 주시기 바랍니다.

(앞 면)

산정특례번호	*보장기관기재사항		접수일자	*보장기관기재사항
	□ 결핵		□ 중증화상	※ 해당란에 ☑표기

진료받은 사람	① 보장기관명	② 세대주 성명
	③ 성명	④ 주민(외국인)등록번호
	⑤ 휴대전화번호	⑥ 자택전화번호
	⑦ 이메일주소	⑧ 등록결과 통보방법 □ SMS □ 이메일
	⑨ 주소	

【의료급여기관 확인란】

① 진료과목	② 구분 □ 입원 □ 외래	③ 진단확진일
④ 상병명	⑤ 상병코드	⑥ 특정기호

*입원초일이 있는 경우 함께 기재

⑦ 최종확진방법   ※ 중복 체크 가능

　□ 1. 영상검사 □ X-ray □ CT □ Sono □ MRI □ 기타 (   )

　□ 2. 도말/배양검사 □ 도말 □ 배양

　□ 3. 조직학적 검사

　□ 4. 임상적 소견 (   )

　□ 5. 기타 (검사)

⑧ **(결핵만 해당)** 타 요양기관의 검사결과로 확진한 경우, 해당사항 체크   ※ 중복 체크 가능

　□ 없음 □ 있음 (□ 1.영상검사 □ 2.도말/배양검사 □ 3.조직학적 검사 □ 5.기타)

위의 기록한 사항이 사실임을 확인합니다.

년   월   일

의료급여기관명 (기호) :   (   )   (직   인)

담당의사 (면허번호/전문의 자격번호) :   (/   )   (서명 또는 인)

담당의사 전문과목 :

상기와 같이 의료급여 산정특례 등록을 신청합니다.

신청일   년   월   일

신청인   (서명 또는 인)

진료받은 사람과의 관계 (   )

시장·군수·구청장 귀하

1. 「의료급여법」 제10조(급여비용의 부담)
2. 「의료급여법 시행령」 제13조(급여비용의 부담), 제21조(민감정보 및 고유식별정보의 처리)
3. 「의료급여수가의 기준 및 일반기준」 (보건복지부 고시)
   - 보장기관은 위 법령 등에서 정하는 소관 업무수행을 위하여 세대주 성명, 진료받은 사람 성명, 전화번호, 주민 등록번호, 외국인등록번호, 주소, 이메일주소, [의료급여기관 확인란]에 기록된 신청구분, 진료과목, 진료구분, 진단확진일, 상병명, 상병코드, 특정기호, 최종확진방법, 환자상태 및 진료소견, 등록기준 미충족 사유 및 임상소견을 수집·이용할 수 있습니다.
   - 보장기관이 수집·이용하고 있는 개인정보는 「개인정보보호법」에 따른 경우에만 제3자에게 제공됩니다.
   - 본인일부부담금 인하 적용을 위해 의료급여기관에 등록자료 제공 및 암환자의료비지원사업 수행시 활용됩니다.

유 의 사 항

1. 「의료급여법」제23조(부당이득의 징수)
   - 산정특례 등록신청서에 기재된 [의료급여기관 확인란]이 허위로 기재된 경우 위 법령 및 의료관계법령(의료법 제66조 등)에 의거, 제1항 및 제3항에 의해 속임수나 그 밖의 부당한 방법으로 의료급여를 받은 사람이나 급여비용을 받은 의료급여기관에 대하여 해당 의료급여비용을 부당한 것으로 확인·결정하여 의료급여 비용의 전부 또는 일부를 징수할 수 있습니다.
2. 「의료급여수가의 기준 및 일반기준」(보건복지부 고시)
   - 고시 제17조의2 제6항 및 제7항에 의해 보장기관에서 산정특례 등록 자료의 확인이 필요하다고 인정되는 경우 산정특례 등록신청자 및 의료급여기관에 검사내역 등 자료를 제공하도록 요청할 수 있습니다.
3. 산정특례 등록신청서 발급에 대한 비용은 등록신청인 또는 보장기관에 별도로 청구할 수 없습니다.
4. 의료급여기관 확인란은 반드시 해당 상병으로 확진한 의료급여기관 및 담당의사가 작성 후 자필서명·확인하여야 합니다.
5. 산정특례는 진단확진일로부터 30일 이내 신청 시 확진일로부터 소급하여 적용하고, 30일 이후에 신청 시 신청일부터 적용됩니다. 다만, 고시 제17조의2제8항 각호의 경우는 그러하지 않습니다.
6. 산정특례 등록신청서의 기재사항이 사실과 상이할 경우, 산정특례 등록내역이 원천취소될 수 있습니다.
7. 등록신청은 의료급여기관 수급권자 조회 시 [산정특례 대상자 조회]와 연관되므로 본인서명이 필수로 요구됩니다.
   ※ 단, 진료받은 사람이 미성년인 경우 또는 중증치매·장신질환·의식불명 등으로 진료받은 사람 본인의 인지능력이 저하되거나 의사판단이 어려워 위임이 불가한 경우 대리인의 동의가 필요하므로 신분증과 보장기관 전산 또는 가족관계서류를 확인(징구) 후 등록함
   - 미성년자 : 부모(법정대리인)   - 인지능력과 의사판단이 어려워 위임이 불가한 경우 : 배우자 또는 성년인 직계존비속
8. 산정특례 등록 이후 모든 의료급여기관에서 수급권자 자격조회를 통해 수급권자의 산정특례 등록정보를 확인할 수 있습니다.
※ 결핵치료를 위하여 수급권자가 여러 의료급여기관에서 의료급여를 받는 경우에는 의료급여기관마다 산정특례 등록 신청서를 수급권자의 보장기관에 제출하여야 합니다.
※ 결핵 산정특례 등록은 결핵예방법 시행규칙 제3조에 따라 질병관리본부에 신고여부 확인 후 승인처리 됩니다.
   (결핵 산정특례 등록 신청 시, '결핵환자등 신고·보고서' 제출 필수)

작 성 방 법

【진료받은 사람】
①,② : 산정특례 등록 신청자의 보장기관명과 세대주 성명을 각각 기재합니다.
③,④ : 산정특례 신청인의 성명을 한글로, 주민(외국인)등록번호를 아라비아숫자로 기재합니다.
⑤ : 등록결과 통보 등을 위해 진료받은 사람 또는 그 대리인의 연락 가능한 휴대전화번호를 기재합니다.
⑥ : 진료받은 사람 또는 그 대리인의 연락 가능한 자택전화번호를 기재합니다.(부재시 생략 가능)
⑦ : 등록결과 통보 등을 위해 진료받은 사람 또는 그 대리인의 연락 가능한 이메일 주소를 기재합니다.
⑧ : 등록결과를 통보 받을 방법(휴대전화번호-SMS 또는 이메일)을 선택하여 필수적으로 "✔" 표시합니다.
⑨ : 신청 시점에서의 진료받은 사람의 주소를 기재합니다.

【의료급여기관 확인란】
① : 질환의 확진을 실시한 진료과목을 기재합니다.
② : 의료급여기관 확진 시 입원 또는 외래 여부를 해당란에 "✔" 표시 합니다.
③ : 최종 진단방법에 의하여 의사가 해당질환으로 판정한 날을 아라비아숫자로 기재합니다.(입원초일이 있는 경우 함께 기재)
④,⑤,⑥ : 확진한 질환의 상병명, 상병코드, 특정기호를 기재합니다.
⑦ : 최종확진방법 작성 시, 해당 상병의 등록기준(검사기준 및 필수검사사항)을 확인하여 기재하시기 바랍니다.
   - (검사항목) 1~5에 해당하는 내역을 "✔" 표시 또는 텍스트 형태로 기재합니다.
⑧ : (결핵만 해당) 타 요양기관의 검사결과로 확진한 경우에 한하여 기재하며, 해당 검사내역에 "✔" 표시 합니다.

의료급여 결핵 및 중증화상 산정특례 제도 안내

1. 제도 목적 : 결핵 및 중증화상 치료에 소요되는 고액의 진료비 부담 완화
2. 결핵/중증화상 산정특례 대상
   - 결핵 : 「본인일부부담금 산정특례에 관한 기준」[별표5]의 해당 상병(A15~A19, U84.3)으로 확진된 결핵 환자
   - 중증화상 : 「본인일부부담금 산정특례에 관한 기준」[별표3]의 체표면적 및 깊이기준을 충족하거나 특정부위의 화상 환자
3. 해당 결핵 및 중증화상으로 산정특례를 등록한 경우 모든 상병 진료에 대한 급여대상 본인부담금 면제
   ※ 비급여, 100분의100본인부담 항목, 선별급여 등은 산정특례 적용대상에서 제외
4. 적용기간
   - 결핵 : 산정특례 적용시작일부터 결핵예방법 시행규칙 제3조 및 별지서식의 치료결과보고에 따른 산정특례 종료일까지
   - 중증화상 : 등록일로부터 1년
   ※ 단, 중증화상의 경우 등록기간 종료 후 진료담당의사의 의학적 판단하에 등록기간을 6개월 연장할 수 있음

[별지 제1호]

건강보험 (암) 산정특례 등록 신청서

※ 뒷면의 유의사항 및 작성방법을 참고하여 작성해 주시기 바랍니다.　　　　　※ 해당란에 ☑표기　　(앞 면)

산정특례번호	*공단기재사항	접수일자	*공단기재사항
수진자	① 건강보험증번호	② 가입자(세대주)	
	③ 성명	④ 주민(외국인)등록번호	
	⑤ 휴대전화번호	⑥ 자택전화번호	
	⑦ 이메일주소	⑧ 등록결과 통보방법　　□ SMS　　□ 이메일	
	⑨ 주소		

【요양기관 확인란】

① 신청구분　□ 신규암　□ 재등록암　□ 중복암		
② 진료과목	③ 진료구분　　□ 입원　□ 외래	④ 진단확진일
⑤ 상병명 (□ 원발 □ 전이)	⑥ 상병코드	⑦ 특정기호　　V193

⑧ 최종확진방법　　　　※중복체크가능
　□ 1. 조직학적 검사
　□ 2. 세포학적 검사
　□ 3. 영상검사　□ MRI　　　□ CT (소견 :　　　　　　　　)
　　　　　　　　　□ Sono　　　□ 기타 (　　　　　　　　　　)
　□ 4. □ 특수 생화학적 검사　□ 면역학적 검사　□ 혈액학적 검사
　□ 5. 조직검사 없는 진단적 수술
　□ 6. 기타(　　　　　　　　　　　　　)

⑨ 조직학적·세포학적 검사 필수인 상병에서 조직학적·세포학적 검사 불가하여 등록기준 미충족한 경우에만 작성*
　* 상병별 등록기준을 미충족한 경우에는 전문의가 환자상태 및 진료소견을 구체적으로 기재 후 신청서를 발행하여야 함

⑨-1 조직학적·세포학적 검사 미실시 사유　　　　※중복체크가능
　□ 1. 전신상태가 ECOG performance status 3 이상인 경우
　□ 2. 출혈 위험성이 큰 경우
　□ 3. 검사를 위한 전신마취 및 수술을 견딜 수 없는 경우
　□ 4. 감염 위험성이 높은 경우
　□ 5. 기타(　　　　　　　　　　　　　　　　　　　　　　)

⑨-2 환자상태 및 진료소견(확진의견을 포함하여 구체적으로 기재)

위의 기록한 사항이 사실임을 확인합니다.

　　　　　　　　　　　　년　　　　　월　　　　　일

　　　　　요양기관명 (기호) :　　　　　　　　(　　　　　　) (직　　　　　인)
　　담당의사 (면허번호/전문의 자격번호) :　　　　　(　　/　　) (서명 또는 인)
　　　　　　　　　담당의사 전문과목 :

상기와 같이 건강보험 산정특례 등록을 신청합니다.　　신청일　　　　　년　　　월　　　일
　　　　　　　　　　　　　　　　　　　　　　　　　신청인　　　　　　　(서명 또는 인)
　　　　　　　　　　　　　　　　　　　　　　수진자와의 관계 (　　　　　　　　)

국민건강보험공단 이사장 귀하

- 1 -

개인정보 수집 및 제공 안내

1. 「국민건강보험법」 제44조(비용의 일부부담)
2. 「국민건강보험법 시행령」 제19조(비용의 본인부담), 제81조(민감정보 및 고유식별정보의 처리)
3. 「본인일부부담금산정특례에 관한 기준」(보건복지부 고시)
   - 공단은 위 법령 등에서 정하는 소관 업무수행을 위하여 건강보험증번호, 세대주 성명, 수진자 성명, 주민등록번호, 외국인등록번호, 전화번호, 이메일주소, 주소, 신청인 성명, 수진자와의 관계, [요양기관 확인란]에 기록된 신청구분, 진료과목, 진료구분, 진단확진일, 상병명, 상병코드, 특정기호, 최종확진방법, 조직학적·세포학적 검사 미실시 사유, 환자상태 및 진료소견을 수집·이용할 수 있습니다.
   - 공단이 수집·이용하고 있는 개인정보는 「개인정보 보호법」에 따른 경우에만 제3자에게 제공됩니다.

유 의 사 항

1. 「국민건강보험법」 제57조(부당이득의 징수)
   - 산정특례 등록신청서에 기재된 [요양기관 확인란]이 허위로 기재된 경우 위 법령 및 의료관계법령(의료법 제66조 등)에 의거, 제1항 및 제3항에 의해 속임수나 그 밖의 부당한 방법으로 보험급여를 받은 사람이나 보험급여 비용을 받은 요양기관에 대하여 해당 요양급여비용을 부당한 것으로 확인·결정하여 보험급여 비용의 전부 또는 일부를 징수할 수 있습니다.
2. 「본인일부부담금 산정특례에 관한 기준」(보건복지부 고시)
   - 고시 제7조(산정특례 등록 신청 등) 제7항 및 제8항에 의해 공단에서 산정특례 등록 자료의 확인이 필요하다고 인정되는 경우 산정특례 등록자 및 요양기관에 검사내역 등 자료를 제공하도록 요청할 수 있습니다.
3. 산정특례 등록신청서 발급에 대한 비용은 등록신청인 또는 공단에 별도로 청구할 수 없습니다.
4. 요양기관 확인란은 반드시 해당 상병으로 확진한 요양기관 및 담당의사가 작성 후 자필서명·확인하여야 합니다.
5. 산정특례는 진단확진일로부터 30일 이내 신청 시 확진일로부터 소급하여 적용하고, 30일 이후에 신청 시 신청일부터 적용됩니다.
6. 산정특례 등록신청서의 기재사항이 사실과 상이한 경우, 산정특례 등록내역이 원천 취소될 수 있습니다.
7. 등록신청은 요양기관 수진자 조회 시 [산정특례 대상자 조회]와 연관되므로 본인서명이 필수로 요구됩니다.
   ※ 단, 수진자가 미성년인 경우 등는 중증치매·정신질환·의식불명 등으로 수진자 본인의 인지능력이 저하되거나 의사판단이 어려워 위임이 불가한 경우 대리인의 동의가 필요하므로 신분증과 공단 전산 또는 가족관계서류를 확인(청구) 후 등록함
   - 미성년자 : 부모(법정대리인) - 인지능력과 의사판단이 어려워 위임이 불가한 경우 : 배우자 또는 성년인 직계존비속 등
8. 산정특례 등록 이후 모든 요양기관에서 수진자 자격조회를 통해 수진자의 산정특례 등록정보를 확인할 수 있습니다.

작 성 방 법

【수진자】
①,② : 산정특례 등록 신청자의 건강보험증번호와 건강보험증 가입자(세대주)명을 각각 기재합니다.
③,④ : 산정특례 신청인의 성명을 한글로, 주민(외국인)등록번호를 아라비아숫자로 기재합니다.
⑤ : 등록결과 통보 등을 위해 수진자 또는 수진자 대리인의 연락 가능한 휴대전화번호를 기재합니다.
⑥ : 수진자 또는 수진자 대리인의 연락 가능한 자택전화번호를 기재합니다.(부재시 생략 가능)
⑦ : 등록결과 통보 등을 위해 수진자 또는 수진자 대리인의 연락 가능한 이메일주소를 기재합니다.
⑧ : 등록결과를 통보 받을 방법(SMS 또는 이메일)을 선택하여 필수적으로 "✔" 표시합니다.
⑨ : 신청 시점에서의 수진자의 주소를 기재합니다.

【요양기관 확인란】
① : 신규암, 재등록암, 중복암 신청 여부를 해당란에 "✔" 표시합니다.
② : 질환의 확진을 실시한 진료과목을 기재합니다.
③ : 입원 또는 외래 여부를 해당란에 "✔" 표시합니다.
④ : 최종확진방법에 의하여 의사가 해당질환으로 판정한 날을 아라비아숫자로 기재합니다.
⑤,⑥,⑦ : 확진한 질환의 상병명, 상병코드, 특정기호를 기재합니다.
⑧ : 최종확진방법 작성 시, 해당 상병의 등록기준(검사기준 및 필수검사항목)을 확인하여 기재합니다.
   - (검사항목) 1~6에 해당하는 내역을 "✔" 표시 또는 텍스트 형태로 기재합니다.
⑨ : 해당 상병의 등록기준에 조직학적·세포학적 검사가 해당하는 상병에서 조직학적·세포학적 검사 불가하여 암 산정특례 등록기준을 미충족한 경우에만 작성합니다. 이 경우에는 전문의가 건강보험 (암) 산정특례 등록 신청서를 작성 및 발행해야 합니다.
⑨-1 : 조직학적·세포학적 검사가 불가한 사유를 한 가지 이상 "✔" 표시 또는 텍스트 형태로 기재합니다.
⑨-2 : 확진 의견을 포함하여 진료내역에 대한 의학적 소견을 구체적으로 기재합니다.

- 2 -

건강보험 (희귀, 중증난치, 중증치매) 산정특례 등록 신청서

※ 뒷면의 유의사항 및 작성방법을 참고하여 작성해 주시기 바랍니다. (앞 면)

□ 희귀질환	□ 중증난치질환	□ 중증치매	※ 해당란에 ☑표기

산정특례번호 *공단기재사항		접수일자 *공단기재사항	
수진자	① 건강보험증번호	② 가입자(세대주)	
	③ 성명	④ 주민(외국인)등록번호	
	⑤ 휴대전화번호	⑥ 자택전화번호	
	⑦ 이메일주소	⑧ 등록결과 통보방법 □ SMS □ 이메일	
	⑨ 주소		

【요양기관 확인란】

① 신청구분   □ 신규등록   □ 재등록

② 진료과목	③ 진료구분 □ 입원 □ 외래	④ 진단확진일
⑤ 상병명	⑥ 상병코드	⑦ 특정기호

⑧ 최종확진방법   ※ 중복 체크 가능

□ 1. 영상검사 □ X-ray □ CT □ Sono □ MRI □ 기타 (   )

□ 2. 특수생화학/면역학, 도말/배양검사 등

□ 3. 유전학적 검사

□ 4. 조직학적 검사

□ 5. 임상적 소견 _____

□ 6. 기타 (검사)

⑨ 질병정보 – 가족력   ※ 희귀질환(극희귀·상세불명 희귀·기타염색체 이상질환 포함) 필수

□ 없음   □ 있음 (□ 조부 □ 조모 □ 외조부 □ 외조모 □ 부 □ 모 □ 동성형제 □ 이성형제 □ 자 □ 녀)

위의 기록한 사항이 사실임을 확인합니다.

년   월   일

요양기관명 (기호) :   (   )   (직   인)

담당의사 (면허번호/전문의 자격번호) :   (/   )   (서명 또는 인)

담당의사 전문과목

상기와 같이 건강보험 산정특례 등록을 신청합니다.   신청일   년   월   일

신청인   (서명 또는 인)

수진자와의 관계 (   )

국민건강보험공단 이사장 귀하

1. 「국민건강보험법」 제44조(비용의 일부부담)
2. 「국민건강보험법」 시행령」 제19조(비용의 본인부담), 제81조(민감정보 및 고유식별정보의 처리)
3. 「본인일부부담금산정특례에 관한 기준」 (보건복지부 고시)
   - 공단은 위 법령 등에서 정하는 소관 업무수행을 위하여 건강보험증번호, 세대주 성명, 수진자 성명, 주민등록번호, 외국인등록번호, 전화번호, 이메일주소, 주소, 신청인 성명, 수진자와의 관계, [요양기관 확인란]에 기록된 신청구분, 진료과목, 진료구분, 진단확진일, 상병명, 상병코드, 특정기호, 최종확진방법, 질병정보-가족력을 수집·이용할 수 있습니다.
   - 공단이 수집·이용하고 있는 개인정보는 「개인정보보호법」에 따른 경우에만 제3자에게 제공됩니다.

- 3 -

유 의 사 항

1. 「국민건강보험법」 제57조(부당이득의 징수)
   - 산정특례 등록신청서에 기재된 [요양기관 확인란]이 허위로 기재된 경우 위 법령 및 의료관계법령(의료법 제66조 등)에 의거, 제1항 및 제3항에 의해 속임수나 그 밖의 부당한 방법으로 보험급여를 받은 사람이나 보험급여 비용을 받은 요양기관에 대하여 해당 요양급여비용을 부담한 것으로 확인·결정하여 보험급여 비용의 전부 또는 일부를 징수할 수 있습니다.
2. 「본인일부부담금 산정특례에 관한 기준」(보건복지부 고시)
   - 고시 제7조(산정특례 등록 신청 등) 제7항 및 제8항에 의해 공단에서 산정특례 등록 자료의 확인이 필요하다고 인정되는 경우 산정특례 등록자 및 요양기관에 검사내역 등 자료를 제공하도록 요청할 수 있습니다.
3. 산정특례 등록신청서 발급에 대한 비용은 등록신청인 또는 공단에 별도로 청구할 수 없습니다.
4. 요양기관 확인란은 반드시 해당 상병으로 확진한 요양기관 및 담당의사가 작성 후 자필서명·확인하여야 합니다.
5. 산정특례는 진단확진일로부터 30일 이내 신청 시 확진일로부터 소급하여 적용하고, 30일 이후에 신청 시 신청일부터 적용됩니다.
6. **산정특례 등록신청서의 기재사항이 사실과 상이할 경우, 산정특례 등록내역이 원천 취소될 수 있습니다.**
7. **등록신청은 요양기관 수진자 조회 시 [산정특례 대상자 조회]와 연관되므로 본인서명이 필수로 요구됩니다.**
   ※ 단, 수진자가 미성년인 경우 또는 중증치매·정신질환·의식불명 등으로 수진자 본인의 인지능력이 저하되거나 의사판단이 어려워 위임이 불가한 경우 대리인의 동의가 필요하므로 신분증과 공단 전산 또는 가족관계서류를 확인(징구) 후 등록함
   - 미성년자 : 부모(법정대리인) - 인지능력이 저하되거나 의사판단이 어려워 위임이 불가한 경우 : 배우자 또는 성년인 직계존비속 등
8. **산정특례 등록 이후 모든 요양기관에서 수진자 자격조회를 통해 수진자의 산정특례 등록정보를 확인할 수 있습니다.**

작 성 방 법

【수진자】
①,② : 산정특례 등록 신청자의 건강보험증번호와 건강보험증 가입자(세대주)명을 각각 기재합니다.
③,④ : 산정특례 신청인의 성명을 한글로, 주민(외국인)등록번호를 아라비아숫자로 기재합니다.
⑤ : 등록결과 통보 등을 위해 수진자 또는 수진자 대리인의 연락 가능한 휴대전화번호를 기재합니다.
⑥ : 수진자 또는 수진자 대리인의 연락 가능한 자택전화번호를 기재합니다.(부재시 생략 가능)
⑦ : 등록결과 통보 등을 위해 수진자 또는 수진자 대리인의 연락 가능한 이메일주소를 기재합니다.
⑧ : 등록결과 통보 받을 방법(SMS 또는 이메일)을 선택하여 필수적으로 "✔" 표시합니다.
⑨ : 신청 시점의 수진자의 주소를 기재합니다.

【요양기관 확인란】
① : 신규등록 또는 재등록 신청 여부를 해당란에 "✔" 표시 합니다.
② : 질환의 확진을 실시한 진료과목을 기재합니다.
③ : 요양기관 확진 시 입원 또는 외래 구분을 해당란에 "✔" 표시 합니다.
④ : 최종확진방법에 의하여 의사가 해당질환으로 판정한 날을 아라비아 숫자로 기재합니다.
⑤,⑥,⑦ : 확진한 질환의 상병명, 상병코드, 특정기호를 기재합니다.
⑧ : 최종확진방법 작성 시 해당 상병의 등록기준(검사기준 및 필수검사항목)을 확인하여 기재합니다.
   - (검사항목) 1~6에 해당하는 내역을 "✔" 표시 또는 텍스트 형태로 기재합니다.
⑨ : 가족력 여부를 해당란에 "✔" 표시 합니다.
   - 가족력이 없는 경우 '없음'에 표시하고, 있는 경우 '있음'에 표시 후 해당 사항을 체크합니다.

건강보험 희귀질환, 중증난치질환 및 중증치매 산정특례 제도 안내

1. **제도 목적** : 희귀질환, 중증난치질환 및 중증치매 치료에 소요되는 고객의 진료비 부담 완화
2. **희귀질환, 중증난치질환 및 중증치매 산정특례 등록대상**
   - 희귀질환 : 보건복지부 고시 「본인일부부담금 산정특례에 관한 기준」[별표4]의 해당상병 중 산정특례 검사기준 및 필수검사항목을 충족하는 것으로 확진된 희귀질환환자
   - 중증난치질환 및 중증치매 : 보건복지부 고시 「본인일부부담금 산정특례에 관한 기준」[별표4의2]의 해당상병 중 산정특례 검사기준 및 필수검사항목을 충족하는 것으로 확진된 중증난치질환 및 중증치매환자
   ※ 신생아의 호흡곤란(상병코드 P22.0, P22.8, P22.9) 상병은 생후 24개월 이내 신청 가능, 최초 등록 후 재등록 불가 인체면역바이러스질환(상병코드 B20~B24)는 등록하지 않고 산정특례 적용
3. **산정특례 등록 후 해당 희귀질환, 중증난치질환 및 중증치매로 진료 받는 경우 본인부담률** : 10%
   ※ 비급여, 100분의100본인부담항목, 선별급여 등은 산정특례 적용대상에서 제외
4. **적용기간** : 산정특례 적용시작일로부터 5년째 되는 날의 전날 (단, 중증치매 V810의 경우 연간 최대 120일)

건강보험 (결핵, 중증화상) 산정특례 등록 신청서

※ 뒷면의 유의사항 및 작성방법을 참고하여 작성해 주시기 바랍니다. (앞 면)

	☐ 결핵		☐ 중증화상	※ 해당란에 ☑표기
산정특례번호 *공단기재사항		접수일자		*공단기재사항
수진자	① 건강보험증번호		② 가입자(세대주)	
	③ 성명		④ 주민(외국인)등록번호	
	⑤ 휴대전화번호		⑥ 자택전화번호	
	⑦ 이메일주소		⑧ 등록결과 통보방법 ☐ SMS ☐ 이메일	
	⑨ 주소			

【요양기관 확인란】

① 진료과목	② 구분 ☐ 입원 ☐ 외래	③ 진단확진일
④ 상병명	⑤ 상병코드	⑥ 특정기호

⑦ 최종확진방법   ※ 중복 체크 가능

☐ 1. 영상검사 ☐ X-ray ☐ CT ☐ Sono ☐ MRI ☐ 기타 (   )

☐ 2. 도말/배양검사 ☐ 도말 ☐ 배양

☐ 3. 조직학적 검사

☐ 4. 임상적 소견 (   )

☐ 5. 기타 (검사)

⑧ (결핵만 해당) 타 요양기관의 검사결과로 확진한 경우, 해당사항 체크   ※ 중복 체크 가능

☐ 없음 ☐ 있음 (☐ 1.영상검사 ☐ 2.도말/배양검사 ☐ 3.조직학적 검사 ☐ 5.기타)

위의 기록한 사항이 사실임을 확인합니다.

년   월   일

요양기관명 (기호) :   (   )   (직   인)

담당의사 (면허번호/전문의 자격번호) :   (/   )   (서명 또는 인)

담당의사 전문과목 :

상기와 같이 건강보험 산정특례 등록을 신청합니다.   신청일   년   월   일

신청인   (서명 또는 인)

수진자와의 관계 (   )

국민건강보험공단 이사장 귀하

유 의 사 항

1. 「국민건강보험법」제57조(부당이득의 징수)
   - 산정특례 등록신청서에 기재된 [요양기관 확인란]이 허위로 기재된 경우 위 법령 및 의료관계법령(의료법 제66조 등)에 의거, 제1항 및 제3항에 의해 속임수나 그 밖의 부당한 방법으로 보험급여를 받은 사람이나 보험급여 비용을 받은 요양기관에 대하여 해당 요양급여비용을 그 부담한 것으로 확인·결정하여 보험급여 비용의 전부 또는 일부를 징수할 수 있습니다.
2. 「본인일부부담금 산정특례에 관한 기준」(보건복지부 고시)
   - 고시 제7조(산정특례 등록 신청) 제7항 및 제8항에 의해 공단에서 산정특례 등록 자료의 확인이 필요하다고 인정되는 경우 산정특례 등록자 및 요양기관에 검사내역 등 자료를 제공하도록 요청할 수 있습니다.
3. 산정특례 등록신청서 발급에 대한 비용은 등록신청인 또는 공단에 별도로 청구할 수 없습니다.
4. 요양기관 확인란은 반드시 해당 상병으로 확진한 요양기관 및 담당의사가 작성 후 자필서명·확인하여야 합니다.
5. 산정특례는 진단확진일로부터 30일 이내 신청 시 확진일로부터 소급하여 적용하고, 30일 이후에 신청 시 신청일부터 적용됩니다.
6. 산정특례 등록신청서의 기재사항이 사실과 상이할 경우, 산정특례 등록내역이 원천 취소될 수 있습니다.
7. 등록신청은 요양기관 수진자 조회 시 [산정특례 대상자 조회]와 연관되므로 본인서명이 필수로 요구됩니다.
   ※ 단, 수진자가 미성년인 경우 또는 중증치매·정신질환·의식불명 등으로 수진자 본인의 인지능력이 저하되거나 의사판단이 어려워 위임이 불가한 경우 대리인의 동의가 필요하므로 신분증과 공단 전산 또는 가족관계서류를 확인(참구) 후 등록함
   - 미성년자 : 부모(법정대리인) - 인지능력과 의사판단이 어려워 위임이 불가한 경우 : 배우자 또는 성년인 직계존비속 등
8. 산정특례 등록 이후 모든 요양기관에서 수진자 자격조회를 통해 수진자의 산정특례 등록정보를 확인할 수 있습니다.
※ 결핵치료를 위하여 수진자가 여러 요양기관에서 요양급여를 받는 경우에는 요양기관마다 산정특례 등록 신청서를 공단 또는 요양기관에 제출하여야 합니다.
※ 결핵 산정특례 등록은 결핵예방법 시행규칙 제3조에 따라 질병관리본부에 신고여부 확인 후 승인처리 됩니다.
(FAX/내방/우편으로 결핵 산정특례 등록 신청 시, '결핵환자등 신고·보고서' 제출 필수)

작 성 방 법

【수진자】
①,② : 산정특례 등록 신청자의 건강보험증번호와 건강보험증 가입자(세대주)명을 각각 기재합니다.
③,④ : 산정특례 신청인의 성명을 한글로, 주민(외국인)등록번호를 아라비아숫자로 기재합니다.
⑤ : 등록결과 통보 등을 위해 수진자 또는 수진자 대리인의 연락 가능한 휴대전화번호를 기재합니다.
⑥ : 수진자 또는 수진자 대리인의 연락 가능한 지택전화번호를 기재합니다.(부재시 생략 가능)
⑦ : 등록결과 통보 등을 위해 수진자 또는 수진자 대리인의 연락 가능한 이메일주소를 기재합니다.
⑧ : 등록결과를 통보 받을 방법(SMS 또는 이메일)을 선택하여 필수적으로 "✔" 표시합니다.
⑨ : 신청 시점에서의 수진자의 주소를 기재합니다.

【요양기관 확인란】
① : 질환의 확진을 실시한 진료과목을 기재합니다.
② : 요양기관 확진 시 입원 또는 외래 여부를 해당란에 "✔" 표시 합니다.
③ : 최종확진방법에 의하여 의사가 해당질환으로 판정한 날을 아라비아숫자로 기재합니다.
④,⑤,⑥ : 확진한 상병명, 상병코드, 특정기호를 기재합니다.
⑦ : 최종확진방법 작성 시, 해당 상병의 등록기준(검사기준 및 필수검사항목)을 확인하여 기재하시기 바랍니다.
   - (검사항목) 1~5에 해당하는 내역을 "✔" 표시 또는 텍스트 형태로 기재합니다.
⑧ : (결핵만 해당) 타 요양기관의 검사결과로 확진한 경우에 한하여 기재하며, 해당 검사내역에 "✔" 표시 합니다.

건강보험 결핵 및 중증화상 산정특례 제도 안내

1. 제도 목적 : 결핵 및 중증화상 치료에 소요되는 고액의 진료비 부담 완화
2. 결핵/중증화상 산정특례 등록대상
   - 결핵 : 보건복지부 고시 「본인일부부담금 산정특례에 관한 기준」[별표5]의 해당상병 중 산정특례 검사기준 및 필수검사항목을 충족하는 것으로 확진된 결핵환자
   - 중증화상 : 「본인일부부담금 산정특례에 관한 기준」[별표3]의 체표면적 및 깊이기준을 충족하거나 특정부위의 화상 환자
3. 산정특례 등록 후 해당 결핵, 중증화상 등으로 진료 받는 경우 본인부담률 : 0%(결핵) / 5%(중증화상)
   ※ 비급여, 100분의100본인부담 항목, 선별급여 등은 산정특례 적용대상에서 제외
4. 적용기간
   - 결핵 : 산정특례 적용시작일부터 결핵예방법 시행규칙 제3조 및 별지서식의 치료결과보고에 따른 산정특례 종료일까지
   - 중증화상 : 등록일로부터 1년(단, 적용기간 종료 후 진료담당의사의 의학적 판단 하에 적용기간 6개월 연장가능)

- 6 -

발급번호 :   발행일자 :

장기요양인정서

성 명		생년월일	
장기요양 인정번호		장기요양등급	
유효기간		장기요양급여의 종류 및 내용	
장기요양등급 판정위원회 의견			

관리지사		전화 번호	
주소		홈페 이지	www.longtermcare.or.kr

국민건강보험공단 이사장 　[직인]

수급자 안내사항

1. 수급자가 장기요양급여를 받기 위해서는 장기요양기관에 장기요양인정서를 제시하
   여야 합니다.

2. 「노인장기요양보험법 시행규칙」 제35조에 따라 「의료급여법」 제3조제1항제1호에
   따른 의료급여를 받는 사람은 본인일부부담금이 면제되고, 「의료급여법」 제3조제1항
   제1호 외의 규정에 따른 의료급여를 받는 사람은 본인일부부담금이 50% 경감됩니다.

3. 장기요양급여는 월 한도액 범위 내에서 이용이 가능하며, 이를 초과하는 비용 및 비급여비
   용은 본인이 전액 부담합니다.

4. 장기요양보험료를 6회 이상 납부하지 아니하면 장기요양급여를 받을 수 없습니다.

5. 장기요양인정 등급판정결과에 대해 이의가 있는 경우 통보를 받은 날로부터 90일 이내
   에 공단에 증명서류를 첨부하여 이의신청할 수 있습니다.

6. 장기요양인정의 갱신신청을 하고자 할 경우에는 유효기간이 끝나기 90일 전부터
   30일 전까지의 기간에 공단에 신청하여야 합니다.

210mm× 297mm[백상지 80g/㎡]

■ 노인장기요양보험법 시행규칙 [별지 제7호서식] <개정 2013.6.10>

장기요양인정번호 L0000000000 -(이용계획서번호)

표준장기요양이용계획서

본 서식은 수급자가 장기요양급여를 원활히 이용할 수 있도록 발급하는 이용계획서로 장기요양기관과 급여계약 체결 시에 제시하시기 바랍니다.

성 명		생 년 월 일		. .
장기요양등급	등급	발 급 일		. .
재가급여(월한도액)	1월당 원		재가 :	%
시설 급여	노인요양시설	1일당 원	본인일부 부담금(율)	시설 :	%
	노인요양 공동생활가정	1일당 원			

장기요양필요영역	장기요양 단기목표	중장기목표
장기요양필요내용		
유 의 사 항		
수급자 희망급여		

표준장기요양 이용계획 및 비용					
급여종류	횟 수		장기요양급여비용	본인부담금	
	주 회		원		원
	월 회		원		원
합계			원		원

복지용구	

☎ 000-0000-0000   지사   담당자

국민건강보험공단 이사장   [직인]

210mm×297mm[백상지 80g/㎡]

찾아보기

기타

개정판 토닥토닥 정신과 사용설명서

2016년 4월 14일 초판 발행
2019년 11월 11일 개정판 2쇄 발행

지은이   박한선 · 최정원 · 이재병
펴낸이   박래선
펴낸곳   에이도스출판사
출판신고 제2018-000083호

주소   서울시 마포구 잔다리로 33 회산빌딩 402호
전화   02-355-3191
팩스   02-989-3191
이메일   eidospub.co@gmail.com

표지 디자인 공중정원 박진범
본문 디자인 김경주

ISBN   979-11-85415-24-6   03510

잘못 만들어진 책은 구입하신 서점에서 바꾸어 드립니다.

이 도서의 국립중앙도서관 출판예정도서목록(CIP)은 서지정보유통지원시스템
홈페이지(http://seoji.nl.go.kr)와 국가자료공동목록시스템
(http://www.nl.go.kr/kolisnet)에서 이용하실 수 있습니다.(CIP제어번호: CIP2018040093)